"北大医学"研究生规划教材

公共卫生博士（DrPH）系列教材
总主编　李立明

卫生健康数据库管理与应用

主　　编　胡永华

副 主 编　包小源

编　　委　（按姓名汉语拼音排序）

　　　　　包小源（北京大学临床医学高等研究院）
　　　　　胡永华（北京大学公共卫生学院、北京大学临床医学高等研究院）
　　　　　金　梦（北京大学临床医学高等研究院）
　　　　　唐　迅（北京大学公共卫生学院）
　　　　　王胜锋（北京大学公共卫生学院）
　　　　　许蓓蓓（北京大学临床医学高等研究院）
　　　　　余灿清（北京大学公共卫生学院）

编写秘书　金　梦

北京大学医学出版社

WEISHENG JIANKANG SHUJUKU GUANLI YU YINGYONG

图书在版编目（CIP）数据

卫生健康数据库管理与应用 / 胡永华主编. —北京：北京大学医学出版社，2025.1
ISBN 978-7-5659-3127-7

Ⅰ．①卫…　Ⅱ．①胡…　Ⅲ．①数据库系统－应用－医学－研究生－教材　Ⅳ．①R319

中国国家版本馆CIP数据核字（2024）第072557号

卫生健康数据库管理与应用

主　　编：	胡永华
出版发行：	北京大学医学出版社
地　　址：	（100191）北京市海淀区学院路38号　北京大学医学部院内
电　　话：	发行部 010-82802230；图书邮购 010-82802495
网　　址：	http://www.pumpress.com.cn
E - m a i l：	booksale@bjmu.edu.cn
印　　刷：	北京溢漾印刷有限公司
经　　销：	新华书店
责任编辑：郭　颖　　责任校对：靳新强　　责任印制：李　啸	
开　　本：	850 mm×1168 mm　1/16　　印张：20.75　　字数：595千字
版　　次：	2025年1月第1版　2025年1月第1次印刷
书　　号：	ISBN 978-7-5659-3127-7
定　　价：	85.00元

版权所有，违者必究

（凡属质量问题请与本社发行部联系退换）

本书由

北京大学医学出版基金资助出版

丛书序

三年新冠疫情防控经历再次证明，公共卫生不仅关系公众的健康和健康中国战略目标的实现，更关系着经济社会发展、公共安全和国际政治格局的变化。公共卫生学院是公共卫生专业人才培养基地和科技创新重要发源地，对健全我国公共卫生服务体系和提升公共卫生服务能力至关重要。2020年6月2日，习近平总书记在专家学者座谈会上提出"要建设一批高水平公共卫生学院，着力培养能解决病原学鉴定、疫情形势研判和传播规律研究、现场流行病学调查、实验室检测等实际问题的人才"。因此，需要培养一批能够"一锤定音"和"顶天立地"的应用型公共卫生人才。公共卫生博士专业学位教育就是在这样的背景下应运而生的。北京大学和西安交通大学早在2017年就开始了公共卫生专业博士学位的培养试点工作，进行了积极有益的尝试。教育部、国家卫生健康委员会于2020年启动了高层次应用型公共卫生人才培养创新项目，全国10所大学和中国疾病预防控制中心经过公平竞争进入了该项目。我国公共卫生专业博士培养工作也正式进入了实践阶段。

公共卫生教育是职业教育（professional education），是"干中学"（learning by doing）的专业，是应用型很强的专业。所以，公共卫生专业博士学位的培养就成为我国公共卫生学位教育的重要组成部分。公共卫生教育改革发展的关键环节是针对教育需求和教学对象，关注课程设置、教材建设、教学实践和师资队伍建设。而教材建设就是其中重要的环节之一。本次由北京大学主导的公共卫生博士（doctor of public health，DrPH）系列教材建设，一个突出的特点就是明晰了与科学学位博士研究生教育的区分度，重点关注公共卫生的现场环节、实践环节和应用环节。第一批出版了8部教材，包括《中国公共卫生》《传染病预防与控制》《公共卫生实施性研究》《重大慢性病预防与控制》《医学科学研究设计》《卫生健康数据库管理与应用》《卫生政策评估》和《循证公共卫生》。教材由一批年富力强的中青年教师骨干和特邀的经验丰富的疾控专家共同编写，相信能够给如火如荼的公共卫生体系改革和高水平公共卫生学院建设带来一缕春风。

作为第一批"吃螃蟹"的人，难免出现这样那样的问题，但是我们毕竟走出了坚实的第一步。希望我们的教材在教学实践中不断完善，在专业学位博士研究生培养中发挥积极的作用。

是为序。

北京大学公共卫生学院　李立明

2024 年 5 月 20 日

前　言

数据库技术是 19 世纪人类最伟大的创新之一。自 1970 年 Codd 提出关系数据理论作为标志，关系数据库的研究及应用迅速扩展到世界范围内。所有有数据应用需求的领域都有关系数据库管理技术的应用实践，因此人类在出行、就医、通信、金融、交流等日常生活的体验也有了质的提升。

到目前为止，深度学习、大语言模型等人工智能相关技术的发展和应用已经有了长足的进展。从其所依赖的数据基础观察，这些技术所需要的音频、视频、图像等数据类型虽然已经比 10 年前有了类型上的长足扩展，但对这些海量数据的有效管理仍基于关系数据库的基础理论。在如此海量、多源、异质的数据上进行有效的检索，仍然需要在工具或平台的核心层提供基于关系数据库管理系统的索引以及基于索引的查询乃至查询优化。

医学数据库作为医学研究、应用、管理、临床研究及实践、疾病预防与控制等环节所产生、积累的数据库，其所包含的内容目前已经非常丰富、广泛而深入。医学相关的从业人员，从不同实际需求角度考察，都有越来越迫切的需求，即掌握基本的关系数据库技术，面对大量、种类繁多、来源各异的数据，实现数据的有效融合、管理和处理，为进一步的数据分析提供高质量的数据保障。

针对这一需求，我们总结和提炼了管理型数据库、医疗健康过程相关数据库、组学数据库、研究型数据库等不同内容数据在实际研究、应用中所面临的数据管理的公共问题。用两章内容（第二章和第三章）分别基于实际数据，对医学数据库的基本操作、复杂处理进行详细讲解；接下来的第四至第八章分别介绍了管理型数据库、医疗健康过程相关数据库、组学数据库、研究型数据库和医学文献数据库，其中每章都对各类数据中的典型数据库和应用给出实例；最后两章则分别以综合应用和基础技能巩固熟练为基本目标，基于实际案例进行简要阐述。各章具体内容简要介绍如下。

第一章从医学数据库的发展阶段、特点、应用领域以及医学数据库应用的方法、流程和技术进行了概述，同时给出了基于内容的医学数据库分类，即：研究型数据库、管理型数据库、组学数据库、医学文献数据库等。

第二章以病案首页数据、空气污染数据和大气数据为实例，介绍了如何在 SAS，RSQLite 以及 SQL Server 数据库管理系统中，完成数据库设计、表设计、新建数据库、新建表、导入数据、导出数据等数据管理的基本操作。

第三章基于第二章的内容，讨论如何在已有数据表之上，进行单表查询或多表关联查询，生成包含用户所需的观测及变量的数据表，包括如何选行（观测）、选列（变量），以及如何对变量进行简单的变换（包括类型转换、取子串、取子项等）、计算，以及涉及分组的聚集查询等。紧接着，对涉及多表的关联查询、嵌套查询进行基于实例的说明。

第四章所述管理型数据是指主要用于管理目的（而非研究目的）而常规收集的信息。政府部门和其他组织通常在提供服务期间用于注册、交易和保存记录时收集此类数据。例如，保险、基层公共卫生服务、出生和死亡登记、医院就诊，以及实验室检查或药房买药等重要记录都是管理型数据。本章分别就管理型数据库的特点、常见管理型数据库进行简要说明后，对利用管理型数据库开展研究的典型实例以及利用管理型数据库开展研究需要注意的问题进行了详细讲解。

第五章医疗健康过程相关数据库是指临床医疗服务或公共卫生监测过程中产生的数据，通过手动采集或自动监测的方式，长期、连续、系统地收集生理参数、患病人数、空气质量等健康相关信息，为临床诊疗方案和公共卫生决策的制订、完善和评价提供依据。根据采集指标的不同，医疗健康过程相关数据库可分为针对人群健康信息的重症医学数据库、可穿戴设备数据库、传染病监测数据库、交通流量数据库，以及针对健康相关因素的空气质量监测数据库等。本章节重点介绍重症医学数据库和环境监测数据库两类具有代表性的医疗健康过程相关数据库。

第六章组学数据库，多组学通常包括在脱氧核糖核酸（DNA）复制、转录、翻译、翻译后修饰的过程中产生的全部基因（基因组学）、基因表达的广泛变化（表观遗传组学）、核糖核酸（RNA，转录组学）和蛋白质（蛋白质组学），以及下游的小分子代谢产物（代谢组学）。本章简要介绍组学数据的价值、常见的组学数据库，并以基因组学数据库应用为例，呈现组学数据利用的常规步骤，以期为初学者提供入门参考。

第七章研究型数据库，构建研究型数据库是对庞大、繁杂的真实世界数据进行规范化梳理整合而转换为科研数据的过程，该过程通过数据清洗和逻辑核查等操作使得科研数据具有较高的质量，保证了后续数据分析、结果解释等过程的顺利进行。本章主要围绕研究型数据库的定义、特点、构建标准等内容进行详细介绍，并对目前较成熟的数据平台，重点包括中国慢性病前瞻性研究（China Kadoorie Biobank，CKB）、英国生物银行（UK Biobank，UKB）研究以及美国国家健康与营养调查（National Health and Nutrition Examination Survey，NHANES）进行简要介绍。

第八章医学文献数据库，侧重针对二次医学文献数据库提供一些可用的有效方法，使读者在二次文献检索结果的基础上，利用已有的文献重要性度量指标，快速分析挖掘出重要的文献推荐列表，使得研究者能够将精力集中在应该阅读的重要文献上。主要讨论了如何在数据库管理技术的支持下，以医学数据库检索结果数据为基础，关联其他相关数据，生成定制化三次文献，为研究者提供有效的重要文献检索和综合分析方法。

第九章分别以气象、空气污染和病案首页融合，异质多来源病案首页数据融合，以及基因组数据的数据库存储设计三个应用，作为具体应用场景，以 R 作为数据预处理的工具，SQL Server 数据库管理系统作为数据库管理平台，简述各应用实现的环节和步骤，为方便读者掌握医学数据库应用的整个流程提供范例。

最后，为了增强实践应用能力，巩固读者对前述内容的掌握，第十章分别就如何从数据源进行数据获取，并实现数据导入，在多个关联数据上进行合并，以及导出合并数据等基础性应用问题，以及更复杂的数据库数据管理相关问题，包括批量导入、多表关联、全文检索、视图定义以及 XML 数据如何存入数据库、关系数据如何发布为 XML 格式的数据等内容，基于实例给出了解决这些问题的流程和步骤。

本教材源于编者在卫生健康数据库教学和科研实践方面的丰富经验，各位编者在编写过程中倾注了大量的心血，融入了独到的见解和心得。由于编者能力所限，不足之处在所难免，敬请专家读者批评指正。

编写教材是一个协作和分享的过程。衷心感谢参与教材编写、审核和校对工作的所有专家、编者和出版社的支持与协助。在此，也要感谢北京大学公共卫生学院的吴俊慧、罗颜、陈毓铭和孟祥龙 4 位同学在组稿工作中的辛勤付出。另外，本教材在编写过程中，参考了许多其他相关教材和有关论著，吸收了许多专家同仁的观点，但为了行文方便，不便一一注明。书后所附参考文献是本书重点参考的论著。在此，特向在本书中引用和参考的已注明和未注明的教材、专著、文章的作者表示诚挚的谢意。

胡永华

2024 年 7 月

目　录

第一章　概论 ……………………………… 1
　第一节　医学数据库概述 ………………… 1
　第二节　学科的形成和发展 ……………… 2
　第三节　医学数据库的特点 ……………… 4
　第四节　医学数据挖掘的研究方法 ……… 5
　第五节　医学数据挖掘应用的基本流程 … 8
　第六节　医学数据挖掘应用的关键技术 … 10
　第七节　医学数据库的分类 ……………… 11

第二章　数据库基本操作 ………………… 19
　第一节　概述 ……………………………… 19
　第二节　数据库设计 ……………………… 19
　第三节　数据库表结构设计 ……………… 21
　第四节　新建数据库 ……………………… 26
　第五节　新建表 …………………………… 34
　第六节　数据库表新增记录、修改记录、删除记录 ……………………… 40
　第七节　数据库表数据导入和导出 ……… 46

第三章　医学数据库复杂处理 …………… 49
　第一节　概述 ……………………………… 49
　第二节　SQL 基本查询 …………………… 49
　第三节　SQL 高级查询 …………………… 59

第四章　管理型数据库 …………………… 86
　第一节　概述 ……………………………… 86
　第二节　常见管理型数据库简介 ………… 87
　第三节　利用管理型数据库开展研究的实例 ……………………………… 88
　第四节　利用管理型数据库开展研究需要注意的问题 ……………………… 95

第五章　医疗健康过程相关数据库 ……… 98
　第一节　基本概念 ………………………… 98
　第二节　重症医学数据库 ………………… 99
　第三节　环境监测数据库 ………………… 108
　第四节　其他医疗健康过程相关数据库 ……………………………… 112
　第五节　数据应用中的挑战 ……………… 113
　第六节　分析示例 ………………………… 114

第六章　组学数据库 ……………………… 123
　第一节　组学数据的价值 ………………… 123
　第二节　常见组学数据库 ………………… 126
　第三节　多组学数据应用实例 …………… 131
　第四节　精准医学的挑战与机遇 ………… 132

目 录

第七章　研究型数据库……………… 134
　第一节　概述　………………………… 134
　第二节　研究型数据库的特点　……… 137
　第三节　研究型数据库的标准　……… 141
　第四节　研究型数据库的实例　……… 144

第八章　医学文献数据库……………… 150
　第一节　概述　………………………… 150
　第二节　典型文献数据库检索及结果
　　　　　管理　………………………… 153
　第三节　文献内容基础分析方法　…… 164
　第四节　基于多表关联的文献前沿
　　　　　跟踪　………………………… 175

第九章　医学数据库应用……………… 186

第十章　综合练习……………………… 222

附录……………………………………… 244
　一、将 PubMed 中的 CSV 检索结果导入
　　　到 SQL Server ……………………… 244
　二、将固定宽度的 csv 文件导入 SQL Server
　　　 ………………………………………… 248
　三、将知网的 excel 文件导入 SQL Server
　　　 ………………………………………… 255
　四、将 SQL Server 中的表格以带分隔符的
　　　csv 的形式导出 …………………… 260

　五、将 SQL Server 中的表格以固定宽度的
　　　csv 的形式导出 …………………… 265
　六、将 SQL Server 中的表格以 excel 的
　　　形式导出 …………………………… 270
　七、PUBMED 使用手册 ………………… 275
　八、将 PubMed 中的 csv 检索结果导入到
　　　SQL Server ………………………… 278
　九、PubMed 结果文件导入 SAS ……… 283
　十、Web of Science 数据库使用手册 … 287
　十一、WOS 中的 excel 检索结果导入到 SQL
　　　　Server ……………………………… 290
　十二、在知网中检索大气污染相关文献
　　　　 ……………………………………… 297
　十三、将知网中的 excel 检索结果导入到
　　　　SQL Server ………………………… 299
　十四、在万方中检索蛛网膜下腔出血
　　　　并发症相关文献 …………………… 304
　十五、将万方中的 excel 检索结果导入到
　　　　SQL Server ………………………… 304
　十六、维普使用手册 …………………… 308
　十七、将维普中的 excel 检索结果导入到
　　　　SQL Server ………………………… 313

参考文献………………………………… 317

第一章 概论

医学数据库（medical database）是医学和计算机、数理统计学等学科互相结合而形成的新兴交叉学科。进入21世纪以来，随着计算机科学、统计学、医学等学科新技术的不断涌现，特别是医学大数据的积累和计算机科学数据处理能力的日臻成熟，以及这些学科之间的相互渗透，使医学数据库得到了极大的普及、充实和发展。医院信息系统、数字医疗设备和医药企事业单位信息系统的广泛应用，使各医疗卫生单位计算机中的数据容量不断膨胀，数据库技术的发展使海量数据存储和数据检索的效率问题得到解决。医学数据库包含人类遗传基因信息、患者的病例数据、医院药品信息、医院的日常管理信息等，已经成为卫生与健康领域中重要的组成部分之一，在发现病因线索、疾病的诊断和治疗、研究人群健康和促进医学研究等多方面发挥着重要作用。

第一节 医学数据库概述

数据（data）用来记录客观事物的特征状态。例如，某类药物的处方量、某医疗机构的床位使用率、某临床科室患者的平均占床日、患者各类检查结果的生理参数等，这些都是数据。现今社会已经进入信息化时代，每天产生着大量的数据。人们在享受这些数据带来的便利的同时，也面临着与数据相关的一系列问题。第一是数据量庞大，呈几何倍数增长，存储困难；第二是数据类型多且杂，不易实现检索；第三是数据安全问题存在隐患；第四是数据的可靠性和真实性不易分辨。因此，随着人类社会的不断发展，对数据的采集、存储、管理和使用提出了更高的要求，数据库便应运而生。人们通过数据库管理系统以一定的格式或结构来存储和组织数据，使数据处理的流程更为简洁和规范，通过互联网等技术的应用，使数据的流通和共享性增大。

与其他新兴学科一样，医学数据库的概念也在不断地发展。尽管有关医学数据库的定义表述不同，重点各异，但可以概括为：医学数据库是长期储存在计算机内、有组织的、可共享的大量医学数据的集合。

医学数据库的价值在于应用，而基于医学数据库的研究与以往传统研究也存在着不同点（表1-1）。

表 1-1 基于医学数据库的研究与以往传统研究的不同点

基于医学数据库的研究	传统研究
数据驱动	假设驱动
关注数据数量	关注数据质量
强调关联	强调因果
模糊结果	精确结果
真实世界研究	严格控制各类偏倚
外部真实性高	内部真实性高

第二节 学科的形成和发展

医学数据库主要是在医学、计算机科学、统计学等多学科发展的基础上形成的。为了更好地了解医学数据库的概念，现简要回顾医学数据库的发展历史。

一、数据库技术的发展

从 20 世纪 50 年代开始，人类不断探索、更新、完善数据库管理技术，考虑到数据和应用程序的相互关系、数据共享以及数据的操作方式等几方面，往往将数据库技术的发展大致分为三个阶段，即人工管理阶段、文件管理阶段和数据库管理阶段。

1. 人工管理阶段 20 世纪 50 年代中后期，数据库管理存在超额冗余、资源浪费等突出问题。一是基本程序冗杂、过程数据清除。由于受到计算机技术水平的制约，在进行数据管理和处理时，数据管理技术人员需要编制大量且重复的基本程序，程序在运行过程中只能接受指定的输入数据，当程序运行结束后，过程数据将会被清除。二是当时数据的逻辑组织与其物理组织高度相似，导致数据与其应用程序高度融合，难以实现资源共享。

2. 文件管理阶段 20 世纪 60 年代中前期，随着计算机技术水平的突破发展，尤其是计算机硬件性能的提高，实现了数据文件系统的建立，数据管理技术人员能够将数据以文件形式储存在外部设备上，数据存储的组织形式包括顺序文件组织、索引文件组织和直接存取文件组织等，用户可直接通过文件系统进行相关数据操作以满足使用需求。通过文件系统操作管理数据，一方面减轻了相关技术人员对数据管理应用程序的编制工作量，另一方面也保证了程序与数据之间具备一定的独立性。

虽然使用文件系统提升了数据管理能力，但仍未解决数据超额冗余以及相关安全性的问题，甚至使数据维护工作更加复杂。以医院对患者数据信息的管理为例：一是信息的大量重复存储，患者的基本信息如姓名、性别、年龄等在不同部门的数据文件系统及其相关应用程序中重复存储，造成了存储空间的浪费；二是数据维护繁琐，由于医院各部门都根据自身需求建立了各自的数据文件系统及相关应用程序，各个数据文件系统之间不能同步进行修改，某个部门数据文件系统中的数据项修改或增减，需要同时对其他部门数据文件中的数据项同步进行更新，由此增加了数据维护的工作量和难度；三是数据的安全性未能提高，甚至因为多个文件系统而更难有效控制数据的安全性和保密性。

3. 数据库管理阶段 20 世纪 60 年代中后期，在总结以往数据管理经验的基础上，数据管理人员逐步研究并发展了数据库系统，数据库系统的主要特点是统一管理和数据共享。数据库系统（database system，DBS）是按照数据结构来组织、存储和管理数据的仓库。数据通过数据库的存储和维护，能够向应用系统提供输入和信息支持。通过应用数据库技术，数据不仅能够被有序操作管理，而且能够最大化地被应用调用并为用户提供服务。数据独立性方面，通过数据库管理，无论是数据的物理结构还是数据的储存设备，都能与数据的应用程序保持最大的独立性。数据维护方面，通过数据库的管理处理，即使数据有关的逻辑组织结构发生变化，数据库应用程序的变动也能被控制在最小范围内，从而极大减轻了数据库应用程序的开发维护压力。

二、数据库应用的历程

从数据库中发现知识的概念，是在第11届国际联合人工智能学术会议（International Joint Conference on Artificial Intelligence，IJCAI）上第一次明确提出的，该会议于1989年8月在美国底特律召开，会议期间有关学者组织专题会深入研讨了数据库知识发现（Knowledge Discovery in Database，KDD），随后引起了国际范围内人工智能和数据库等领域专家的广泛关注，并于1991年由麻省理工学院出版社出版了 *Knowledge Discovery in Databases*。数据挖掘与知识发现领域中第一次具有里程碑意义的会议是首届数据挖掘与知识发现国际学术会议（KDD'95），该会议于1995年在加拿大蒙特利尔召开，并在此后每年召开一次，麻省理工学院出版社出版的 *Advance in Knowledge Discovery and Data Mining* 一书于1996年问世。学术期刊方面，*Knowledge Discovery and Data Mining* 期刊于1997年创刊。

通过几十年的研究发展，如今数据库基础理论与应用技术均取得了丰硕的成果。国内外众多软件公司先后研制开发出相关数据库产品，例如 Microsoft 公司所开发的 SQL Sever Business Intelligence Development Studio 等。

相较于国外的数据库研究应用工作，我国的数据库及其相关行业，尤其是在科研领域和应用推广方面发展较晚。第一次亚太知识发现与数据挖掘会议（Pacific-Asia Conference on Knowledge Discovery and Data Mining，PAKDD）于1997年在新加坡召开，该会议每年召开一次，第三届（PAKDD'99）于1999年4月在北京召开。科研机构和高等院校是我国承担数据挖掘及其应用开发研究的主要机构单位，少部分企事业单位也开展了相关的研究工作。针对 KDD 的研究，"国家自然科学基金项目""973计划""863计划"及各级课题项目均给予了科研资助，逐步推进了相关项目的理论研究及其应用推广。

医学大数据具有数量大、来源广、类型多、价值高等特点，通过应用数据库及数据挖掘等相关理论技术，有利于研究和掌握相关疾病的潜在规律和特点，对医学科研人员和医务工作者在疾病的临床研究、诊断治疗、预防监控等方面具有重要意义。

当前，我国的医学大数据及其相关理论技术的应用还不够广泛，在医院临床医疗和诊断方面的应用仍较为局限。虽然我国的医学数据挖掘研究和应用总体水平尚处于发展阶段，但通过大量科研人员及临床医护人员多年以来的专项研究，已经突破了许多技术应用难题，研究重点围绕以下几个方面开展。

1．医院信息系统的建设　早期的医院信息系统缺乏系统管理，仅为数据存储的低水平使用。近年来医院信息系统的建设更加重视大数据理论技术的应用，通过系统管理医院信息，实现集成医院所属的信息数据、提高数据管理的自动化水平、提升医护病患的沟通效率、降低医院管理的成本、提供疾病预测的信息基础等。

2．疾病建模和治疗预测　依托相关疾病的病患数据，通过大数据建立相关疾病模型，一是用以诊断治疗，二是用以病情预测。诊断治疗方面，通过对临床患者病例数据的梳理分类，不断优化迭代疾病模型，更好地对临床医疗进行辅助诊断，例如大数据挖掘技术已初步应用于ICU应急诊断和部分肿瘤分类的诊断。病情预测方面，通过疾病模型以及既往临床病史，预测患者的疾病发展趋势，提前预防控制，最大化治疗效果和预后效果。

3．医学影像学数据挖掘　作为大数据技术的重要内容，挖掘研究医学图像数据，如X线、CT、MRI、PET，进一步提升现代化仪器在临床医学治疗和诊断中的作用。

4．基因数据分析应用 基因组序列信息是大量的、无序的、繁杂的，通过应用大数据，运用数据挖掘技术，能够更好地分析相关信息并进行科学定量研究，为疾病的诊断、治疗和预防提供新思路和新方法。

随着医学技术水平的不断提高、诊疗手段的不断丰富，医学数据量与日俱增，在医学领域应用数据库技术的需求和意义也日益凸显。通过数据库技术的广泛应用，无论是在疾病的预防、诊断、治疗、康复，还是影像分析、药物研发方面，都取得了显著的成果。电子病历的广泛推广、系统存储信息数据为数据库应用提供了基础条件，而医学数据具有真实可靠、稳定集中、强抗干扰等特点，这些都有利于应用数据库技术开展研究。

第三节　医学数据库的特点

一、医学数据库的一般性特点

医学数据库的一般性特点主要表现在以下几个方面。

1．多样性 一是医学领域中原始数据的数量大，且呈多样性或异质性。包括纯数据（如体检、化验结果）、信号（如脑电信号、心电信号等）、图像（如 B 超图像、X 线片等）、文字（如主诉、病史、检测报告等），以及用于科普、咨询的动画和语音、视频信息等，可显著区别于其他领域数据。二是医师对患者的描述具有主观性、不标准化，呈现多态性。

2．非结构化 除了数据形式各异、数据量极大之外，与物理学的许多领域相比，医学数据的另一个特点在于有时很难以数学方式来表达其结构和特征，部分医学影像、信号等临床数据的解释需要丰富的临床知识和经验，一般研究者很难将这些数据结构化来进行进一步处理。

3．时序性 一是患者就诊、疾病发病在时间上有一个过程；二是医学检测的波形、图像都是时间函数；三是随着病程改变，医学数据经常需要更新（例如添加随访数据）。

4．不完整性 一是大量数据来源于人工记录，可能存在数据信息的偏差和残缺（可能由于工作疏忽，也可能由于技术、经济、伦理等原因）；二是许多数据的表达、记录本身也具有不确定性，病历和病案尤为突出；三是医疗数据的不完整搜集和处理使医疗数据库不能全面反映任何疾病信息；四是医疗分析对患者的状态描述有偏差和缺失。

5．冗余性 医学数据量大，每天产生的大量数据中可能包含重复、无关紧要甚至是相互矛盾的记录。

6．特殊性 医学研究和处理的对象是人类，因此具有许多特殊性。一是人类是地球上最关注自我的物种，具有许多可供观察的表现（如视觉、听觉、痛觉、幻觉、不舒服的感觉、对既往相关经历的回忆等），是其他学科实验所完全不具备的；二是可以跟踪观察医学上感兴趣的疾病（如癌前病变和动脉粥样硬化等）的长期进程，这是不可能通过大多数短期的动物实验来完成的；三是人类的医学资料（如病史记录等）数量巨大、个体差异显著，这是其他学科实验数据无可比拟的；四是采集人类医学数据要受到不同于其他学科的伦理、法律和社会因素的制约等。因此，医学数据库的应用会遇到一些其他学科领域未必会遇到的特殊问题。重视这些问题，对患者、医学研究人员和从事数据挖掘的研究人员都是有益的。

二、涉及伦理、法律和社会等方面的隐私性问题

在医学数据库的使用中，数据的所有权是尚存在争议的问题。在法律意义上，所有权属于被授权处置某项财产的自然人或者法人。生物医学数据大多和患者相联系，但这些和患者相关的信息的所有权是不确定或者模糊的，属于患者本人？还是医生？或是医疗机构？还是医疗保险提供者？这种模糊性也容易导致患者与医生和医疗机构产生纠纷，从而给医学数据库的使用造成一些

困难。

医学数据的另一个特点是隐私性。患者是绝对不希望医生将其身份和相关的医学信息公之于众的。如果根据患者的数据发现重要的诊断信息，就会涉及相关的隐私问题。一旦泄露隐私信息，不仅会使患者产生潜在的不信任感和由此可能引发司法行为，也会损害医患关系。

鉴于上述原因，在对医学数据库进行使用之前，必须对原始数据进行匿名处理，隐去患者身份和其他有关信息。考虑到数据传输时的安全性问题，在隐去患者身份之前，只有得到授权的人员才能访问患者的数据。即使在同一机构的不同部门之间传输数据，也要隐去患者的身份。

另外，有时出于研究的目的，需要在已隐去患者身份数据的基础上重新恢复身份信息，例如为了防止同一患者的记录重复，有可能需要使用原始医疗记录来验证其准确性和真实性，或得到特定患者的附加信息等。这些特殊要求应由合适的管理机构来处理，但如果数据完全是匿名的，则这些要求就难以满足。

所有医学行为的首要目的都只能是维护患者的健康、治疗其疾病，而不能仅仅是为了科研。决定是否采集某项医学数据的唯一准则是，这项措施是否对该患者有利。有些患者在充分理解他们并不能从中获益的条件下，可能仍然会同意参与某项科研项目。即便如此，这样的数据采集也只能是小规模的、有高度针对性的，且应严格遵守法律和伦理上的制约。

第四节 医学数据挖掘的研究方法

医学数据挖掘虽然有其自身的特殊性，但是其所使用的数据挖掘方法与商业上使用的数据挖掘方法区别不是很大，只是在具体细节和某些方面有所差异，下面将简要介绍医学数据挖掘中所使用的方法。

一、聚类分析

聚类分析（cluster analysis）是依据事物本身的特性，来研究个体分类的方法。严格意义上的定义是根据集合中的对象特点，进行重新分类，然后由若干类似的对象组成不同类别的分组过程。在相似的前提下收集数据、完成分类组合，这是聚类分析的目的。聚类分析的应用十分广泛，在数学、计算机技术、生物学、经济学中都已得到应用并且发挥了重要的作用。

从词义上来说，聚类和分类不同，聚类所要区分的类一般是未知的，也就是聚类是一种非监督的分类。聚类是一个过程，这个过程把数据归类到不同的类或者簇当中，所以同一簇当中的对象相似性很大；同理，不同簇之间的对象差异性就比较明显。一些著名的统计软件，如 SPSS、SAS 等采用的是 k 均值、k 中心点等算法。从机器学习的角度来讲，簇是一种隐藏模式。聚类分析是一种无监督分类的学习过程，需要聚类算法自己确定标记，聚类是观察式学习，而不是示例式学习。

由于聚类分析是一种非监督的分类算法，所以聚类分析具有很强的探索性，在进行聚类分析之前，不必要指定一个分类标准，所选定的聚类算法能够根据已有的数据样本的特征自行分类。聚类分析有一个显著的特点：随着所使用算法的不同，得到的结果也不相同。即使是同样的数据，由于进行数据挖掘的研究者的不同，所得到的聚类数也未必一致。

二、关联分析

关联分析（association analysis）是数据挖掘中的一个重要方法，其作用就是数据的概要部分的生成，在大型数据集中发现隐藏在其中的有意义的数据之间的联系，寻找数据子集间的关联关系，或者是生成总数据中部分数据与它的派生关系。例如，许多商业企业在日常的经营中都会积累大量的数据。零售商可以对这些数据进行分析和整理，因为这些数据能帮助零售商更好地了解顾客在超市的购买取向，从而帮助超市合理地安排商品的摆放位置、适时适度进行打折促销活动、管理库存以及维护顾客关系等。

用关联规则（association rule）或者频繁项集的形式来表示使用关联分析方法发现的联系。例如有名的沃尔玛超市发现尿布和啤酒之间联系的案例。除了超市购物问题之外，各个领域也都在广泛地应用关联分析，如生物制药学、医疗科学、基因工程的研究以及在电子商务中客户购物的数据分析等。例如，使用关联规则可以对在研究地球科学的过程中所收集到的数据进行分析，得到海洋、陆地和大气这三者之间的相互关联。地球科学家们能够通过关联规则给出的结果，更好地研究不同的自然力之间的相互作用对地球的影响。

随着科学技术的发展以及数据挖掘技术的进一步拓展和应用，关联规则算法还会引入提升度、兴趣度、相关度等概念和参数，以便应用关联规则算法挖掘出来的医学数据能够更好地符合医学数据分析的需求、更好地为医生的临床诊断提供决策支持。关联规则算法可以高效地从海量的医学数据中发现并挖掘出这些医学数据之间的规则和规律，解释这些疾病之间的规律以及相互关系，支持度和可信度是包含在关联规则的相关性中的两个概率阈值。

三、分类分析

分类分析（classification analysis）的任务就是确定对象属于哪个预定义的目标类。分类问题是一个普遍存在的问题，有许多不同的应用。例如，根据电子邮件的标题和内容检查出垃圾邮件，在医学上可以根据核磁共振扫描的结果区分肿瘤是恶性的还是良性的，根据星系的形状对它们进行分类等。通过学习生成一个目标函数（target function），然后把每个属性集中的 x，通过 F 的作用映射到一个预先定义的类标号 y 之中。这个目标函数也称为分类模型（classification model）。这也是分类的目的所在。在应用上，分类分析尤其适合预测或描述二元标称类型的数据集。例如，对于序数分类这类问题（如把人群分为高收入组、中等收入组或低收入组），分类技术就不太有效了，这是因为这些序关系隐含在目标类中，而分类技术是不考虑这些的。其他形式的联系，如子类与超类的关系（例如，人类和猿猴都是灵长类动物，而灵长类是哺乳类的子类）也被忽略。

在数据挖掘领域中被广泛应用的分类方法有决策树、神经网络、支持向量机、贝叶斯算法、最邻近算法和基于规则的算法。从目前的数据挖掘的发展情况来看，主流的分类方法一般采用监督学习方法，监督学习方法是根据已知训练区提供的样本，通过选择特征参数，求出特征参数作为决策规则，建立判别函数以对各种数据进行分类，是模式识别的一种方法。要求训练区具有典型性和代表性。但是在医学领域中，很多疾病数据之间的关联性无法提前获得，这样就很难建立监督分类的训练区，进而会对分类结果的准确性和实用性带来很大影响，预测结果也会受到干扰。

四、决策树分类

利用决策树方法建立起的数学模型具有自身的优点，这些优点也被人们广泛接受和采用。决策树方法有四个主要的特点：其一，决策树方法建立的模型其结构简单、易于理解，所以，推广和接受起来比较顺畅；其二，形成的决策树模型的执行效率很高，尤其适合训练大规模的数据集；其三，决策树模型一旦建立就不会受到其他数据或者知识的影响；其四，决策树方法本身具有很高的分类精度。

决策树方法很好地运用了信息增益这样一个信息论中的概念；利用信息增益可以查找到数据库中拥有最大信息量的数据属性字段，这个字段可以建立决策树的根节点，然后，根据这个属性字段取值的不同来建立决策树的分支；以后的节点和分支以此类推地发展下去，之后建立的这些节点都是决策树的子节点。分类的精确度和决策树的规模将决定决策树的质量。

总的来讲，决策树的建立过程通常由两个主要的部分构成：①按照广度优先的原则建立决策树，直到每个叶节点都包含相同的类标记为止，而且，建立决策树的数据要在受训练的数据之中选取；②决策树建立之后，需要使用训练区中剩余的数据来测试决策树的各项功能，如果决策树的各项功能不能满足研究或者工作的要求，那么就要对这个决策树进行调整，也就是说要对已经建立的决策树进行剪枝处理，直到所得到的决策树能够满足要求为止。从根节点到每一个叶节点的路径，就是一条规则。整个决策树就形成了一组规则表达式的集合。在每个节点处的内部进行属性值的比较，比较的结果将在叶节点处得到。如图1-1所示，就是一颗典型的决策树，它是用来预测所有购买电子产品的顾客是否有可能购买电脑。矩形表示内部节点，椭圆表示叶节点。

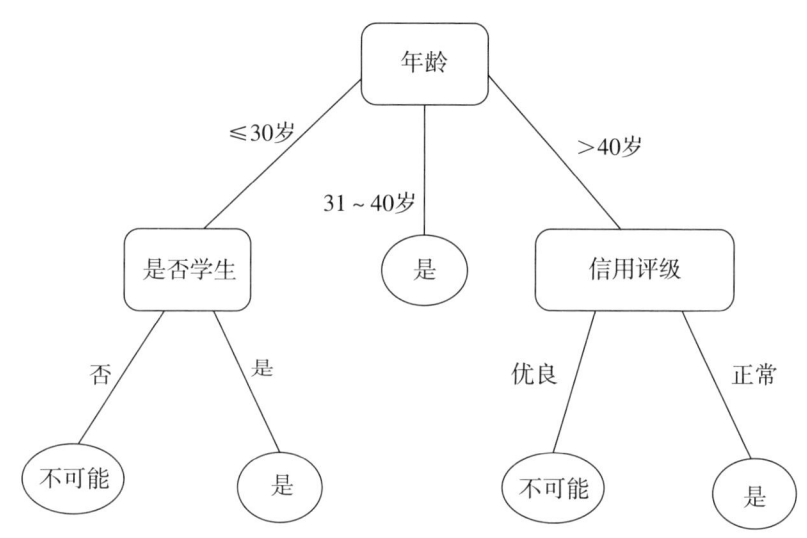

图 1-1 典型的决策树

决策树模型很容易转换成分类规则。目前研究的通常都是理想的决策树，现实中由于选取的算法和属性的不同，可能会构造出不同的决策树。那么理想的决策树可以分为以下三种类型：第一，叶节点数最少，叶节点数决定了决策树的规模；第二，叶节点深度最小，叶节点的平均深度将会决定决策树的效率；第三，以上两点兼有之，即叶节点数最少和叶节点的深度最小。

五、神经网络分类

神经网络分类方法的研究已经取得了很多的成果，提出了一些算法和模型，尤其是人工神经网络分类在临床医学诊断、数据挖掘以及智能计算上都得到了广泛的应用。

神经网络大体上可以分成四种类型：自组织型、反馈型、随机型、向前型。其中向前型的神经网络模型的算法和结构是其他模型的基础，同时向前型神经网络模型也是在数据挖掘中应用最为广泛的。实验证明，神经网络模型对数据噪声的承受能力很强，也能很好地对未经训练的数据进行分类。但是在数据挖掘中神经网络并没有很好地得到利用，究其原因是神经网络没有办法得到显式的规则，这样在后期的研究和使用中便很难有高的效率。

现在比较成熟的一个神经网络是多层前馈神经网络。该神经网络由三部分组成，即输入层、输出层和若干隐藏层。输入模式中，对应每一个训练属性的度量，每一层都包含一个或多个神经元，传递过程一般是先把数据传到隐藏层，然后经过传递函数的作用，再把信息传递到输出层，从而得到结论。如图1-2所示，就是一个多层前馈神经网络的例子。

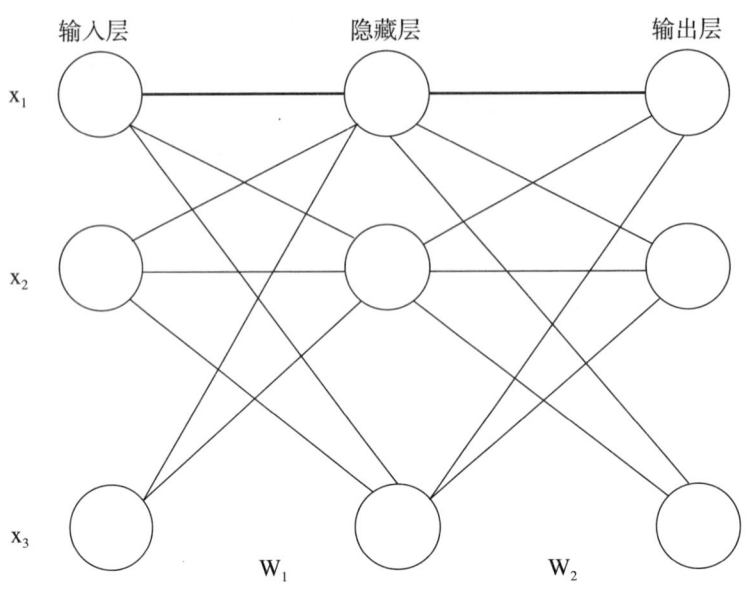

图 1-2　多层前馈神经网络

图 1-2 所示的多层前馈神经网络包含输入层、隐藏层和输出层。如果神经网络的权重不能回送到前一单元的输入单元或者输出单元，这样的神经网络就是前馈的。前馈神经网络的一种情况是全连接的，即每个神经网络的单元都向其下一层的每个单元发送数据。如果可以给多层前馈神经网络足够多的隐藏单元，那么多层前馈神经网络可以逼近任何函数。

当人们将神经网络应用于分类时，就可以将其称为神经网络分类器，通常情况下选择多层前馈神经网络作为分类器，因为它有很强的分类能力。神经网络分类器有一些很实用的性质，例如，待处理样本属性的个数和神经网络分类器的输入层的神经元个数是相同的；输出层就是分类器的判决层，判决层的神经元数目和待处理样本的类个数相同，输出的形式用离散的数值（1 或是 0）表示；不同神经元之间的联系强度用权值来表示。

综上所述，从以上几种数据挖掘算法的自身优缺点来看，基于关联规则算法在医学数据挖掘上推广应用是一个非常好的选择。分类方法在医学上应用比较多的是决策树算法，因为决策树算法的自身特点和优势很适合医学上对于数据的挖掘和处理，本文也是鉴于决策树算法的这些特点和优势，并结合临床医学上的具体实例，来说明分类方法中决策树算法如何在医学上得到应用，如何为医生的临床诊断、治疗、检查和患者疾病的康复带来决策上的支持和帮助。

此外，关联规则算法在医学数据挖掘中的应用也是重点研究的方法。因为在医学数据库中运用关联规则的数据挖掘已经取得了比较丰富的成果。例如：美国的 GTRI 研究所开发的乳腺癌研究系统，已经被运用到临床医学诊断的实际当中，并且取得了比较好的效果。鉴于这些成功的实例以及关联规则在医学数据挖掘上的优势，因此也将关联规则在医学数据挖掘上的应用作为一个侧重点来进行研究，并且结合实例进行说明，使用改进的 Apriori 算法进行具体的实践工作，并对该算法的优缺点进行评估，最后对算法进行改进和分析。

第五节　医学数据挖掘应用的基本流程

要为医学数据挖掘的过程下一个具体、准确的定义，是很难办到的。因为，对于任何一个给定的医学数据集合，都可以找到不同的方法和手段进行数据挖掘的处理。即使是到目前为止，业界也没能找到一个成熟的理论体系和技术手段来支撑和实现如何获取最新的，而且是有意义的数据信息。有些医学数据挖掘领域内的专家和研究人员提出很多具体的医学数据挖掘的过程阶段，从而可以得到基本的医学数据挖掘的过程框架，虽然这些框架在不同的阶段略微有所不同，但总体上都是相似的。

一、业务理解

在此阶段，需要相关数据挖掘研发人员与医院医生进行深入的交流沟通，以便使数据挖掘人员对问题流程有一个明确而具体的认识、确定应该达到的目标、圈定有代表性的病例数据、找到最好的解决问题的办法。确立医学数据挖掘的目标、评估数据挖掘模式是否达到标准，这两点是这个阶段的主要目的。除此之外，最好还要制作一份详细的实施计划书。

二、数据理解

这一部分要对原始数据展开收集，通过整理和研究收集到的原始数据，从而生成数据挖掘研究所需要的数据类型、大小、属性等级等。要对最初的这些整理好的数据进行测试工作，进而可以验证开始时提出的假设，以便进一步完善和健全数据收集的需求。

三、数据的预处理阶段

这个阶段是医学数据挖掘的重要阶段，决定了医学数据挖掘的过程能否成功，取得的结果能否达到预期目的。通常情况下此阶段要占据整个医学数据挖掘工作量和时间的一半以上，原因是：医学数据库中所储存的医学数据是海量的、繁琐的，要想处理如此庞大和复杂的全部医学数据集几乎是不可能的，但是可以从中选取适合研究工作开展的数据作为样本，然后使用数据挖掘的算法和技术从中提取出对整个医学数据库有意义的结论。如何减小数据量？有两种方法可以实现对数据量的压缩和减小。这两种方法是：抽样处理全部数据空间和全部特征空间，前者选择的数据完全是随机的；后者所要具备的条件则较为苛刻，抽样处理全部特征空间的条件是所选取的数据需要具备某种特定属性。除了要对抽样提取的医学数据样本进行处理之外，还需要对医学数据的相关性和重要程度进行检查。医学数据的预处理工作分四个步骤完成，即：纠正、消除、忽略噪声、处理特殊值。消除医学数据全部噪声在通常情况下几乎是不可能的，这就要求研究者对挖掘算法的选择要降低对噪声的敏感性。目前解决这一问题的常用方法是用最有可能的数据去替代噪声数据，甚至直接删除噪声数据的方法。因此怎样对原始医学数据进行标准化的处理，将成为后续工作成败的关键因素。

四、数据挖掘

此阶段是整个医学数据挖掘过程中占有核心地位的阶段，在这个阶段中所进行的工作将关系到整个医学数据挖掘的成败。尽管这只是利用数据挖掘来实现评估的模式，但是这个过程所要花费的时间一点也不比数据预处理阶段少。模型算法的选择、训练过程、构建、评估这四个步骤组成了数据挖掘阶段的主要过程。有很多种数据挖掘的分类方法，例如支持向量机分类、决策树分类、关联规则分类、遗传算法等。在对数据挖掘进行研究和实现时要清楚一条原则：即不能一概而论地断定一种算法就一定比另外一种算法好，算法的好坏是由很多客观条件来决定的。例如，被挖掘的对象往往能够决定结论准确性的高低，在很多情况下，具体数据挖掘算法的选择是由先前经验所决定的。不同的挖掘算法也可以适用于相同的数据挖掘问题。在这种情况下需要做的就是：选择恰当的评估方法来决定哪种数据挖掘算法的效率更高。数据挖掘的专业人员不仅要对数据挖掘各种算法的特点十分了解，更要在实际应用中加强与医护人员的沟通和了解，将数据挖掘的结果与医护人员的实际临床诊断结果相对比验证，从而验证数据挖掘算法的选择是否合乎要求、合乎原理。

五、评估结论

通常来讲，对医学数据挖掘获取的实验结果可以用以下几个标准进行评价：预测的准确度、计算的速度、鲁棒性、可伸缩性、可理解性。但是，现阶段对于不同分类的算法的比较仍然是目前数据挖掘领域研究的一个热点方向，至今也没有发现任何一种数据挖掘的算法对所有类型数据的处理均优于其他算法。

六、结论的使用

数据挖掘应用在医学数据上，所得到的结果用于为患者提供咨询，为医护人员提供决策支持。最终目的还是使医护人员诊断和护理的过程更加客观和准确，以提高临床的诊断效率，并为医院管理人员做出正确的决策提供技术支持。

第六节 医学数据挖掘应用的关键技术

进行医学数据挖掘所要具备的关键技术包括：医学数据的预处理、医学文本的转化和挖掘、有效利用数据仓库和高效的鲁棒性算法的结论。

一、医学数据的预处理

在医学数据库中储存着巨大且来源各异的医学数据，这些数据往往是带有噪声的。因此在进行挖掘之前，为了保证数据的质量、提高医学数据挖掘的效率，要先对医学数据进行处理和净化工作，并且要把这些医学数据转化为能够对这些数据实施挖掘的格式。数据的预处理过程是整个医学数据挖掘中很重要的一个步骤。数据的预处理的时间通常要占整个医学数据挖掘时间的一半以上。数据的预处理包括对医学数据的清洗、集成、转换、削弱四个部分。预处理阶段有一项极其重要的处理工作，就是对患者数据的匿名化和标示的转换，这个处理步骤是医学数据挖掘中特有的处理步骤，因为医学数据基本上都是关于患者的治疗方面的记录，这其中必然包括患者的个人信息资料，这些资料之中就包括患者的个人隐私，所以为了保护患者的个人隐私，就要事先在数据处理之前对患者的个人信息和数据进行匿名化处理。这样处理完的数据在进行研究时，相关人员就不可能知晓任何患者的个人信息，只有授权的相关研究人员才能获得患者隐私方面的数据。

二、医学文本的转化和挖掘

通常临床诊断结论、医生对影像和信号的记录和解释都是文本形式的，而不是直接的、可以被计算机理解并且处理的数据形式的信息。因此，要对这些文本化的数据记录进行转化处理。当前对于医学文本数据的转化处理的方法，主要是通过以下三种机器转换的方式：第一，要对原始的文本语句信息加以分析和整理；第二，要对这些分析和处理好的语句进行转化工作；第三，产生所需要的目标语句。但是通过此种方法所转换的语句是非常有限而且效率低下的，因为，医学文本上的语句来源并不是唯一的，甚至是各种形式的，因此就要无止境地、不断地收集这些语句。XML语言的出现使这一问题得到了比较好的解决。该语言是一种结构化的语言，不仅能够创建包含结构化的数据文本，更重要的是它可以实现共享和数据的处理。XML语言可以使不同种的数据挖掘工具和数据仓库之间的语言标准化，从而实现在不同软件平台间的数据挖掘工具的共享。

三、有效利用数据仓库

通常情况下，在进行数据挖掘之前，都要从数据仓库中提取数据，这样做有如下好处：首先，直接利用数据仓库中的数据免去了数据预处理阶段的数据清理、转化、集成等费时和繁琐的过程；其次，在数据仓库的建立过程中，数据的存取、集成、转化、服务工具、报表以及 OLAP 分析工具等数据分析和处理的设施也能随之建立。

四、高效的鲁棒性算法

医学数据库中的数据量是海量的、繁杂无序的，而且涉及范围很广泛。在拥有如此大量数据的医学数据库中进行数据挖掘，时间复杂度通常是一个技术上的瓶颈，这样一来，医学数据挖掘就必须考虑时间效率问题。同时，由于医学数据仓库的数据构成各式各样，情况纷杂，而且还处于不断变化当中，所以数据挖掘算法的选择不仅要有高效性，而且还要兼顾鲁棒性和兼容性。

五、小结

医学数据挖掘的主要目的是为医务工作者的临床诊断以及为相关管理人员的决策提供技术支持和决策支持。那么，这就要求医学数据挖掘的技术具备较高的可靠性和准确性。

第七节 医学数据库的分类

一、数据来源

近年来，医学数据的来源不断增加，主要数据源于以下三方面。

1．临床数据 例如门诊及住院的记录、诊疗记录、病案管理等。由于疾病的诊断、治疗和预后预测的复杂性，再加上医学本来就是一个具有很强实践性和统计性的经验科学，这一过程大部分是由专业医师来完成的。但这并不意味着数据挖掘技术在临床诊断的过程中就没有用武之地。由于医学数据越来越多，疾病的种类也越来越多，单个医生很难应付复杂、庞大的诊疗数据，这时数据挖掘工具就可以辅助医生对患者进行诊断治疗。

2．健康数据 例如传染病监测数据、慢性病监测数据、危险因素调查数据、健康管理数据、专项调查数据、体检数据、死因数据等。疾病的预防与控制需要进行大量的实验室检测、现场调查和实时监测工作，这些活动将会产生大量的数据，面对这些海量的数据，人工统计已经变得力不从心，所以这一领域的分析越来越依赖于先进的计算机技术。数据挖掘在这一领域的应用是非常富有前途的。统计资料显示，鼠疫、霍乱、病毒性肝炎、结核病、流行性出血热等急性传染病在我国仍然存在，许多新型的传染病也在不断增加。这些传染病给人们的生命和财产安全带来了极大威胁，因此，研究传染病的发病规律并做好预防工作，就具有很大的价值，而数据挖掘在这一领域开始扮演越来越重要的角色。

3．生物组学数据 例如基因组数据、蛋白质组数据、转录组数据等。随着人类基因组计划的不断深入，目前人类对染色体全部基因的测序工作已经完成。许多研究人员开始不断探索将数据挖掘方法运用于序列分类以及对基因序列数据进行分析。如：包雷等引入贝叶斯分类器对海量的基因表达谱进行数据分析，并且应用该算法对两个公共的基因表达数据集进行了知识再挖掘。相关研究人员已经在序列的比较、关联分析、路径分析、序列分类方面做出了卓越的工作。

二、数据库分类

随着医学数据库的应用范围日渐扩大，内容不断充实，目前已经大致形成 5 类数据库：①研究型数据库；②公共卫生监测数据库；③管理型数据库；④组学数据库；⑤文献数据库。下面分别予以介绍。

1. 研究型数据库　以科学研究为目的而专门建立的数据库。例如以各类流行病学研究设计而建立的数据库，包括大型队列数据库、大型横断面数据库、疾病登记数据库等。

（1）研究型数据库的特点：一是涵盖内容全面，可能包含了从人口学到组学的丰富信息。数据库中可能包含调查问卷、人体测量、临床检查、生物样本收集、遗传学检测等部分。二是数据库结构相对简单，以结构化数据为主。非结构化数据例如影像资料、心电图等较少。三是有大量开源数据可以获取。目前已经有非常多成熟的医学数据库。例如中国慢性病前瞻性研究（China Kadoorie Biobank，CKB）、中国健康与营养调查（China Health and Nutrition Survey，CHNS）、中国健康与养老追踪调查（China Health and Retirement Longitudinal Study，CHARLS）、中国家庭追踪调查（China Family Panel Studies，CFPS）。

（2）典型的研究型数据库：见表1-2。

表1-2　典型的研究型数据库

数据库名称	研究单位	研究设计
中国慢性病前瞻性研究（CKB）	1. 北京大学 2. 牛津大学	慢性病前瞻性研究，仿照英国UKBiobank研究。CKB于2004—2008年招募了来自中国5个城市和5个农村地区的50余万名30～79岁成年人（平均年龄51岁），截至目前最长随访16年，平均随访13年，累计随访600余万人年
广州生物样本库	1. 伯明翰大学 2. 香港大学 3. 广州职业病防治院	样本量：3万人 包括心血管疾病、慢性阻塞性肺疾病（COPD）和糖尿病子队列
泰州纵向研究（TZL）	复旦大学	1期纳入10万人，完成问卷 2期纳入5万人，测量血生化和肝、肾功能信息
上海女性/男性健康研究（SWMHS）	1. 范德堡大学 2. 上海肿瘤研究所	纳入75 000名女性，61 480名男性包括基线调查、随访调查和死因登记
东风-同济队列	华中科技大学	东风汽车公司退休职工，3.8万人2008年基线调查，2013年首次随访
中国健康与养老追踪调查（CHARLS）	北京大学	2011年开始纳入1.24万户家庭，采用概率比例规模抽样的方法，每两年追踪调查一次。数据内容包括：个人信息、经济情况、家庭信息、健康状况等
中国家庭追踪调查（CFPS）	北京大学	2010年开始基线调查，包括25个省范围内的1.6万户家庭。每两年追踪调查一次
中国健康与营养调查（CHNS）	1. 北卡罗来纳大学教堂山分校 2. 美国国家营养与食品安全研究所 3. 中国疾病预防控制中心	从1989年开始调查，纳入15省范围内的7200户家庭，共3万人。分别于1991年、1993年、1997年、2000年、2004年、2006年、2009年、2011年、2015年和2018年展开多次调查
中国心理健康状况数据库	1. 中国医学科学院基础医学研究所 2. 北京师范大学教育学院 3. 中国疾病预防控制中心营养与健康所	历时4年，规模和范围涉及我国4省市，包括11个城市和农村地区70个调查现场，纳入年龄在7～80岁的4.1万人。数据内容包括体格检查、智力水平、心理测试等约70项指标

续表

数据库名称	研究单位	研究设计
国民体质与健康数据库	中国医学科学院基础医学研究所	采用多阶段分层整群抽样法。2001—2005年，在4省市抽样调查4.1万人。2006—2011年，在6省市抽样调查9万人。2012—2015年，在5省市抽样调查。数据内容包括生长发育情况、血生化情况、骨骼发育情况等
National Health and Nutrition Examination Survey（NHANES）	National Center for Health Statistics，美国疾病控制与预防中心	从1999年开始，每年随机抽样5000人进行调查。数据内容包括人口学信息、营养、健康、经济相关情况等
UK Biobank（UKB）	牛津大学	在2006—2010年进行基线调查，纳入50万人，年龄40~69岁。采集了人口学特征、影像学资料、基因分型数据等
Framingham Heart Study（FHS）	National Heart, Lung, and Blood Institute（NHLBI）	①从1948年开始建立第一代队列人群，招募没有发生心血管疾病及其他重要疾病的居民，共纳入5209名研究对象，每间隔2年随访1次，调查信息包括人口学资料、体格检查、血液指标、心电图、影像学资料等 ②1971年FHS开始建立第二代队列人群，共招募5124人，每间隔4~7年随访1次，引入新的测量技术与方法，如超声心动图、颈动脉斑块测量、运动试验等 ③2002年FHS开始建立第三代队列人群，共招募4095人，每间隔4~7年随访1次，致力于开展有关心血管疾病风险基因多态性研究和全基因组关联分析
Nurses' Health Study	1. 哈佛大学 2. Brigham and Women's Hospital	从1976年开始建立队列，参与者超过27.5万人，每2年通过问卷调查随访一次。问卷内容包括生物数据（如DNA、组织蛋白表达、表观遗传学、RNA表达、代谢组学）与行为数据（如饮食和生活方式因素）

其他研究型数据库共享平台：一是公共卫生科学数据中心，二是国家人口与健康科学数据共享平台，三是NIH Pharmacoepidemiology and Healthcare Database，四是Vivli（Global Clinical Trial data sharing），五是The Dataverse Project，六是NIH dbGAP数据库。

2. 公共卫生监测数据库 以系统连续收集和分析公共卫生相关数据而建立的数据库。常见公共卫生监测数据库的分类：疾病监测数据库、危险因素监测数据库、环境污染监测数据库、药物上市后监测数据库、统计年鉴数据库。

（1）公共卫生监测数据库的主要特点：一是多数据来源的整合体系（integrated system）；二是多层次（multilayer）结构，包含用户层、数据库层、系统层；三是可动态了解公共卫生问题的分布特点和变化趋势。

（2）典型的公共卫生监测数据库：见表1-3。

表1-3 典型的公共卫生监测数据库

数据库名称	监测单位	数据内容
全国疾病监测数据库（DSP）	中国疾病预防控制中心	采用多阶段分层整群抽样，收集出生（100万）、死亡（50万）和行为危险因素（2万）数据
全国病伤死亡统计月报/年报（MMMR/AMMR）	卫生行政部门	全国病伤死亡统计数据

续表

数据库名称	监测单位	数据内容
全国伤害监测系统（NISS）	中国疾病预防控制中心慢性非传染性疾病预防控制中心	多阶段分层抽取在哨点医院被诊断为伤害的首诊患者。数据内容包括一般人口学信息、伤害时间基本情况、临床信息
全国妇幼卫生监测系统	1.国家卫生健康委员会妇幼健康司 2.全国妇幼卫生监测办公室 3.各级妇幼卫生机构	数据内容包括5岁以下儿童死亡监测、孕产妇死亡监测、出生缺陷监测
全国传染病监测系统数据	中国疾病预防控制中心	全国疾控部门网络直报的我国40多种法定传染病的基本信息
全国细菌耐药监测网（CARSS）	1.国家卫生健康委员会合理用药专家委员会 2.全国细菌耐药监测学术委员会	对全国1412家医院进行被动监测、定期主动监测和目标监测。数据内容包括每季度细菌耐药信息
美国大使馆空气质量监测数据	美国驻华大使馆	$PM2.5$、$PM10$、SO_2、NO、NO_2等
全国城市空气污染数据	生态环境部	
全国城市空气质量日报	生态环境部	AQI、主要污染物、空气质量等级
国家药物不良反应监测数据库	1.国家药品监督管理局 2.国家药品不良反应监测中心	通过全国药品不良反应监测网络被动监测药品、医疗器械和化妆品的不良反应。数据内容包括一般人口学特征、医疗机构信息、不良反应疾病史和家族史、不良反应的药物信息、不良反应过程、处理情况和结局
FDA Adverse Event Reporting System（FAERS）	美国FDA	数据内容包括人口学信息、药品信息、不良反应过程、结局信息
中国卫生健康统计年鉴	国家卫生健康委员会	数据内容包括医疗机构、卫生人员设施经费、医疗服务、妇幼卫生、居民病伤死亡、卫生监督、医疗保障、人口指标
Global Burden of Disease Study	华盛顿大学卫生指标与评价研究所（IHME）	全球200多个国家和地区的有关数据、疾病发病率、患病率、死亡率、伤残调整寿命年、期望寿命、健康期望寿命、疾病危险因素
Health Data and Statistics	世界卫生组织	世界各国各类健康相关主题的统计数据
Data of Child and Maternal Health	联合国儿童基金会	世界各国儿童和孕产妇健康相关数据
Nation-Level Development Data	世界银行	世界各国经济发展和社会事业发展数据

3. 管理型数据库 以医院运营与管理、医疗保险、卫生监督等非研究目的而日常收集的数据而建立的数据库。

常见管理型数据库的分类：医疗保险数据库、电子病历数据库、医疗质量监督数据库、卫生监督数据库。

（1）管理型数据库的主要特点：一是数据库结构复杂，容量大，实时性强；二是具有大量非结构化的数据；三是数据安全性问题突出。难以获取一些医疗机构的非开放数据。另外，数据泄露的问题也令人担忧，有研究显示，有 36% 的数据泄露来自医疗行业。

（2）管理型数据库的来源：一是全国城镇职工医疗保险；二是全国大气污染浓度监测；三是全国死亡监测；四是中国慢性病及其危险因素监测；五是全国妇幼卫生年报；六是中国卫生健康统计年鉴；七是全国人口普查；八是中国卫生费用核算报告；九是国家免费孕前优生项目。

（3）典型的管理型数据库：见表 1-4。

表 1-4　典型的管理型数据库

数据库名称	数据来源	数据内容
全国医疗保险数据库	国家人力资源和社会保障部	个人信息、就诊结算信息、用药结算信息、诊断信息、医疗机构信息
台湾地区全民健康保险研究资料库	台湾"健保署"	医疗机构信息、专科医师信息、药品信息、门诊和主要费用明细、处方和治疗明细
Medicare Claim Database	美国医保局（CMS）	参保人员信息、入院和出院信息、门诊和急诊信息、用药信息
Chinese Electronic Health Records Research in Yinzhou（CHERRY）	1. 宁波市鄞州区慢病管理电子病历数据 2. 居民健康档案数据 3. 流行病学调查数据	
Shanghai Electronic Health Record Management System of Community Residents（SEHRMSCR）	上海闵行区居民电子病历信息	
eMERGE Study	数十家大学附属医院电子病历数据	GWAS 研究数据、表型分型数据
MIMIC Study	Beth Israel Deaconess 医学中心入院的重症监护患者数据	人口学数据、生命体征数据、实验室检查数据、用药数据等
全国病案首页数据库	国家卫生健康委员会医政司	患者基本信息、住院过程信息、主要诊断和其他诊断信息、治疗信息、费用信息
Healthcare Cost and Utilization Project（HCUP）	美国 Agency for Healthcare Research and Quality（AHRQ）	全国入院患者数据库（NIS）、全国儿童入院患者数据库（KID）、全国再入院患者数据库（NRD）、各州病案首页数据库（SID）、各州急诊手术和服务数据库（SASD）、各州急症数据库（SEDD）

4. 组学数据库　随着 DNA 测序、质谱测序等高通量技术的快速发展，生命科学领域进入了以海量多元组学数据为特征的大数据时代。最初，Frederick Sanger 等开创了双脱氧终止反应法的 DNA 测序技术，测定了噬菌体 X174 的基因组序列，全长 5375 个碱基。然而，Sanger 测序法具有成本高、通量低的限制，限制了其大规模应用。过去 20 年，以 454、Solexa 和 SOLiD 为代表的第二代高通量测序技术在生命科学领域得到了广泛应用，因此这一时期世界范围内的 DNA 测序能力每 9~12 个月翻一番，基因组数据产出能力呈现爆发式增长。另外，质谱技术也实现了对蛋白质组的大规模定性和定量分析，现代质谱仪如 Thermo Orbitrap，进行一次分析可以产生上千个谱图，每个 MS/MS 谱图可以包含平均高达 4000 个峰的数据，若覆盖人类 60 000 个蛋白质，预计会产生 2 400 000 000 个不同的峰。

组学大数据为生命科学研究带来了前所未有的机遇，在研究人类基因功能、人类疾病、精准医疗等方面具有重要意义。近几年，千人基因组项目已经绘制了详细的人类基因组变异图谱，收录了数百万个以前未曾发现的 SNP 以及其他变异，DNA 元件百科全书（the Encyclopedia of DNA Element，ENCODE）项目也取得了重大发现，人类基因组中约 80% 的 DNA 从生化角度来看是具有功能的，癌症基因组图谱（The Cancer Genome Atlas，TCGA）和临床蛋白质组肿瘤分析联盟（Clinical Proteomic Tumor Analysis Consortium，CPTAC）项目则促进了人们在分子层面上对于癌症的理解。与此同时，组学数据的爆发式增长也对海量数据的处理和分析提出了新的挑战。面向组学库的研究，有助于人们快速有效地挖掘组学数据中蕴含的生物学知识。

组学数据库收集整理了与组学研究相关的所有信息，为组学研究提供了全面的数据基础。常见组学数据库的分类：基因组学数据库、表观遗传学数据库、蛋白质组学数据库、代谢组学数据库、其他组学数据库。

（1）组学数据库的主要特点：一是高维度，大数据量。千人基因组：TB 级。TCGA：PB 级。二是数据库逻辑结构较为简单。例如按染色体分的 VCF 文件或 BAM 文件。三是需要与流行病学或电子病历的数据结合在一起才能重复发挥功能。

（2）常见组学数据库：见表 1-5。

表 1-5　常见组学数据库

名称	数据来源	数据内容
UK10K 数据库	Wellcome Trust Sanger Institute	研究罕见变异及其效应，全基因组测序（4000 人）；神经发育，全外显子组测序（3000 人）；肥胖，全外显子组测序（2000 人）；罕见病，全外显子组测序（1000 人）
GWAS Catalog	1. European Molecular Biology Laboratoary（EMBL） 2. 美国 NIH	收集了已经发表的 GWAS 研究，收集基因型和表现关联的汇总数据结果
KEGG Pathway Database	1. 京都大学化学研究所 2. 东京大学医学科学研究所	KEGG 是一个根据目前分子生物学研究而手工绘制的通路数据库，包括代谢通路数据、基因表达通路数据、信号转导通路数据、细胞代谢通路数据、器官系统通路数据、疾病通路数据、药物代谢通路数据
PHARMGKB 数据库	斯坦福大学生物工程和化学工程研究中心	药物基因组学数据库、药物相关基因及注释数据、药物和化学物数据库、代谢通路数据库、药物-基因交互左右位点数据、药物剂量指南数据、药物标签数据、相关文献数据
International Human Epigenome Consortium	麦吉尔大学基因组中心	来自 8 个协作组，多个人体组织类型的 8753 个表观遗传学数据集
Roadmap Epigenomics	圣路易斯华盛顿大学	2804 个数据集、1821 个组蛋白修饰数据集、360 个 DNA 酶数据集、277 个 DNA 甲基化数据集、166 个 RNA 序列数据集
UNIPROT 数据库	EMBL-EBI 1. Swiss Institute of Bioinformatics 2. Protein Information Resource	蛋白质组学数据库
Human Metabolome 数据库	加拿大 The Metabolomics Innovation Center，TMIC	蛋白质和基因序列数据、化学结构数据、代谢物和蛋白质数据、图谱数据

续表

名称	数据来源	数据内容
cBioPortal	Memorial Sloan Kettering Cancer Center	肿瘤基因组数据平台
The Cancer Genome Atlas（TCGA）	1. National Cancer Institute 2. National Human Genome Research Institute	超过1.1万名患者的生物样本、患者临床特征、肿瘤特征、组织病理学图片、分子生物学特征
Omics-Tools	法国omicX公司	组学数据和软件平台，内容包括高通量测序、微阵列、质谱、磁共振谱、PCR和流式细胞术、生物成像技术
The Broad Institute	1. The Broad Insititute 2. 哈佛大学、麻省理工学院	组学数据分析工具平台，内容包括Cancer Genome Analysis、Data Sciences Platform、LIMS and Analytics、Program in Medical and Population、Genetics

5. 文献数据库 文献数据库是指计算机可读的、有组织的相关文献信息的集合。常见文献数据库的分类：科学引文数据库、循证医学数据库、方法学数据库。

科学引文数据库包括常见的英文科学引文数据库，例如Pubmed、EMBASE、Google Scholar等，以及常见的中文科学引文数据库，例如中国学术期刊网、万方、维普等。20世纪90年代后期，出现了一些高质量的循证医学数据库，为临床医生及患者查找、使用证据带来了福音，其中比较有名的有UpToDate、MedConsult等（具体见表1-6）。医学研究方法学数据库包括SAGE Research Methods Database，该数据库通过多媒体的方式收录了统计学和研究设计方法，是一个定量研究方法学数据库。

表1-6 常见的循证医学数据库

数据库名称	所属机构	性质	收录范围	收费	更新频率
UpToDate	Wolters Kluwer	临床决策支持系统	1万多个临床主题	患者入口不收费，其他用户入口收费	每日
Cochrane Library	Cochrane Library	临床决策支持系统	包括6个高质量的独立证据数据库和1个介绍Cochrane协作组织的数据库	免费	每3个月
MD Consult	Elsevier	临床决策支持系统	1000余个临床实践指南和15 000多个患者教育讲义	数据库信息收费，患者教育信息免费	每周
Clinical Evidence	BMJ	临床决策辅助资源，提供临床医学最新信息	600余个主题，3250余种治疗方法	收费	每年
DynaMed	EBSCO	临床参考工具	3200余个医学主题	收费	每日

6. 如何获取感兴趣的数据库 一是网络自由下载，二是个人申请获取（免费），三是个人申请获取（付费），四是以机构名义申请（免费/付费），五是通过加入合作协作项目或组织获取。

7. 学科展望 医学治疗和科研领域每天都产生着大量的数据，这其中可能包括人类的遗传基因信息、患者的病例数据、医院药品信息、医院的日常管理信息等。临床医学治疗和科研领域通过运用数据库技术，可以对临床医学诊断和教学、科研过程中所产生的数据进行整理，挖掘隐藏在其中有实际研究和治疗价值的信息和数据，这些研究和应用为医生准确、快速做出临床诊断、治疗与康复方案和医学科研实验工作的进行提供极其重要的技术和理论支持。然而，目前很多医疗科研机构对自身数据库的建设还只停留在数据的录入、查询、删除、修改等一般过程，这些操作不仅缺少必要的数据集成与分析，而且没有医学决策和数据的提取。如何高效、恰当地从这些医学数据中提取出有用的结果，为医务工作者做出诊断提供科学的决策支持，对以往医疗方案的疗效进行总结，以更好地为提高医院的决策管理水平及医疗、科研和教学的效率提供有效的技术保障，已经越来越引起全社会的关注。

数据是临床研究中首先要理解的对象，数据库是实现海量数据存储、组织和利用的综合技术平台，为大量临床诊疗数据的积累和利用提供了成熟的解决方案。数据库的设计和建立是基于规范的数据采集，对临床数据进行处理、分析挖掘手段，从海量而繁杂的医学领域数据中挖掘有价值的知识以指导今后的工作、科研和教学是有广阔前景和价值、但又困难和复杂的研究领域。医学数据库是计算机技术、统计学、人工智能与现代医学相融合的结果，医学数据挖掘是面向整个医学数据提取有用知识的环节，但是由于医学数据挖掘对象的繁杂性和广泛性，以及算法要求的高效性，现有医学数据库中的数据质量相比于数据挖掘的要求还有较大差距，这些都需要计算机技术、统计学、人工智能等多学科的协调合作，从而在数据信息的融合、算法效率的提升以及获取知识的准确性等关键技术环节获得突破。相信随着数据挖掘技术和理论的不断完善、应用领域的不断扩大、方法的不断改进，数据挖掘的技术和理论必将在医学领域的方方面面发挥越来越广泛和深入的作用，从而带来更大的社会价值和经济效益。目前医学数据库应用虽然还存在许多不完善的地方，但随着更多研究人员的参与和不断努力，相信医学数据库技术将不断成熟，其应用将不断扩大，必将会取得更大的成就，从而为探讨更多更深刻的医学问题提供数据基础，支持新时代下我国医学更好的发展。

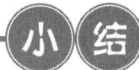

本章介绍了医学数据库的概念、学科形成与发展、医学数据库的特点、分类方法、医学数据库获取的基本途径，同时也简单总结和阐述了医学数据库在卫生与健康领域的应用。虽然本文对医学数据库的概念进行了简单的说明，但在实际应用中，医学数据库的建立、运行、获取和使用会面临更多更复杂的情况。医学数据的产生速度快、数量大、数据存储技术不断发展，加之越来越多不同种类的医学数据库的出现，因此对医学数据库的研究往往涉及诸多方面，这也需要多个不同学科的共同参与。

（胡永华）

第二章

数据库基本操作

第一节 概 述

大数据时代的来临,在为人们提供大量的可用数据的同时,也带来了前所未有的挑战:数据来源多样、数据内容丰富、数据格式复杂多变、数据容量庞大,很多医学研究所面对的数据量从原来的几万或十几万迅速膨胀到百万、千万乃至上亿条数据,在传统的医学数据分析流程中,数据分析人员所习惯使用的数据管理方法在面对如此庞大的数据时,面临很多现实困难,其中包括:数据探索耗时、数据基本计算效率低等。我们对大容量临床数据在 SPSS、STATA、R 以及数据库管理系统中,对数据加载、分组计数、求平均等基本操作方面,进行了对比实验,就所需要花费的时间而言,数据库所用的时间远远优于这些传统的优秀统计分析软件。

因此,在医学研究及数据分析领域,在面对越来越广泛的大数据应用普及的情况下,基于数据库进行数据管理,在此基础上,将数据库整理抽取好的专题分析数据(一般容量较小)交由 SAS、SPSS、STATA 等统计分析软件进行深入分析,作为一种提高整体数据管理及分析效率的方法,越来越受到重视。

本章包括内容:数据库设计、表设计、建立数据库、建立表、导入数据、导出数据。

第二节 数据库设计

为了高效管理复杂、大容量的数据,按照规范设计合理的数据库表结构以及表结构之间的关联,对后续应用至关重要。本节将以病案首页数据、空气污染数据和大气数据为例,对数据库设计进行讲解,首先对这三类数据进行简要了解。

病案首页数据 是医院对住院患者在院期间主要诊断、治疗、分类费用以及人口学信息的融合信息,通过病案首页可以对住院患者的基本情况进行快速、有效了解,成为当前我国卫生管理部门进行医院医疗质量管理和评价的稳定数据来源;目前正在全国逐步推广的以疾病相关分组(diagnosis related group,DRG)为支撑的医保支付中,其核心数据来源就是病案首页。病案首页的变量及说明详见表 2-1。

表 2-1　病案首页的变量及说明

大类信息	所属变量
患者人口信息	姓名、性别、年龄等
患者住院基本信息	出入院时间、科室
患者疾病诊断信息	诊断名称、诊断编码全部纳入
患者治疗信息	手术、操作名称、编码全部纳入
患者的急救、病理等关键信息	急救、病理诊断结果信息
患者的住院费用信息	总费用、药费、治疗费等分项费用
其他信息	医护及管理相关变量

空气污染数据　参照了中国环境监测总站，我国采集的空气污染数据主要包括每小时各个检测站的 PM2.5、O_3、PM10、NO_2、CO 等污染物的含量。

大气数据　是气象部门收集的全国以及全世界范围内主要城市、地区的降雨、气温、湿度、风速风力等信息。

一、数据库管理系统应用模式

大数据应用的显著特点是定制化，需要针对具体问题给出应对方案。考察医学大数据分析应用的实际情况，在将大容量数据不断纳入分析的同时，诸多传统的病例对照、调查问卷、队列等分析依然作为公共卫生、临床研究的主流数据分析及研究重点。综合考虑上述因素，在将数据库管理系统纳入整个数据分析流程的前提下，我们给出了三种不同的数据库管理系统应用模式，称为数据库系统应用模式选型。分别是：第一类，针对大容量复杂数据，需要专业数据库管理系统如 SQL Server、Oracle 等（称为第一层，DB-L1）；第二类，以 SAS 为代表的支持 SQL 等部分数据库管理系统功能，能有效处理千万到上亿条数据的统计分析软件工具（称为第二层，DB-L2）；第三类，所需管理数据量较小，且习惯基于 SPSS、STATA、R 等专业统计分析软件进行临床、公共卫生统计分析，同时基于这些软件的基本数据管理功能进行手工数据管理，我们给出 R+SQLLITE 作为此类应用的解决方案（称为第三层，DB-L3）。

二、数据库系统应用模式选型

数据库管理系统是专门用于数据管理的系统，是较专业的应用软件。但是医学领域很多研究人员所获取的数据量容量不会很大，利用商业的数据库管理系统不但复杂而且没有必要。根据对我国医学科研领域研究人员使用统计软件以及数据分析的了解，我们将医学数据库应用的级别分成三个层面，后续的内容均以这三个层面所适合的策略和步骤，具体给出数据导入、管理、转换、查询、关联、输出等具体示例（语句、软件操作过程、乃至步骤中的参数设置等）。

第一层（DB-L1）：需要用数据库管理系统（如微软的 SQL Server 或开源的 MySQL）来完成，应用场景包括一些大型队列的数据集成系统、疾病登记系统等，一般这样的应用都会有专门的数据库管理员负责将多张关联复杂的表进行有效的管理，这些数据库也是流行病、公共卫生、临床科研人员的数据提供者。

第二层（DB-L2）：是以公共卫生等专业人员为主，基于 SAS 等统计软件所提供的轻量级的以数据库查询为基础的管理功能，可以管理容量较大的数据，且查询容错性高，在实践应用中较为常见，但由于 SAS 软件安装、使用较为复杂，且价格较高，不能满足较大部分临床及公共卫生科研人员的简单易用的使用需求。

第三层（DB-L3）：是针对最大量的数据分析人员，可熟练使用 SPSS、STATA、SAS 乃至

R、EXCEL等一个或多个分析软件，就获取的数据的每张表而言，容量较小，但表之间关联仍然复杂，同时会经常出现一个表结构需要按照时间段（如每月、每周、每年）的多个快照。利用目前广泛使用的每个快照（或每类调查问卷）一个文件或一个EXCEL（表单）的方式，在需要数据合并、数据关联的情况下，这些分析软件所提供的功能相比数据库而言，不但步骤繁琐，而且性能低下（例如EXCEL在10万条记录以上的情况下，其执行效率非常缓慢）。

三、数据库管理系统应用模式的选择策略

第一层建议SQL Server（微软）、MySQL（甲骨文）；第二层建议SAS软件的基本套件；第三层建议以R软件（配备RStudio用户界面），安装sqldf及其依赖包、Heaven包（用于读取或输出SPSS、STATA等工具可识别的数据格式），以及Excel文件读写包Openxlsx等诸多各类格式文件的输入输出包。

第三节　数据库表结构设计

一、数据模型

模型是人类认识现实世界并对其进行抽象和表达的方法，数据模型则是对真实世界数据特征的抽象。数据模型可划分为概念模型、逻辑模型和物理模型。概念模型是用来抽象所处理对象的主要特点，例如针对学生成绩数据，数据库设计人员需要确定数据中需要包含的变量：姓名、学号、班级、课程1、课程2、课程3等。概念模型主要用于数据库设计，而逻辑模型是指数据库系统对概念模型的表达和处理采用了什么样的方法，例如目前常用的逻辑模型有关系模型（数据及其关联主要用表组织）、层次模型、网状模型等；物理模型则主要是数据库系统如何对数据进行有效存储和访问的内部表示方法，一般不需要用户参与。

下面对概念模型和逻辑模型进行简要介绍。

1．概念模型　概念模型实际上是人类对所分析事物的抽象，一般用实体关系（entity-relationship，ER）图的方式来表示。以病案首页数据为例，它其实就是对每个住院患者的各个方面的属性的一个抽象表示。如图2-1所示。

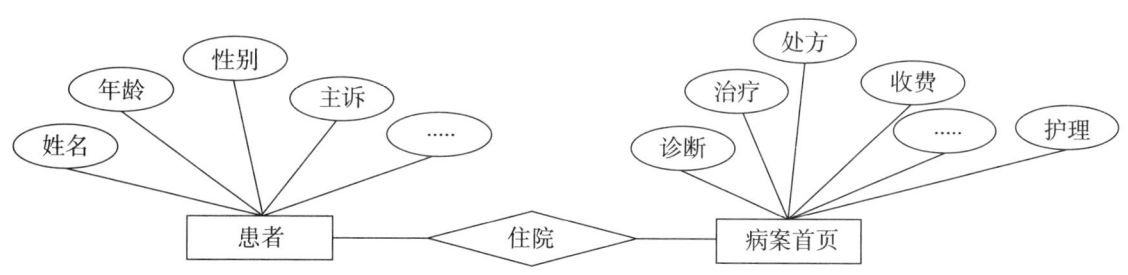

图2-1　住院患者病案首页信息的概念模型ER图（实体关系图）

2．逻辑模型　为了方便计算机实现对数据的管理和存储，需要将上述概念模型对应到具体的数据结构，从而能清晰地表达数据之间所有的关系，我们将这种用来表达数据之间逻辑关系的数据结构称为逻辑模型。

以我们熟悉的二维表格为例，我们对上述患者、病案首页分别用两组表记录其所有数据，考察表中的行，患者表每行记录每个患者的基本情况（性别、年龄等）；病案首页（组）表记录患者一次入院的诊断（表2-2）、治疗（表2-3）、费用等信息；考察表中的列，患者表每列记录了所

有患者的对应信息，如性别、籍贯，病案首页表的主诊断、总费用等列则记录了每个患者的对应信息。可以发现，用表结构记录诊断信息时，表列需要按照诊断最多的患者来设计，这样就会造成很多数据行出现很多空白，从而造成记录位置的浪费；而用半结构化数据结构就能克服这种问题。但目前广泛使用的数据库系统基本都以关系表模型为主，辅助增加了其他一些模型，其主要原因在于关系模型的易表达、易理解、易实现。

表2-2 诊断数据表及其变量

疾病名称	疾病编码	是否主要诊断	入院病情志	患者编号	住院编号	其他信息	备注

表2-3 治疗数据表及其变量

治疗类型	手术操作名称	手术操作编码	治疗日期	患者编号	住院编号	其他信息	备注

简而言之，概念模型是人们对具体应用的抽象，一般用实体关系图表达；而逻辑模型则是人们怎样利用一张或多张表将应用中所有数据进行高效地存放，一般用一张表或多张表关联来描述，表变量一般与实体属性存在对应关系。

二、数据表模型设计

目前主流的数据库管理系统都是利用关系表（数据库理论中的"关系表"就是人们常用的表）存放数据，下文结合前面介绍的数据实例，分别就如何设计概念模型E-R图，并基于E-R图和实际应用需求，如何将E-R图转换为方便易用的关系表及其变量，进行简要阐述。

1. 概念模型设计 概念模型的设计主要围绕所要面对的分析对象，聚焦所要解决的问题，将整个分析对象分解为实体以及实体之间的关联。实体一般指有实际意义的真实对象或抽象对象，实体之间的关联可以由于真实行为发生关联，也可以是逻辑关联。以患者住院数据分析为例，一个患者一次住院，就可以包含一些大类的实体，包括患者、医生、抢救、诊断、治疗、收费等，而这些实体之间的关联则是以患者遵医嘱后进行实际的就医活动而产生的。医院对住院患者的总结性信息记录在病案首页数据集中，包括患者人口学、急救、诊断、治疗、费用等大类信息，而每类信息中，可以根据具体情况，设计所需要收集或记录的变量。例如人口学实体中所包含的姓名、性别、年龄、社会关系属性；而诊断则包括每个疾病的名称及其对应入院病情，每个患者可以有多个诊断等。

注意上述实体的属性，一般可理解为变量，但在实际应用中，对于较复杂的实体，一个属性也可能包含多个变量。例如联系人属性，在实际中可能需要记录其地址、电话、与患者关系等多个变量。这些都需要根据具体情况进行设计并进行下面的关系表模型设计。

2. 关系表模型设计　简单而言，关系模型就是用表记录信息的模型，一行对应一个考察对象（一个患者、一个学生、一个学校），一列对应所有对象的某个属性。例如患者的性别、年龄、主诊断，学校的学生人数、教师人数、所在城市等。按照关系数据库设计的第三范式要求，关系表中的变量应该具有不可拆分的性质，例如在公共卫生领域较常见的数据表格（含多级标题），就不满足数据库的列不可拆分要求，因此其数据库的关系表模型的一种设计就是将所有子列设计为按顺序组织的多列。

3. 概念模型（实体关系）与逻辑模型（表）的对应　以病案首页与大气污染数据关联的患者入院率分析为例，其中涉及了两个概念：患者病案首页、每天的各项污染指数。因此我们有两组信息，分别是患者病案首页信息、空气污染信息。表设计的第一步就应该设计对应的 ER 图，主要确定有多少实体，每个实体有哪些属性（变量）需要纳入分析。由于大部分医学分析所涉及的变量进行较多，因此在设计阶段，经常按照业务处理单元划分并设定对应实体，并同时确定实体的属性（变量）。同时需要注意，在进行实体及其属性设计时，在尽量全面考虑应用需求的同时，也要预留可能的变量设计，满足数据收集及分析过程中，可能出现的新增变量需求。一般而言，一个实体对应一张或多张表，如果是多张表，则需要同时定义表之间关联的具体细节。

确定了实体所对应的表及其涉及的内容之后，接下来需要针对每张表所需要记录的内容，逐一定义表列，定义表列的过程其实就是确定实体的哪些属性需要纳入，这些属性需要哪些列来记录，以及每列的具体内容等。

基于概念模型图设计表及其属性，定义关系表的方法如图 2-2 所示。一般而言，一个对象对应一张表或一组表，而对象的属性则对应表中的每列或多列。图 2-2 的对应表列（属性）如表 2-2 和表 2-3 所示。

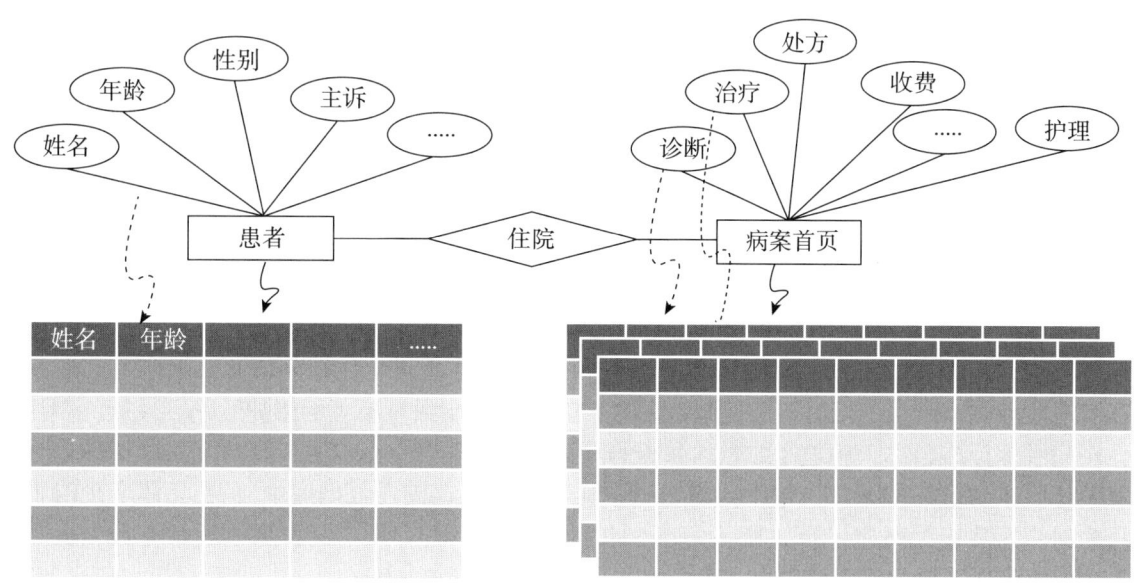

图 2-2　实体关系（ER）图属性与关系表字段的对应示意图

表 2-4 和表 2-5 则是对应 ER 图的表设计。

表2-4 病案首页信息对应数据表及其变量

实体	属性
患者人口信息	姓名、性别、年龄等
患者住院基本信息	出入院时间、科室
患者疾病诊断信息	诊断名称、诊断编码全部纳入
患者治疗信息	手术、操作名称、编码全部纳入
患者的急救、病理等关键信息	急救、病理诊断结果信息
患者的住院费用信息	总费用、药费、治疗费等分项费用
……	……

表2-5 空气污染信息对应数据表及其变量

实体	属性
站点信息	站点地理位置、采样频率、传感器类型
污染物分类信息	污染物名称、取值范围
污染物检测信息	污染物测量值，检测日期时间
……	……

4．模型设计原则 在具体的实际应用中，由于人们对所研究问题的了解是逐步深入的，因此不太可能一次就给出完整全面的概念模型，需要若干次迭代才能满足实际应用需求。概念模型的这种迭代特性，反映在数据表创建和数据导入方面，则需要多次更新表的物理设计、数据需要增加新变量等，这些都是必要的过程，是医学数据库应用的正常流程。

5．数据库表设计原则：第三范式 从数据库管理的角度，满足第三范式表现在表设计上，以病案首页数据为例，凡是常用的信息如性别、民族、疾病、手术操作等信息以单独的表存储，称为字典表；字典表中的每条记录有一个唯一的标识，称为字典表的主键。而每名患者的具体信息如姓名、年龄等，直接存储值，但如性别、民族、疾病等，则一般会填写对应字典表中的主键信息，填写主键信息的这一列成为数据表的外键。

进一步考察图 2-2、表 2-4，病案首页至少涉及 6 个实体，每个实体在物理实现时一般对应单独一张表。其中，患者基本信息表中记录每位患者的身份证号、性别、出生日期、民族等信息；而出入院信息则记录每次患者入院和出院的日期、科室信息；以及每次住院的诊断信息表、手术信息表、病理检查结果表、费用信息表等。

现简要说明上述设计的原因。患者的基本信息在患者第一次登记后一般不会发生变化（唯一标识称为患者编号，简称患者号）；每次住院的入院、出院日期、主治医生等信息在本次住院不会发生变化（住院编号，简称住院号）；而每次住院的诊断、手术及操作、急救信息、病理检查结果、费用信息，都可以通过患者编号（患者外键）、住院号（住院外键）来确定其所属的患者和对应住院基本信息。同时，需要注意，这些表都包含了数量不等的诸如性别、民族、费用分类、疾病手术标准名称、病理标准名称和编码等列。一般而言，这些列有其规定的枚举取值（通常取值应限于对应的枚举值，枚举值通常以字典表的形式存储在数据库中），在具体实现时也应填写为对应字典表中对应记录的唯一编号（即字典表的主键）（图 2-3）。我们通常称数据表为主表，而称对应列的枚举值存储表为字典表。

6．兼顾易用性和有效性的表设计 按照图 2-4 中所示，满足数据库范式的患者诊断信息表、手术信息表如图 2-5。可以看到编号为 000001 的患者共有 3 条诊断信息，3 条手术信息。在实际的医学分析中，需要将数据整理成分析表的形式。那么直接利用分析表进行数据存储是否应该更方便呢？以图 2-4 中的前两位患者（编号 000001、000002）为例，患者 1 的诊断共有 3 条，而患者 2 的诊断有 4 条；手术操作表中，患者 1 对应的记录有 3 条，患者 2 有 3 条。如果采用分析表的形式直接存储数据，以诊断信息为例，那么就需要根据预先设定的最大诊断数据进行表设计（例如 10 个）。那么在大多数情况下，患者的诊断数据达不到 10 个，这样一方面造成了存储空间的浪费，另一方面也会对数据管理的便宜性有一些影响；另一方面，若临时出现一个诊断多于 11 个的患者，则需要对表结构进行变更，或者增加附加表并利用表关联实现支持更多的诊断列，这种设计在数据库管理方面都是不恰当的设计。

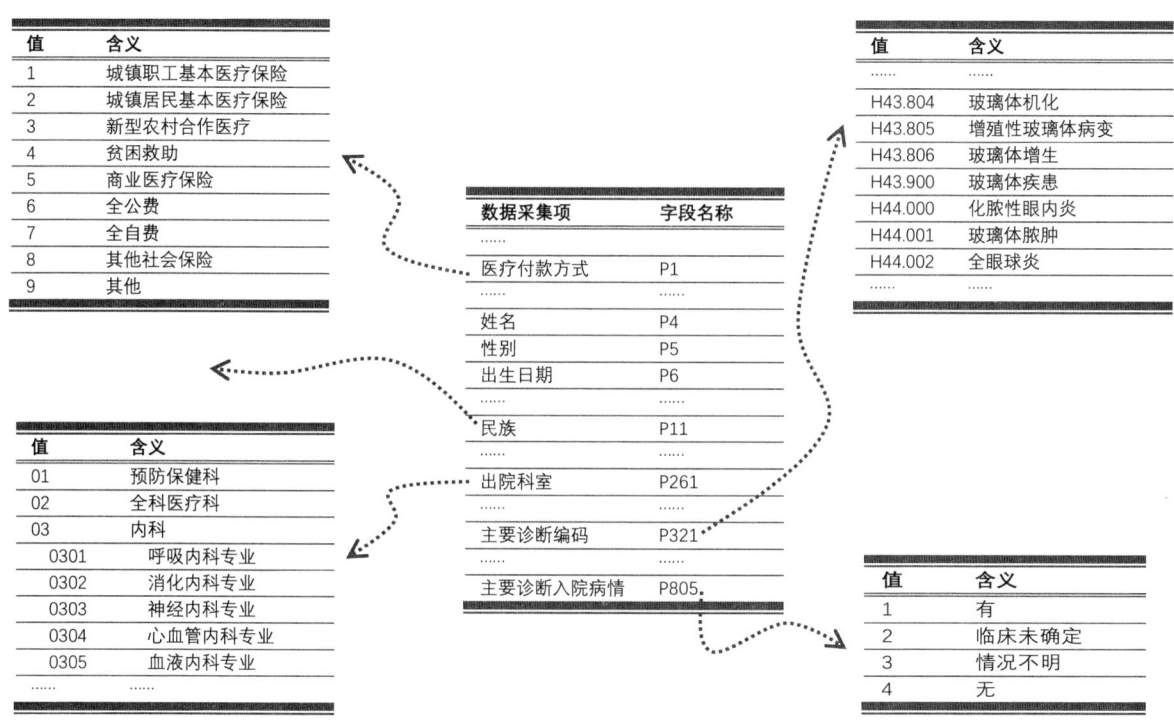

图 2-3　主表与字典表（主表及其参照字典表）

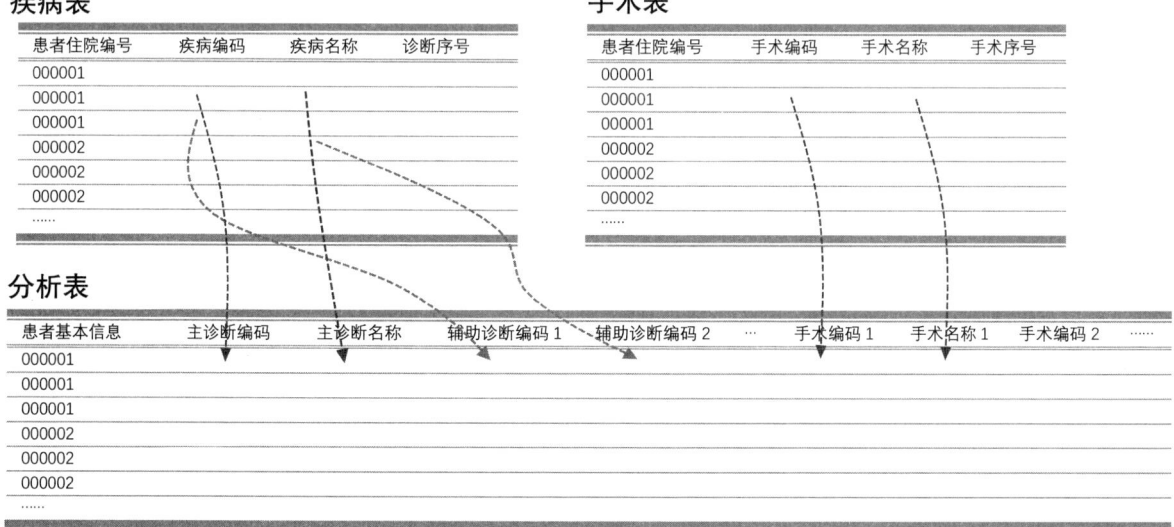

图 2-4　数据库表与分析表的对应

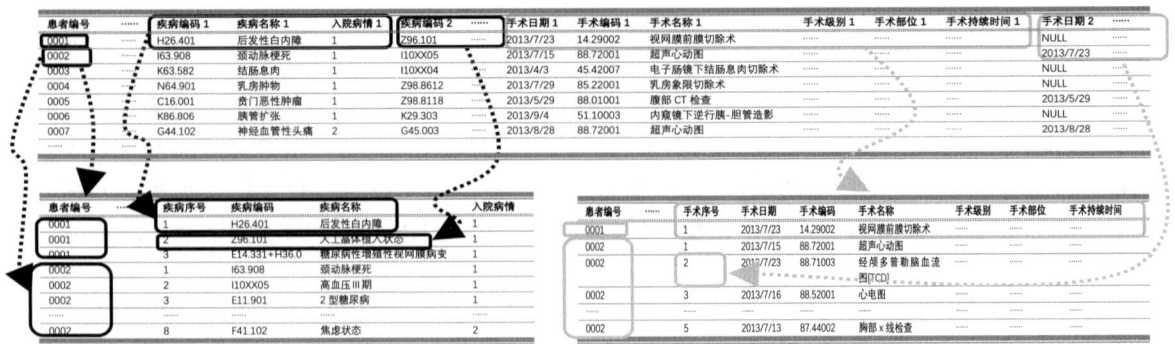

图 2-5　满足第三范式设计的首页数据表（组）

因此，结合数据设计的规范性和从实际应用的易用性出发，给出如下设计步骤，实现医学数据库的有效数据存储和方便的医学数据分析：

步骤 1：按照第三范式设计数据库表逻辑和存储；
步骤 2：基于定制过程实现数据库表到分析表的转换（转置）（也称为分析数据发布）；
步骤 3：数据更新只针对源头（数据库表）；
步骤 4：分析数据表随源数据变更而更新发布；
步骤 5：建立用户自己的数据世系，记录从获取数据开始的所有数据处理的关键点。

第四节　新建数据库

确定了具体的数据库类型，首先需要建立数据库。新建数据库首先需要确定数据库名称和数据文件存储的位置。我们将本书中所有数据库名称均命名为 MedicalDB，假定用户存储数据库文件的位置为 D 盘下的 MedicalData 子目录。

一、在 SQL Server 中新建数据库

在 SQL Server 中新建数据库的具体步骤和步骤要点见表 2-6。

表 2-6　在 SQL Server 中新建数据库 MedicalDataBase 的步骤

步骤名称	步骤要点	操作结果	备注
打开数据库管理界面（打开 Management Studio）链接到数据库	选择服务器类型为"数据库引擎"、身份验证一般选"Windows 身份认证"	连接到数据库，可浏览数据库中各个表数据	安装在本机的服务器地址填写 (local)
新建数据库	选中系统、右键、选新建	出现新建数据库配置界面	
关键配置	数据名称，数据库文件名及数据库文件所在文件夹	完成数据库名称及数据库文件设置完成	
完成新建数据库	点击确定按钮	目录结构： D:\MedicalData\MedicalDataBase.mdf D:\MedicalData\MedicalDataBase.ldf	数据库文件存储目录 D:\MedicalData 数据库文件名：MedicalDataBase

图 2-6 至图 2-11 简要说明了如何连接到 MS SQLServer、如何建立数据库等重要步骤的系统平台截图，以下就每个步骤截图做出解释说明。

1．连接数据库　在登录界面中（图 2-6），服务器类型选择"数据库引擎"，服务器名称，身份验证和用户名一般用默认即可。如果不知道服务器名称，则一般填写"(local)"即可。

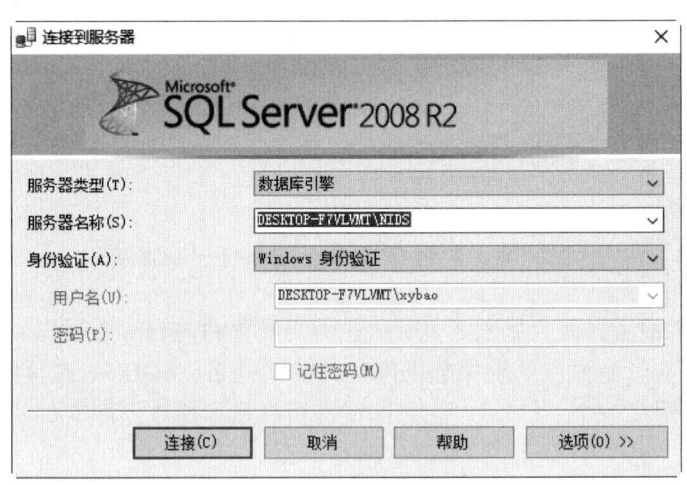

图 2-6　连接数据库

主界面主要由三大部分组成（图 2-7）：对象资源管理器区域、脚本编辑和执行结果展示区、系统提示区。

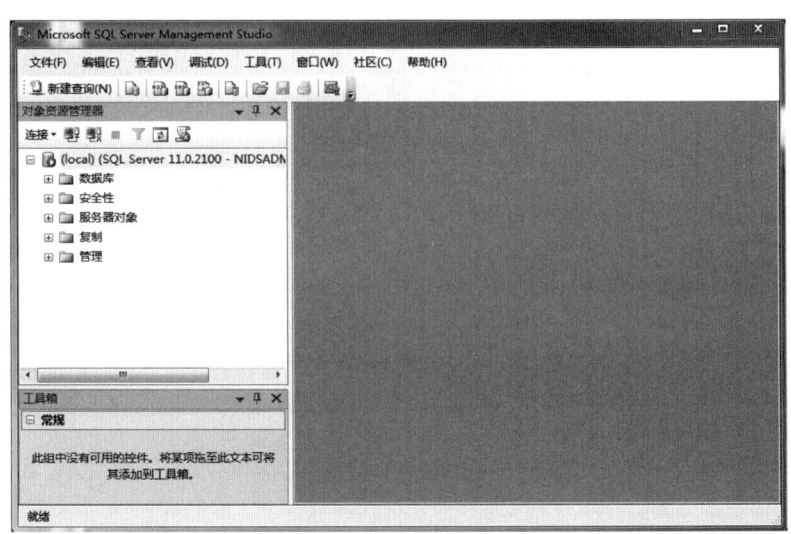

图 2-7　数据库对象浏览器

2．新建数据库　如图 2-8 所示，对象资源管理器 > 数据库（右键）> 新建数据库，点击选中后进入新建数据数据库配置界面。

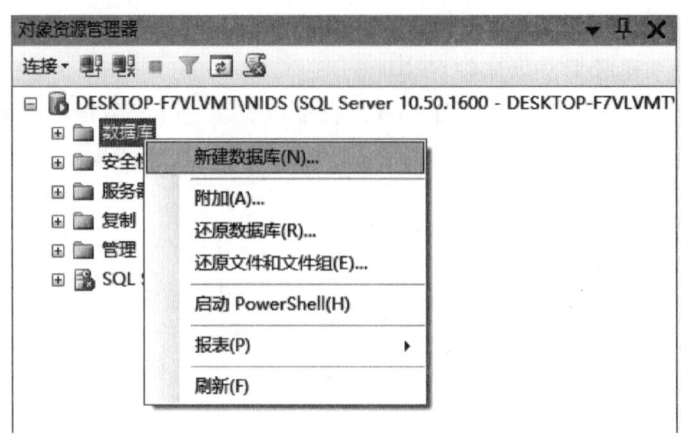

图 2-8　在数据库对象浏览器中新建数据库

3. 新建数据库的配置界面　如图 2-9 所示，需要配置的内容有数据库名称和路径。数据库文件的"逻辑名称"其实就是操作系统中数据库文件的文件名。SQL Server 默认会以数据库名为前缀，在日志文件后面附加一个"_log"。注意路径其实就是存储数据库文件的文件夹，可以通过打开的文件夹浏览界面，选中 D 盘下的 MedicalData 目录。

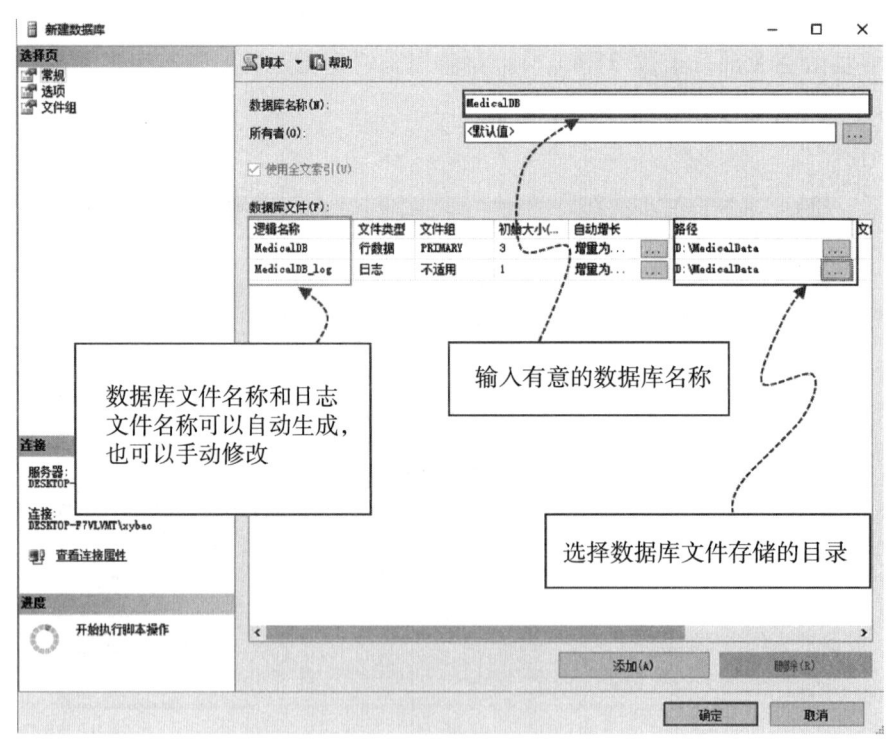

图 2-9　新建数据库的配置界面

4. 新建数据库完成后的截图展示　新建数据库完成后，在数据库对象浏览器中出现新建数据库节点（图 2-10）。同时，新建的数据库 MedicalDB 有两个文件，一个是数据库文件 MedicalDB.mdf，另一个是文件名为 MedicalDB_log.ldf 的日志文件（图 2-11）。

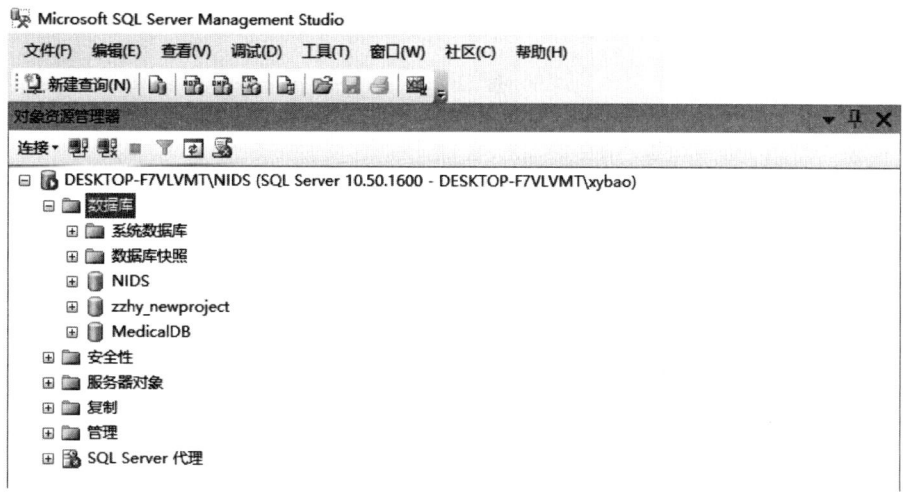

图 2-10　新建数据库后数据库对象浏览器

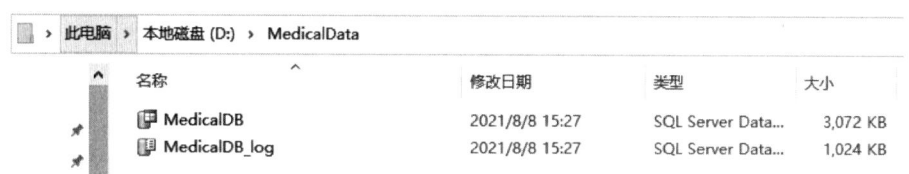

图 2-11　新建数据库文件存储路径

二、在 SAS 中新建数据库

在 SAS 中新建数据库的具体步骤和步骤要点见表 2-7，SAS 的主界面图展示、在 SAS 中如何新建数据库和表的操作步骤详见图 2-12 至图 2-15。

表 2-7　在 SAS 中新建数据库 MedicalDataBase 的步骤

步骤名称	步骤要点	操作结果	备注
新建数据库目录	在有足够容量的磁盘上新建存储数据库数据表的目录	D 盘下目录 MedicalData（空目录）	
定义逻辑库	LIBNAME MedicDB 'D:\MedicalDB';	SAS 资源管理器中出现逻辑库 MedicDB	逻辑库名不能超过 8 个字符

1. 界面及操作简要说明　图 2-12 中，常用的子窗口有 4 个，左边主要用于管理查看数据库及其数据表，右边有编辑、日志以及输出 3 个窗口。编辑器用来编辑 SAS 脚本，日志窗口则用来显示脚本执行时系统所有的提示（包括完成、错误等信息），输出窗口用于显示脚本的输出信息。如图 2-12 所示，可选中"逻辑库"，列出所有的逻辑库，接下来可根据需要打开对应的逻辑库查看数据表内容。

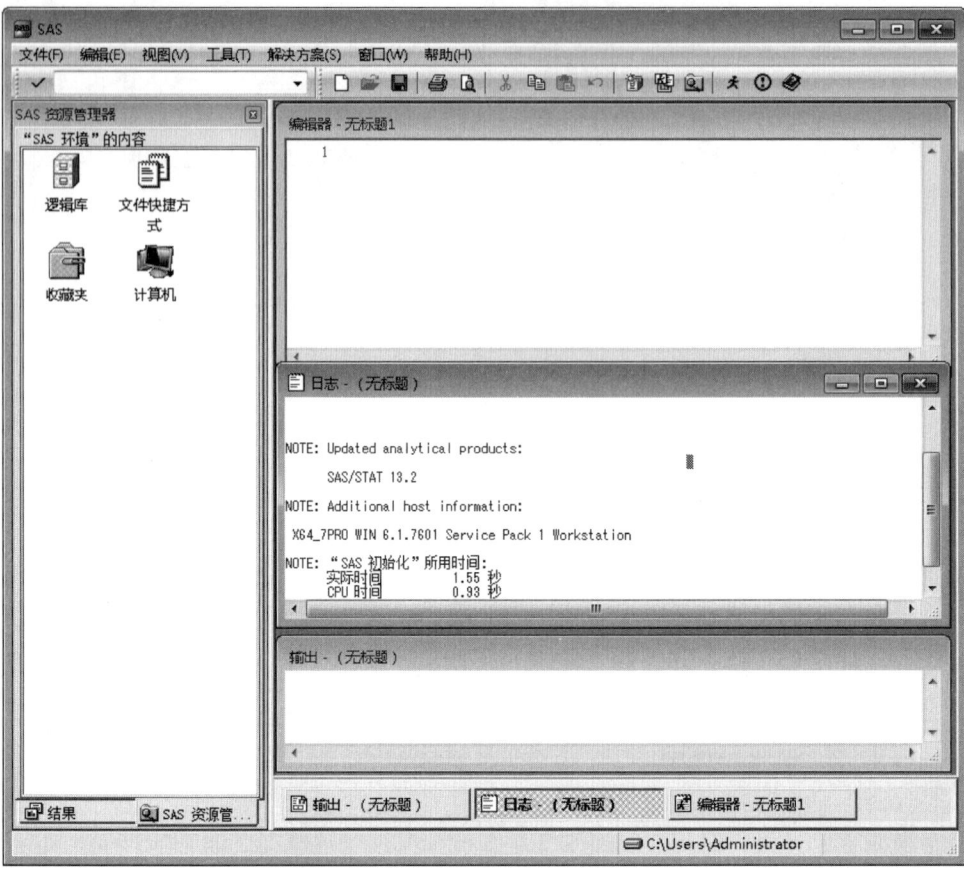

图 2-12　SAS 主界面各区域示意图

2．演示列表 SAS 新建数据库实际操作展示及提要

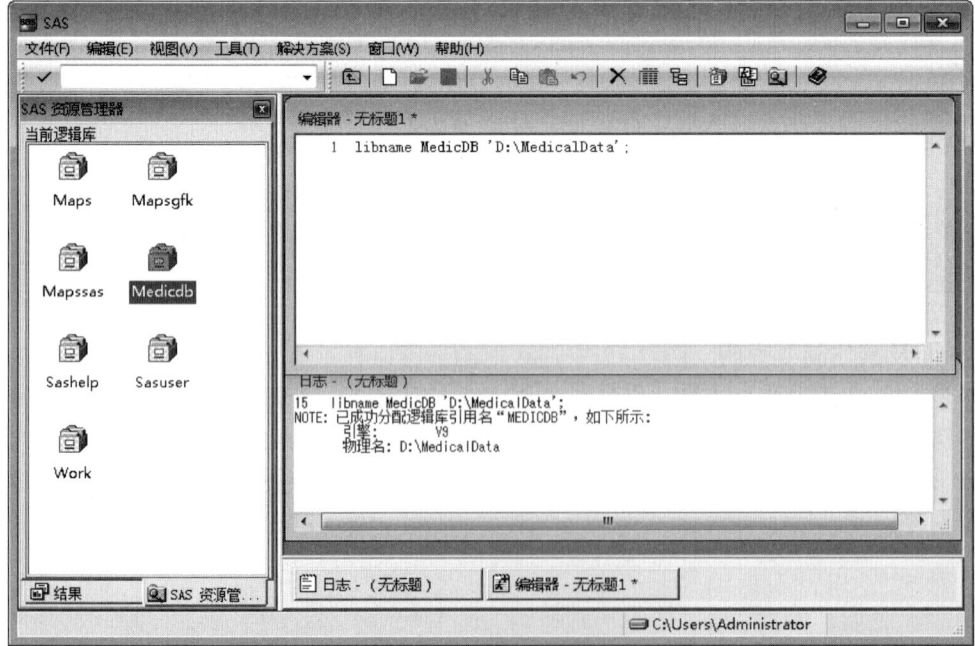

图 2-13　定义逻辑库

3. 在逻辑库中建一张新表

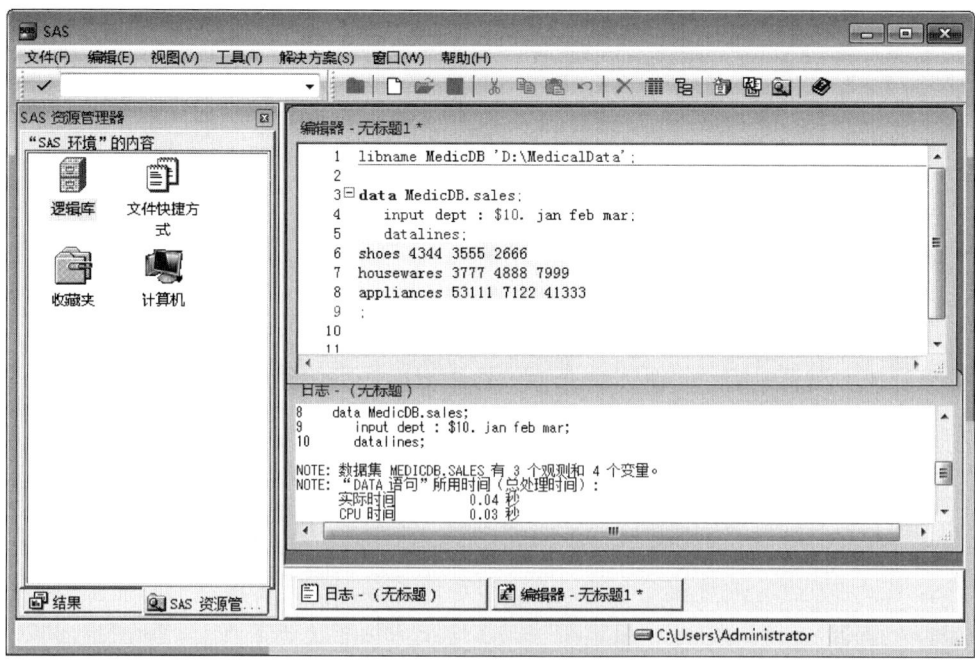

图 2-14　在逻辑库中建新表

4. SAS 建库成功后的截图展示

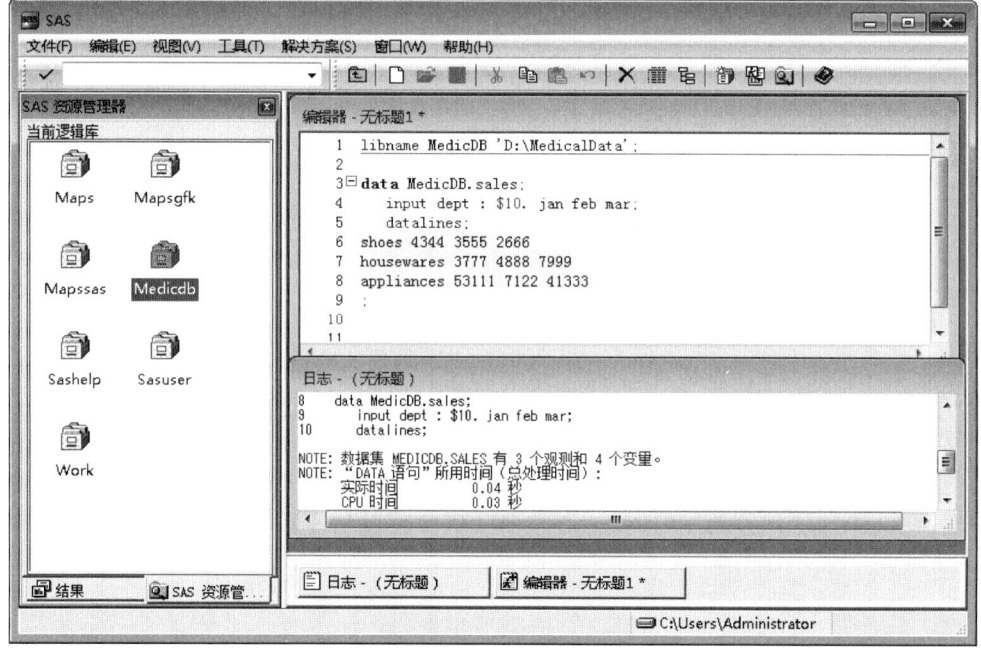

图 2-15　SAS 中建立数据库

三、在 RSQLite 中新建数据库

在 RSQLite 中新建数据库的具体步骤和步骤要点见表 2-8，RStudio 的主界面图展示、在 R 中

如何新建数据库的操作步骤详见图 2-16 至图 2-19。

表 2-8　在 RSQLite 中新建数据库的流程

步骤名称	步骤要点	操作结果
下载安装 R	下载 R-Win3.6.3	
下载安装 RStudio	下载 RStudio1.4.6	
安装数据库包	Install.packages（'sqldf'）	library（sqldf）无错误提示
安装 EXCEL 读写包	Install.packages（'openxlsx'）	Library（openxlsx）无错误提示
安装常用统计分析软件数据表读写包	Install.packages（'heaven'）	Library（heaven）无错误提示

1．界面及操作简要说明　如图 2-16 所示，R 主界面最常用的是脚本区和命令执行与监控区。脚本区用于输入 R 命令和程序并整体执行；下面的命令输入执行与监控区则是命令执行或脚本执行时的系统输出，可以观察脚本或命令执行的过程及结果。

内存展示区列出了所有的用户变量、数据表、列表、函数定义等，尤其可以方便查看数据内容；而帮助画图区则是利用 help 命令获取帮助后的主要展示区域；画图的结果也在这一区域的画图页面展示。

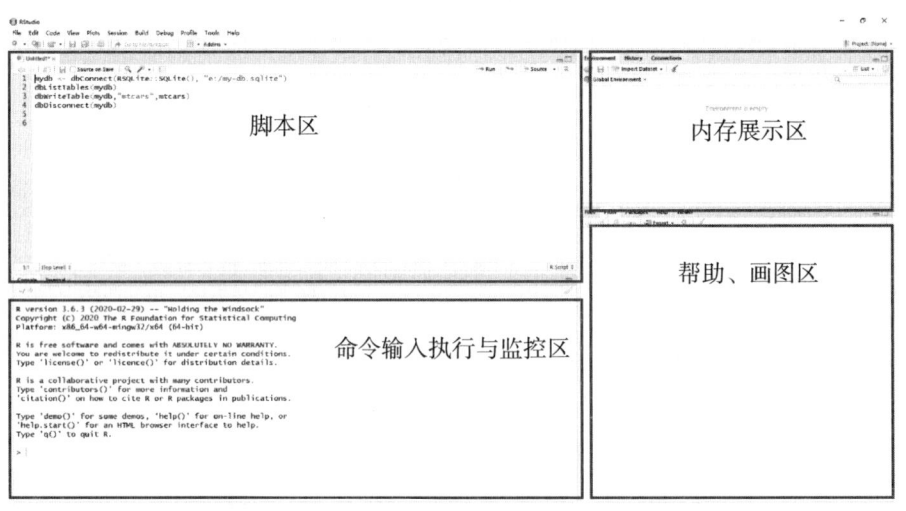

图 2-16　RStudio 主界面各区域

2．脚本区主要操作按钮　在脚本区输入所有实现数据处理和分析的脚本后，通常保存为有含义文件名的脚本文件，例如上例新建数据库的脚本文件名为 NewDB.R。同时，RStudio 提供了非常方便的逐行执行快捷方式：CTRL+ENTER（组合按键），每次按键相当于按"Run"执行一行且自动跳到下一行。

第二章 数据库基本操作

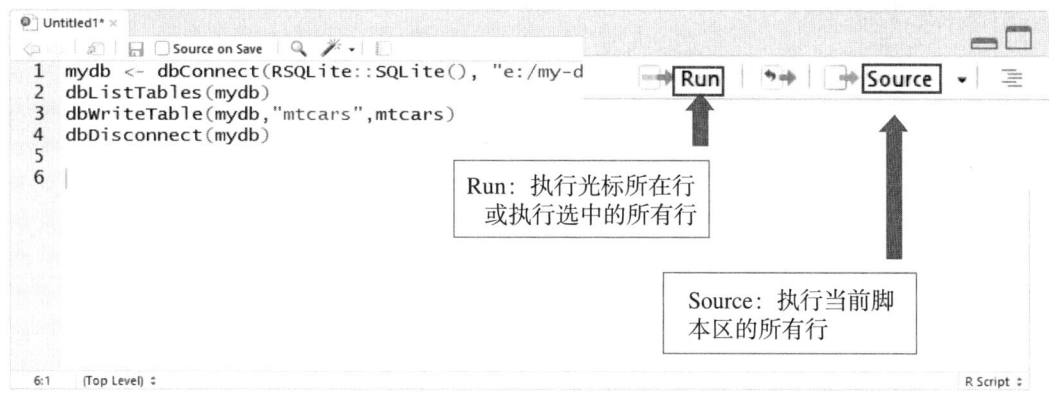

图 2-17　RStudio 中脚本区

3．命令输入执行与监控区

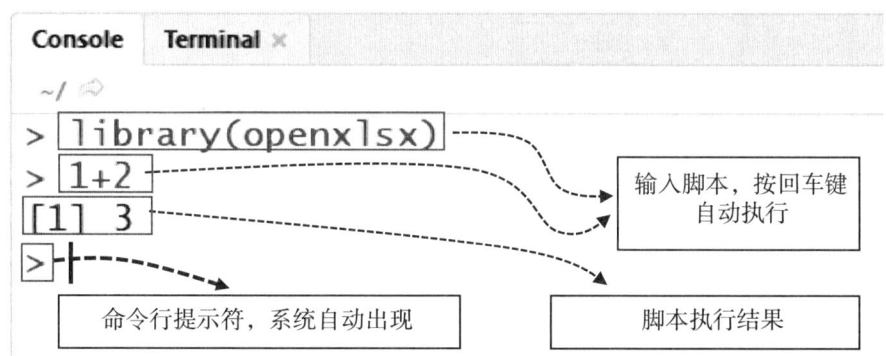

图 2-18　RStudio 中命令输入执行与监控区

4．RSQLite 新建数据库实际操作展示及提要

表 2-9　在 RSQLite 中新建数据库具体步骤

步骤	命令或脚本列表	操作区域/操作系统动作序列
步骤		开始菜单＞R＞RStudio
①打开 RStudio		监控区输入
②安装 sqldf 包	＞install.packages（'sqldf'）	监控区输入
③安装 openxlsx 包	＞install.packages（'openxlsx'）	监控区输入
④安装 heaven 包	＞install.packages（'heaven'）	文件管理器＞选 D 盘＞新建文件夹＞文件夹名称"MedicalData"
⑤新建数据库存储目录	library（DBI）	加载数据库接口包
⑥输入新建数据库命令脚本	mydb <- dbConnect（RSQLite::SQLite（），"D:/MedicalData/MedicalDB"） dbListTables（mydb） dbWriteTable（mydb，"mtcars"，mtcars） dbDisconnect（mydb）	新建数据库 查看数据库中的表 将 R 中的一个表直接存入库 断开数据库连接
⑦执行新建数据库命令脚本		点击"Source"按钮执行全部行

5. 新建数据库的结果

表 2-10　在 RSQLite 中新建数据库具体步骤

先导步骤	
步骤 1	在 D 盘上新建文件夹 MedicalData（图 2-19）
步骤 2	执行脚本后，数据库文件 MedicalDB（无扩展名）出现在目录中
步骤 3	该文件退出 R 后才能删除（建议删除前进行备份，否则无法恢复）

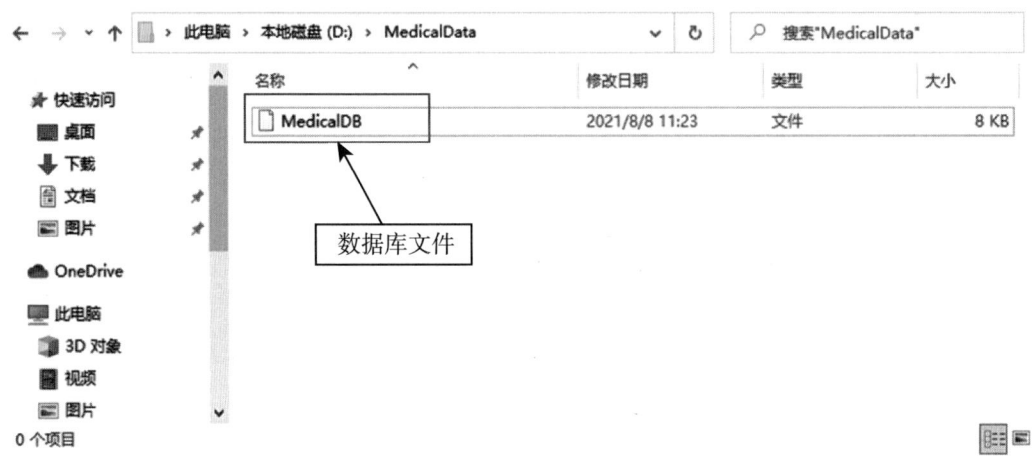

图 2-19　RStudio 中新建数据库文件存储路径

第五节　新 建 表

在数据库中新建表的实质就是建立表的结构，具体而言就是确定表中各列（变量）的列名（变量名，一个表中的变量名不能相同）、数据类型（数值、字符、日期等）、长度，因此必须要仔细设计并进行设置。以下重点说明最常用的数据类型，以及这些数据类型在前述的 3 个层面所涉及的应用软件中该如何设置对应。

（1）数值型数据：如年龄、费用等任何只需要用数字表达的内容。一般又可区分为整型数据和带小数点的数值（有些称为浮点型、实型数据、数值型等）。

（2）日期型数据：如出生日期、出院和入院日期、手术日期等，是较常用的一类数据类型。

（3）字符型数据：几乎可以适用于任何数据，包括姓名、地址、过程描述等任何不适合用其他数据类型记录的数据。

需要特别强调的是，在数据表变量的数据类型设计时，一般应遵从数据最适宜的类型设计，例如出入院日期、出生日期等就应设计为日期型数据；而费用等则应设计为带小数点的数值型变量。在数据准备期间，可先将一些日期、数值型、有实际参照字典的列设置为较长宽度的字符型数据，这样有利于数据追溯与问题查找；但一定要在进入分析之前，完成所有的核对，将对应列强制修改为对应的数据类型。对于不能确定值的记录，则应单独设置为未知、不详或 NULL，有特定的含义并且可以确定处理及分析规则；若不能做到，建议将问题数据进行单独表记录，排除在本次分析数据之外，待条件成熟后再并入总体，可在后面的迭代中进行分析。

总之，对所有变量采用文本类型是数据库管理乃至后续分析中的大忌，一定会为后续的分析带来各种各样千奇百怪的问题和后遗症。

一、数据库管理系统中创建表

1. 在 SQL Server/MySQL 中新建数据表

表 2-11　在 SQL Server/MySQL 中新建数据表的具体步骤

步骤名称	步骤要点	操作结果	备注
选择表所在数据库	选择数据库"MedicalDB"下"表"节点		
选择新建数据表	右键＞新建表	新建表配置界面	
变量名及类型配置	逐一输入变量名、变量类型、是否可为空等	所有变量按要求配置完毕	
完成	点击"保存"图标，输入表名"hsr2018"	"表"节点下出现名称为"hsr2018"的表实例节点	Hsr2018 可以展开查看所有列信息

2. 在 SQL Server 中新建数据表的关键步骤

表 2-12　SQL Server 关键步骤和截图展示

步骤名称	步骤展示
选择在数据库中新建表	

续表

步骤名称	步骤展示
变量名及类型配置	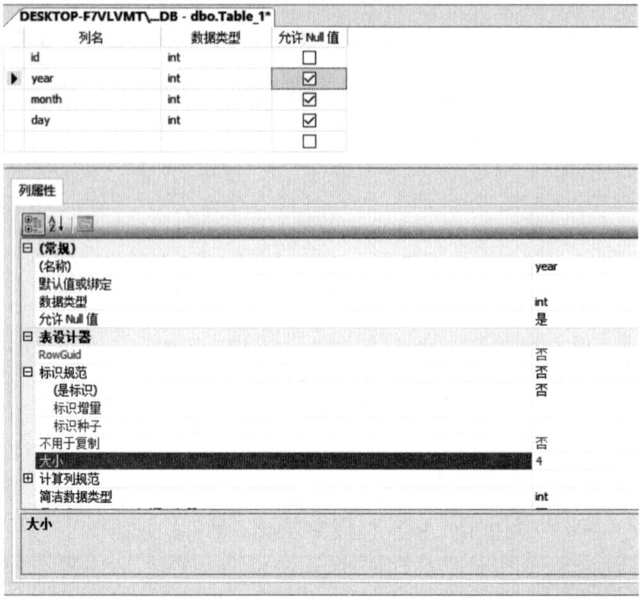
完成	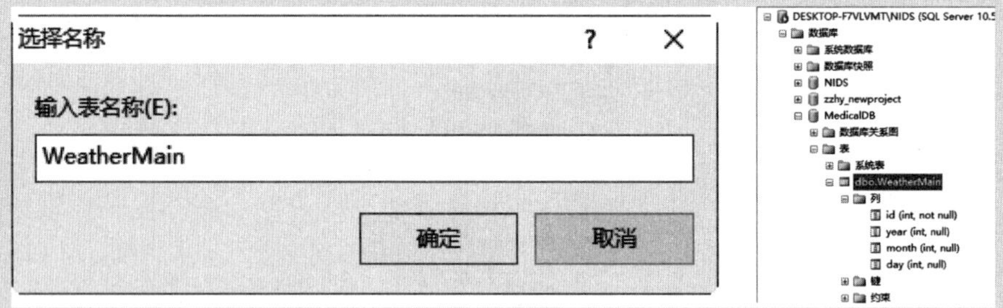

3. 在 MySQL 中新建数据表的关键步骤

表 2-13　MySQL 关键步骤和截图展示

步骤名称	步骤展示
选择新建表功能	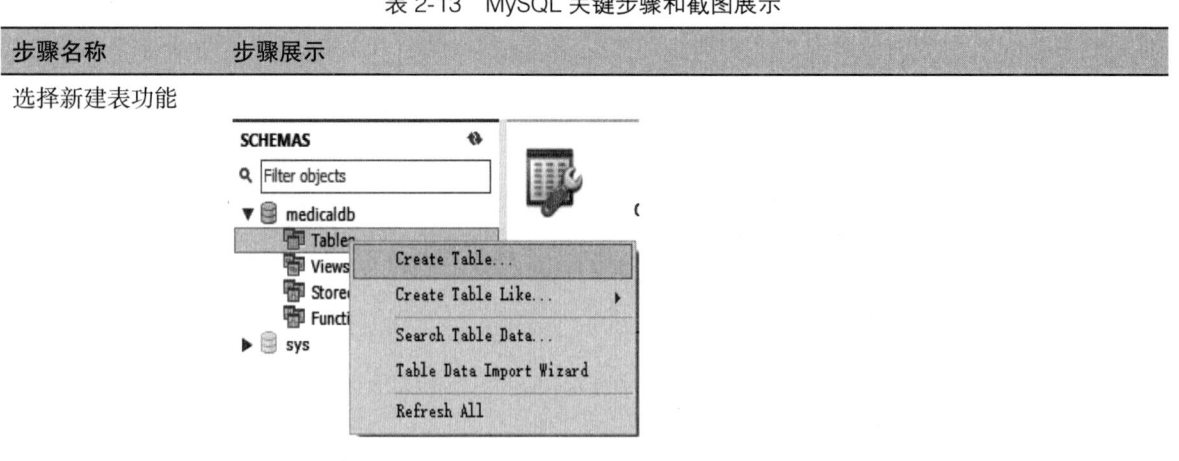

续表

步骤名称	步骤展示
变量名及类型配置	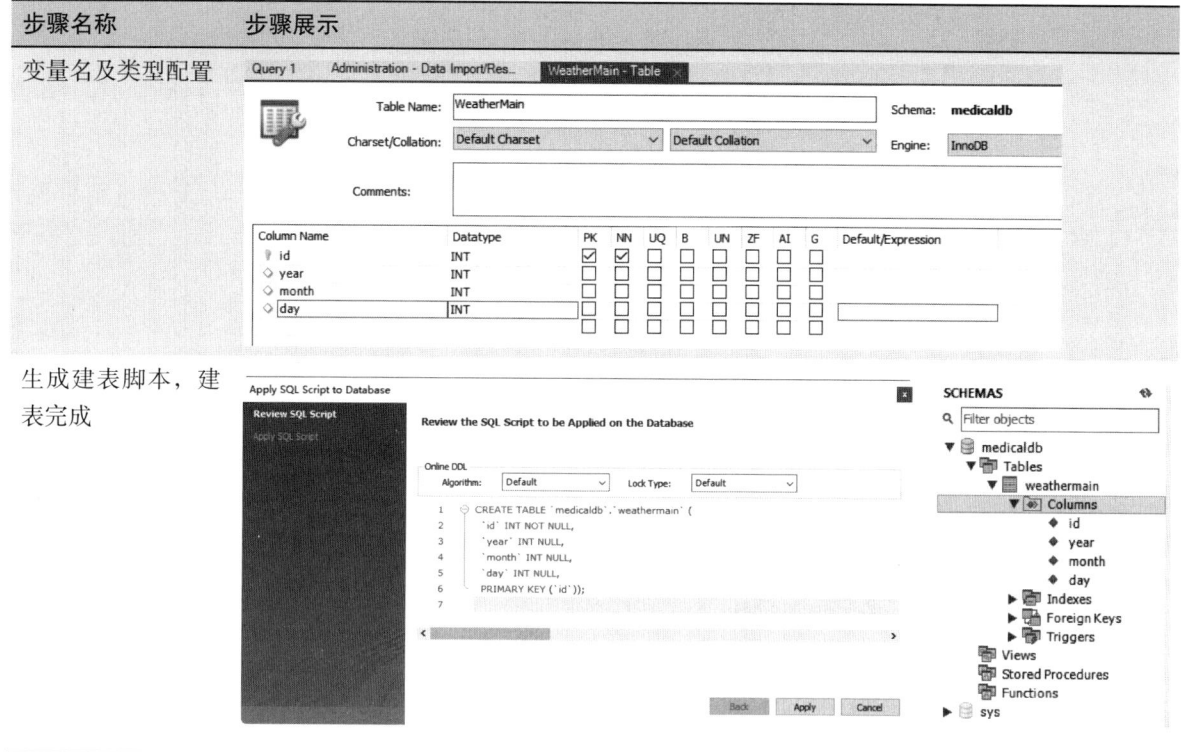
生成建表脚本,建表完成	

二、在 SAS 中新建表

表 2-14 SAS 中新建数据表具体步骤

步骤名称	步骤要点	操作结果
新建程序	菜单"文件">新建程序	编辑器出现
输入逻辑数据库定义	libname MedicDB 'd:\MedicalData'	逻辑库中出现"Medicdb"
新建表并给出前100行数据	**DATA** Medicdb.AirTem; INFILE 'D:\中国气象数据\2018\450070-99999-2018' MISSOVER; INPUT year **1-4** month **6-7** day **9-10** clock **12-13** 　　　tem1 **15-19** tem2 **21-25** 　　　V7 **27-31** 　　　V8 **33-37** 　　　V9 **39-43** 　　　V10 **45-49** 　　　V11 **51-55** 　　　V12 **57-61**	复制代码到编辑器并执行即可完成建表(注意前一行以及最后一行的 RUN;也需要一并复制)
执行程序	**RUN**	目录'd:\MedicalData'中出现表文件

SAS 中脚本所在编辑器以及执行结果显示如图 2-20。在图 2-20 中,新建大气数据表 AirTem 的内容通过点击打开左边栏中的"AirTem"表进行浏览,如图 2-21。

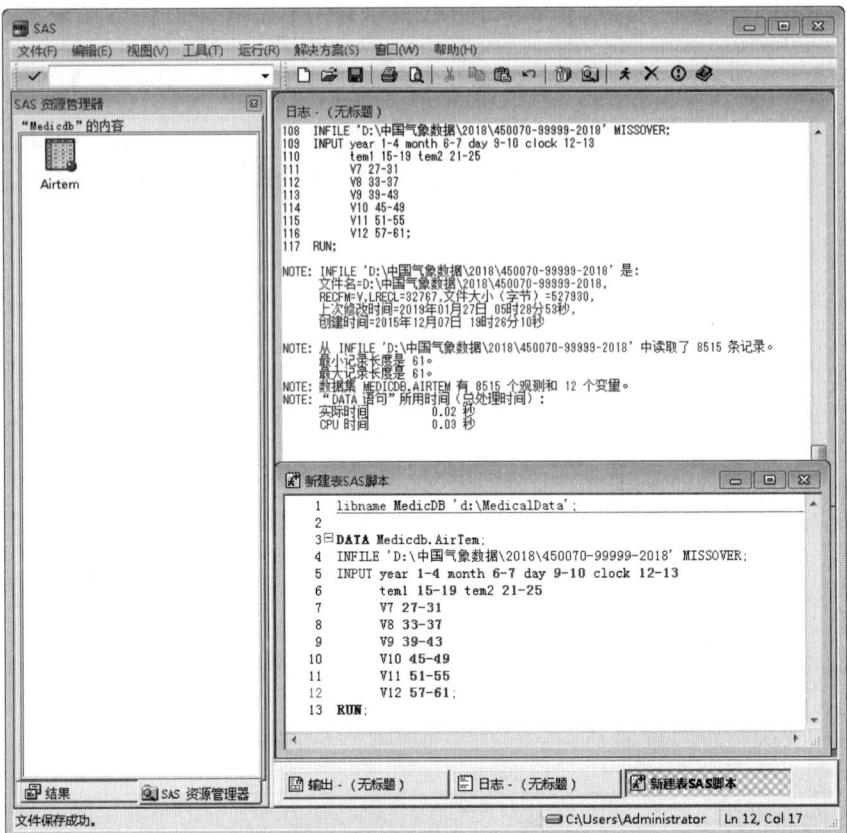

图 2-20 SAS 脚本执行结果

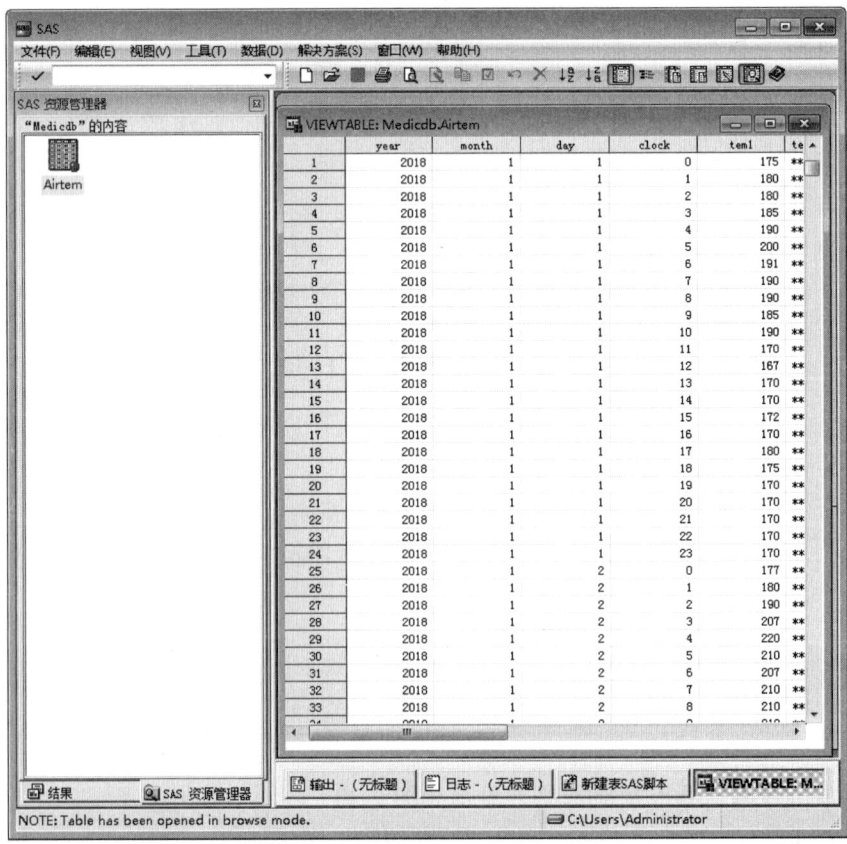

图 2-21 表"AirTem"结果浏览

三、在 RSQLite 中新建表

这一部分，先给出我们所建议的 RSQLite 应用方式，同时充分结合读者所熟悉的软件功能，由读者自己选择适合自己的应用路径，完成高效的数据库管理和分析。

我们知道，无论是 SPSS 或 STATA 都有自己的数据格式，也都支持各种常见数据的导入、导出和管理。对于已经习惯这些软件的读者，建议利用分析软件建立表格，然后通过 R 软件（Heaven 包）读取 SPSS/STATA 数据表并存储到 SQLite 中；而对于更熟悉 R 的读者，则可以通过 R 建立表并存储到数据库中，需要分析时可以直接将关联好的分析表导出为对应的 SPSS/STATA 格式，直接由分析软件打开分析即可。上述两种数据管理方式（R 和 SPSS/STATA）的示意图如图 2-22。

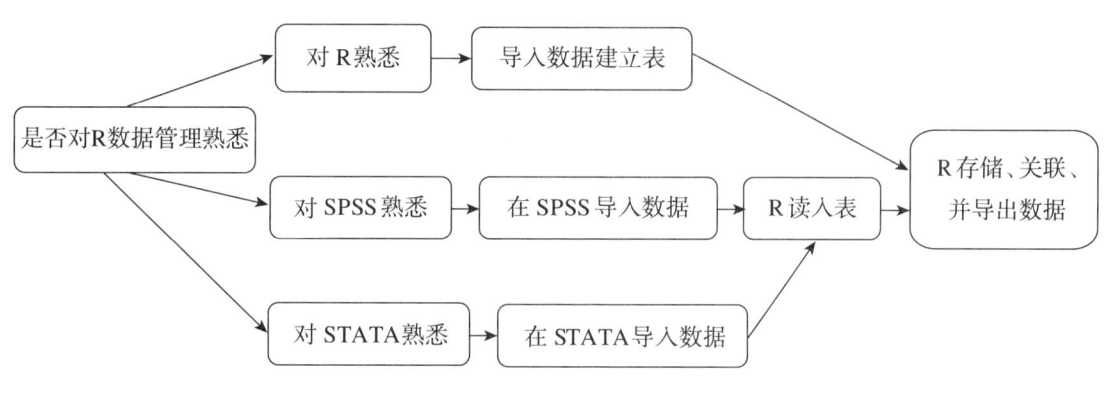

图 2-22　数据管理方式示意图

我们将用具体实例详细说明数据库在 RSQLite 中的应用，以 COVID19 数据库为例，新建一个记录作者国家、年龄、性别、论文数量、学校的表。具体操作步骤和说明详见表 2-15。

表 2-15　RSQLite 中新建数据表具体步骤

步骤名称	步骤要点	操作结果
选择要修改的数据库	con <- dbConnect(RSQLite::SQLite(), "d:/MedicalData/COVID19.enl")	设定 COVID19 为所选的数据库
查看数据库所含表	tables=dbListTables(con)	显示所含表："enl_refs" "sqlite_sequence"
新建一个表	sqliteSQL='create table AuthorsTable(Country TEXT(20),age int,gender text(2),pubpapers_count int, university TEXT(100))' dbExecute(con,sqlliteSQL)	表名是 AuthorsTable，包含 TEXT(20) 类型的变量 Country，int 类型的变量 age，text(2) 类型的变量 gender，int 类型的变量 pubpapers_count，TEXT(100) 类型的变量 university
查看新建表中是否成功	rsnew=dbSendQuery(con,'select * from AuthorsTable') rsr=dbFetch(rsnew) rsr	新建表中只有表头，没有数据
往表中新增记录	dbExecute(con,'insert into AuthorsTable(Country,age,gender,pubpapers_count,university) values ("China",28,"fm",18,"Peking University")')	表中新增一行数据
读取表中数据	dbReadTable(con,'AuthorsTable')	读取方式 1，读出新增的结果

续表

步骤名称	步骤要点	操作结果
查询表中所有的列	rsnew=dbSendQuery(con,'select * from AuthorsTable') rsr=dbFetch(rsnew) rsr	读取方式2，读出新增的结果

第六节　数据库表新增记录、修改记录、删除记录

一、新增记录

新增记录（或行）就是向已经存在的表中追加新记录，是数据收集整理阶段最常用的操作之一。新增记录的方式通常有三种：手动编辑输入、通过命令插入、批量导入。编辑输入方式，一般对于 10～100 条记录的表，例如字典表就可以通过这种方式，临时追加一条记录，方便快捷。而对于需要一次性追加 100 条以上的记录，手动输入方式就不大适宜了，而采用命令方式追加则更加便捷，这种便捷性说到底是通过插入命令后批量生成并一次执行而带来的。对于成千上万条需要追加的记录，一般建议进行批量导入的方式进行记录追加。由于批量导入在很多系统或工具中都有专门的功能进行支撑，所以批量导入方式将在下一节进行详细介绍。本节仅介绍手动编辑和命令行插入方式。

现用实例进行说明，在病案首页应用中，如需新增两家医院的病案首页数据，需要增加这两家医院的基本信息，表 2-16 是医院基本信息表的部分变量和新增数据。同时，空气污染数据表中，需要将新增一个月份的数据增加到此表中，共有 10 个站点共 300 余条数据，表 2-17 所示是取样的前 5 条记录。

表 2-16　医院基本信息表及新增数据

Hos-code	Name	City	Type	Hos-department	Institutions
hs11001	中国医学科学院北京协和医院	北京,东城区	三级	国家卫生健康委员会	中国医学科学院
hs11053	北京中医药大学东直门医院	北京,东城区	三级	北京市东城区卫生健康委员会	北京中医药大学
hs11021	首都医科大学附属北京同仁医院	北京,东城区	三级	北京市卫生健康委员会	首都医科大学
hs11059	北京市第六医院	北京,东城区	二级	北京市东城区卫生健康委员会	北京中医药大学
hs11028	北京市和平里医院	北京,东城区	二级	北京市东城区卫生健康委员会	北京中医药大学
hs11061	北京市隆福医院	北京,东城区	二级	北京市东城区卫生健康委员会	NULL

表 2-17　污染数据信息表及新增数据

城市	更新日期	AQI	空气质量指数类别	PM2.5 浓度（μg/m³）	PM10 浓度（μg/m³）	SO_2 浓度（μg/m³）	CO 浓度（mg/m³）	NO_2 浓度（μg/m³）	O_3 浓度（μg/m³）
三亚	2017-01-04	32	优	16.8	31.7	2	0.421	9.5	86
上海	2017-01-04	72	良	52	59	20.8	0.929	74	75

续表

城市	更新日期	AQI	空气质量指数类别	PM2.5 浓度 (μg/m³)	PM10 浓度 (μg/m³)	SO₂ 浓度 (μg/m³)	CO 浓度 (mg/m³)	NO₂ 浓度 (μg/m³)	O₃ 浓度 (μg/m³)
镇江	2017-01-04	175	中度污染	135.3	208	19.6	1.738	73.6	35
东莞	2017-01-04	95	良	70.9	93.5	14.8	1.096	56.3	153
长沙	2017-01-04	264	重度污染	214	242.1	30.3	1.933	93.1	51

1．数据库管理系统中数据表新增记录　在 SQL Server 数据库管理系统中数据表新增一条或多条数据记录，可以用手动编辑方式和脚本方式进行操作，具体操作步骤见表 2-18 和表 2-19。

表 2-18　在 SQL Server/MySQL 中新增记录（手动编辑方式）

步骤名称	步骤要点
选择要新增记录的表	数据库＞Site＞右键＞编辑前 200 行
定位到末尾行	下行健（PgDn）＞光标在表末尾行
输入数据	逐变量输入新增记录各变量值
保存结果	SQL Server 光标离开新增行自动保存

表 2-19　在 SQL Server/MySQL 中新增记录（脚本方式）

步骤名称	步骤要点
用 EXCEL 打开数据	EXCEL 导入新收集的污染数据
生成插入命令	利用 concate 函数实现命令行生成，多行生成采用拖动批量生成方式
复制生成的插入命令到脚本窗框	选中生成命令行的列，复制到 SQL Server/MySQL 脚本编辑区
执行插入脚本	执行脚本，完成新增数据行

2．在 SAS 中的数据表新增记录　在 SAS 中的数据表新增记录有两种方式可供选择，以下实例说明是以气象数据为例，且在一张已存在的数据表中新增记录的方式，具体步骤说明详见表 2-20，在 SAS 中操作结果界面展示如图 2-23 所示。

表 2-20　在 SAS 中新增记录操作步骤

步骤名称	步骤要点	操作结果
新建程序	菜单"文件"＞新建程序	编辑器出现
输入逻辑数据库定义	Libname MedicDB 'd：\MedicalData'；	逻辑库中出现"Medicdb"
新建表并给出前 100 行数据	DATA MedicDB.Temadd； INFILE 'd：\中国气象数据\2018\\450350-99999-2018' MISSOVER； INPUT year **1-4** month **6-7** day **9-10** clock **12-13** 　　　tem1 **15-19** tem2 **21-25** 　　　V7 **27-31** 　　　V8 **33-37** 　　　V9 **39-43** 　　　V10 **45-49** 　　　V11 **51-55**	首先将要添加的数据读入一张新命名的表

续表

步骤名称	步骤要点	操作结果
	V12 **57-61**； **RUN**； **proc datasets** library=MedicDb nolist； append base=Medicdb.Airtem data=Medicdb.Temadd force；	这个过程是在数据表 Airtem 最后一条记录附加表 Temadd 中所有的记录
执行程序	run；	新增脚本执行完毕

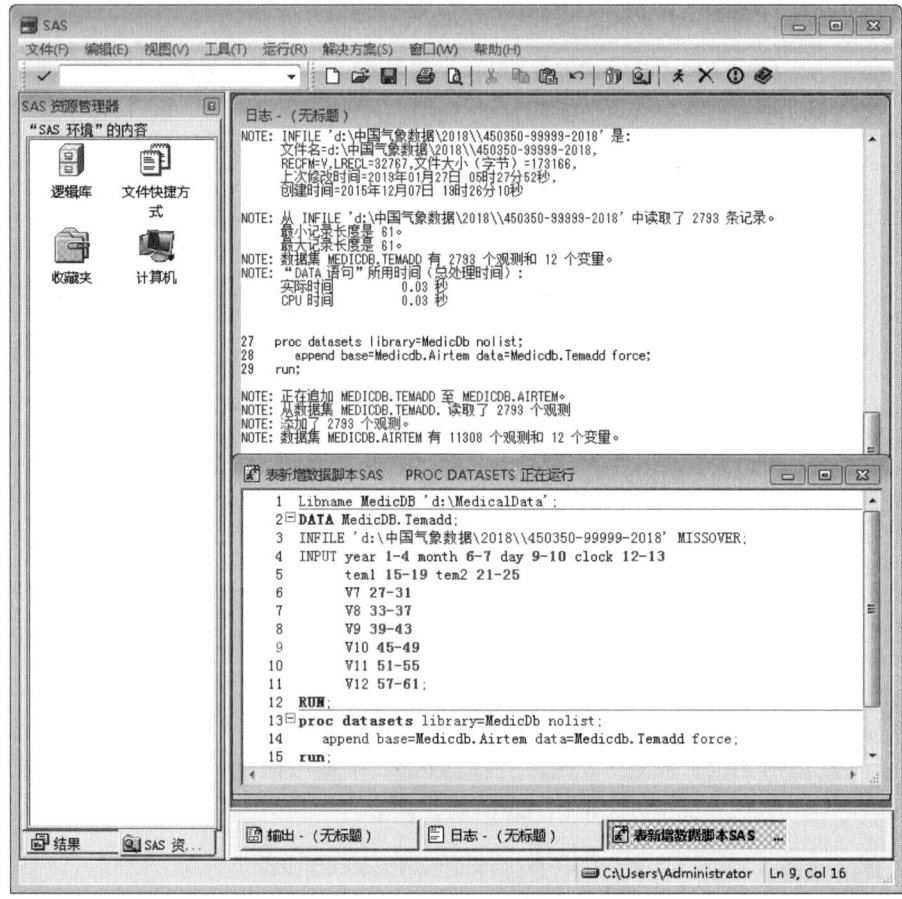

图 2-23 在 SAS 中新增记录操作界面

3．在 RSQLite 中的数据表新增记录 在 RSQLite 中该如何在数据表中新增记录，我们还是以具体实例进行说明讲解。以 PUBMED 上 COVID19 相关主题的文献信息数据为例，需要把最新发表的某些文章的信息增加到该数据库中，具体操作过程和 R 程序见表 2-21。

表 2-21 在 RSQLite 中新增记录操作步骤

步骤名称	步骤要点	操作结果
选择要修改的数据库	con <- dbConnect（RSQLite::SQLite（），"d:/MedicalData/COVID19.enl"）	设定 COVID19 为所选的数据库
查看数据库所含表	tables=dbListTables（con）	显示所含表："enl_refs" "sqlite_sequence"

续表

步骤名称	步骤要点	操作结果
往表里新增记录	rs <- dbSendQuery（con，"insert INTO enl_refs（trash_state，title）VALUES（99,'Update to living WHO guideline on drugs for covid-19'）"） dbClearResult（rs）	表格新增一行，其中 trash_state =99，title='Update to living WHO guideline on drugs for covid-19'，其余所有的列除了自动生成的 id 以外，都是空值 关闭链接
查看新增的记录	rs <- dbSendQuery（con，"select * from enl_refs where trash_state=99"） xr=dbFetch（rs） View（xr） dbClearResult（rs） dbDisconnect（con）	观察到所新增的行 关闭链接

二、修改记录

修改记录是对表中已经存在的数据行的某个或多个变量进行变更，修改方式分手动编辑修改、命令行修改方式。手动编辑修改是人工对逐一变量进行修改，因此适用于表行数少、修改单元极少的方式；而脚本方式则可以通过 SQL 语句对多条记录的多个变量进行同时修改，但这样也存在产生错误后难以恢复的情况。

以 COVID19 文献数据库为例，其中 id=10 的这条数据中，将变量 reserved3 的值变更为'usepaper'。我们在 SQL SERVER、SAS 和 RSQLite 中进行此修改操作，对具体操作程序分别进行说明解释，详见表 2-22、表 2-23 和表 2-24。

1．在 SQL SERVER 中修改数据表记录

表 2-22　在 SQL SERVER 中修改记录操作步骤

步骤名称	步骤要点	操作结果
选择要修改的数据库	use MedicalDB go	设定 COVID19 为所选的数据库
将所选列中的 reserved3 的变量修改为 usepaper	use MedicalDB go select * from enl_refs where id=10； update enl_refs set reserved3='usepaper'； select * from enl_refs where id=10；	查看修改结果，能看到 reserved3 的数值变为'usepaper'
将所选列中的 reserved3 的变量改回空值	use MedicalDB go select * from enl_refs where id=10； update enl_refs set reserved3=''； select * from enl_refs where id=10；	查看修改结果，能看到 reserved3 的数值变回空值

2. 在 SAS 中修改数据表记录

表 2-23　在 SAS 中修改记录操作步骤

步骤名称	步骤要点	操作结果
选择要修改的数据库	libname medicdb base "D:\MedicalData";	

	data medicdb.enl_refs_allu (index=（id）);
	   set medicdb.enl_refs_all;
	   if id<100;
	 run;	

	data medicdb.upddata;
	   input id trash_state_update BEST12.;
	   datalines;
	 1 2
	 3 2
	 ;	

	data medicdb.enl_refs_allu;
	   set medicdb.upddata;
	   modify medicdb.enl_refs_allu key=id;
	   trash_state=trash_state_update;
	   if _iorc_=0 then replace;
	 run;	

3. 在 RSQLite 中修改数据表记录

表 2-24　在 RSQLite 中修改记录操作步骤

步骤名称	步骤要点	操作结果
选择要修改的数据库	con <- dbConnect（RSQLite::SQLite（）, "d:/MedicalData/COVID19.enl"）	设定 COVID19 为所选的数据库
查看数据库所含表	tables=dbListTables（con）	显示所含表："enl_refs" "sqlite_sequence"
选择要修改表对应的列	rs <- dbSendQuery（con, "select * from enl_refs where id=10"） xr=dbFetch（rs） View（xr）	变量 xr 被赋予表 enl_refs 中 id=10 对应的行数中的所有列 查看 xr 所含的数据
将所选列中的 reserved3 的变量修改为 usepaper	rs <- dbSendQuery（con, "update enl_refs set reserved3='usepaper' where id=10"） View（xr） dbClearResult（rs）	查看修改结果，能看到 reserved3 的数值变为 'usepaper' 关闭链接
将所选列中的 reserved3 的变量改回空值	rs <- dbSendQuery（con, "update enl_refs set reserved3='' where id=10"） View（xr） dbClearResult（rs） dbDisconnect（con）	查看修改结果，能看到 reserved3 的数值变回空值 关闭链接

三、删除记录

删除记录则是将选定行从表中抹去,是数据库系统中除了表删除操作、数据库删除操作之外最危险的操作,下面重点说明安全的删除记录方式。

继续以 COVID-19 文献数据库为例,将此文献数据库中不符合 COVID-19 的主题的数据删除。同样我们在 SQL SERVER、SAS 和 RSQLite 中进行此删除操作,对具体操作程序分别进行说明解释,详见表 2-25、表 2-26 和表 2-27。

1. SQL SERVER 中删除记录

表 2-25 在 SQL SERVER 中删除记录操作步骤

步骤名称	步骤要点	操作结果
选择要修改的数据库	use MedicalDB go	设定 COVID-19 为所选的数据库
删除表中 id=10 的记录	select * from enl_refs where id=10; delete from enl_refs where id=10;	id=10 的一行被删除
搜索 id=10 的记录,观察该记录是否仍存在	select * from enl_refs where id=10;	查询不到 id=10 的数据(结果为空)

2. 在 SAS 中删除记录

表 2-26 在 SAS 中删除记录操作步骤

步骤名称	步骤要点	操作结果
输入逻辑数据库定义	libname medicdb base "D:\MedicalData";	逻辑库中出现 "Medicdb"

将 id=10 的记录删除	proc sql;
	  delete
	    from medicdb.enl_refs_allu
	    where id=10;	

3. 在 RSQLite 中删除记录

表 2-27 在 RSQLite 中删除记录操作步骤

步骤名称	步骤要点	操作结果
选择要修改的数据库	con <- dbConnect(RSQLite::SQLite(), "d:/MedicalData/COVID19.enl")	设定 COVID-19 为所选的数据库
查看数据库所含表	tables=dbListTables(con)	显示所含表:"enl_refs" "sqlite_sequence"
删除表中 id=10 的记录	rs <- dbSendQuery(con, "delete from enl_refs where id=10") dbClearResult(rs)	id=10 的一行被删除
搜索 id=10 的记录,观察该记录是否仍存在	rs <- dbSendQuery(con, "select * from enl_refs where id=10") xr=dbFetch(rs) View(xr) dbClearResult(rs) dbDisconnect(con)	查询不到 id=10 的数据 关闭链接

第七节 数据库表数据导入和导出

一、数据导入

从完整的数据库管理系统定义而言,通过手动编辑或脚本方式插入记录的方式,从数据库机制中一般会强制进行数据库日志的操作,对每个数据项的变更进行详细记录,以便支持用户可能的撤销操作。日志操作是典型的磁盘写入操作,这种数据量庞大的操作会极大地拖累系统操作效率,极为耗时,在专门的业务系统中(如银行等典型的应用场景中的账户操作)有专门的优化和负载均衡机制保障效率。

而这种日志操作,对于我们面向分析的采集数据而言,第一次大量输入乃至后续的补充和修改操作,也可能涉及大量的记录和变量,其必要性在很多时候就不是太明显。对于这种应用,数据批量导入方式就是进行快速的数据增加且不进行日志操作的基本解决方案。

1. 数据库管理系统中表数据批量导入

表 2-28 在 SQL Server 中删除记录操作步骤

步骤名称	步骤要点
打开 SQL Server	
新建数据库	具体步骤见第二章第四节 "一、在 SQL Server 中新建数据库"
将数据导入到数据库中	如果数据格式是带分隔符的 csv,导入的具体步骤见附录一、"将 PubMed 中的 CSV 检索结果导入到 SQL Server" 如果数据是固定列宽的 csv 文件,导入的具体步骤见附录二、"将固定宽度的 csv 文件导入 SQL Server" 如果数据格式是 excel,导入的具体步骤见附录三 "将知网的 excel 文件导入 SQL Server"

2. 在 SAS 中数据表数据批量导入　在文献数据库应用中,需要对 COVID-19 相关研究的重要文献进行导入,由于数据量过多,建议采用批量导入,具体操作步骤见表 2-29。

表 2-29 在 SAS 中删除记录操作步骤

步骤名称	步骤要点
打开 SAS	
新建数据库	libname medicdb base "D:\MedicalData";
将数据导入到数据库中	**PROC IMPORT** OUT= MEDICDB.covid19 　　　　　DATAFILE= "F:\MEDICALDB\covid_19.csv" 　　　　　DBMS=CSV REPLACE; 　　　　　GETNAMES=YES; 　　　　　DATAROW=2; **RUN**;

3. 在 RSQLite 中数据表数据批量导入　下面以我国气象数据为例,分别说明三种不同情形下在 RSQLite 批量导入的步骤。考虑到不同用户对 R 的熟悉程度,我们给出了导入数据时利用用户所熟悉的统计软件(Stata、SPSS)进行导入并存储为对应统计软件的数据表格式(dta、sav),之后利用 R 的 Haven 包所提供的对应函数直接读取 dta、sav 等格式的数据,并将读入的数据表存

储到数据库中。详见表 2-30 至表 2-32。

表 2-30　R 导入存储操作步骤

步骤名称	步骤要点
打开 R	library（sqlite）
新建数据库	con <- dbConnect（RSQLite::SQLite（），"d:/MedicalData/mdb"）
将数据导入到数据库中	datau=read.csv（"weather.txt"） dbWriteTable（con,"weather",datau）

表 2-31　STATA 导入、R 读入存储

步骤名称	步骤要点
打开 R	library（sqlite）
新建数据库	con <- dbConnect（RSQLite::SQLite（），"d:/MedicalData/mdb"）
将 STATA 数据导入到数据库中	library（haven） datau=read_dta（"weather.dta"） dbWriteTable（con,"weather",datau）

表 2-32　SPSS 导入、R 读入存储

步骤名称	步骤要点
打开 R	library（sqlite）
新建数据库	con <- dbConnect（RSQLite::SQLite（），"d:/MedicalData/mdb"）
将 SPSS 数据导入到数据库中	library（haven） install.packages（'haven'） datau=read_spss（"weather.sav"） dbWriteTable（con,"weather",datau）

二、数据导出

在医学数据库中新增、导入、修改、融合后的表数据，一般需要导出为一张变量较多的表，利用专业的分析工具进行后续的统计分析。

数据库中存储的数据经过处理后，可以导出并进行后续分析，下面分别给出三类不同方案的导出示例，具体步骤见表 2-33 至表 2-35。

1．数据库管理系统数据导出

表 2-33　在 SQL Server 中数据导出步骤说明

步骤名称	步骤要点
打开 SQL Server	
找到想要导出的表格	
将数据以特定的格式导出	如果想要以带分隔符的 csv 的形式导出，导出的具体步骤见附录四、"将 SQL Server 中的表格以带分隔符的 csv 的形式导出" 如果想要以固定列宽的 csv 的形式导出，导出的具体步骤见附录五、"将 SQL Server 中的表格以固定宽度的 csv 的形式导出" 如果想要以 excel 的形式导出数据，导出的具体步骤见附录六、"将 SQL Server 中的表格以 excel 的形式导出"

2. 在 SAS 中数据导出

表 2-34　在 SAS 中数据导出步骤说明

步骤名称	步骤要点
将数据以特定的格式导出	**PROC EXPORT** DATA=medicdb.enl_refs_allu outfile='d:\medicaldata\enl_refs_allu_export.csv' 　　　DBMS=DLM REPLACE； 　　　DELIMITER=','； 　　　PUTNAMES=NO； **RUN**；

3. 在 RSQLite 中数据导出

表 2-35　在 RSQLite 中数据导出步骤说明

步骤名称	步骤要点	操作结果
选择要导出的数据库	con <- dbConnect（RSQLite::SQLite（），"d:/MedicalData/COVID19.enl"）	设定 COVID19 为所选的数据库
查看数据库所含表	tables=dbListTables（con）	显示所含表："enl_refs" "sqlite_sequence"
选择要导出的记录	rt <- dbSendQuery（con, "select * from enl_refs limit 10"） b=dbFetch（rt） View（b）	变量 b 包含了表 enl_refs 中前 10 行的记录
将记录以 csv 的形式导出	write.csv（b, file='top10_enl_refs', row.names = F）	导出相应格式的记录
将记录以 table 的形式导出	write.table（b, file='top10_enl_refs1', row.names = F）	导出相应格式的记录

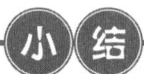

小　结

　　建立符合数据库范式要求的表才能实现数据的有效存储、管理、查询和后期分析利用。本章分别介绍了数据库及其表的设计和创建，以及表数据增加、修改、删除和表数据批量导入和导出，实现有效的基于数据库技术的数据管理。

（包小源）

第三章

医学数据库复杂处理

第一节 概 述

第二章主要介绍了数据库的建立步骤,以及如何在数据库中新建表、插入或导入数据、导出数据等操作。本章是基于第二章,讨论如何在已有数据表之上,进行单表查询或多表关联查询,生成包含用户所需的观测及变量的数据表。

首先介绍单表的查询操作,包括如何选行(观测)、选列(变量),以及如何对变量进行简单的变换(包括类型转换、取子串、取子项等)、计算以及涉及分组的聚集查询等。紧随其后,对涉及多表的关联查询、嵌套查询进行基于实例的说明。

为了更加贴近读者的数据管理和分析实践,本节就书中所用实例的应用背景进行简要介绍。首先以空气污染数据应用为例,从分析需求角度出发,例如我们收集了一天 24 小时每个整点的数据,但实际分析只需要一个数据点就可以了。实际上,人们暴露在空气污染中的时间根据其从事的工作、年龄、性别等,都可能会有差异。比如综合考虑各种因素后,认为只需要取早 6 点至晚 8 点的均值或中位数作为当天的空气污染值即可。这种需求就需要用到聚集计算(均值、中位数等)。

实际上,从应用实践的角度考察,目前无论是队列研究数据,或是调查问卷、临床数据等,进行研究时所涉及的数据表都会涉及多张表的内容,而且这些数据可能来自不同的源头。例如研究某地住院患者入院数量与空气污染的关系时,住院患者每天入院数量来自医院或医疗管理部门,而空气污染数据则来自环境检测部门,这样就需要将上述两张数据表按照日期进行关联,为后续步骤提供方便分析的数据表。

第二节 SQL 基本查询

一、SQL 查询的定义

结构化查询语言(structured query language)即 SQL 查询,是数据库的标准查询语言,由于其面向需求设计,因此容易掌握且逻辑清晰。下面是一个 SQL 查询的完整语法。

```
SELECT <field1>, <fields2>, …, <fieldsn>
FROM <table1>, <table2>, …, <tablem>
WHERE < 条件表达式 >
GROUP BY < 分组列名 >
ORDER BY < 排序列名 >
```

在实际应用中,对某一张数据表的处理会涉及如下操作:

(1) 选列

(2) 选行

(3) 结果排序

(4) 简单的列拆分

(5) 简单的列拼接

(6) 行去重、不去重(union,union all)(污染数据、大气数据、多次收集数据合并后可能存在的重复去重;有些个体在不同时间所收集的数据是相同的,这种情况不属于重复)

(7) 简单的数据类型转换(字符转数值、数值转字符……)

(8) 聚集查询

二、SQL 基本查询的实际应用

下面分别给出三种数据库应用方案的各自实现(SQL、SAS、RSQLite)。实际上,由于 SQL 语言已经广泛应用于各个行业多年,从 SQL 语法的角度考察,三种方案之间没有本质的区别,因此在给出 SQL Server 的方案之后,后续两种数据库策略对应的查询方法直接给出各自的查询语法,详细解释不再重复。

1. SQL Server 实现脚本　查询中选取表中的列,是在 SELECT 后跟所要选取的列名(实例见表 3-1),注意列之间用逗号隔开。所选取的列名必须是表中真实存在的,可以根据需要对列重命名。

表 3-1　查询空气污染表中 [东四]、[天坛]、[官园] 三列

查询中选取表中的列	注释	备注
SELECT [东四], [天坛]	SELECT 列 1, 列 2, 列 3……	SELLECT 后面是要选取的列名
, [官园] as guanyuan	列 1 as 新列名	使用 as 可以重新命名列
FROM [MedicalDB].[dbo].[pm25]	FROM 数据库的表	

查询中选取表中特定的行,是在 WHERE 后加上筛选条件,不同条件用 and 隔开。WHERE 语句放在 FROM 之后(实例见表 3-2)。

表 3-2　查询空气污染表中 [东四]、[天坛]、[官园] 三列中的特定行

查询中选取表中的行	注释	备注
SELECT [东四], [天坛], [官园]	SELECT 列 1, 列 2, 列 3……	
FROM [MedicalDB] . [dbo] . [pm25]	FROM 数据库的表	
Where type='PM2.5' and hour=1	WHERE 筛选条件	WHERE 后面加上筛选条件,不同条件间用 and 连起来,这里的意思是筛选三个列中 type 为 PM2.5 且时间 hour 为 1 的数据

对查询结果排序，可以在 ORDER BY 后面加上排序参照的行。ORDER BY 语句需要放在最后（实例见表 3-3）。

表 3-3　将查询结果按照天坛污染物浓度排序

排序查询结果	注释	备注
SELECT [东四], [天坛], [官园]	SELECT 列 1, 列 2, 列 3……	
FROM [MedicalDB].[dbo].[pm25]	FROM 数据库的表	
Where type='PM2.5'	WHERE 筛选条件	
ORDER BY 天坛	ORDER BY 列	ORDER BY 将查询结果排序，这里按照天坛排序

对查询表进行列拆分，实例见表 3-4。

表 3-4　将卫生监督放射物监督表的监督日期拆分为年、月、日

查询中列的拆分	注释	备注
SELECT [SN] , [ACTION_CODE] , [DATE_ACT_A] , year（[DATE_ACT_A]）as acta_year , month（[CONFIRM_DATE]）as acta_month , day（[REPORT_DATE]）as acta_day , [CONFIRM_DATE] , [REPORT_DATE] , [DEPT_LEVEL]	year, month, day 函数分别从日期中提取年、月、日	
FROM [MedicalDB].[dbo].[wscu]		

查询时将数据类型进行转换，可使用 CAST 语句或者 CONVERT 语句进行转换。CAST 的语法是 CAST（要转化的变量 AS 要转化的数据类型），CONVERT 的语法是 CONVERT（要转化的数据类型，要转化的变量），实例见表 3-5。

表 3-5　大气数据表中的年（V1）、月（V2）、日（V3）转化成字符串

查询中数据类型的转换	注释	备注
SELECT	SELECT 列	
CAST（V1 AS VARCHAR（4））AS YEAR , CAST（V2 AS VARCHAR（4））AS MONTH	CAST（要转化的变量 AS 要转化的变量类型）	CAST 语句将数字的 V1, V2 转化为字符串
, CONVERT（VARCHAR（4），V3）AS DAY	CONVERT（要转化的变量类型，要转化的变量）	CONVERT 语句将数字的 V3 转化为字符串
FROM [MedicalDB].[dbo].[d2018]		

查询时将不同的列进行拼接时，在不同的列间使用"+"。使用时必须保证不同列的类型相同，可以使用上述的 CAST 或者 CONVERT 转换类型，实例见表 3-6。

表 3-6　将大气数据表中的年（V1）、月（V2）、日（V3）拼接

查询中选取表中的行	注释	备注
SELECT	SELECT 列	
CAST（V1 AS VARCHAR（4））+ CAST（V2 AS VARCHAR（2））+ CAST（V3 AS VARCHAR（2））	列 1+ 列 2	CAST 语句将数字的 V1、V2、V3 列转化为字符串 + 将不同的列拼接在一起
FROM [MedicalDB].[dbo].[d2018]		

进行聚集查询时，使用 SUM（）或者 AVG（）语句计算总和或者均值，实例见表 3-7。

表 3-7　将大气数据表中的气温（V5）进行计算总和与均值

查询中选取表中的行	注释	备注
SELECT date	SELECT 列	
，SUM（V5）AS TEM_SUM	SUM（[列]）AS [列名]	SUM 返回总值
，AVG（V5）AS Tem_AVG	AVG（[列]）AS [列名]	AVG 返回均值
FROM [MedicalDB].[dbo].[d2018]		
GROUP BY siteName，date	GROUP BY 列 1，列 2，列 3	GROUP BY 语句用于将聚合函数分组
ORDER BY date	ORDER BY 列	ORDER BY 放在 GROUP BY 后面

如想将查询结果去重，可以使用 DISTINCT，实例见表 3-8。

表 3-8　将查询结果进行去重处理

查询中去除重复的结果	注释	备注
SELECT DISTINCT date，V4，V5	DISTINCT 可以去除重复结果	
FROM [MedicalDB].[dbo].[d2018]		

2．SAS 实现脚本　首先在 SAS 中导入空气污染数据表，再进行之后的查询操作，数据导入脚本见表 3-9。

表 3-9　空气污染数据导入 SAS

脚本	备注
libname MedicDB "E：\MedicalDB"；	表名为 airq20190101
PROC IMPORT OUT= MEDICDB.airq20190101　　　　　DATAFILE= "E：\MedicalData\src\chapter3\bjairq\beijing_201901 01-20191231\beijing_all_20190101.csv"　　　　　DBMS=CSV REPLACE；　　GETNAMES=YES；　　DATAROW=**2**；**RUN**；	

续表

脚本	备注

proc datasets library=medicdb nolist;
　modify airq20190101;
　　rename VAR4=dongsi;
　　rename VAR5=tiantan;
　　rename VAR6=guanyuan;
　　label dongsi=' 东四 ';
　　label tiantan=' 天坛 ';
　　label guanyuan=' 官园 ';
quit;
	原始数据表变量依次为：date，hour，type，东四，天坛，官园，万寿西宫，奥体中心，农展馆，万柳，北部新区，植物园，丰台花园，云岗，古城，房山，大兴，亦庄，通州，顺义，昌平，门头沟，平谷，怀柔，密云，延庆，定陵，八达岭，密云水库，东高村，永乐店，榆垡，琉璃河，前门，永定门内，西直门北，南三环，东四环

查询空气污染表中［东四］、［天坛］、［官园］三列，实例见表3-10。

表 3-10　在 SAS 中查询空气污染表中 [东四]、[天坛]、[官园] 三列

脚本	备注
proc sql; 　title ' 选择 3 个站点的污染数据 '; 　create table medicdb.aq3sites as 　select date，hour，type，dongsi as ds，tiantan，guanyuan 　from Medicdb.airq20190101;	SAS 中使用 SQL 语言必须以 porc sql 开始 其他语法符合 SQL 标准即可 查询结果在 aq3sites 中

查询空气污染表中［东四］、［天坛］、［官园］三列中的特定行，实例见表3-11。

表 3-11　在 SAS 中查询空气污染表中 [东四]、[天坛]、[官园] 三列中的特定行

脚本	备注
proc sql; 　title ' 选择 3 个站点特定行的污染数据 '; 　create table medicdb.aq3sitesLines as 　select date，hour，type，dongsi as ds，tiantan，guanyuan 　from Medicdb.airq20190101 　　where　type='PM2.5' and hour=**1**;	结果在表 aq3sitesLines 中

查询 2019 年污染数据表并按照［天坛］（某一地区空气监测点）污染物浓度进行排序，实例见表 3-12。

表 3-12　在 SAS 中查询污染数据表并按照 [天坛] 污染物浓度排序

脚本	备注
PROC IMPORT OUT= MEDICDB.airq20190102 　　　　DATAFILE= "E：\MedicalData\src\chapter3\bjairq\beijing_20190101-20191231\beijing_all_20190102.csv" 　　　　DBMS=CSV REPLACE； 　GETNAMES=YES； 　DATAROW=**2**； **RUN**；	数据准备

续表

脚本	备注

PROC IMPORT OUT= MEDICDB.airq20190103
    DATAFILE= "E：\MedicalData\src\chapter3\bjairq\beijing_20190101-20191231\beijing_all_20190103.csv"
    DBMS=CSV REPLACE；
  GETNAMES=YES；
  DATAROW=2；
RUN；
data medicdb.airq2019；
  set medicdb.airq20190101 medicdb.airq20190102 medicdb.airq20190103；
RUN；
proc datasets library=medicdb nolist；
 modify airq2019；
  rename VAR4=dongsi；
  rename VAR5=tiantan；
  rename VAR6=guanyuan；
  label dongsi=' 东四 '；
  label tiantan=' 天坛 '；
  label guanyuan=' 官园 '；
quit；
	2019 年各天数据合并到表 airq2019
	
	airq2019 表重命名

proc sql；
  title ' 将查询结果按照天坛污染物浓度排序 '；
  create table medicdb.aq3sitesOrder as
  select date，hour，type，dongsi，tiantan，guanyuan
  from Medicdb.airq2019
   where type='PM2.5'
  order by tiantan；
quit；
	结果保存在 aq3sitesOrder 表中

将卫生监督数据中放射物监督表的监督日期（AUDIT_DATE）拆分为年、月、日，实例见表 3-13。

表 3-13 SAS 中放射物监督表的监督日期（AUDIT_DATE）拆分为年、月、日

脚本	备注

PROC IMPORT OUT= MEDICDB.T_RADIATION
    DATAFILE= "E：\MedicalData\src\chapter3\wsjd\WSJDTABLES\T_RADIATION\T_RADIATION_3145.csv"
    DBMS=CSV REPLACE；
  GETNAMES=YES；
  DATAROW=2；
RUN；
	数据导入，存储在表 T_RADIATION 中

data medicdb.t_radiation_datesplit；
  set medicdb.t_radiation；
  year=substr（AUDIT_DATE，1，4）；
  month=substr（AUDIT_DATE，6，2）；
	结果在表 t_radiation_datesplit 中

续表

脚本	备注
day=substr（AUDIT_DATE，9，2）； keep ID COMP_NAME year month day； **RUN**；	

将大气数据表中的年（V1）、月（V2）、日（V3）转化成字符串，实例见表 3-14。

表 3-14　将 SAS 中的年（V1）、月（V2）、日（V3）转化成字符串

脚本	备注
data medicdb.weather； INFILE 'E：\MedicalData\src\chapter3\weather\china_isd_lite_2018*.*' MISSOVER； INPUT year **1-4** month **6-7** day **9-10** clock **12-13** 　　　tem1 **15-19** tem2 **21-25** 　　　V7 **27-31** 　　　V8 **33-37** 　　　V9 **39-43** 　　　V10 **45-49** 　　　V11 **51-55** 　　　V12 **57-61**； **RUN**；	导入目录下所有文件
data medicdb.weather_ymd2str； 　　set medicdb.weather； 　　length yearc $ **4**； 　　length monthc $ **2**； 　　length dayc $2； 　　yearc=year； 　　monthc=month； 　　dayc=day； **run**；	结果在表 weather_ymd2str 中，注意新生成了作为字符数据的三列：yearc，monthc，dayc

将大气数据表中的年（V1）、月（V2）、日（V3）进行拼接，实例见表 3-15。

表 3-15　将 SAS 中的年（V1）、月（V2）、日（V3）进行拼接

脚本	备注
data medicdb.weather_ymd2str； 　　set medicdb.weather； 　　length yearc $ **4**； 　　length monthc $ **2**； 　　length dayc $ **2**； 　　yearc=year； 　　monthc=month； 　　dayc=day； 　　x=cats（yearc，monthc，dayc）； 　　sp="-"； 　　y=catx（sp，yearc，monthc，dayc）； **run**；**RUN**；	X 是将年月日直接串接在一起（201811） Y 利用"-"将年月日串在一起（2018-1-1）

查询大气数据中最高气温（tem1）的总和与均值，实例见表3-16。

表3-16 在 SAS 中查询总和与均值

脚本	备注

proc sql；
    title '查询大气数据的最高气温（tem1）的总和与均值'；
    create table medicdb.weatherTemAVG as
    select year，month，day，sum（tem1）as tem1_sum，mean（tem1）as tem1_mean
    from medicdb.weather
    where tem1＜＞-**9999**
    group by year，month，day；
quit；
	注意需要过滤掉缺失值（-9999）

对查询结果进行去重处理，实例见表3-17。

表3-17 在 SAS 中查询结果去重

脚本	备注

proc sql；
    title '例八：查询结果去重'；
    create table medicdb.weather_distinctdate as
    select distinct year，month，day
    from medicdb.weather；
quit；	

3．RSQLite 实现脚本　首先在 RSQLite 中导入空气污染数据表，再进行之后的查询操作，数据导入脚本见表3-18。

表3-18 在 RSQLite 中导入空气污染表

脚本	注释

library（RSQLite）
con＜-**dbConnect**（RSQLite∷**SQLite**（），"F：/MedicalDB/MedicDB"）
 	
setwd（'F：/MedicalBook'）
afiles=**list.files**（'F：/MedicalData/src/chapter3/bjairq/beijing_20190101-20191231'，full.names = T）
datas=c（）
for（j **in** 1：**length**（afiles））{
  data=**read.csv**（afiles［j］，fileEncoding = 'UTF-8'）
  #cat（j，"："，nrow（data），"，"，ncol（data），"\n"）
  datas=rbind（datas，data）
}
dim（datas）*#111332 records*
## ［1］111332　　38 	
dbWriteTable（con，"airq2019"，datas）
dbDisconnect（con）
	目录下所有文件导入同时合并，表名为 airq2019

查询空气污染表中［东四］、［天坛］、［官园］三列，实例见表3-19。

表3-19　在RSQLite中查询表中［东四］、［天坛］、［官园］三列

脚本	备注
#例一：查询空气污染表中［东四］、［天坛］、［官园］三列 con < - **dbConnect**（RSQLite :: **SQLite**（），"F：/MedicalDB/MedicDB"） aq3sites=**dbGetQuery**（con，"Select date，hour，type，东四，天坛，官园 from airq2019"） **dbWriteTable**（con，"aq3sites"，aq3sites） **dbDisconnect**（con）	R中使用SQL，首先需要打开数据库连接SQLite数据库 查询一般可用dbGetQuery完成，第一个参数提供数据库连接，第二个参数为符合标准语法的SQL即可 查询完毕关闭数据库连接，下同

查询空气污染表中［东四］、［天坛］、［官园］三列中的特定行，实例见下表3-20。

表3-20　在RSQLite中查询表中［东四］、［天坛］、［官园］三列中的特定行

脚本	备注
#例二：查询空气污染表中［东四］、［天坛］、［官园］三列中的特定行 con < - **dbConnect**（RSQLite :: **SQLite**（），"F：/MedicalDB/MedicDB"） aq3sitesLines =**dbGetQuery**（con，"Select date，hour，type，东四，天坛，官园 from airq2019 where type= 'PM2.5' and hour=1"） **dbWriteTable**（con，"aq3sitesLines"，aq3sitesLines） **dbDisconnect**（con）	结果在表aq3sitesLines中

查询2019年污染数据表并按照天坛污染物浓度排序，实例见表3-21。

表3-21　在RSQLite中查询2019年污染数据表并按照［天坛］污染物浓度排序

脚本	备注
#例三：查询2019年污染数据表并按照天坛污染物浓度排序 con < - **dbConnect**（RSQLite :: **SQLite**（），"F：/MedicalDB/MedicDB"） aq3sitesOrder=**dbGetQuery**（con，"Select date，hour，type，东四，天坛，官园 from airq2019 where type= 'PM2.5' order by 天坛 "） **dbWriteTable**（con，"aq3sitesOrder"，aq3sitesOrder） **dbDisconnect**（con）	结果保存在aq3sitesOrder表中

将卫生监督数据中放射物监督表的监督日期（AUDIT_DATE）拆分为年、月、日，实例见表3-22。

表3-22　在RSQLite中将放射物监督表的监督日期（AUDIT_DATE）进行拆分

脚本	备注
con < - **dbConnect**（RSQLite :: **SQLite**（），"F：/MedicalDB/MedicDB"） t_radiation=**read.csv**（'F：/MedicalData/src/chapter3/wsjd/WSJDTABLES/T_RADIATION/T_RADIATION_3145.csv'，stringsAsFactors = F） #dim（t_radiation） **dbWriteTable**（con，"t_radiation"，t_radiation） **dbDisconnect**（con）	数据导入，存储在表t_radiation中

续表

脚本	备注

#拆分年月日
con <- **dbConnect**（RSQLite::**SQLite**（），"F：/MedicalDB/MedicDB"）
t_radiation_datesplit=**dbGetQuery**（con，"select * from t_radiation"）
t_radiation_datesplit$audit_year=**substr**（t_radiation_datesplit$AUDIT_DATE，1，4）
t_radiation_datesplit$audit_month=**substr**（t_radiation_datesplit$AUDIT_DATE，6，7）
t_radiation_datesplit$audit_day=**substr**（t_radiation_datesplit$AUDIT_DATE，9，10）
dbWriteTable（con，"t_radiation_datesplit"，t_radiation_datesplit）
dbDisconnect（con）
	结果在表 t_radiation_datesplit 中

将大气数据表中的年（V1）、月（V2）、日（V3）转化成字符串，实例见表 3-23。

表 3-23 在 RSQLite 中将数据表中的年（V1）、月（V2）、日（V3）转化成字符串

脚本	备注

afiles=**list.files**（'F：/MedicalData/src/chapter3/weather/china_isd_lite_2018'，full.names = T）
datas=c（）
for（i **in** 1：**length**（afiles））{
  data=**read.table**（afiles［i］，header = F）
  cat（i，"："，**nrow**（data），"，"，**ncol**（data），"\n"）
  datas=**rbind**（datas，data）
}
fullnames=c（"year"，"month"，"day"，"hour"，
       "Air Temperature"，"Dew Point Temperature"，
       "Sea Level Pressure"，"Wind Direction"，
       "Wind Speed Rate"，"Sky Condition Total Coverage Code"，
       "Liquid Precipitation Depth Dimension 1 Hour"，
       "Liquid Precipitation Depth Dimension 6 Hour"）
names（datas）=c（"year"，"month"，"day"，"hour"，
  "AirTem"，"Dewtem"，"SeaPre"，"WindDirection"，"WindSpeedRate"，
    "SkyCondCode"，"LiquidPDD1H"，"LiquidPDD6H"）
con <- **dbConnect**（RSQLite::**SQLite**（），"F：/MedicalDB/MedicDB"）
dbWriteTable（con，"weather"，datas）
dbDisconnect（con）
	导入目录下所有文件，保存在表 weather 中
	
	定义变量名

library（stringr） con <- **dbConnect**（RSQLite::**SQLite**（），"F：/MedicalDB/MedicDB"） weather=**dbReadTable**（con，"weather"） weather_ymd2str=weather weather_ymd2str$yearc=**str_pad**（weather_ymd2str$year，width=4，pad=0） weather_ymd2str$monthc=**str_pad**（weather_ymd2str$month，width=2，pad=0） weather_ymd2str$dayc=**str_pad**（weather_ymd2str$day，width=2，pad=0） con <- **dbConnect**（RSQLite::**SQLite**（），"F：/MedicalDB/MedicDB"） **dbWriteTable**（con，"weather_ymd2str"，weather_ymd2str） **dbDisconnect**（con）	结果在表 weather_ymd2str 中，注意新生成了作为字符数据的3列：yearc，monthc，dayc，注意 str_pad 年月日按相应长度（年长度4，月、日长度2）在前面补0

将大气数据表中的年（year）、月（month）、日（day）拼接，实例见表3-24。

表3-24 在RSQLite中将数据表中的年（year）、月（month）、日（day）拼接

脚本	备注
con <- **dbConnect**（RSQLite::**SQLite**（），"F:/MedicalDB/MedicDB"） weather_ymd2str=**dbReadTable**（con，"weather_ymd2str"） **attach**（weather_ymd2str） ymd=**paste**（yearc，monthc，dayc，sep="-"） **detach**（weather_ymd2str） weather_ymd2str$ymd=ymd **dbExecute**（con，"drop table weather_ymd2str"） **dbWriteTable**（con，"weather_ymd2str"，weather_ymd2str） **dbDisconnect**（con）	利用"-"将年月日串在一起（2018-01-01），结果保存在新增列ymd中

查询大气数据的每天最高气温（AirTem）的总和与均值，实例见表3-25。

表3-25 在RSQLite中查询大气数据的每天最高气温（AirTem）的总和与均值

脚本	备注
con < - **dbConnect**（RSQLite :: **SQLite**（），"F：/MedicalDB/MedicDB"） weather_TemAVG=**dbGetQuery**（con，"select ymd，sum（AirTem）as AirTem_sum， avg（AirTem）as AirTem_mean from weather_ymd2str where AirTem ＜＞ -9999 group by ymd order by ymd "） **dbWriteTable**（con，"weather_TemAVG"，weather_TemAVG） **dbDisconnect**（con）	注意需要过滤掉缺失值（-9999）

对查询结果进行去重处理，实例见表3-26。

表3-26 RSQLite中查询结果去重

脚本	备注
con < - **dbConnect**（RSQLite :: **SQLite**（），"F：/MedicalDB/MedicDB"） weather_distinctdate=**dbGetQuery**（con，"select distinct year，month，day，ymd from weather_ymd2str"） **dbWriteTable**（con，"weather_distinctdate"，weather_distinctdate） **dbDisconnect**（con）	

第三节 SQL高级查询

SQL查询除了上述一些基本的操作，还能完成复杂的列计算和多表查询。

一、SQL常用函数

1．聚合函数 SQL中常用的聚合函数和释义见表3-27，以及这些函数在具体实例中的应用见表3-28。

表 3-27　SQL 中的聚合函数

聚合函数	注释
AVG	AVG 函数可以计算指定的非 NULL 数据的平均值
COUNT	COUNT 函数返回匹配条件的总行数，返回数值类型是 int
COUNT_BIG	COUNT 函数返回匹配条件的总行数，返回数值类型是 bigint
MAX	MAX 返回指定的非 NULL 数据中的最大值
MIN	MIN 返回指定的非 NULL 数据中的最小值
SUM	SUM 返回指定的非 NULL 数据的总和
STDEV	STDEV 返回样本的标准差
STDEVP	STDEVP 返回总体的标准差
VAR	VAR 返回样本的方差
VARP	VARP 返回总体的方差

表 3-28　聚合函数实例应用

函数	注释
SELECT sitename，	
AVG（V5）AS AVG，	AVG 计算任意 sitename 的平均值
MAX（V5）AS MAX，	MAX 返回任意 sitename 的最大值
MIN（V5）AS MIN，	MIN 返回任意 sitename 的最小值
SUM（V5）AS SUM，	SUM 返回任意 sitename 的总和
STDEV（V5）AS STDEV，	STDEV 返回任意 sitename 样本的标准差
STDEVP（V5）AS STDEVP，	STDEVP 返回任意 sitename 总体的标准差
VAR（V5）AS VAR，	VAR 返回任意 sitename 样本的方差
VARP（V5）AS VARP，	VARP 返回任意 sitename 总体的方差
FROM [MedicalDB]．[dbo]．[d2018]	
GROUP BY sitename	GROUP BY 函数按照 sitename 分组

2. 数学函数　SQL 中常用的数学函数和释义见表 3-29。

表 3-29　SQL 中的数学函数

数学函数	注释
ABS	ABS 计算绝对值
ACOS	ACOS 计算反余弦
ASIN	ASIN 计算反正弦
ATAN	ATAN 计算反正切，括号里面是一个参数，以弧度的形式返回
ATN2	ATN2 也计算反正切，括号里面是两个浮点类型的参数，ANT2（y，x）可以计算 y/x 对应的弧度值
CEILING	CEILING 返回大于或等于指定值的最小整数
COS	COS 计算余弦值
COT	COT 计算余切值

续表

数学函数	注释
DEGREES	DEGREES 将弧度值转变为角度
EXP	EXP（X）返回 e（自然对数的底）指数 X 的幂值
FLOOR	FLOOR 返回小于或等于指定值的最大整数
LOG	LOG 计算指定值的自然对数
LOG10	LOG10 计算指定值的基数为 10 的对数
PI	PI 返回圆周率 PI 的值
POWER	POWER（x，y）返回 x 的 y 次方
RADIANS	RADIANS 将角度转换为弧度
RAND	RAND 在 0 和 1 间产生一个随机数
ROUND	ROUND（values，decimals）根据四舍五入的原则，把指定的值 values 舍入为指定的小数位数 decimals
SIGN	如果指定值是负值返回 –1，0 返回 0，正值返回 1
SIN	SIN 计算正弦值
SQUARE	SQUARE 计算指定值的平方
SQRT	SQRT 计算指定值的平方根
TAN	TAN 计算正切值

3．字符串函数 SQL 中常用的字符串函数和释义见表 3-30。

表 3-30　SQL 中的字符串函数

字符串函数	注释
ASCII 和 CHAR	ASCII 将字符串的第一个字符转换成 ASCII 码的形式，并返回 ASCII 码，CHAR 将 ASCII 的整数编码转变成字符串
CHARINDEX 和 PATINDEX	CHARINDEX 返回一个字符串所包含的指定字符串的起始位置，PATINDEX 也返回一个字符串所包含的指定字符串的起始位置，查询时可以使用通配符
DIFFERENCE 和 SOUNDEX	二者一起比较字符串的发音。SOUNDEX 将文本串转换为描述其语音表示的 4 个数字编码，DIFFERENCE 两个不同的 SOUNDEX 值，然后返回整数值
LEFT 和 RIGHT	LEFT（ARG，LENGTH）和 RIGHT（ARG，LENGTH）分别返回字符串 ARG 最左边或者最右边 LENGTH 个字符串
LEN 和 DATALENGTH	LEN 返回字符串的字符数，舍弃最后一个字符之后的任何字符。DATALENGTH 返回字符串的字节数
LOWER 和 UPPER	LOWER 返回小写的字符串，UPPER 返回大写的字符串
LTRIM 和 RTRIM	LTRIM 删除前导的空格，RTRIM 删除结尾的空格
NCHAR 和 UNICODE	NCHAR 返回给定数字对应的 Unicode 字符，UNICODE 返回输入表达式第一个字符的 Unicode 值
QUOTENAME	QUOTENAME 将分隔符添加到 Unicode 形式的输入中，使其成为一个有效的分隔标识符
REPLACE	REPLACE 替换指定字符串中的指定字符为其他字符
REPLICATE	REPLICATE 按照指定的次数重复指定的字符串

续表

字符串函数	注释
REVERSE	REVERSE 返回倒置的字符串
SPACE	SPACE（x）返回一个含 x 个空格的字符串
STR	STR 将数值型数据转换为字符型
STUFF	STUFF 删除特定长度的字符串，并在指定的微店插入新的字符串
SUBSTRING	SUBSTRING 返回字符串中指定的字段

二、嵌套查询

这部分应用两个实例，具体讲解嵌套查询在 SQL Server、SAS 和 RSQLite 中的应用。

【例 1】假设收集到的气象数据是按照监测站点生成的单独数据文件，现需要计算国内所有监测站点每天的平均气温、最高和最低气温，同时要求每个站点的名称和所在国家（中国代码为 CH）的信息也出现在计算结果表中。

下面的查询总体分两大部分，准备字典表、数据表（多个文件读入后合并），之后应用嵌套查询，内层查询实现合并数据表与站点字典表的关联，带入站点名称和国家代码，外层查询在内层查询的基础上计算每个站点的平均气温、最高及最低气温。具体实现脚本见表 3-31 至表 3-33。

表 3-31 SQL Server 实现脚本

操作步骤	操作说明

library（RODBC）
library（stringr）
con=**odbcConnect**（"MedicalDB"）
afiles=**list.files**（'D：/MedicalData/src/chapter3/weather/china_isd_lite_2018/'，full.names = T）
sfiles=**list.files**（'D：/MedicalData/src/chapter3/weather/china_isd_lite_2018/'）
setwd（'D：/MedicalData/'）
datas=**c**（）
for（j **in** 1：**length**（afiles））{
  sitecode=**str_split**（sfiles [j]，"-"）[[1]] [1]
  data=**read.table**（afiles [j]）
  data=**cbind**（sitecode，data）
  datas=**rbind**（datas，data）
  cat（j，"："，**dim**（data），"，"，**dim**（datas），"\n"）
}
names（datas）= **c**（"sitecode"，"year"，"month"，"day"，"hour"，"AirTem"，"Dewtem"，"SeaPre"，"WindDirection"，"WindSpeedRate"，"SkyCondCode"，"LiquidPDD1H"，"LiquidPDD6H"）
sqlSave（con，datas，tablename = "weather2019"）
sitedict=read.csv（'src/chapter3/weather/_ 数据说明 /isd-history.csv'）
sqlSave（con，sitedict，tablename = "sitedict"）
odbcClose（con）
	数据预处理（R 环境）：读入每个文件，并将文件名的站点信息并入表第一列，合并每个站点的数据到一张表中，通过 R 的 ODBC 包将数据写入数据库 MedicalDB 中

续表

操作步骤	操作说明
USE MedicalDB GO select sitecode，STATIONNAME，CTRY，YEAR，MONTH，DAY，MAX（AirTem）maxtem，MIN（AirTem）mintem，AVG（AirTem）avgtem from（ SELECT sitecode，STATIONNAME，CTRY，year，month，day，CAST（AirTem as numeric）AirTem FROM dbo.weather2019 a left join 　　dbo.sitedict b on a.sitecode=b.USAF WHERE CAST（AirTem as numeric）> -9999 ）wth group by sitecode，STATIONNAME，CTRY，year，month，day	查询（SQL server环境）：计算国内所有站点每天的平均气温，最高和最低气温，同时要求每个站点的名称和所在国家（中国代码为CH）的信息也出现在计算结果表中

表3-32　SAS实现脚本

操作步骤	操作说明
libname MedicDB 'E：\MedicalData'； **data** medicdb.weather； INFILE 'E：\MedicalData\src\chapter3\weather\china_isd_lite_2018*.*' MISSOVER； INPUT year **1-4** month **6-7** day **9-10** hour **12-13** 　　　　AirTem **15-19** Dewtem **21-25** 　　　　SeaPre **27-31** 　　　　WindDirection **33-37** 　　　　WindSpeedRate **39-43** 　　　　SkyCondCode **45-49** 　　　　LiquidPDD1H **51-55** 　　　　LiquidPDD6H **57-61**； **RUN**；	
proc sql； 　　title '例1，求每天的最高，最低，以及平均气温'； 　　create table medicdb.weather_mma as 　　select year，month，day，max（airtem）as max_airtem， 　　　　min（airtem）as min_airtem， 　　　　avg（airtem）as avg_airtem 　　from medicdb.weather 　　where airtem ＜ >**-9999** 　　group by year，month，day； **quit**；	查询：计算国内所有站点每天的平均气温，最高和最低气温，同时要求每个站点的名称和所在国家（中国代码为CH）的信息也出现在计算结果表中

表3-33　RSQLite实现脚本

操作步骤	操作说明
library（stringr） **library**（sqldf） **setwd**（"U：/GMM_ANA/20191123/UPDATE_OPEN_DATA/ 中国气象数据/china_isd_lite_2000"）	1．读取某一年度的气象监测数据文件 加载需用到的package 设置读取文件路径
filedata=**list.files**（pattern = "2000"）	只读取文件名包含"2000"的数据文件

dataa=c（）
for（i in 1：**length**（filedata））{
　data=**read.table**（filedata [i]）
　data$v13=**str_match**（filedata [i]，"（.*?）-"）[，2]
　dataa=**rbind**（dataa，data）
}
	读取所有数据文件，添加站点名编码，合并所有数据

names（dataa）[1：10]=c（'YEAR'，'MONTH', 'DAY', 'HOUR', 'TEM', 'Dew', 'airPre', 'Wind', 'Winspeed', 'Sky'）	替换列名
x=**read.fwf**（"U：/GMM_ANA/20191123/UPDATE_OPEN_DATA/ 中国气象数据/_数据说明/ZIDIAN BY DYY.txt"，widths=c（7，6，30，5，3，6，8，9，8，9，8），sep="\n"，skip=1）	2．读取站点字典文件（R读入固定列宽文件示例） 固定列宽文件读取时，注意设定每列宽度
x [，1] =**str_trim**（x [，1]）	去除空格
xmt=**matrix**（**as.matrix**（x），ncol=11，byrow = T） **View**（xmt） xmtu=**data.frame**（xmt, stringsAsFactors = F） **names**（xmtu）=c（"USAF", "WBAN", "STATION NAME", "CTRY", "ST", "CALL", "LAT", "LON", "ELEV（M）", "BEGIN", "END"）	按每行11列生成站点字典表
maxmintem=**sqldf**（'select YEAR, MONTH, DAY, V13, max（TEM）maxtem, min（TEM）mintem, round（avg（TEM），2）avgtem from dataa where TEM > -9999 group by YEAR, MONTH, DAY, V13 order by YEAR, MONTH, DAY, V13'）	3．每个站点的平均气温、最高及最低气温
maxmintem=**sqldf**（'select 'STATION NAME', CTRY, YEAR, MONTH, DAY, V13, max（TEM）maxtem, min（TEM）mintem, round（avg（TEM），2）avgtem from（select * from dataa a left join xmtu b on a.V13=b.USAF）where TEM > -9999 group by YEAR, MONTH, DAY, V13, 'STATION NAME', CTRY order by YEAR, MONTH, DAY, 'STATION NAME', CTRY, V13'）	4．关联站点字典后查看每个区域的平均气温、最高及最低气温（嵌套查询） 注：这里温度值的量纲为10

【例2】假如需要根据气温对居民的穿衣指数给出一个区间定义，例如小于0℃（寒冷）、0～1℃（冷）、10～20℃（适度）、20～30℃（热）、大于30℃（炎热）。基于上述日平均气温计算一列"temtag"，可用SQL语句中的"case when"进行查询。具体实现脚本见表3-34至表3-36。

表 3-34　SQL Server 实现脚本

操作步骤	操作说明
select sitecode，STATIONNAME，CTRY，YEAR，MONTH，DAY，MAX（AirTem）maxtem，MIN（AirTem）mintem，AVG（AirTem）avgtem into dbo.weather_mma from （ SELECT sitecode，STATIONNAME，CTRY，year，month，day，CAST（AirTem as numeric）/10 AirTem FROM dbo.weather2019 a left join 　　　dbo.sitedict b on a.sitecode=b.USAF WHERE CAST（AirTem as numeric）> -9999 ）wth group by sitecode，STATIONNAME，CTRY，year，month，day	注意内层查询已经将平均温度做了除10的处理，结果存储在表 weather_mma
SELECT *， 　　case when avgtem <=0 then '寒冷' 　　　　when avgtem > 0 and avgtem <=10 then '冷' 　　　　when avgtem > 10 and avgtem <=20 then '适度' 　　　　when avgtem > 20 and avgtem <=30 then '热' 　　　　when avgtem > 30 then '炎热' else 'other' end as temtag FROM [MedicalDB].[dbo].[weather_mma]	基于上面步骤的结果表 weather_mma 进行计算

表 3-35　SAS 实现脚本

操作步骤	操作说明
libname MedicDB 'E：\MedicalData'； **proc sql**； 　　　title " 例2，case when 新列计算 "； 　　　create table medicdb.weather_airtag as 　　　select *， case when avg_airtem/**10** < =0 then " 寒冷 " 　　　　when avg_airtem/**10** > **0** and avg_airtem/**10** < =10 then " 冷 " 　　　　when avg_airtem/**10** > **10** and avg_airtem/**10** < =20 then " 适度 " 　　　　when avg_airtem/**10** > **20** and avg_airtem/**10** < =30 then " 热 " 　　　　when avg_airtem/**10** > **30** then " 炎热 " else "other"end as temtag 　　　from medicdb.weather_mma； **quit**；	

表 3-36　RSQLite 实现脚本

操作步骤	操作说明
sqldf（'Select *，case when avgtem/10 < =0 then " 寒冷 " when avgtem/10 > 0 and avgtem/10 < =10 then " 冷 " when avgtem/10 > 10 and avgtem/10 < =20 then " 适度 " when avgtem/10 > 20 and avgtem/10 < =30 then " 热 " when avgtem/10 > 30 then " 炎热 " else "other" end temtag from maxmintem'）	因温度值的量纲为10，所以在处理时将列值均除以10 *注：这里温度值分布区间界定只作为举例说明

三、关联查询及结果存储

在进行特定疾病与大气污染的分析中,需要将病案首页数据与天气数据关联起来进行分析;而在家庭健康调查应用分析中,则根据分析目的的不同,需要把不同表融合在一起进行分析,如将人口学信息、营养摄入信息和患病信息进行关联后分析营养对疾病发病的影响。

在研究实践中,往往针对一个对象(如队列成员)的变量按照分类组织成单独的表。在进行统计分析时,需要将这些单独的表,按照对象将这些表中的所有变量拼接到一起,这个拼接的操作在数据库中被称为关联查询。数据库技术中,关联可以利用专门的关联查询语句或条件语句实现。

现以眼科数据为例,眼科数据根据不同调查方向需要按照患者编号将其关联起来(图3-1);大气中气温数据、空气污染数据需要按照日期或时间关联起来(图3-2、图3-3)。

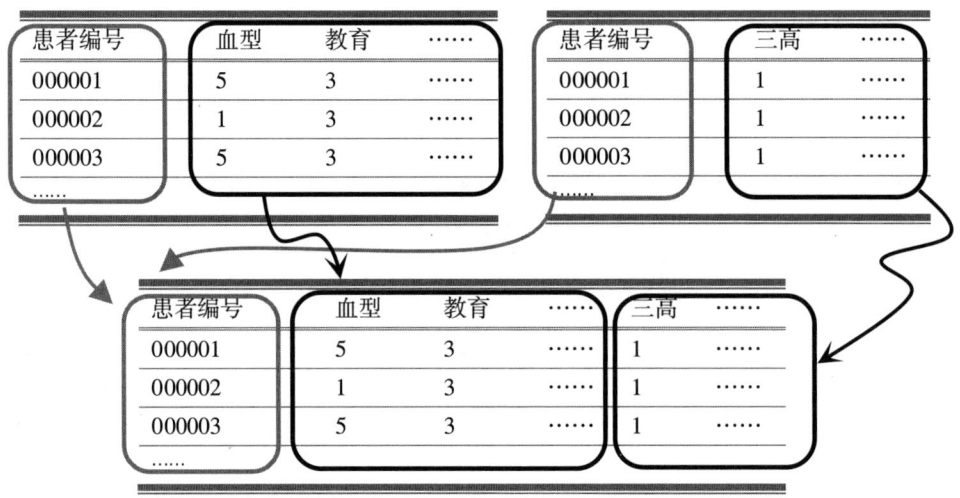

图3-1 眼科数据不同调查方面的关联

图3-1中,基于患者的唯一编号(report_id)将xx问卷和yy问卷关联起来,每张调查表中的每个患者只有一行,因此,可以直接通过唯一编号将其关联起来。

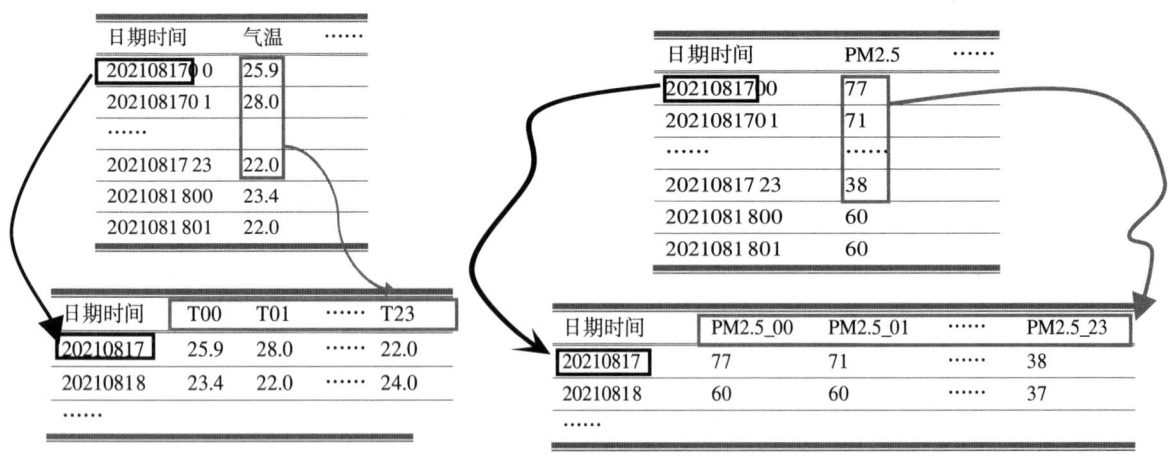

图3-2 气温数据的转置　　　　　　　　图3-3 空气污染数据的转置

图 3-2 中,每位入院患者在病案首页数据表中只有一行,但气温数据、空气污染数据每天有 24 行。我们需要将这每天的 24 行数据进行转置,成为一天对应的 24 个变量,这样才能按照日期将病案首页和气温、空气污染数据表进行关联。

在上述关联过程中,我们之所以强调进行关联的表中,每天的数据只有一行才能进行,原因在于若用 24 行气温数据和患者进行按照日期的关联,按照笛卡尔积的公式,每个患者将对应 24 行数据,不符合分析要求。同样,若在眼科数据中,由于某环节失误造成某个日常饮食调查表中出现两条患者编号相同的记录,那么按照 report_id 进行关联时,就会出现一个被调查者在关联结果中出现两条记录的情况。

在 SQL Server、SAS 和 RSQLite 该如何实现以上关联查询的需求,下面分别进行讲解。

1. 数据库管理系统(SQL Server)实现脚本　在 SQL Server 中实现表关联查询见表 3-37 和表 3-38 示例。

表 3-37　眼科饮食调查表与三高调查表关联

查询	注释	备注
SELECT * FROM LiveStyle,Choronic WHERE LiveStyle.report_id=Choronic.report_id	选中所有列 数据来自表 LiveStyle,Choronic 关联条件	SELECT 后跟要选的列 FROM 后跟表名

表 3-38　病案首页患者数据与气温、污染数据按日期关联

查询	数据要求	备注
SELECT hsr.*, weather.*, pm25.* FROM hsr,weather,pm25 WHERE hsr.date=weather.date and hsr.date=pm25.date	选中三张表的所有列 hsr(病案首页数据表) 将日期是同一天的拼接成一条记录	等同 SELECT * 表之间用逗号隔开 注意每张表都应有条件关联

2. SAS 中实现脚本　在 SAS 中实现表关联查询见表 3-39 示例。

表 3-39　病案首页患者数据与气温、空气污染数据关联

操作步骤	操作说明
libname MedicDB 'E:\MedicalDB';	
data medicdb.hsr_ymddate; 　　set medicdb.hsrdata; 　　admdateu=datepart(admitdate); 　　format admdateu YYMMDDD10.; **run**;	提取入院日期时间列中的日期部分作为新一列 admdateu
data medicdb.weather_sasdate; 　　set medicdb.weather; 　　format wdate YYMMDDD10.; 　　wdate=mdy(month,day,**2000**); **run**;	气温表中日期列生成。注意为了和首页数据对应,都将日期对应到 2000 年

续表

操作步骤	操作说明
data medicdb.airq_ymddate； 　　set medicdb.airq2019； 　　yearn=int（date/**10000**）； 　　monthn=int（(date-yearn***10000**)/**100**）； 　　dayn=date-**100***int（date/**100**）； 　　format airqu YYMMDDD10.； 　　format airq2000 YYMMDDD10.； 　　airqu=mdy（monthn，dayn，yearn）； 　　airq2000=mdy（monthn，dayn，**2000**）； run；	空气质量列中日期生成，将年份也替换成2000年
proc sql； 　　create table medicdb.hwa as 　　select * from medicdb.hsr_ymddate as a 　　　left join medicdb.weather_sasdate as b 　　　on a.admdateu=b.wdate 　　　left join medicdb.airq_ymddate as c 　　　on a.admdateu=c.airq2000； **quit**；	按照日期进行关联查询。注意除去首页数据，其他两张表（大气、空气污染）中一个日期应该只有一行数据才符合一般业务记录逻辑（这里假设只提取入院当天的气温和空气质量相关指标）

3．RSQLite中实现脚本　在RSQLite中实现表关联查询见表3-40示例。

表3-40　病案首页患者数据与气温关联

查询	操作说明
library（openxlsx） **library**（stringr） **library**（data.table） **library**（sqldf） record=**read.xlsx**（"C：/Users/Administrator/Desktop/书稿2022.1.5/病案信息取样信息-202201.xlsx"）	安装本次操作所需要的package 读取病案首页数据和大气数据 大气数据使用之前示例处理好的结果表maxmintem
record$入院时间=as.character（**as.Date**（record$入院时间，origin='1899-12-30'）） record$出院时间=as.character（**as.Date**（record$出院时间，origin='1899-12-30'））	将日期列格式进行转置
maxmintem$date=**paste**（maxmintem$YEAR，"-"，**str_pad**（maxmintem$MONTH，width=2，pad=0），"-"，**str_pad**（maxmintem$DAY，width=2，pad=0），sep=" "）	将大气数据的日期列进行处理
sqldf（"select maxmintem.date，maxmintem.maxtem，maxmintem.mintem，maxmintem.avgtem，maxmintem.temtag，record.* from record left join maxmintem where record.入院时间=maxmintem.date"）	将大气数据的日期列和病案首页数据中入院时间列进行关联

四、宽表生成

医学数据分析过程其实是一个反复探索、尝试的过程。例如在大气数据（气温、污染）与住院患者入院率的致病因素分析中，考虑到污染物吸入、持续高温或低温可能会对人体造成不良的后果，因此需要取发病前一段时间的气温、污染数据作为变量。假如每天一个变量的话，那么到底需要取前30天的数据还是前20天的数据，在具体分析结果得出之前都是未知的。这就需要纳入可能范围的数据进行探索性分析，直到发现真正的致病时间区域。也就是说，分析数据需要根据具体的疾病情况，或者将前 30 天（每天一个气温变量、一个污染变量）共 60 个变量（列）纳入数据表；或者只需要将前 15 天共 30 个变量（列）纳入数据表。

这种分析场景下表列的多变，与前文介绍的数据库管理系统所要求的满足第三范式的表结构设计是矛盾的。因此，一般的有效方法是按照第三范式设计数据库表结构，例如每天的气温数据、污染数据是一条记录，这样 30 天就是 30 条气温数据记录、30 条污染数据记录。直到针对具体数据分析需求时，才根据具体的分析需求，将所需要分析的数据按照某种策略生成一行观测。例如一个患者的诊断信息和基本人口学信息，除此之外还需要按照患者入院当天的日期，将前 30 天的气温、污染数据逐一作为该患者对应的 60 个变量，形成一个观测进入分析表。

我们将这种需要将一张或多张表中的多行记录的某个变量值按照某个条件（例如同一天、同一个人、同一个地区等）对应到分析表的一条记录中的不同变量上去的过程，称为生成宽表的过程，所生成的宽表就是可以进行具体的统计分析的数据表（图 3-4）。

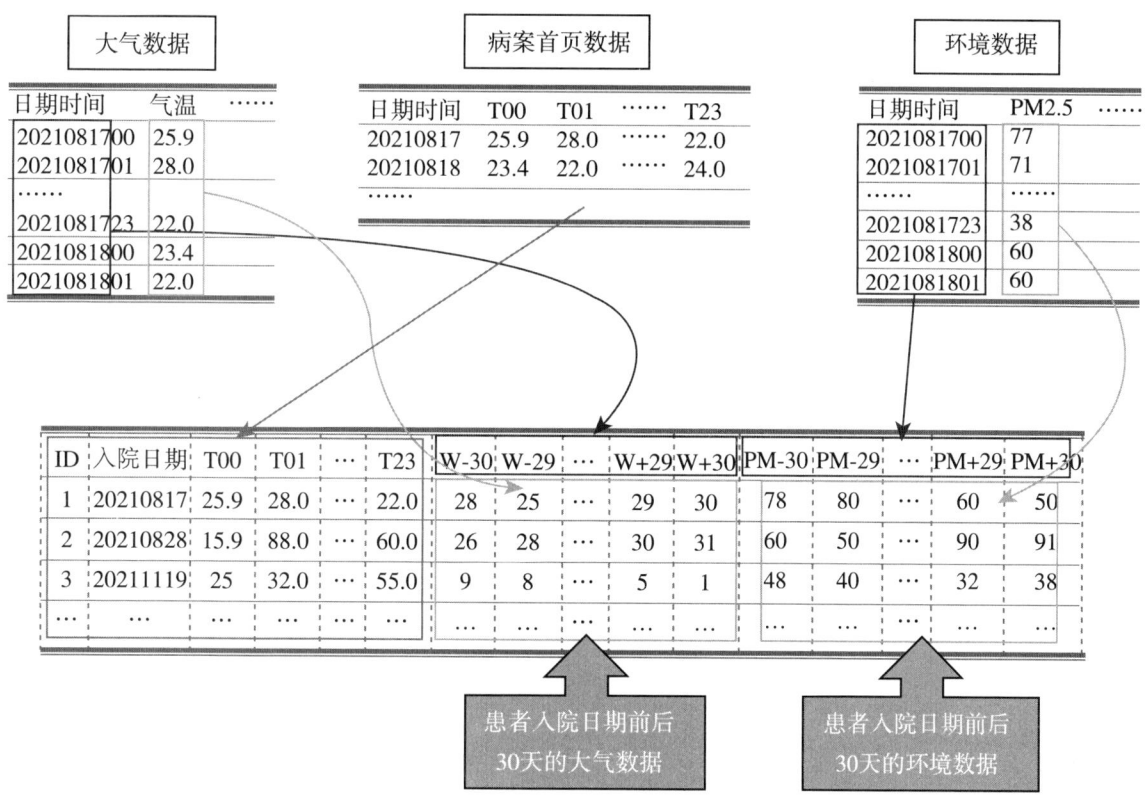

图 3-4　生成宽表过程示意

下面通过一系列实例分别在 SQL Server、SAS 和 RSQLite 中展示上述宽表生成的具体步骤。

病案首页与大气气温数据、污染数据按日期进行关联，且气温数据、污染数据需要关联患者入院前 2 周、后 2 周每天的数据。操作步骤需先将气温数据和污染数据按天转置，再进行关联。

1．数据库管理系统（SQL Server）实现脚本　在 SQL Server 中宽表生成的实现脚本见表 3-41、表 3-42 和表 3-43。

表 3-41　气温数据按天转置

查询（气温数据转置）	备注
SELECT T0.date，TV0，TV1，…，TV23 FROM (SELECT date，value as TV0 FROM Weather WHERE TIME=0) T0, (SELECT date，value as TV1 FROM Weather WHERE TIME=0) T1, (SELECT date，value as TV2 FROM Weather WHERE TIME=0) T2, … WHERE T0.date=T1.date and 　　T0.date=T2.date and 　　… 　　T0.date=T23.date	选中列 date，TV0，TV1，…，TV23 T0 表，本身是一个查询 T1 表，本身是一个查询 T2 表，本身是一个查询 T3，…，T23，本身各自是一个查询 关联条件 注意每张表都需要按照日期与 T0 进行关联

表 3-42　污染数据按天转置

查询（污染数据转置）	备注
SELECT P0.date，PM0，PM1，…，PM23 FROM (SELECT date，value as PM0 FROM PM25 WHERE TIME=0) P0, (SELECT date，value as PM1 FROM PM25 WHERE TIME=0) P1, (SELECT date，value as PM2 FROM PM25 WHERE TIME=0) P2, … WHERE P0.date=P1.date and 　　P0.date=P2.date and 　　… 　　P0.date=P23.date	选中列 PM0，PM1，…，PM23 P0 表，本身是一个查询 P1 表，本身是一个查询 P2 表，本身是一个查询 P3，…，P23，本身各自是一个查询 关联条件 注意每张表都需要按照日期与 P0 进行关联

表 3-43 转置后的气温数据与污染数据的关联

气温数据和污染数据转置后的关联	备注
SELECT PM25T.*，TEMT.* FROM (SELECT P0.date，PM0，PM1，…,PM23 FROM …) PM25T (SELECT T0.date，TV0，TV1，…，TV23 FROM …) TEMT WHERE PM25T.date = TEMT.date	PM25T 和 TEMT 分别是转置后的污染数据和气温数据 括号里省略的是污染数据转置的查询，具体方法见表（污染数据转置） 括号里省略的是气温数据转置的查询，具体方法见表（气温数据转置） 使用相同的日期进行关联

2．SAS 中实现脚本 在 SAS 中宽表生成的实现脚本见表 3-44。

表 3-44 气温数据按天转置

操作步骤	操作说明

libname MedicDB 'E:\MedicalDB'；
data medicdb.weather_temavgdate；
  set medicdb.weathertemavg；
  format dateu YYMMDDD10.；
  dateu=mdy（month，day，year）；
  begin=intnx（'day'，dateu，−5，'b'）；
  end=intnx（'day'，dateu，+5，'e'）；
  format begin end YYMMDDD10.；
run；
	设置气温数据的窗口（−5 到 +5）

data medicdb.weather_tad； set medicdb.weather_temavgdate； **run**；	

proc sql；
  create table medicdb.weather_datewindow as
  select b.*，a.dateu as datewitm，a.tem1_mean as temu
   from medicdb.weather_temavgdate a
    left join medicdb.weather_tad b
    on a.begin<=b.dateu and a.end>=b.dateu；
quit；
	参照日期和窗口日期关联

data medicdb.wdwu；
  set medicdb.weather_datewindow；
  datesn=datewitm-dateu；
run；
	按参照日期转置窗口内所有日期的气温值

proc transpose data=medicdb.wdwu out=medicdb.wdwu_transposed name=airtem；
  var temu；
  by dateu year month day tem1_mean；
  id datesn；
run；
	空气污染按天转置（−5 天，+5 天）

3．RSQLite 中实现脚本 在 RSQLite 中宽表生成的实现脚本见表 3-45。

表 3-45 气温数据按天转置

操作步骤	操作说明
libname MedicDB 'E：\MedicalDB';	

data medicdb.hsr_ymddate；
     set medicdb.hsrdata；
     admdateu=datepart（admitdate）;
     format admdateu YYMMDDD10.；
 run；
	提取入院日期时间列中的日期部分作为新一列 admdateu

data medicdb.weather_sasdate；
     set medicdb.weather；
     format wdate YYMMDDD10.；
     wdate=mdy（month，day，2000）；
 run；
	气温表中日期列生成。注意为了和首页数据对应，都将日期对应到 2000 年

data medicdb.airq_ymddate；
     set medicdb.airq2019；
     yearn=int（date/10000）；
     monthn=int（(date-yearn*10000)/100）；
     dayn=date-100*int（date/100）；
     format airqu YYMMDDD10.；
     format airq2000 YYMMDDD10.；
     airqu=mdy（monthn，dayn，yearn）；
     airq2000=mdy（monthn，dayn，2000）；
 run；
	空气质量列中日期生成，也将年份替换成 2000 年

proc sql；
     create table medicdb.hwa as
     select * from medicdb.hsr_ymddate as a
         left join medicdb.weather_sasdate as b
            on a.admdateu=b.wdate
         left join medicdb.airq_ymddate as c
            on a.admdateu=c.airq2000；
 quit；
	按照日期进行关联查询。注意除去首页数据，其他两张表（大气、空气污染）中一个日期应该只有一行数据才符合一般业务记录逻辑（这里假设只提取入院当天的气温和空气质量相关指标）

五、窗口函数的若干应用

前文介绍的聚集查询，例如获取一天内某疾病的入院人数、一个月内某地区的气温均值等，都会将多条记录纳入分组。一个分组计算后成为一行，所得结果数据的记录行数是分组的组合个数。不能保留非分组的变量，这在很多场合会带来计算的不便捷。

窗口函数可以按照分组计算所需结果的同时，保留原始变量在结果表中。例如图 3-5 中为了查验某气温监测点每天的监测值是否有数据（每整点收集一次）。

可以看到，在原来所有变量的基础上，新增变量是利用窗口函数定义（partition）将所计算的每个分组中的记录数目作为窗口所属记录的变量值 Group 变量值。

总而言之，窗口函数在实现聚集计算的同时，保留了原始数据，对于后续计算的数据需求满足度更高、更便捷。

图 3-5　窗口函数用于统计每个气温监测点收集数据的条目数

以入院患者所测量的各种生化指标为例（图 3-6）。需要从每个患者的入院生化检查中取得第一次血常规的总蛋白值（TP）和谷氨酰转肽酶（GGT）、最后一次血常规的总蛋白值（TP）和谷氨酰转肽酶（GGT），然后与病案首页的每个患者进行关联并生成合并分析数据表。

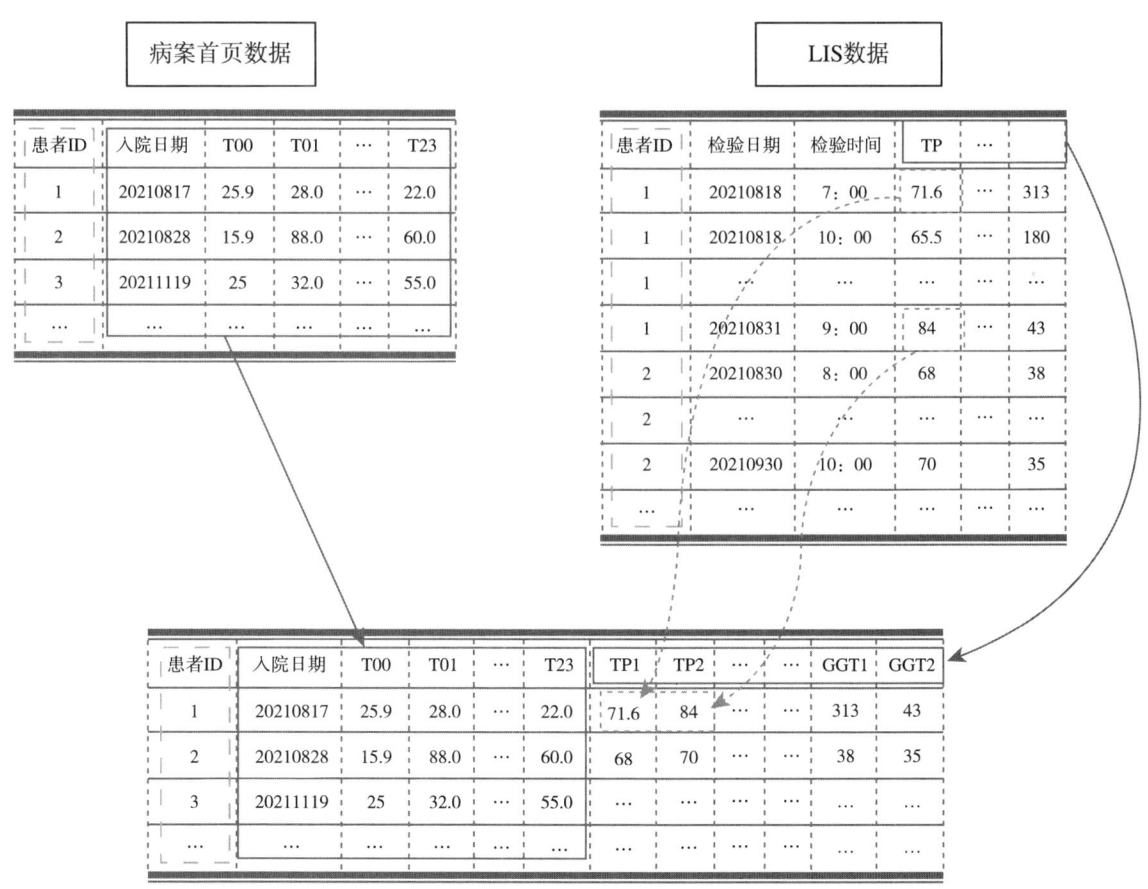

图 3-6　生化指标数据的不同提取策略需求

注意：LIS 数据中每位患者的每项生化指标会有多条记录，因此在病案首页数据和 LIS 数据进行关联时，通常 LIS 数据中各生化指标只取每位患者入院后第一次检验和出院前最后一次检验的数据，关联后的每位患者的每项生化指标只有两个值（如图 TP1 和 TP2，或 GGT1 和 GGT）

同样地，若在合并上述检验数据的基础上，还需要同时分析气温、空气污染（尤其是PM2.5、PM10等空气污染）对患者入院的影响，还需要合并患者入院日期之前若干天的气温、空气污染数据。由图3-5可知，我们获取的气温数据是按每天24小时收集数据（理想情况下每个小时都有气温数据），按天合并气温数据时就需要合并平均气温数据作为当天的气温数据，空气污染数据也同理。

1. 数据库管理系统（SQL Server）实现脚本 此部分我们利用窗口函数计算每天的平均气温，实现过程需先在SQL Server中建表结构，之后在文本编辑器中定义导入文件格式，在CMD中生成目录中文件名列表和数据导入，再回到SQL Server中查看已导入的数据并进行计算。具体脚本操作和说明见表3-46和图3-7、图3-8、图3-9。

表3-46 利用窗口函数计算每天的平均气温

脚本	备注
USE [dbbook] GO CREATE TABLE [dbo] . [wth] (　　　[year] [varchar] （max）NULL, 　　　[month] [varchar] （max）NULL, 　　　[day] [varchar] （max）NULL, 　　　[hour] [varchar] （max）NULL, 　　　[TEM] [varchar] （max）NULL, 　　　[Dew] [varchar] （max）NULL, 　　　[airPre] [varchar] （max）NULL, 　　　[wind] [varchar] （max）NULL, 　　　[windspeed] [varchar] （max）NULL, 　　　[sky] [varchar] （max）NULL, 　　　[V11] [varchar] （max）NULL, 　　　[V12] [varchar] （max）NULL) ON [PRIMARY] GO	步骤1： 在SQL Server中建表结构
< ?xml version="1.0"? > < BCPFORMAT xmlns="http://schemas.microsoft.com/sqlserver/2004/bulkload/format" xmlns:xsi="http://www.w3.org/2001/XMLSchema-instance" > 　< RECORD > 　< FIELD ID="1" xsi:type="CharFixed" LENGTH="4" COLLATION="Chinese_PRC_CI_AS"/ > 　< FIELD ID="2" xsi:type="CharFixed" LENGTH="3" COLLATION="Chinese_PRC_CI_AS"/ > 　< FIELD ID="3" xsi:type="CharFixed" LENGTH="3" COLLATION="Chinese_PRC_CI_AS"/ > 　< FIELD ID="4" xsi:type="CharFixed" LENGTH="3" COLLATION="Chinese_PRC_CI_AS"/ > 　< FIELD ID="5" xsi:type="CharFixed" LENGTH="6" COLLATION="Chinese_PRC_CI_AS"/ > 　< FIELD ID="6" xsi:type="CharFixed" LENGTH="6" COLLATION="Chinese_PRC_CI_AS"/ > 　< FIELD ID="7" xsi:type="CharFixed" LENGTH="6" COLLATION="Chinese_PRC_CI_AS"/ > 　< FIELD ID="8" xsi:type="CharFixed" LENGTH="6" COLLATION="Chinese_PRC_CI_AS"/ > 　< FIELD ID="9" xsi:type="CharFixed" LENGTH="6" COLLATION="Chinese_PRC_CI_AS"/ > 　< FIELD ID="10" xsi:type="CharFixed" LENGTH="6" COLLATION="Chinese_PRC_CI_AS"/ > 　< FIELD ID="11" xsi:type="CharFixed" LENGTH="6" COLLATION="Chinese_PRC_CI_AS"/ > 　< FIELD ID="12" xsi:type="CharFixed" LENGTH="7" COLLATION="Chinese_PRC_CI_AS"/ >	步骤2： 在文本编辑器中定义导入格式保存为XML文件（示例中此文件命名为"weather-fwf.xml"），以供之后批量导入时使用，此部分为导入格式定义

续表

脚本	备注
< /RECORD > < ROW > < COLUMN SOURCE="1" NAME="year" xsi:type="SQLVARYCHAR"/ > < COLUMN SOURCE="2" NAME="month" xsi:type="SQLVARYCHAR"/ > < COLUMN SOURCE="3" NAME="day" xsi:type="SQLVARYCHAR"/ > < COLUMN SOURCE="4" NAME="hour" xsi:type="SQLVARYCHAR"/ > < COLUMN SOURCE="5" NAME="TEM" xsi:type="SQLVARYCHAR"/ > < COLUMN SOURCE="6" NAME="Dew" xsi:type="SQLVARYCHAR"/ > < COLUMN SOURCE="7" NAME="airPre" xsi:type="SQLVARYCHAR"/ > < COLUMN SOURCE="8" NAME="wind" xsi:type="SQLVARYCHAR"/ > < COLUMN SOURCE="9" NAME="windspeed" xsi:type="SQLVARYCHAR"/ > < COLUMN SOURCE="10" NAME="sky" xsi:type="SQLVARYCHAR"/ > < COLUMN SOURCE="11" NAME="V11" xsi:type="SQLVARYCHAR"/ > < COLUMN SOURCE="12" NAME="V12" xsi:type="SQLVARYCHAR"/ > < /ROW > < /BCPFORMAT >	
dir 中国气象数据 \china_isd_lite_2000*. /b >> dfilelist.txt 文件名列保存为"dfilelist.txt"的文件,可复制到 EXCEL 中生成批量导入命令: bcp dbbook.dbo.wth in 中国气象数据 \china_isd_lite_2000\450010-99999-2000 -f weather-fwf.xml -T bcp dbbook.dbo.wth in 中国气象数据 \china_isd_lite_2000\450040-99999-2000 -f weather-fwf.xml -T bcp dbbook.dbo.wth in 中国气象数据 \china_isd_lite_2000\450050-99999-2000 -f weather-fwf.xml -T ………………	步骤 3: 在 CMD 中生成目录中文件名列表(由于示例数据为多个大气数据文件,将批量导入数据库中)
步骤 4: 在 CMD 中执行生成好的批量导入命令,如图 3-7	
步骤 5: 到 SQL Server 中查看已导入的数据,如图 3-8	

SELECT *,
      AVG(temn)over(partition by yearn,monthn,dayn)as avgtem
  from(
      SELECT cast(RTRIM(LTRIM([year]))as int)yearn
      ,cast(RTRIM(LTRIM([month]))as int)monthn
      ,cast(RTRIM(LTRIM([day]))as int)dayn
      ,cast(RTRIM(LTRIM([hour]))as int)hourn
      ,cast(RTRIM(LTRIM([TEM]))as int)temn
      ,cast(RTRIM(LTRIM([Dew]))as int)dewn
      ,cast(RTRIM(LTRIM([airPre]))as int)airpren
      ,cast(RTRIM(LTRIM([wind]))as int)windn
      ,cast(RTRIM(LTRIM([windspeed]))as int)windspeedn
      ,cast(RTRIM(LTRIM([sky]))as int)skyn
      FROM [dbbook].[dbo].[wth]
)a
	步骤 6:
	将数据中的温度按时间计算平均值,注意各列导入后为字符型数据,在做计算时应转换为整型数据

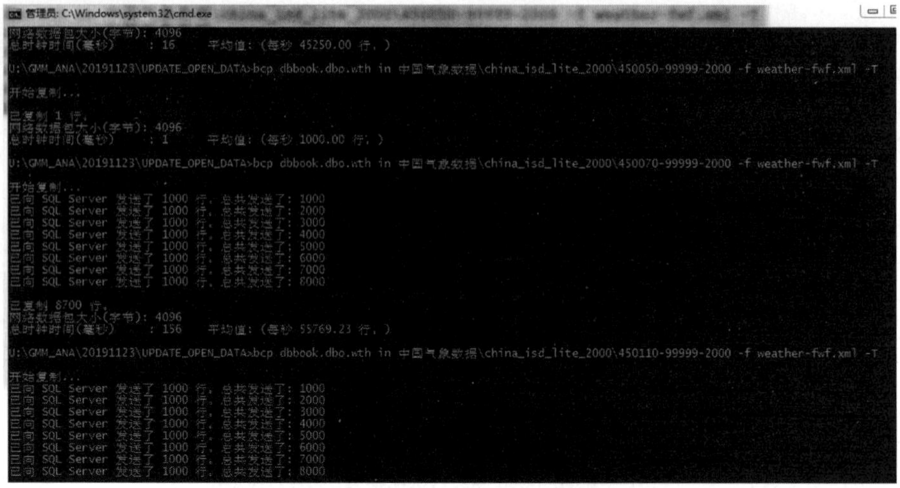

图 3-7　在 CMD 中执行生成好的批量导入命令

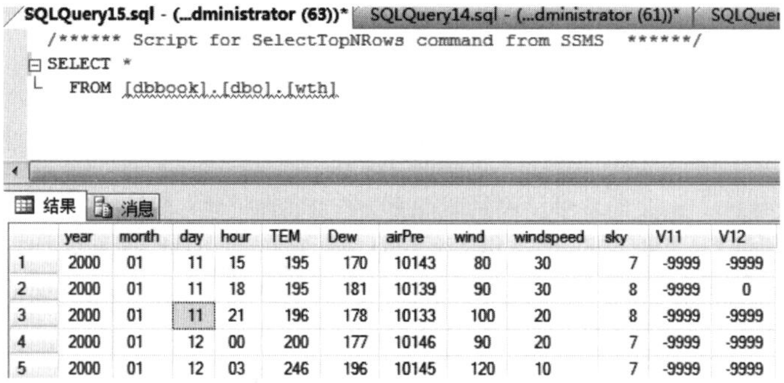

	year	month	day	hour	TEM	Dew	airPre	wind	windspeed	sky	V11	V12
1	2000	01	11	15	195	170	10143	80	30	7	-9999	-9999
2	2000	01	11	18	195	181	10139	90	30	8	-9999	0
3	2000	01	11	21	196	178	10133	100	20	8	-9999	-9999
4	2000	01	12	00	200	177	10146	90	20	7	-9999	-9999
5	2000	01	12	03	246	196	10145	120	10	7	-9999	-9999

图 3-8　在 SQL Server 中查看已导入的数据

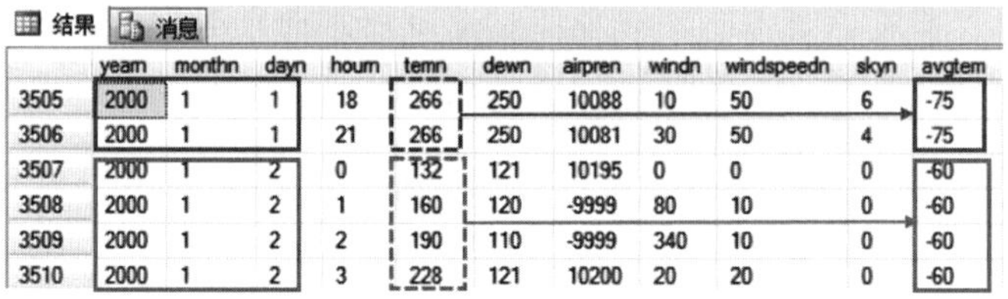

	yearn	monthn	dayn	hourn	temn	dewn	airpren	windn	windspeedn	skyn	avgtem
3505	2000	1	1	18	266	250	10088	10	50	6	-75
3506	2000	1	1	21	266	250	10081	30	50	4	-75
3507	2000	1	2	0	132	121	10195	0	0	0	-60
3508	2000	1	2	1	160	120	-9999	80	10	0	-60
3509	2000	1	2	2	190	110	-9999	340	10	0	-60
3510	2000	1	2	3	228	121	10200	20	20	0	-60

图 3-9　SQL Server 中计算结果（部分结果截图）

2．SAS 中实现脚本

在 SAS 中的窗口函数实现脚本如下：

```
libname MedicDB 'J:\DBBOOK';
proc sql outobs=10;
  title '按天计算平均气温';
  title2 '显示前 10 行';
  select year, month, day,hour,tem,
        avg(tem) as AvgTem
    from MedicDB.weather
```

```
where tem<>-9999
group by  year, month, day
order by year,month,day,hour;
title;
```

上述脚本中，窗口计算的结果由 group by 定义，在输出的每条记录中，都有该记录所属分组的聚集函数计算结果列，无需另外的窗口函数语法。

3．RSQLite 中实现脚本　在 RSQLite 中的窗口函数应用示例见表 3-47，计算结果如图 3-10。

表 3-47　窗口函数在气温数据上的应用

查询	备注
ya=dataa	准备数据
ya$date=**paste**（ya$YEAR，"-"，**str_pad**（ya$MONTH，width = 2，pad = 0），"-"，**str_pad**（ya$DAY，width = 2，pad = 0），sep=""）	将年月日合并为一列
yat=**data.table**（ya） yat$avgtem=0.0 yat［，avgtem:=**mean**（TEM），by=c（'v13'，'date'）］ **View**（yat）	对温度列按同一日期和同一站点计算平均值 注：v13 为气象监测站点编码

	YEAR	MONTH	DAY	HOUR	TEM	Dew	airPre	Wind	Winspeed	Sky	V11	V12	v13	date	avgtem
1	2000	3	12	18	10	10	10242	320	10	8	-9999	-9999	450010	2000-03-12	10.0000
2	2000	1	1	0	166	120	10186	110	10	1	-9999	0	450040	2000-01-01	188.8750
3	2000	1	1	3	225	114	10186	0	0	0	-9999	-9999	450040	2000-01-01	188.8750
4	2000	1	1	6	229	133	10152	260	20	0	-9999	0	450040	2000-01-01	188.8750
5	2000	1	1	9	201	149	10154	80	10	0	-9999	-9999	450040	2000-01-01	188.8750
6	2000	1	1	12	175	143	10170	0	0	0	-9999	0	450040	2000-01-01	188.8750
7	2000	1	1	15	174	143	10181	100	20	0	-9999	-9999	450040	2000-01-01	188.8750
8	2000	1	1	18	172	147	10178	0	0	0	-9999	0	450040	2000-01-01	188.8750
9	2000	1	1	21	169	142	10173	0	0	0	-9999	-9999	450040	2000-01-01	188.8750
10	2000	1	2	0	195	106	10182	10	20	1	-9999	0	450040	2000-01-02	208.2500
11	2000	1	2	3	246	120	10189	0	0	0	-9999	-9999	450040	2000-01-02	208.2500
12	2000	1	2	6	258	112	10158	110	20	0	-9999	0	450040	2000-01-02	208.2500
13	2000	1	2	9	228	119	10153	100	10	0	-9999	-9999	450040	2000-01-02	208.2500
14	2000	1	2	12	197	118	10171	0	0	0	-9999	0	450040	2000-01-02	208.2500
15	2000	1	2	15	187	125	10174	100	20	0	-9999	-9999	450040	2000-01-02	208.2500
16	2000	1	2	18	174	116	10169	0	0	0	-9999	0	450040	2000-01-02	208.2500
17	2000	1	2	21	181	78	10161	70	30	0	-9999	-9999	450040	2000-01-02	208.2500
18	2000	1	3	0	174	94	10181	80	50	0	-9999	0	450040	2000-01-03	186.5000
19	2000	1	3	3	201	117	10189	100	40	0	-9999	-9999	450040	2000-01-03	186.5000
20	2000	1	3	6	218	110	10161	100	40	0	-9999	0	450040	2000-01-03	186.5000
21	2000	1	3	9	194	117	10154	100	30	2	-9999	-9999	450040	2000-01-03	186.5000

保留原数据表所有记录的同时，新生成了一列气温平均值，相同站点相同日期均为同一结果

图 3-10　Rstudio 中计算结果（部分结果截图）

六、变量计算

在已有变量的基础上，生成建模、分析需要的新变量，是常见的操作。例如病案首页中有入院日期和出院日期，但很多时候进行分析挖掘时需要住院天数，需要计算日期间隔的天数，即（出院日期 − 入院日期）。

另一种常见的操作是需要根据无序的枚举变量生成哑变量，如图 3-11 的医疗支付方式变量

（PAYMENT），因为它是按照1到5分别编码，但只是表达分类（类似于第一种、第二种……、第五种），因此需要将其转换成5个哑变量，每列对应PAYMENT的一种。这样每条记录所对应这五个变量，只有一个是1，而其他4个哑变量都是0。

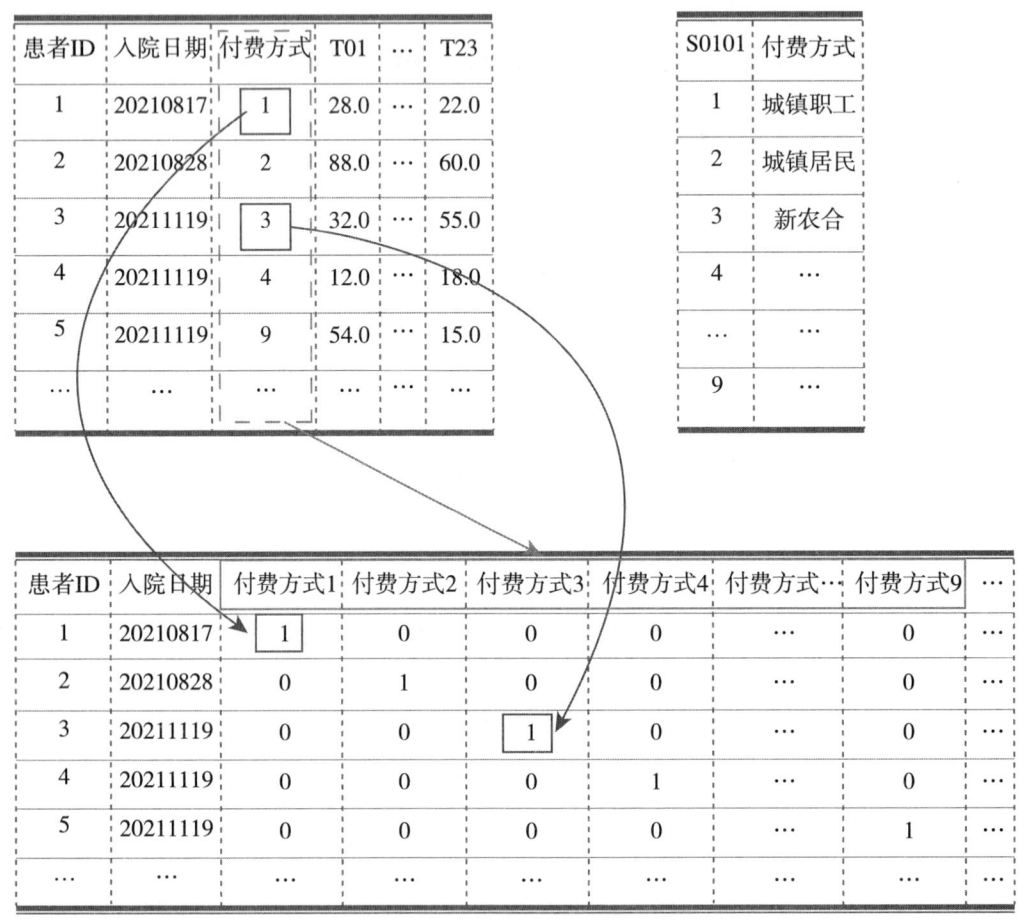

图 3-11　哑变量生成示意图

一般在病案首页数据分析前，需将某些变量进行转置，且变量值用1或0进行替换，生成用于分析的哑变量。以病案首页数据中"医疗付费方式"为例，此列的值常见的有'全自费''新型农村合作医疗''城镇职工基本医疗保险''其他'。在统计分析中经常会用此列区分城市或农村患者，或通过付费方式看出患者预后的情况等。下面就以上述实例需求，分别在SQL Server、SAS和RSQLite中的操作进行说明讲解。

1. 数据库管理系统（SQL Server）实现脚本　在 SQL Server 中病案首页数据的变量计算的查询脚本如下，查询结果展示见图3-12。

```
SELECT [住院流水号]
      ,[医疗付费方式]
      ,case when [医疗付费方式]='全自费' then 1 else 0 end 全自费
      ,case when [医疗付费方式]='新型农村合作医疗' then 1 else 0 end 新型农村合作医疗
      ,case when [医疗付费方式]='城镇职工基本医疗保险' then 1 else 0 end 城
```

```
镇职工基本医疗保险
        ,case when [ 医疗付费方式 ]=' 城镇居民基本医疗保险 ' then 1 else 0 end 城
镇居民基本医疗保险
        ,case when [ 医疗付费方式 ]=' 其他 ' then 1 else 0 end 其他
        ,[ 性别 ]
        ,[ 出生日期 ]
        ,[ 入院途径 ]
        ,[ 入院时间 ]
        ,[ 入院科室 ]
        , ……
    FROM [dbbook].[dbo].[hsr]
    order by [ 医疗付费方式 ]
```

结果　消息

	住院流水号	医疗付费方式	全自费	新型农村合作医疗	城镇职工基本医疗保险	城镇居民基本医疗保险	其他	性别	出生日期
1	ZY011001168481	全自费	1	0	0	0	0	男	1966-04-10 0
2	ZY011001172903	新型农村合作医疗	0	1	0	0	0	女	1984-11-17 0
3	ZY011001177161	新型农村合作医疗	0	1	0	0	0	女	1990-09-08 0
4	ZY011001178960	新型农村合作医疗	0	1	0	0	0	女	1995-08-15 0
5	ZY011001180089	全自费	1	0	0	0	0	男	2017-05-03 0
6	ZY011001170045	全自费	1	0	0	0	0	女	1948-04-01 0
7	ZY011001180722	新型农村合作医疗	0	1	0	0	0	女	1990-10-11 0
8	ZY011001180642	全自费	1	0	0	0	0	男	1967-03-02 0

图 3-12　病案首页数据变量计算的部分结果截图

2. SAS 中实现脚本　在 SAS 中病案首页数据的变量计算的脚本如下。

```
data medicdb.sampcols;
  set medicdb.hsrsam.hsrsample;
  keep patient_id pay_type;
run;

proc sql;
  title ' 生成列变量 ';
  title2 ' 前 10 行 ';
  create table medicdb.samppayascols as
  select patient_id, pay_type,
        case when pay_type=' 全自费 ' then 1 else 0 end as allpay,
        case when pay_type=' 新型农村合作医疗 ' then 1 else 0 end as xnh
        from MedicDB.sampcols;
  title;

data medicdb.samppayascols;
  set medicdb.samppayascols;
  label pay_type=' 付费类型 ';
  label PATIENT_ID=' 患者号 ';
```

```
    label allpay='全自费';
    label xnh='新型农村合作医疗';
run;
```

上述 SAS 脚本中，前两个过程完成了选择变量、利用 SQL 查询完成新变量生成，最后一个过程是对各新生成变量定义标签。

3. RSQLite 中实现脚本　在 RSQLite 中病案首页数据的变量计算的脚本如下。

准备数据，安装需要的 **package**：
```
library(data.table)
recd=data.table(record)
View(head(recd))
```
以病案首页中付费方式为例，生成用于分析用的哑变量：
```
recd$fankv=1
dcastrec=dcast(data=recd, formula= 住院流水号 ~ 医疗付费方式, value.var='fankv', fun.aggregate=max, fill= 0)
rst=sqldf("select dcastrec.*, recd.* from recd left join dcastrec on dcastrec. 住院流水号 =recd. 住院流水号 ")
View(head(rst))
```

View（head（rst））可用于展示计算结果数据集的前几行数据，见图 3-13。

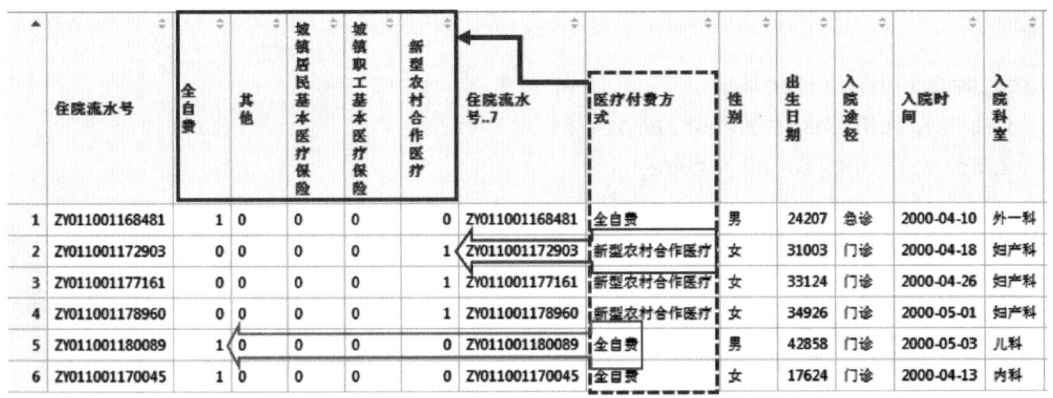

图 3-13　RSQLite 中病案首页数据的变量计算部分结果截图

七、数据类型转换的复杂情形

临床数据分析中经常遇到数据类型转换的问题，引起数据类型不符合预期的原因很复杂，这里描述了几种常见的数据类型转换，包括数值类型数据和文本类型数据（也常称为字符串类型）的互相转换，数值类型数据和日期类型数据的互相转换，以及字符串类型和日期类型的转换。

从提高数据处理效率的角度考虑，一般建议严格按照既定的数据类型将数据导入数据库进行后续操作；但这一要求在实际应用中可能会导致数据在导入数据库时困难重重，然而无法导入的数据在影响数据探索的同时，也会延误整个数据分析和反馈的过程。所以，一种常见的折中方法是，将一些反复处理仍然不能导入的列按照字符串类型导入，之后再进行对应的数据类型转换。

还是以病案首页数据或大气数据为例，分别在 SQL Server、SAS 和 RSQLite 中的操作进行说明讲解。在进行分析前，通常会将年、月、日这三列进行合并生成一列新的日期列。然而合并后的日期列会变成字符格式，这样会导致后续的分析无法进行，所以需要把字符格式的日期列转换成日期格式。

1. 数据库管理系统（SQL Server）实现脚本　在 SQL Server 中的数据类型转换脚本如下。

将年、月、日列进行合并，这里需注意合并时应移除空格，合并后的日期列已变为字符格式：

```
SELECT [year]
      ,[month]
      ,[day]
      ,[hour]
      ,[TEM]
      ,[Dew]
      ,[airPre]
      ,[wind]
      ,[windspeed]
      ,[sky]
      ,[V11]
      ,[V12]
      ,ltrim(rtrim([year]))+'-'+ltrim(rtrim([month]))+'-'+ltrim(rtrim([day])) dateu
    into [dbbook].[dbo].[wthdate]
  FROM [dbbook].[dbo].[wth]
```

将字符格式进行转换：

```
SELECT [year]
      ,[month]
      ,[day]
      ,[hour]
      ,[TEM]
      ,[Dew]
      ,[airPre]
      ,[wind]
      ,[windspeed]
      ,[sky]
      ,[V11]
      ,[V12]
      ,cast([dateu] as datetime) datenew
      ,CONVERT(smalldatetime, [dateu]) datenew
      ,CONVERT(nvarchar(30), CONVERT(datetime,[dateu]), 126) AS datenew
```

FROM [dbbook].[dbo].[wthdate]

注意在 SQL Server 中进行字符类型转换时，常用 CAST 和 CONVERT，其中 CONVERT 有多种参数设置，在这里只列举了两种，可以根据自己的实际情况选择一种进行操作。

2. SAS 中实现脚本　在 SAS 中的数据类型转换，以大气数据为例，实现数据类型转换的脚本如下。

```
data medicdb.weather_dateu;
    set medicdb.weather;
    length dateu 8;
    datac=MDY(''||month,''||day,''||year);
    dateu=MDY(month, day, year);
    format dateu YYMMDD10.;
    format datac MMDDYY10.;
run;
```

上述 SAS 脚本中，分别生成了两个变量，datac 是将大气数据表中数值类型的 month、day、year 变量转换为字符类型数据，并利用 MDY 函数，生成日期类型变量数据；dateu 是直接利用 month、day、year 作为 MDY 函数的参数，生成日期变量。下面分别对 dateu 和 datac 定义了日期格式，dateu 的日期格式为"YYYY-MM-DD"（年 - 月 - 日），而 datac 为"MM-DD-YYYY"（月 - 日 - 年）。

3. RSQLite 中实现脚本　在 RSQLite 中的数据的类型转换，以病案首页数据为例，脚本如下：

准备数据，安装本次操作所需要的 package：
```
library(openxlsx)
library(stringr)
```

读取病案首页数据：
```
record=read.xlsx("C:/Users/Administrator/Desktop/书稿 2022.1.5/病案信息取样信息 -202201.xlsx")
```

将这些日期列进行格式转换：
```
record$入院时间=as.character(as.Date(record$入院时间, origin='1899-12-30'))
record$出院时间=as.character(as.Date(record$出院时间, origin='1899-12-30'))
```

注意在数据读取进来后，会发现所有日期列均变成了数值型。在 Rstudio 中日期列格式转换前后对比截图见图 3-14。

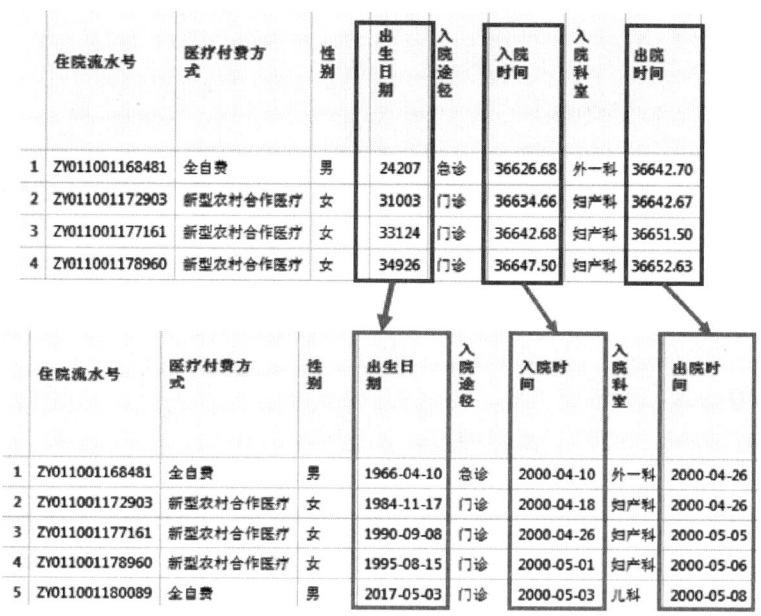

图 3-14　Rstudio 中日期列格式转换前后对比截图

八、视图

在很多应用中并不需要将关联查询或复杂查询的结果存储为具体的物理结果，而是需要将查询本身存储起来，以备后续使用。实际上，视图的本质就是创建一个虚拟表，该表以一种备用方式提供一个或多个表中的数据。创建视图的命令是 CREATE VIEW。视图的优点在于可以将常用的业务逻辑构成一个复杂的查询并以视图的方式存储起来，之后视图可以像一般的数据表进行查询，同时又不占用物理存储空间。

下面分别以污染数据与大气数据关联的视图、病案首页数据与空气污染数据关联的视图为例，说明视图创建、查询、删除等基本操作。

1．数据库管理系统（SQL Server）实现脚本　在 SQL Server 中新建视图脚本如下。

```
use dbbook；
go

CREATE VIEW hsrwth
AS
SELECT [year]
      ,[month]
      ,[day]
      ,[hour]
      ,[TEM]
      ,[Dew]
      ,[airPre]
      ,[wind]
      ,[windspeed]
      ,[sky]
      ,[V11]
```

```
        ,[V12]
        ,[dateu]
        ,'sepcol' as sepcol
        ,b.*
    FROM [dbbook].[dbo].[wthdate] a
    INNER JOIN
    (select *,cast([入院时间] as date) admdate from [dbbook].[dbo].[HSR]) b
    on a.dateu=b.admdate
```

2. SAS 中实现脚本　以下是 SAS 中在病案首页上建立的视图，该视图只查询付费类型为"新型农村合作医疗"的记录，注意视图中设置了视图密码 (user1)。

```
proc sql;
    create view medicdb.allpay(pw=user1) as
    select patient_id,pay_type,gender,admission_path
    from medicdb.hsrsample
    where pay_type='新型农村合作医疗';
title '视图查询示例';
    title2 '只看新型农村合作医疗记录';
select * from medicdb.allpay(pw=user1);
title2;
```

3. RSQLite 中实现脚本　以下是利用 R 在 SQLite 中建立基于大气与空气污染关联数据的视图，该视图按照日期将大气数据表中的数据与空气污染数据进行关联，建立了一个名为 wth_air_view 的视图，接下来为了验证所建视图，查询了该视图的记录数（结果为 8516）。

```
library(RSQLite)
library(stringr)
library(openxlsx)
setwd('e:/mdb')
#新建一个数据库
con <- dbConnect(RSQLite::SQLite(), "ch3/mdb.dbf")
#读入大气数据
weather=read.table('466960-99999-2018M.txt',header = F)
names(weather)=c("year","month","day","hour","TEM","Dew","airPre","wind",
"windspeed","sky","V11","V12")
#大气数据表 weather 表存入数据库 mdb
dbWriteTable(con,"weather",weather,overwrite=T)
#列出数据库中已有表，仅有刚存入的表 weather
dbListTables(con)
## [1] "weather"
#以下读入空气污染数据
#由于原始格式的原因，采用读入整行字符并进行切分方式生成各列变量值
```

```
airq=readLines('ch3/airq-data.csv',encoding = 'UTF-8')
airqcol8=str_split_fixed(airq,'","',8)
airqcol8[,1]=str_remove_all(airqcol8[,1],'"')
airqcol8[,8]=str_remove_all(airqcol8[,8],'"')
airqdata=data.frame(airqcol8,stringsAsFactors = F)
names(airqdata)=c('hid','city','airq_value','air_poll_name','airq_level','air_date','areacode','airq_cn_desc')
airqdata$airq_value=as.numeric(airqdata$airq_value)
airqdata$air_date=as.Date(airqdata$air_date)
# 空气污染数据表 airqdata 存入数据库
dbWriteTable(con,"airqdata",airqdata,overwrite=T)
dbListTables(con)
## [1] "airqdata" "weather"
# 在上述原始数据表的基础上
# 对日期进行格式化转换后生成新表存入数据库
dwth=dbGetQuery(con,"select * from weather")
dwth$wth_date=as.Date(paste(dwth$year,dwth$month,dwth$day,sep="-"))
dbWriteTable(con,'dwth',dwth)
dairq=dbGetQuery(con,"select * from airqdata")
dairq$air_date_fmt=as.Date(dairq$air_date,origin="1970-01-01")
dbWriteTable(con,'dairq',dairq)
# 建立一个视图，是大气数据与空气污染数据基于日期关联后的结果表
dbExecute(con,"create view wth_air_view as select * from dwth a inner join dairq b on b.air_date_fmt=a.wth_date")
dbListTables(con)
## [1] "airqdata"  "dairq"  "dwth"  "weather"  "wth_air_view"
# 查询视图
result_on_view=dbGetQuery(con,"select * from wth_air_view")
# 查看视图的记录数
result_count_on_view=dbGetQuery(con,"select count(*) from wth_air_view")
result_count_on_view
##   count(*)
## 1    8516
# 关闭数据库连接
dbDisconnect(con)
```

小结

本章首先介绍了结构化查询语言 SQL，并以此为基础分别利用不同实例对如何进行单表查询、表行过滤、表列选择、表列计算、表列数据类型转换等进行了简要介绍；多表关联重点介绍了内联接、外联接及其应用示例。

（包小源）

第四章

管理型数据库

第一节 概 述

一、管理型数据的定义

管理型数据（administrative data）是指主要用于管理目的（而非研究目的）常规收集的信息。政府部门和其他组织通常在提供服务期间用于注册、交易和保存记录时收集此类数据，例如，保险、基层公共卫生服务、出生和死亡登记、医院就诊，以及实验室检查或药房买药等重要记录都是管理型数据的示例。这些类型的数据用于产生管理信息，例如以经济高效的方式生成注册登记数据。这使管理型数据变成指标后，可以显示一段时间内的趋势并反映现实世界的信息。医疗健康大数据中的管理型数据受到研究者的追捧，部分原因是数据已经被收集并且能够以最小的额外成本进行重复使用。近年来，利用管理型数据库开展的医疗健康领域的"真实世界研究（real world study）"越来越广泛。

二、管理型数据库的特点

在流行病学中，医疗健康领域使用管理型数据库的优势包括样本量大、人口覆盖广和多样性、能够反映"现实世界"的情况。其他优点还包括无需花费额外的数据收集费用，观察周期长，并且可以链接包含患者信息的不同数据库。而且，数据通常可以长期使用，并可以进行趋势分析。此外，由于处于正在进行的收集过程，数据是最新的。主要缺点包括收集的数据质量不一，并且缺乏研究感兴趣的一些特定信息（如需要通过提前设计调查问卷才能获得的生活质量评价指标等）。其他缺点还包括由于存在偏倚或混杂的影响而难以得出因果结论，并且可能对结局或暴露存在错误分类。因此，本章将主要讨论研究中必须考虑的管理型数据库的一般特征，并且通过实例描述使用管理型数据库在某些应用领域研究的主要问题。

第二节 常见管理型数据库简介

一、医疗保险数据库

医疗保险数据库是应用很广泛的管理型数据库，例如美国的医疗保险和医疗补助服务中心（Centers for Medicare & Medicaid Services，CMS）已将可用于研究的 Medicaid 和 Medicare 中的数据提供给研究者，并广泛用于流行病学、卫生服务和政策研究。鉴于使用 Medicaid 和 Medicare 数据开展研究对公共卫生的重要性，数据错误可能导致错误的科学推断和对公共政策的评估，因此检查其数据质量至关重要。

需要指出的是，现在可以获取医疗记录来验证 Medicaid 和 Medicare 索赔数据中的诊断结果。许多此类研究使用医疗记录来验证研究结果，或者使用先前研究中已知的结果来验证其有效性。开展探索性数据分析是使用管理型数据库重要的第一步。当然，在此类分析过程中尚未发现问题并不能保证数据的有效性和完整性。

二、电子健康档案数据库

电子健康档案（electronic health record，EHR）是另一大类管理型数据的来源。从电子健康档案中收集的初级保健数据代表了患者病史的综合信息，也提供了人群健康状况的全面描述。但是，各国之间在常规数据收集项目方面存在差异。目前比较成熟的常规数据收集网络大多位于西方发达国家，如英国的临床实践研究数据链（CPRD）、美国的退伍军人健康管理局（VA）项目，以及加拿大的 EMRALD 和 CPCSSN。这些项目提供了从提取工具到综合计算平台的技术保障。此外，全科医生（general practitioners，GPs）主导了收集过程，并从参与的激励机制中受益。

区别于从医院获得的电子病历（electronic medical record，EMR）数据，EHR 考虑到了每位患者或整个人群的全生命周期。由于全科医生通常是其患者医疗状况的协调者，因此初级保健记录包含每位患者的全部病历，而且大多数人都可以获得初级保健。得益于信息技术的发展，EHR 捕获的数据量与不断增加的数据链接和交换能力相结合，为评价医疗质量并因此改善患者和人群健康提供了机会。

大多数西方发达国家初级保健数据收集项目是在全国范围内实施的，而不仅限于一个国家内的特定地理位置。尽管如此，还是有几个基于位置相似性的网络，例如澳大利亚维多利亚州的墨尔本东部、加拿大的安大略省或美国大波士顿地区和纽约。在大多数情况下，数据仓库与官方管理机构（大学，国家管理仓库）相关联，从而带来了官方认可的附加值。例如，在英国的 Qresearch 项目中，软件以安全的方式将所有聚合数据传输到了诺丁汉大学，该大学一直以来都是整个数据库的唯一访问点。在美国，退伍军人管理局建立了公司数据仓库和四个区域数据仓库，以集中提供所有临床数据的标准架构。在荷兰，包括 GPIC 在内的大多数全科医生数据库都链接到八个医科大学中心之一。

数据链接工具提供了与其他数据库进行数据交叉的可能性。为了扩大数据处理的潜力，用于这些项目的集成 IT 系统已包括与其他数据库的链接。例如，CPRD 的初级保健数据库 CPRD GOLD 可以访问以下链接的数据集：国家统计局的死亡登记数据、英格兰公共卫生的癌症登记数据、医院事件统计（Hospital Episode Statistics，HES）数据。在全球范围内，许多 IT 系统已经开发了与其他数据库的数据链接，以扩展其网络的潜力。EHR 数据还可以与地理、环境、社会经济和人口统计数据链接，以获得用于调查传染病、急慢性疾病、伤害相关、职业和环境健康结局和危险因素的综合信息。然后，采用多因素分析和数据挖掘工具来识别用于在人口普查区域预测疾病和健康质量的影响因素。

在西方发达国家，全科医生享有的固有中心地位增强了他们在"领导初级保健和社区大数据工作"中的关键作用。加拿大初级保健数据收集项目特别强调了全科医生在数据收集网络发展中的关键作用。在安大略省，随着初级保健改革，引入了患者签约（即一名患者与一个医师或医师团队的联系），超过 80% 的人口被列入初级保健医师名单。相反，加拿大其他省份目前没有类似的基础广泛的基层医疗患者登记系统。在英国，参与 CPRD 项目的全科医生可以通过参与信息验证、样本收集或患者问卷调查的工作而产生研究收入。同样，当研究人员需要有关选定患者的补充数据时，相关项目提供了向全科医生支付额外费用的机会。Qresearch 项目是一个非营利性网络，没有资金来补偿全科医生的贡献。

大多数项目是由学术或政府机构与软件公司联合支持的（特别是在数据提取过程中）。关于政府服务，一项独特的官方举措是美国的《经济和临床健康信息技术（HITECH）法案》，该法案定义了州直接参与数据复用开发的过程。例如，它支持经过认证的 EHR 技术的有意义的使用，"以电子方式交换健康信息以改善卫生保健质量的方式进行链接；并向卫生与公众服务部（HHS）提供有关卫生保健质量和其他指标的信息"。

专门用于数据开发的综合 IT 系统，在将数据发布给最终用户（通常是学术研究人员）之前，必须对其进行处理和集成。项目通常为研究人员提供数据提取和分析方面的支持。提供数据源（EHR 数据）需要先进行格式化和处理，然后再将其发布到数据仓库中，接着从数据仓库中提取数据集。考虑到数据的数量和复杂性，用户能够访问的数据集类型需要限制。通过选择提取的数据以及围绕这些数据所必需的知识，确定了用户直接使用数据二次分析的过程。实际上，通过开发质量控制工具，大规模的数据挖掘需要对分析的数据有深入的了解，它还需要专业知识来产生研究问题相关的假设。

第三节 利用管理型数据库开展研究的实例

一、英国 CALIBER 研究

英国是世界上少有的拥有全国范围内覆盖 6500 万总人口"从摇篮到坟墓"的纵向详细电子基层医疗记录、心血管疾病注册登记系统以及更标准的数据源（例如因病住院、死亡登记和人口普查数据）的国家。CALIBER（Cardiovascular disease research using linked bespoke studies and electronic health records）是一个独特的基于 EHR 的人群队列研究平台，全称为"使用链接的定制研究和电子健康档案进行心血管疾病研究"，包括从基础医疗机构的链接电子健康档案中提取的"研究准备就绪"变量、医院诊断编码、社会剥夺信息以及特定原因的死亡数据。CALIBER 计划的初始方法具有以下特征：①多个电子健康档案来源的关联：包括临床实践研究数据的纵向初级保健数据之间的链接。当前的队列分析涉及最初健康人群和疾病登记系统的 100 万人，约有 10 万名患者。②定制研究人员主导的队列研究（例如 UK Biobank）与注册登记数据（例如心肌缺血国家审查项目）之间的联系，提供了确定、验证和疾病分型的新方法。③一个通用数据模型，其中通过定义和管理关于危险因素、心血管疾病和非心血管合并症的元数据，有超过 300 个变量（分类、连续、时间依存变量）已清理并共享到常规电子健康档案数据。④透明度：所有 CALIBER 研究均已在公共平台注册了分析计划，并且在获得批准的前提下，具有数据访问权限。

CALIBER 中的当前链接的数据源包括以下内容：临床实践研究数据链（CPRD）、心肌缺血国家审查项目（MINAP）、医院事件统计数据（HES）、英国国家统计局死亡登记（ONS）和社会剥夺数据。CPRD 是纵向的初级保健数据库，记录有关症状、诊断处方、转诊和接种疫苗的数据。英国约有 97% 的人口已在全科医生（GP）注册。诊断数据使用欧洲多个国家/地区使用的 Read 编码，并且对应于医学的系统术语。CPRD 有两种确保提供给研究团体的数据质量的关键方法："可接受的研究质量"标志、患者水平的质量标志以及"达到标准日期"（实践级别的质量标记）。MINAP 是对英国 230 所因急性冠脉综合征事件入院的患者进行的国家注册登记系统。对于每次入院，MINAP 都会记录患者的人口统计学特征、有限的病史、临床特征和检查、药物治疗（入院前、入院中和入院后）以及最终诊断，包括区分 ST 段抬高的心肌梗死、非 ST 段抬高的心肌梗死和不稳定型心绞痛。HES 是英国国民健康服务（NHS）医院所有入院的国家数据集。使用《疾病和健康相关问题国际统计分类》（第 10 版）（ICD-10）记录诊断，并使用人口普查和调查局干预和程序分类（OPCS）4.31 版本记录程序。ONS 提供有关死因的数据包括英国所有居民的特定死亡记录。从死亡证明中提取特定原因的死亡记录数据，并使用 ICD-10 进行分类。使用"多重剥夺指数 2007"和 Townsend 评分记录小范围的社会剥夺程度。

一个 10 位数字的识别号（称为 NHS 编号）可以唯一标识英国的患者。识别号生成是集中管理的，而不是从人口统计信息中派生的，从而可以在整个 NHS 中准确识别患者。NHS 编号已成为记录链接和数据共享的可靠且稳定的识别号，同时又可以保护患者的隐私。遵循"分离原则"，受信任的第三方通过 NHS 编号、出生日期、性别和邮政编码将各个数据库关联。

CALIBER 包含来自多个来源的 30 亿条原始数据记录。记录的数据具有不同的质量和完整性，因此未经适当处理无法用于研究。在病史、诊断、检查、手术和处方等方面创建了 300 余个变量。来自所有源数据集的数据都用于创建这些变量，并且临床和非临床的研究人员均以透明且可重复的方式审查并确定了每个定义。以可复现的方式为每个变量编译了包含 Read 代码、ICD-10 和 OPCS-4 代码的编码列表。变量包含详细的响应类别，可以使各个研究者灵活地根据需要调整其定义的灵敏度和特异度。变量采用已建立的元数据标准进行管理，并使用分布式源代码控制存储库系统（http://git-scm.com/）进行版本控制，随着时间的推移这有助于准确跟踪变更，因为其保留了变量和变量的所有先前版本，并记录了版本之间的更改。CALIBER 研究者可以访问在线数据门户（http://www.caliberresearch.org/），其中包括单个编码列表以及用于提取数据和临床编码列表的编程脚本。对于每个变量，数据门户条目均包含类型、源数据文件、有效范围（如果适用）、响应类别、修订情况、实施细节以及任何其他相关信息，例如对已发表文献或描述性注释的引用。这种透明且可重复的操作方式能够确保将知识反馈到平台中，并可供研究者进一步使用。例如，如果潜在的研究者正在研究先前未在 CALIBER 中定义的暴露因素，则他们定义的新变量将被合并到数据门户（在同行评议之后），并可供未来的其他研究者使用。元数据可以自动生成集中式数据门户和文档，从而使变量定义过程与研究数据集的创建和管理保持同步。

以高血压为例，演示 CALIBER 如何利用多个 EHR 数据源来创建可靠的数据变量。总共从三个 EHR 来源中组合了 700 多个临床术语，以创建此复合变量，该变量定义了患者在给定时间点的高血压状态。如果患者已被全科医生诊断或在过去一年内至少有三次收缩压或舒张压升高的测量值或至少三次血压升高记录或至少两次降压药物处方，则被认为是高血压。CALIBER 队列（在 2001—2010 年进入系统）的样本包括 901 629 名在 CPRD 注册的年龄 ≥ 30 岁的成年人（39.54% 的男性），参与者没有先前的动脉粥样硬化性疾病史，并且年龄、性别、血压、吸烟状况、糖尿病状态和降脂药物信息具有完整的基线数据。区别于传统队列，在基于 EHR 的队列中随访是连续的，并且是通过捕获一个或多个 EHR 来源来实现的。从研究进入日期起的中位观察时间为 5.5 年，四分位间距为 2.1 ~ 9.1 年。大约 75.5% 的人至少进行过两次血压测量，而至少进行过一次血压测量者的平均测量次数为 9 次（IQR 4 ~ 20）。至少进行一次测量者的体重指数（BMI）的测量次数的中位数为 3 次（IQR 2 ~ 7），类似地，总胆固醇测量次数的中位数为 3 次（IQR 1 ~ 6）。

在大样本人群中，CALIBER 在跨门诊和住院治疗的临床研究，以及纵向表型分析方面具有潜在优势，可以从三个方面为心血管病流行病学提供"高分辨率"方法的机会。第一，大多数现有的由研究者发起的心血管病研究小组都研究了广泛的疾病分型（心血管病、冠心病），或至多区分出了所关注的不同疾病的狭窄范围（通常为两种或三种）。由于各种疾病表型的差异，治疗和预后各不相同，因此 CALIBER 数据库具有足够的样本量和临床表型，有机会将这些广泛的疾病分型"解析"为脑动脉、外周动脉和冠状动脉循环中的独特疾病表型。心脏疾病包括以下几种：慢性稳定型心绞痛、不稳定型心绞痛、ST 段抬高型心肌梗死（STEMI）、非 ST 段抬高型心肌梗死（NSTEMI）、心力衰竭、室性心律不齐和心脏骤停、猝死和猝死性冠心病死亡等。第二，与许多研究者发起的心血管病研究队列不同，CALIBER 数据库具有时间分辨率，可以区分出首次事件（例如心脏病发作或卒中）是否是心血管病的最初表现，或是否在其之前出现了一系列非致命性（通常在初级保健中诊断出）的心血管病表现。第三，以前的研究规模普遍过小，无法理解不同因果域之间的相互作用。例如，即使要解决跨不同特定心血管病终点的吸烟效果中性别差异这一简单问题，也需要大量样本。CALIBER 队列有足够多的事件和患者，可以根据这些事件和患者进行准确的风险估计。

二、加拿大 CANHEART 研究

门诊心血管健康研究组（Cardiovascular Health in Ambulatory Care Research Team，CANHEART）项目成立于 2012 年，这是一项独特的基于人群的观察性研究计划，旨在评估和改善为加拿大安大略省成年人群提供的门诊心血管健康和门诊心血管医疗质量。加拿大的安大略省人口超过 1300 万，是加拿大人口最多的省份，并且是世界上种族最多样化的地区之一。尽管先前的研究已经确定了心血管疾病的传统危险因素，但在加拿大对于管理这些危险因素的措施却鲜为人知，部分原因是在非住院环境中衡量众多医疗服务提供者的医疗保健质量的异质性存在挑战。评估和减少心血管病事件的一级和二级预防实践中的差距，对于减轻心血管疾病的总体社会负担，以及心血管病相关住院的高昂费用至关重要。CANHEART 研究通过个人标识号将多个电子调查、健康管理、临床、实验室、药物和电子病历数据库链接在一起，组成了一个以人群为基础的队列，该队列由 2008 年 980 万安大略省 20 岁及 20 岁以上的成年人组成，包括约 940 万一级预防和约 40 万二级预防患者。通过与综合住院、急诊科和生命统计管理数据库的记录链接来实现对临床事件的跟踪。多个数据库的链接使 CANHEART 研究队列形成丰富的大数据资源，用于科学研究，旨在改善心血管健康和卫生服务提供的质量。

在大数据时代获取电子健康信息相关的最新进展，使得现在可以通过链接安大略省多个基于人群的健康数据库，获得对门诊医疗服务质量评价的新方式。这些数据库中的一些包含涉及手动收集数据的信息，现在已作为常规收集的卫生管理、临床护理和行为危险因素监测活动的一部分，自动在各种电子数据库中能够获取。例如，门诊医疗保健的许多重要方面和医院环境可在单独的管理型数据库中获取，而有关健康的行为危险因素（例如吸烟、体育锻炼）的信息则可在基于大型人群的社区健康调查中获取。在 CANHEART 研究中，数据源通过使用唯一的个人标识号在个体级别上链接各种数据集并在临床评估科学研究所（ICES）的平台上进行分析，以创建安大略省成年人群的 CANHEART 队列。CANHEART 队列将用作研究数据平台，以解决一些重要的研究问题，主要包括以下内容：安大略省主要心血管事件的发生率在区域和种族上存在较大差异的因素是什么？影响心血管事件发展的最重要的患者、医生和社区特征是什么？安大略省的卫生系统如何改善心血管疾病预防实践有关的各种质量指标？有关心血管健康和医疗保健服务变化的信息的发布是否会改善心血管疾病的结局？

CANHEART 关注年龄在 20～105 岁的安大略省居民，通过在加拿大安大略省多伦多市 ICES 平台上获得的多个基于人群的健康数据库的链接，进行了一项基于人群的观察性研究。

ICES 是加拿大最大的卫生服务研究机构，并拥有安大略省的多个基于人群的健康数据库。根据安大略省的《个人健康信息保护法》，ICES 被指定为特定实体，ICES 研究人员可以将编码的基于人群的管理型数据库链接在一起，以便在严格的隐私和安全政策、程序下（参见 http://www.ices.on.ca 上的"数据和隐私"）进行批准的研究，并进行审查。在将数据链接到 ICES 管理型数据库之前，加拿大统计局获得了加拿大社区健康调查（CCHS）参与者的知情同意，并获得安大略省信息和隐私专员批准。CANHEART 研究已由 Sunnybrook 健康科学中心研究伦理委员会批准开展。

到目前为止，已经链接了 17 个不同的个体水平的数据源用以创建 CANHEART 队列。用于识别队列成员的中央数据库是安大略省注册人员数据库，该数据库是由安大略省卫生和长期护理机构维护的安大略省居民登记系统，已注册的安大略省医疗保险参保者。该数据库用于确定安大略省公共资助的医疗服务的持续资格。每位符合资格和居住要求的安大略省居民都将获得一个唯一的健康卡号码，该号码用于所有医疗保健系统的服务，并记录在安大略省与健康相关的管理型数据库中。健康卡号以编码形式存储，以保护个人隐私，允许在 ICES 数据库之间进行数据链接。所有离开安大略省到其他地方居住的安大略省居民都必须通知安大略省卫生和长期护理机构，并且在离开该省时对其进行注销。

CANHEART 研究选择 2008 年 1 月 1 日作为研究对象的起始日期，以便对临床事件进行至少 3 年的随访，还使用类似的方法和 10 年的随访数据创建了 CANHEART（2002）队列。长期护理机构的居民被排除在研究之外，因为其重点是社区居民。尽管 CANHEART 研究包括年龄在 20～105 岁的人群，但是可以预料，一些研究可能更适合使用该人群的一个亚组，例如 ≥ 40 岁或 ≥ 65 岁的人群。对于该队列，将一级和二级预防患者定义为没有（一级）或有（二级）已知的急性心肌梗死、卒中、充血性心脏病住院病史的患者。社会人口统计学和种族数据除了确定 CANHEART 队列基线合格的安大略省居民之外，安大略省注册人口数据库还用于获取社会人口统计学信息，例如出生日期、性别和邮政编码。通过将邮政编码与加拿大统计局的人口普查数据链接，可以估算个人的中位数收入（用作社会经济状况的代表），并可以确定其他邻里社区特征（例如，农村居民）。种族背景的信息是心血管健康的重要危险因素，尽管安大略省的移民数量占总人口的 28%，并且他们来自世界各地，但加拿大医疗体系并未定期收集这些信息。1985 年或以后到达安大略省的 160 万以上移民的种族背景可以通过使用基于出生国家、母语和姓氏的经过验证的算法，与加拿大公民身份和移民加拿大永久居民数据库建立联系。

心血管病危险因素和慢性疾病通过将 CCHS 的数据与 CANHEART 队列数据库中包含的管理型数据库链接，可以获得有关吸烟和其他相关健康行为（例如，体育活动以及水果和蔬菜的消费）的信息。CCHS 于 2001 年启动，是基于人群的调查，它是每两年周期内约 40 000 名安大略省居民的代表样本，是加拿大统计局正在进行的计算机辅助（电话或面访）调查的一部分。这项调查的数据已被用来作为基于 6 种自我报告的健康行为/因素创建理想的 CANHEART 健康指数，这些指数将用于持续评估人群的心血管健康状况。诸如吸烟状况等重要变量并非在整个人群中都能获得，CANHEART 研究在需要进行统计分析时使用多重插补方法来填补这些变量。

为了确定安大略省患有高血压和糖尿病的居民，CANHEART 研究使用了在安大略省开发的慢性病算法，该算法已进行了临床金标准验证。这些算法基于医疗保险数据库或住院中编码的医生诊断数据库，能够识别出安大略省人群中几乎所有被诊断出患有这些危险因素者。基于管理型数据库的慢性病算法不包含有关疾病严重程度的测量值（例如血压值）。因此，为解决这种限制，CANHEART 队列与电子病历管理型数据链接数据库（EMRALD）（电子病历数据库）相关联，并使用了来自安大略省的 EMR 供应商 Practice Solutions EMR 的数据。数据库中包括血压值，这些血压值是全科医生办公室提供的常规初级保健的一部分。截至 2008 年 1 月 1 日，已有超过 4 万名 20 岁及 20 岁以上的 CANHEART 队列患者具有 EMR 的血压值数据。前期研究表明，EMRAD 患者在整个安大略省人口中具有相当的代表性，但年轻成年人除外。可以与 CANHEART 队列相关的具有 EMR 数据的患者样本关联，随着安大略省 EMR 系统使用率的提高和 EMRALD 数据库的扩展而不断增加。截至 2014 年底，EMDRD 数据库包含来自安大略省 350 多名初级保健医师网络的 35 万多名患者的数据。

为了识别高脂血症患者并量化糖尿病患者的严重程度，CANHEART 研究使用了 Gamma-Dynacare Medical Laboratories 提供的可链接到的心血管病相关实验室检查的数据库，该数据库可追溯到 2002 年，Gamma-Dynacare Medical Laboratories 是为安大略省大约 1/3 的人口提供服务的商业实验室。加拿大的指南建议对 40 岁及 40 岁以上的一般人群进行血脂和糖尿病筛查，并在加拿大作为常规预防性卫生服务的一部分。根据 2008 年 1 月 1 日之前完成的最新检测，确定了 CANHEART 队列成员的基线血脂、血糖和血肌酐值。到 2016 年，CANHEART 队列通过与安大略省实验室信息系统的链接，获得安大略省所有主要门诊实验室的检测结果。

针对其他慢性病（如慢性阻塞性肺疾病和哮喘），CANHEART 研究开发了经过验证的基于管理型数据库的算法，从而能够确定患有这些疾病的居民。为了确定有癌症病史的患者，CANHEART 研究与安大略省肿瘤登记系统建立联系，覆盖了已被诊断出患有癌症的安大略省所有居民，但不包括非黑素瘤皮肤癌患者。CANHEART 研究计划的重点是评估安大略省居民对心血管病和其他医疗保健服务的使用情况，用来动态衡量医疗服务使用情况的主要数据库是"安大略省健康保险计划"的医疗索赔数据库，该数据库包含有关在安大略省的几乎所有诊所就诊、诊断检测和门诊实验室服务的信息。安大略省健康保险计划未涵盖私人提供的服务或根据其他保险计划提供的服务，但据估计，这仅占安大略省医疗服务的一小部分（＜5%）。安大略省健康保险计划也未涵盖美国或加拿大其他省份的安大略人购买的私人医疗保健服务，但这并不常见，因为居民无需支付任何自付费用即可获得安大略省的所有医生和医院服务。CANHEART 研究提供了安大略省健康保险计划计费代码的列表，这些代码用于捕获特别感兴趣的医疗服务，包括初级保健和专科医生/心脏病专家就诊、定期健康检查以及筛查糖尿病、高脂血症和肾脏疾病，并且还提供了与心血管病相关的诊断检查（例如心电图、超声心动图和心脏导管检查）的代码。CANHEART 研究在其研究网站（http://www.canheart.ca）上开发了在线数据字典，以显示研究中使用的变量定义和相关数据源。

临床事件的数据源包括用于识别住院情况的加拿大健康信息研究机构出院摘要数据库、用于急诊科就诊信息的加拿大健康信息国家门诊报告系统数据库以及安大略省重要的死亡原因统计数据。在 2002 年之前，安大略省使用国际疾病分类第九修订版（ICD-9-CM）的诊断代码，其后使用加拿大第十修订版（ICD-10-CA）的住院和急诊科就诊编码。对于安大略省的死亡证明编码，直到 2000 年前一直使用 ICD-9，此后使用 ICD-10。死亡原因与加拿大统计局用于在加拿大例行报告死亡原因的方法一致。

CANHEART 研究将探讨安大略省心血管病相关门诊医疗的实践模式的差异，包括与提供更好的预防保健和临床结局相关的医疗特征。2009 年，在 ICES 医生数据库中确定的安大略省有 25 752 名执业医生，包括 8693 名初级保健医生和 14 807 名专科医生（包括 595 名心脏病专科医生）。该数据库提供了安大略省所有医生的人口统计和执业特征，例如年龄、性别、就读医学院、执业年限和执业模式类型。安大略省有 14 个官方卫生区，称为地方卫生一体化网络（LHIN），又分为 97 个亚 LHIN，用于规划和管理目的。这些亚 LHIN 的人口覆盖 4468 至 484 497 人。对疾病负担的地理变化进行分析时，主要将亚 LHIN 用作分析的地理单位，以帮助发现可能会在较大的 LHIN 水平上的重要区域差异。由于 LHIN 和 LHIN 级别以下的分析通常用于安大略省的卫生系统规划和管理，因此区域结果和调查结果将与该省医疗保健管理者和决策者常用的模式保持一致。

CANHEART 项目的特别优势包括链接在一起的数据库的多样性（例如，调查、实验室、药物、住院和 EMR 数据)、庞大的样本量、多种族的人群以及有效地链接这些数据库和捕获数据的能力，覆盖整个人群的医疗系统中的所有临床事件。因为该研究具有从安大略省居民、医生和地区的人口样本中获得的信息，所以能够避免与自愿临床注册或队列研究相关的选择偏倚问题。由此产生的研究平台还可以用于未来促进低成本的基于注册登记中心的临床试验和其他干预性研究。当前可用数据集的不断更新以及与新数据集的链接将进一步丰富 CANHEART 队列，心血管病影像学筛查在预防心血管病事件中的实用性仍存在争议，影像学数据的添加将是未来的优先重点。另外，包括与其他医疗专业人员（如执业护士和药剂师）提供的与初级保健服务有关的信息是另一个目标。通过与可能影响心血管疾病危险因素和事件发展的社区特征相关信息的链接，可以丰富 CANHEART 项目，例如社区人群运动数据和空气污染水平。此外，安大略省还有一些以人群为基础的心血管疾病和中风注册登记系统，利用这些数据集开发新颖的临床风险预测模型可为临床医生和患者提供最佳的医疗决策。

三、中国 CHERRY 研究

基于电子健康档案的数据富含个体水平的纵向测量信息，并且正在成为全球范围内临床风险预测中越来越常见的数据源。但是，在中国很少有基于 EHR 的队列研究。利用 EHR 开展研究需要对大型数据集的数据链接、管理和数据质量有充分的了解，这带来了独特的分析机遇和挑战。中国鄞州电子健康档案研究（Chinese Electronic health Records Research in Yinzhou，CHERRY）项目在中国东部沿海地区的区域卫生信息系统中提取参与者数据，建立基于人群的纵向队列研究，以进行心血管病研究。2009 年，共有 1 053 565 名 18 岁以上的中国成年人在卫生信息系统中进行了注册，从 2009 年 1 月 1 日至 2015 年 12 月 31 日，共有 23 394 人死亡。CHERRY 研究将提供一个独特的平台（http://www.cherry-study.org），并作为宝贵的大数据资源，用于心血管疾病风险预测和人群管理，以及中国心血管疾病的一级和二级预防。通过使用唯一的个体标识号在个体水平上链接各种数据集，CHERRY 研究希望解决几个重要的研究问题，包括但不限于以下目标：新型危险因素是什么？将个体水平和社区水平的特征这两个因素组合在一起，对于中国发达地区的主要心血管事件的发生率有何影响？营养过渡期中国人群使用的最新且合适的心血管病风险评估模型是什么？在现实世界中，针对心血管病的高风险人群的不同筛查策略如何发挥作用？就改善心血管结局而言，区域卫生系统如何提供各种心血管病的预防措施？重点将放在心血管疾病风险预测和人群管理上，为改善心血管病事件的一级和二级预防提供证据。

CHERRY 研究的优势和局限性包括：CHERRY 研究是一项基于自然人群的大型观察性队列研究，将综合个体水平电子健康档案的大数据联系在一起；CHERRY 研究是中国第一个通过电子健康档案建立研究平台的项目，该研究用于在现实世界中研究与心血管疾病的一级和二级预防有关的一系列重要问题；CHERRY 研究的独特之处在于它能够使用出生证明、健康体检、门诊就诊、住院、疾病监测以及死亡证明最终为中国普通人群中的一百万成年人提供，追踪其整个终生医疗保健过程；但就数据质量而言，缺失数据和矛盾数据可能是任何 EHR 为基础的大数据研究的主要局限，对纵向队列中的缺失数据进行估算以及为矛盾数据设置数据源的优先级可能会提供替代解决方案。尽管 CHERRY 研究的参与者相对较多，但这是一个位于中国发达地区的区域性队列，因此不具有全国范围内的代表性。

研究区域鄞州区属于浙江省宁波市（北纬 29°37′ ~ 29°57′，东经 121°08′ ~ 121°54′），位于上海以南 230 公里，面积 1346 km^2。2016 年，鄞州总人口 124 万，其中常住人口 790 600。该地区是发达地区，选择该地区是因为其出色的以社区医生为基础的初级卫生服务体系和独特的集成电子健康档案的信息系统。特别是，该系统已从初级保健部门获取了丰富的信息，包括有关社区人群心血管病的危险因素及其疾病管理的重要信息，可以将综合的大数据用于中国人群的流行病学和临床研究。

鄞州的卫生信息系统包括不同的具有一般人口统计特征的管理型数据库、健康体检信息、住院和门诊电子病历（EMR）、健康保险数据库、疾病管理和死亡证明等。该系统的特殊之处在于，这些数据库通过每个人的唯一编码标识号相互链接。该系统最初是由宁波市鄞州区疾病预防控制中心于2006年设计的，目的是为当地全科医生提供常规的初级保健服务。然后，它逐渐与有关公共卫生监测、人群筛查、疾病管理、医院信息系统和其他医疗服务的信息整合在一起。自2009年以来，该系统涵盖了区域内居民从出生到死亡的几乎所有与健康相关的活动，包括儿童、青少年、孕妇、成人和老人。目前鄞州区98%的永久居民已经在卫生信息系统中注册了有效的医疗保健标识号。

基于该集成系统中的数据源，CHERRY研究始于2016年，提取系统中各个参与者的数据，以建立聚焦心血管疾病和研究结局的、以自然人群为基础的前瞻性队列研究。该研究涵盖在系统中注册的所有参与者，具体包括：① 2009年1月1日年龄在18岁以上者；②具有出生日期、性别和有效医疗保健标识号的完整信息者；③在鄞州区居住至少6个月者；④具有中国国籍者。选择2009年1月1日作为队列开始的日期，以避开系统的集成和初步测试阶段，并保证区域人群的全部覆盖。一旦被纳入CHERRY队列，个体将一直保留在该队列中，直到死亡或当地医疗服务终止（主要是由于移出浙江省）。在卫生信息系统中，后续随访通常是连续的。CHERRY研究将每年从管理型数据库中为所有队列成员更新某些重要信息，例如生命状态、临床结局和定期体检数据。委托第三方万达信息处理链接数据集的清理和安全存储，以确保研究中的隐私保护。

居民的基本人口统计学和社会经济信息来自人口普查和卫生信息系统中已注册的健康登记数据库，关键数据变量包括出生日期、性别、民族、婚姻状况、受教育程度、职业和家庭信息等。鄞州区全科医生依托新型农村合作医疗项目，对成年人进行健康体检和定期的流行病学调查，作为初级保健常规服务的一部分。CHERRY研究可以纵向测量在个体水平上与心血管疾病相关的危险因素，例如吸烟状况、饮酒状况、体重指数（BMI）和肥胖等其他危险因素以及日常体育活动。中国临床实践指南建议对40岁及40岁以上的普通人群进行高血压和糖尿病的筛查，并且自2009年以来已在鄞州区实施了筛查。此外，对于有高血压或糖尿病病史的成年人或60岁以上的老人，每年计划至少定期进行一次全面的体检，以进行疾病管理。总体来说，年龄在40岁或40岁以上的人中，有53%的人在系统内至少拥有一项常规的健康检查信息（例如，血压测量）。将检查中与心血管病危险因素相关的详细信息进行提取，其中包括对血糖、糖化血红蛋白和血脂（总胆固醇、高密度脂蛋白胆固醇、低密度脂蛋白胆固醇、甘油三酯）的血液检测以及尿液检查等。门诊和住院EMR的其他信息也将得到补充。循环系统炎症标志物（例如同型半胱氨酸、C反应蛋白、白蛋白和白细胞计数）、新型心血管病相关标志物（例如，NT-proBNP）或心血管病影像信息（例如冠状动脉钙化进展）。

患者医疗服务和药物信息的门诊和住院EMR数据包含来自鄞州区的五家医院和超过289个社区卫生服务站的网络，包括就诊信息、首要和次要疾病诊断、实验室检查、药物（适应证、强度和剂量说明）等。该系统包含鄞州区所有医院（公立和私立医院）和基层医疗单位的EMR，但没有药房。无论有无健康保险的个人都可以访问初级保健和医院服务，因此都包含在系统/研究中。到2015年底，具有唯一标识符的95.9%（1 010 658/1 053 565）的成年参与者在系统中存在记录，并至少接受一项临床服务（医院或初级保健）。对于在鄞州区以外地区接受治疗的患者（例如，患者可能会因某些复杂的外科手术而到上海著名的医院就诊），从疾病监测和慢性疾病管理系统中跟踪发生的重大非致命事件（例如心血管病和癌症）。在这种情况下，患者通常会向当地社区卫生服务站/全科医生报告，以获得术后康复管理服务和药物处方。从死亡登记系统追踪致命事件，可获得鄞州区以外医院签发的死亡证明。对于在该地区以外的医院中使用的与首要疾病诊断和药物治疗相关的信息,还可以从健康保险数据库中提取相关信息。在鄞州区95.7%的永久居民享有国家健康保险,该系统涵盖了所有年龄段的居民。但是,CHERRY研究仅包括2009年1月1日年龄在18岁以上的成年人。

临床结局事件对于每个患者将寻求以下每个结局及其发生日期的数据:非致命性心肌梗死、非致命性冠心病(CHD)、非致命性卒中和其他心血管疾病的结局。在CHERRY研究中,对于致命结局,死亡归因是指由卫生信息系统中的死亡证明上特定原因的死亡所提供的主要原因。对于非致命性结局,系统中存在多个用于结局定义的来源,即疾病管理数据库(基本医疗)、EMR数据库(医院医疗)、健康保险数据库和疾病监测数据库(疾病登记)。CHERRY研究将疾病监测数据库定义为金标准。在鄞州,一旦确诊,就必须由当地全科医生报告心血管病、高血压、糖尿病或癌症病例,以进行疾病监测和治疗。所有地区医院的医生对这些疾病的诊断将自动发送到系统中患者的本地全科医生。如果有两个或更多的来源(不包括健康保险数据库)报告这种情况,则将定义一个"确定的"事件。如果有任何来源(包括健康保险数据库)将其报告为病例,则定义为"可能"事件。将进一步通过交叉验证,以提高数据质量和诊断有效性。对于环境暴露监测数据,包括鄞州区八个环境监测点主要对水和空气污染物的暴露,如重金属污染和PM2.5。这些与心血管疾病的死亡率增加有关。此外,在研究期间,鄞州区所有气象站的各种气象条件,如气温和降水情况也将提供。

来自EHR的大数据与基于人群的队列联系起来,将成为调查医疗质量和改善心血管结局的有力工具。发达国家的大数据研究通常是可靠的。例如,前述英国的CALIBER研究基于整合的医疗保健数据库,其中包含全国范围内的初级保健EHR和正在进行的国家质量注册;瑞典有类似的卫生系统,但是其初级保健是按地区组织的。此外,在加拿大安大略省的CANHEART研究中,也可将地区初级和门诊保健数据用于研究。中国最近在大数据方面的发展可以促进基于EHR的心血管病流行病学研究,尤其是在福建省厦门市和上海市闵行区等发达地区。但是,由于缺乏公开的研究方案以及对这些管理型数据库的数据访问水平较低,因此很少了解中国的EHR情况。CHERRY研究是中国首个基于电子健康档案的自然人群队列研究。特别是,它具有追踪一百万成年人的完整终生医疗保健历程的能力。

CHERRY研究的局限性主要在于基于EHR的数据会受到各种数据质量问题的困扰。在基于EHR的数据中,不同来源的数据也存在矛盾数据的问题。此外,由于时序准确性的变化,可能会从不同的来源记录具有相似但略有不同的一位患者诊断时间的多个记录。将设置根据冲突数据确定源的优先级,疾病监测被当作金标准。在一定时间范围内,一名患者的事件将被视为一次事件;允许的时间窗口因疾病而异。其次,就数据质量而言,缺失数据是任何由EHR为基础的研究平台的主要限制之一。在CHERRY研究中,数据的完整性各不相同(例如,有85.47%的人至少有一项BMI测量记录,而79.07%的人的教育水平已记录在系统中)。纵向队列中数据填补技术的发展可能会提供另一种解决方案。最后,尽管该研究的参与者相对较多,但这是一个位于中国发达地区的区域性研究,不具有全国代表性。

第四节 利用管理型数据库开展研究需要注意的问题

一、研究设计中偏倚的控制

基于电子健康档案等管理型数据库可以进行大样本的研究,这些研究可以解决随机对照试验或涉及定制数据收集的经典队列研究不容易回答的问题。但是,使用EHR等数据在确保方法严谨性方面带来了挑战,特别是偏倚的控制,这在研究复杂的慢性病时是一个潜在的问题。例如,糖尿病研究面临的挑战包括疾病发作和诊断之间的长时间潜伏期以及对糖尿病类型的错误分类（例如，较早发作的 1 型糖尿病被错误分类为 2 型）。这种错误分类可能导致对糖尿病预后的影响的估计产生信息偏倚。

许多 EHR 中，个人经常在没有明确临床意义的时间点加入数据库。例如，在初级保健记录中，第一个数据库条目是在个人初次向全科医生注册的日期进行的。初次访问时，全科医生可能会输入所有先前存在条件的详细信息。因此，在个人进入数据库后的一段时间内，可能尚不清楚新的糖尿病诊断代码是否反映了现有的糖尿病或新的诊断。这可能会限制适应糖尿病持续时间的能力，这可能是造成混杂偏倚的重要原因，尤其是在比较糖尿病治疗效果的研究中。通常还不清楚在此早期的新用药记录是否反映了现有疗法或使用的持续性。如果治疗效果或风险随时间而变化，那么将普遍的使用者包括在药物效果研究中，可能会导致严重的偏倚，这在糖尿病患者中经常发生。这是因为普遍的使用者在治疗的早期就已经"存活"了。由于这个原因，通常鼓励所谓的新用药者设计，其中通常通过在第一处方之前需要一定时期（例如 12 个月）的随访来识别新用药者。但是，应该承认，这样的设计可能是以统计学效能损失为代价的，因为经常将样本减少给具有较短暴露时间或疾病持续时间的个体，这可能会减少观察到的长期结果的数量。

尽管 EHR 的一个重要优点是能够收集纵向数据以调查此类随时间变化的风险，但在这种情况下，处理混杂偏倚总是变得更加复杂。在考虑如何对暴露状态随时间的变化建模时，首先必须确定数据库中是否存在随时间变化的混杂因素（也随时间变化的暴露与结果之间的关联的混杂因素）的信息，其次要确定随时间变化的混杂因素的信息。混杂因素也可能受到先前接触状况的影响。如果认为存在随时间变化的混杂因素，那么仅对研究起始时混杂因素值的调整可能无法消除其暴露状态在随访过程中发生变化的那些混杂因素。这可以通过使用诸如时变 Cox 比例风险模型之类的方法来克服，该方法可以在混杂因素发生变化时及时更新其值。但是，如果预期先前的暴露会影响混杂因素的未来价值，则此方法可能不适合，因为这种调整可能会消除通过混杂因素的未来价值发挥作用的治疗效果。在检查随时间变化的治疗方法和随时间变化的危险因素（例如 BMI 或血糖控制）或进行性疾病（例如慢性肾脏病）时，都会出现此类问题。例如，如果希望检查慢性肾脏病阶段对糖尿病患者死亡率的影响，则 HbA1c 可能是该关联随时间变化的混杂因素，但慢性肾脏病阶段也可能影响未来的 HbA1c。解决受先前处理影响的时变混杂因素的方法学方法包括：边际结构模型的逆概率加权，g 计算和 g 估计。从理论上讲，这些方法可以正确地适应随时间变化的混杂因素，而不会失去暴露于混杂因素未来价值的影响，但要遵循某些假设。如果这样的方法不可行，则可以假设使用更简单的研究设计 [假设暴露自研究起始以来保持固定（类似于意向性治疗分析的思路）] 来检查暴露/结局的关联，但此类设计只能回答更有限的问题，而忽略个体随时间改变治疗的现实情况。最后，在处理随时间变化的暴露时，另一个考虑因素是暴露/结局的反向因果关联。例如，由于潜在的不良健康状况，许多人在诊断出糖尿病前不久就出现体重减轻。在诊断之前不久使用体重测量值可能导致错误的结论，即体重过轻是糖尿病的危险因素。建议进行敏感性分析，例如，通过将暴露日期定义为在 EHR 中观察到的日期之后的 6~12 个月。

二、数据质量评价

单一来源的数据质量需要使用一系列方法逐个评估。通常，根据代码的存在与否来对变量进行分类。例如，在确定某人是否曾经发生过心血管病事件时，代码的存在将指示"是"，而代码的缺失将可能指示"否"，因此可以得出 100% 的心血管病状态（尽管可能会分类错误）。但是，对于诸如血压或 HbA1c 的测量，缺失数据可能表明该值尚未记录。仅分析具有所有必要协变量的完整数据的个体子集是一种常用的方法，但是这种方法是否合理取决于缺失与感兴趣的结局是否相关。诸如多重插补之类的高级方法可用于评估缺失数据可能影响分析的程度，并在数据随机缺失的情况下获得更有效的关联估计。但数据随机缺失是一个无法检验的假设，通常不太可能成立。例如，吸烟者更有可能在常规初级保健中记录吸烟，而 BMI 则有可能在超重个体中记录。因此，针对缺失数据进行敏感性分析始终是必要的。即使观察到关于吸烟和饮酒等行为，其数据也不太可能被准确记录，特别是因为它们通常是自我报告的，并且容易受到社会的期望偏差。在基于 EHR 的队列研究中，矛盾数据的问题可能更加突出。例如，致死性心肌梗死可能会记录在多个不同的来源中，这些来源的诊断粒度和计时准确性不同。在类似时间点的多个记录可能反映了同一事件或后续事件，例如在 CPRD 中记录了一个心肌梗死，在 MINAP 中记录了 30 天后，它可能指向单个或重复发生的事件。

三、利用管理型数据库开展研究的报告规范

常规收集的健康数据是指基于管理目的且事先没有特定研究目标而收集的数据，已被越来越多地用于研究。此类数据发展迅速，可及性好，但相关注意事项并未在现有的报告规范中被提及，如加强观察性流行病学研究报告的声明（strengthening the reporting of observational studies in epidemiology statement，STROBE）。使用常规收集健康数据开展观察性研究的报告规范（the report of studies conducted using observational routinely collected data，RECORD）可填补该空缺。RECORD 规范是 STROBE 规范的扩展版，其可用来提出针对使用常规收集健康数据开展观察性研究有关报告的条件要求。RECORD 清单扩展了包括题目、摘要、前言、方法、结果、讨论和其他内容等需要在此类研究报告中包含的 13 个条目内容。该规范包括了清单、详尽的解释性信息以提高清单的使用。该规范还给出每条 RECORD 清单条目良好的报告实例（http://www.record-statement.org）。

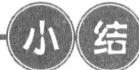

快速积累的 EHR 等管理型数据库可以支持疾病预测和健康管理。未来研究的成功取决于数据管理、访问、使用和评价。EHR 被视为真实世界证据开发和评价的重要组成部分，但是要充分利用 EHR 的潜力。随着 EHR 的实施不断扩大，通过电子病历收集信息的管理型数据库将不断聚合，大数据分析提高健康医疗质量和患者预后的潜力是巨大的。但是，大数据在医疗保健中的应用尚处于起步阶段。本章概述了管理型数据库的定义和特点，并描述了国内外管理型数据库的应用实例，包括风险预测、人群管理、医疗质量和效果评估以及公共卫生和研究应用。本章还总结了管理型数据库应用的重要挑战，包括对研究设计与数据质量的需求，诸如偏倚控制的方法学问题以及报告规范的重要性。总体而言，在健康医疗的大数据时代，管理型数据库将发挥越来越重要的作用。

（唐　迅）

第五章

医疗健康过程相关数据库

第一节 基本概念

医疗健康过程相关数据库是指临床医疗服务或公共卫生监测过程中产生的数据库，通过手动采集或自动监测的方式，长期、连续、系统地收集生理参数、疾病分布和生态环境等健康相关信息，为临床诊疗方案和公共卫生决策的制订、完善和评价提供依据。典型的医疗健康过程相关数据库包括重症医学数据库、医用可穿戴设备数据库、传染病监测数据库，以及环境监测数据库等。

医疗健康过程相关数据库以高时间分辨率（high temporal resolution/high time resolution）为主要特点。高时间分辨率是指对同一目标进行重复测量时，相邻两次测量的时间间隔较短。在临床医疗服务中，医护人员通过监测设备实时捕获患者的生物医学信号，这些具有高时间分辨率的数据对于持续监测和评估患者的健康状况至关重要。生物医学信号是指人体生理过程中产生的，反映细胞、器官或系统功能状态的信息，主要包括心电、脑电图等电生理信号和血压、血糖等非电生理信号。生物医学信号通常受到生理节律和外界环境的影响，一般处于动态变化之中。因此，生物医学信号的连续监测更能客观、全面地反映人体的健康状况，捕捉健康异常信号。例如，诊室血压（clinic blood pressure）仅能反映被测者当时的血压状况，且容易出现白大衣效应（white-coat effect）。而动态血压监测（ambulatory blood pressure monitoring）则可以通过连续24小时测量血压，诊断白大衣高血压、隐蔽性高血压和单纯夜间高血压，观察血压昼夜节律与血压变异（blood pressure variability），以及评估降压疗效和血压控制情况。除了重要生命体征信息，与健康息息相关的空气质量等生态环境信息亦可通过自动监测仪器实时采集，以准确评价环境质量现状及其变化趋势，客观反映环境污染对人类生活环境的影响。

医疗健康过程相关数据通常具有等时间间隔的特点。此类数据主要由监测仪器采集并设定采集频率，两次采集时间的间隔通常保持一致。例如，重症监护病房（intensive care unit, ICU）的床旁监测仪每秒钟或每分钟自动采集体温、血压等生物医学信号，空气质量系统则定期采集 SO_2、PM2.5 等空气污染物的浓度。此外，相较于传统的医学管理型数据与流行病学调查数据，借助监测设备可实现医疗健康过程数据的高频率自动采集，减少手动采集的工作量，提高大规模数据长期采集的可行性。同时，医疗健康过程相关数据也具有增长速度快

(velocity)、应用价值高（value）和数据种类多（variety）等大数据（big data）的特点。目前，医疗健康过程相关数据库的储存方式以关系型数据库为主。

基于上述特点，医疗健康过程相关数据库可开展以下研究：对特定指标的变化趋势进行分析和预测，例如预测未来一段时间的空气质量；对变化趋势进行聚类及模式识别，例如识别监测过程中生理指标动态变化情况相似的患者，并发现动态变化过程中的异常情况；对多种医疗健康行为的发生顺序进行规则挖掘，从而提高医疗服务过程效率并降低成本，例如识别糖尿病患者静脉血糖、毛细血管血糖和尿糖的最佳检测顺序。通过对医疗健康过程中产生的大量动态数据进行分析和解释，有助于医护人员和科研工作者了解医疗健康过程相关指标的变化趋势，更准确地评估健康相关问题的严重性，更早地识别健康相关事件的发生，进而评价临床治疗或公共卫生干预措施的效果，促进基于数据驱动的决策制定与完善。本章节重点介绍重症医学数据库和环境监测数据库两类具有代表性的医疗健康过程相关数据库。

第二节　重症医学数据库

一、发展概况

重症医学（critical care medicine）作为医疗水平发展的综合体现，主要关注危及患者生命的疾病状态，探索其发生发展规律与诊治方法，以提高重症患者的存活率，改善患者预后。该学科从临床多学科的角度出发，结合临床医学、基础医学和生物医学工程等多种专业知识，在现代医学中占有重要地位。

健康指标监测是 ICU 重症患者管理的重要手段，其发展过程见图 5-1。在 ICU 建立初期，床旁监测通过肺动脉导管（pulmonary artery catheter）等侵入式设备，依靠医护人员人工测量并手动记录信息实现。随着传感器和示波器等工业技术的进步，生命体征和心电信号等健康指标的自动监测已成为可能。这些指标的监测信息可以通过显示器呈现给医护人员，但监测数据仍然依靠人工手动记录。面对 ICU 中包括生命体征、血流动力学参数等几十种需要实时监测的健康指标，医护人员记录信息的负担繁重，且易出错，进而影响治疗决策。为提高监测数据记录的效率和准确性，以及快速展示监测指标的变化趋势，美国南加州大学医学院休克研究室（University of Southern California Medical School Shock Research Unit）于 1966 年首次将计算机系统引入 ICU。此后，具有存储数据、生成报告以及异常警报等简单决策能力的监测设备逐步发展为现代 ICU 中的床旁监护仪。随着监测技术的不断发展，微创式、非侵入式和便携式设备开始取代部分传统的侵入式监测设备，进一步推动了重症患者远程监护的实现。

虽然床旁监护仪可提供多种健康指标的动态监测数据，但医生仍需要结合影像学报告等辅助诊断信息才能做出决策。因此，在临床信息系统（clinical information system）逐步发展和推广的基础上，美国的医院构建了重症监护信息系统（critical care information system），该系统可以更加高效地收集、存储和查询患者在 ICU 治疗期间的全部诊疗资料。重症监护信息系统不仅能够记录、查询患者的监测数据，还优化了监测数据的展示界面，能够及时发出预警信息，并且实现了与实验室信息系统（laboratory information system）、放射信息系统（radiology information system）等院内其他系统的链接。重症监护信息系统的使用节约了医护人员记录信息的时间，减少了记录和传达信息时的错误，同时增加了医护人员查询医疗记录和临床数据的便捷性，从而提高了 ICU 中的护理效率及质量，降低了重症患者的死亡率，且改善了患者预后，最终减少了医疗服务开支。此外，基于重症监护信息系统，整合床旁监护仪数据、实验室结果等临床诊疗信息构成的重症医学数据库，为研究重症患者疾病的危险因素和发展过程以及各种治疗措施的有效性提供了宝贵资源。

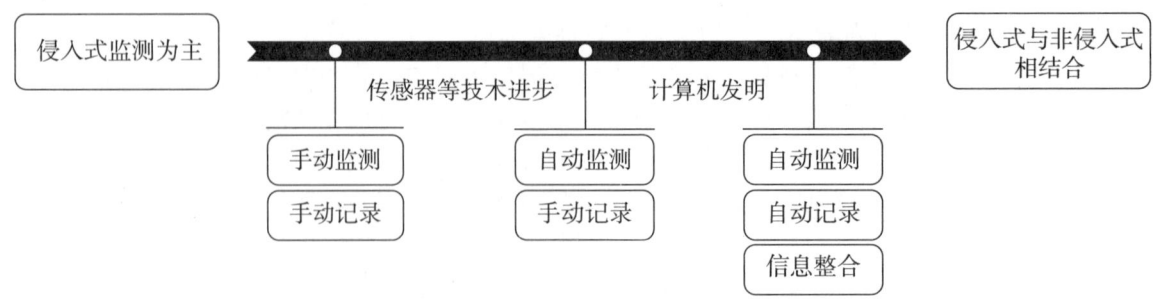

图 5-1 重症患者监测方式发展过程示意图

为了有效利用重症医学数据资源，20 世纪 90 年代起，美国、英国、澳大利亚和新西兰等国家开始建设重症医学数据库，用以支持 ICU 中的循证医学研究。2010 年，由麻省理工学院（Massachusetts Institute of Technology）计算生理学实验室（Laboratory for Computational Physiology）开发和维护的多参数智能重症监护（Multiparameter Intelligent Monitoring in Intensive Care Ⅱ，MIMIC-Ⅱ）数据库成为全球首个公开的重症医学数据库。MIMIC-Ⅱ数据库为临床决策制订、电子工具开发及流行病学研究提供了数据资源，受到广大科研人员的高度评价，并推动了其他国家建设与共享重症医学数据库。国内重症医学数据库的建设正处于快速发展阶段。目前，浙江大学医学院附属儿童医院的儿科重症监护（Paediatric Intensive Care，PIC）数据库是我国唯一可以免费获取的大型公开重症医学数据库。此外，解放军总医院重症医学数据库也已经初步建成。

总而言之，自动监测设备和信息系统的应用推动了重症医学及其数据库的发展。由于 ICU 患者病情变化迅速且死亡风险高，为了提供及时有效的治疗，需要通过床旁监护仪等非侵入性仪器以及动脉导管、颅内压监测仪等侵入性仪器，密集且连续地收集患者的病理生理指标。基于连续监测采集的高分辨率数据，临床医生能够更好地追踪患者的状态变化，有助于更早地预测病情恶化的时间，更清楚地了解治疗措施的效果，并更有效地支持床旁的临床决策。目前，ICU 中各项临床干预措施的随机对照试验通常难以实施，需要基于合理的研究设计，利用数据科学方法对 ICU 中收集的大量数据进行深入分析与挖掘，以应对重症疾病的复杂性问题，为重症患者的治疗提供依据。因此，建立大样本多参数的重症医学数据库，为重症医学研究提供"真实世界"的数据，提高救治的时效性和准确性，进而开发基于数据驱动的辅助决策系统，是重症医学的发展趋势。

二、典型数据库

重症医学数据库基于医院信息系统进行扩展，整合患者基本信息、诊断、治疗、实验室检查、影像学检查、床旁监护等多种信息。其特点是能够密集且连续地记录多种生理指标，形成高时间分辨率数据库。目前，重症医学数据库主要分为三类：免费公开、付费申请与非公开数据库。免费公开数据库包括重症监护医学信息数据库（Medical Information Mart for Intensive Care，MIMIC）、重症监护病房合作研究数据库（eICU Collaborative Research Database，eICU-CRD）和 PIC 数据库等；付费申请数据库主要包括重症监护国家审计与研究中心病例组合计划（Intensive Care National Audit & Research Center Case Mix Programme，ICNARC CMP）、澳大利亚和新西兰重症监护学会（Australian and New Zealand Intensive Care Society，ANZICS）数据库等；非公开数据库包括荷兰国家重症监护评估登记中心（National Intensive Care Evaluation Registry，NICE Registry）和解放军总医院重症医学数据库等，见表 5-1。本章节主要介绍 MIMIC、eICU-CRD 和 PIC 三个代表性重症医学数据库的建立、变量采集情况和数据获取及整理过程。

表 5-1 部分重症医学数据库信息简介

数据库	采集时间（年）	国家	研究中心设置	记录数（条）	样本量（人）	年龄分布	数据获取
MIMIC	2001—2022	美国	单中心	599 460	-	新生儿；≥16岁	免费公开
eICU-CRD	2014—2015	美国	多中心	200 859	139 367	≥16岁	免费公开
HiRID	2008—2016	瑞士	单中心	34 000	-	全年龄组	免费公开
PIC	2010—2018	中国	单中心	13 499	12 881	<18岁	免费公开
AmsterdamUMCdb	2003—2016	荷兰	单中心	23 106	20 109	≥18岁	免费公开
CCHIC	2014—2017	英国	多中心	21 930	18 074	-	免费公开
ICNARC CMPD	1995—至今	英国	多中心	-	>1 800 000	≥16岁	付费申请
ANZICS	1992—至今	澳大利亚新西兰	多中心	-	>2 000 000	-	付费申请
DID	2005—至今	丹麦	多中心	335 564	-	全年龄组	付费申请
NICE Registry	1996—至今	荷兰	多中心	>800 000	-	全年龄组	未公开
Epimed Monitor	2010—至今	巴西、乌拉圭、法国等十国	多中心	>56 000 000	-	≥18岁	未公开
JIPAD	2015—2017	日本	多中心	21 617	-	除新生儿外的全年龄组	未公开
解放军总医院重症医学数据库	2017—2020	中国	单中心	2207	-	全年龄组	未公开

注：MIMIC，Multiparameter Intelligent Monitoring in Intensive Care/Medical Information Mart for Intensive Care；eICU-CRD，eICU Collaborative Research Database；PIC，Paediatric Intensive Care；HiRID，High Time Resolution ICU Dataset；AmsterdamUMCdb，Amsterdam University Medical Centers Database；CCHIC，Critical Care Health Informatics Collaborative；ICNARC CMP，Intensive Care National Audit & Research Center Case Mix Programme；ANZICS，Australian and New Zealand Intensive Care Society；DID，Danish Intensive Care Database；NICE，National Intensive Care Evaluation Registry；JIPAD，Japanese Intensive care PAtient Database。"-"表示该信息暂不明确。

（一）MIMIC数据库

1. 数据库的建立 MIMIC数据库是由美国麻省理工学院与美国贝斯以色列女执事医学中心（Beth Israel Deaconess Medical Center）联合建立的，是全球第一个免费公开的大样本、单中心的重症医学数据库。2003年，在美国国家生物医学成像与生物工程研究所（National Institute of Biomedical Imaging and Bioengineering）和美国国立卫生研究院（National Institutes of Health）的资助下，麻省理工学院、飞利浦公司（Philips）和贝斯以色列女执事医学中心共同发起了以"重症监护室中的信号整合、建模与推理（Integrating Signals, Models and Reasoning in Critical Care）"为主题的项目。该项目的目标是建立一个大型的重症医学数据库，旨在支持ICU中的循证医学研究并促进临床决策系统的开发。

MIMIC数据库始建于1994年，George等于1996年首次发表关于其建设过程的论文。2011年，MIMIC-Ⅱ数据库成为全球首个可免费获取的公开重症医学数据库，涵盖了2001—2008年贝斯以色列女执事医学中心26 870名成人重症患者的数据。MIMIC数据库分别于2016年和2021年进行了两次更新。

2016年，MIMIC数据库的全称从Multiparameter Intelligent Monitoring in Intensive Care改

为 Medical Information Mart for Intensive Care，简称 MIMIC-Ⅲ数据库，在 MIMIC-Ⅱ数据库的基础上增加了 2008—2012 年收集的重症患者数据。在此次更新过程中，贝斯以色列女执事医学中心的重症监护信息系统由 Philips CareVue 系统更换为 IMDSoft MetaVision 系统，并沿用至今。两个系统的数据整合已由 MIMIC 数据库的开发团队完成。2021 年，MIMIC 数据库更新为 MIMIC-Ⅳ。MIMIC-Ⅳ数据库仅保留了 MIMIC-Ⅲ数据库中 MetaVision 系统收集的患者信息（即 2008—2012 年的数据），同时增加了 2012—2022 年收集的患者数据。

MIMIC 数据库的最新版本为 2024 年 7 月 23 日发布的 MIMIC-Ⅳ v3.0。MIMIC-Ⅲ数据库中信息收集的时间窗口为 2001 年 6 月至 2012 年 10 月，涵盖 53 432 条成年患者和 8100 条新生儿的 ICU 住院记录信息。MIMIC-Ⅳ数据库则包含了 2008—2022 年收集的 364 627 名患者的 546 028 条 ICU 住院信息。MIMIC-Ⅲ数据库数据储存在 26 个表格中，内容包括患者基本信息及转诊信息、门诊诊疗信息、ICU 内诊疗信息和字典信息。MIMIC-Ⅳ数据库的内容与 MIMIC-Ⅲ数据库相似，补充了从电子药物管理记录（Electronic Medicine Administration Record, eMAR）系统提取的 2 个表格以及一些新采集的生物标志物数据。MIMIC-Ⅳ数据库还进行了结构优化，将上述表格分为三个模块（Module）：① *Core* 模块，包含患者的人口学信息、住院记录和入住 ICU 记录；② *Hosp* 模块，包含从住院期间电子健康记录（Electronic health record）中提取的所有信息；③ *ICU* 模块，包含从重症监护信息系统提取的所有信息。此外，MIMIC-Ⅲ生理波形数据库（MIMIC-Ⅲ Waveform Database）、MIMIC-Ⅳ急诊（MIMIC-ED）数据库、MIMIC 胸片数据库（MIMIC-CXR Database）、MIMIC 非结构化临床文本数据库（MIMIC-Note Database）均单独存储。所有数据收集处理后导入关系型数据库，可通过结构化查询语言（Structured Query Language，SQL）查询。MIMIC 数据库涉及科室范围广，包括冠心病监护病房（Coronary Care Unit）、心血管重症监护病房（Cardiovascular Intensive Care Unit）、内科重症监护病房（Medical Intensive Care Unit）、新生儿重症监护病房（Neonatal Intensive Care Unit）和外科重症监护病房（Surgical Intensive Care Unit）等。所有数据均符合美国《健康保险携带和责任法案（Health Insurance Portability and Accountability Act)》的条款。

2. 变量采集 MIMIC 数据库采集的变量包括从电子健康记录和重症监护信息系统提取的人口学信息和临床诊疗数据。临床诊疗数据是监护过程中医护人员记录的临床诊疗信息，涉及患者出入院时间、生理参数、医疗干预措施、实验室检查、影像学检查等，每项数据均带有时间戳。患者的 ICU 住院时间根据病情严重程度的不同，可能为数小时到数周不等。为符合《健康保险携带和责任法案》并保护患者隐私，MIMIC 数据库使用计算机自动化算法对患者数据进行预处理，包括去标识化、日期偏移等措施。MIMIC 数据库的数据储存在 26 个表中，其中包括 21 个数据表和 5 个字典信息表。表格的名称及其记录的简要描述见表 5-2。

MIMIC-Ⅲ生理波形数据库存储的生理参数数据是床旁监护仪采集的高分辨率数据。其中，对于心电、动脉血压等波形信息采用连续不间断的方式记录，对于心率、呼吸频率等生命体征以每秒或每分钟采样的方式记录。MIMIC 急诊数据库收集了急诊患者的就诊原因、分级评估、生命体征和药物配发等信息。MIMIC 胸片数据库收集了急诊患者的电子健康记录、胸片图像和非结构化的影像学报告。

表 5-2　MIMIC 数据库的表格名称及介绍

类型	名称	描述
基本信息及转诊信息	ADMISSIONS	患者入院、出院及死亡时间，以及部分人口统计学信息
	CALLOUT	患者出院时或出院后的相关信息
	ICUSTAYS	患者进出 ICU 的相关信息
	PATIENTS	患者基本信息
	SERVICES	患者住院期间接受的治疗信息
	TRANSFERS	患者住院期间病房周转的信息
ICU 内诊疗信息	CAREGIVER	医护人员的信息
	CHARTEVENTS	患者住院期间图表信息
	DATETIMEEVENTS	患者在 ICU 期间的实验室检查的日期
	INPUTEVENTS_CV	CareVue 系统记录的药物注射信息
	INPUTEVENTS_MV	Metavision 系统记录的药物注射信息
	NOTEEVENTS	患者相关的文本记录
	OUTPUTEVENTS	患者在 ICU 期间的液体排出量信息
	PROCEDUREEVENTS_MV	Metavision 系统记录的治疗记录
	PROCEDURES_ICD	基于 ICD-9 编码的手术记录
门诊诊疗信息	CPTEVENTS	患者住院期间的使用医疗服务的记录信息
	DIAGNOSES_ICD	基于 ICD-9 编码的诊断信息
	DRGCODES	患者诊断信息类型
	LABEVENTS	患者在门诊的实验室检查信息
	MICROBIOLOGYEVENTS	患者微生物检查的结果
	PRESCRIPTIONS	医生开具的处方用药信息
字典信息	D_CPT	医疗服务术语
	D_ICD_DIAGNOSES	基于 ICD-9 编码的诊断字典
	D_ICD_PROCEDURES	基于 ICD-9 编码的手术字典
	D_ITEMS	门诊实验室检查字典
	D_LABITEMS	ICU 实验室检查字典

注：ICD-9 表示国际疾病分类（International Classification of diseases，ICD）诊断编码第九版。

3．获取及整理过程　如要申请 MIMIC 数据的下载和使用权限，首先需要在 CITI 项目（Collaborative Institutional Training Initiative Program）的网站（https://about.citiprogram.org/en/homepage/）注册账号完成伦理学课程并通过"Data or Specimens Only Research"考试，且平均分必须达 90 分以上。然后，在 PhysioNet 网站（https://physionet.org/）注册账号并提交培训证书，以申请数据库的使用权限。注册过程的详细信息可参考官方网站提供的注册说明（https://mimic.physionet.org/gettingstarted/access/）。具体流程如图 5-2 所示。MIMIC 数据库的访问权限需人工审批，提交申请后 1 周左右会通知结果。

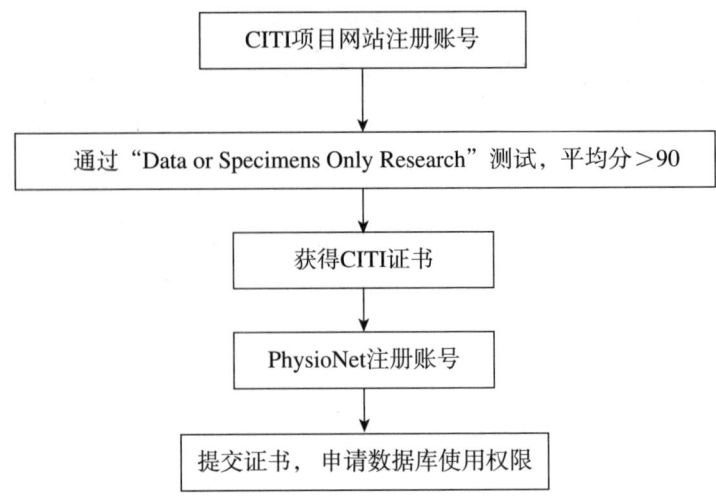

图 5-2　MIMIC 数据库申请流程图

获得访问权限后，用户可以下载 MIMIC 数据库。首先，用户需登录 PhysioNet 网站下载所有以"csv.gz"为后缀的压缩包文件并解压。下载后，用户应根据官方教程（https://mimic.mit.edu/docs/gettingstarted/local/install-mimic-locally-windows/）将 CSV 格式的数据文件导入 PostgreSQL 数据库。用户也可以访问官方 GitHub 页面（https://github.com/MIT-LCP/mimic-code/tree/main/mimic-iii/buildmimic/postgres）获取构建 PostgreSQL 数据库的代码，或直接将数据导入 SAS 或 R 等软件。MIMIC 数据库下载及安装流程见图 5-3。

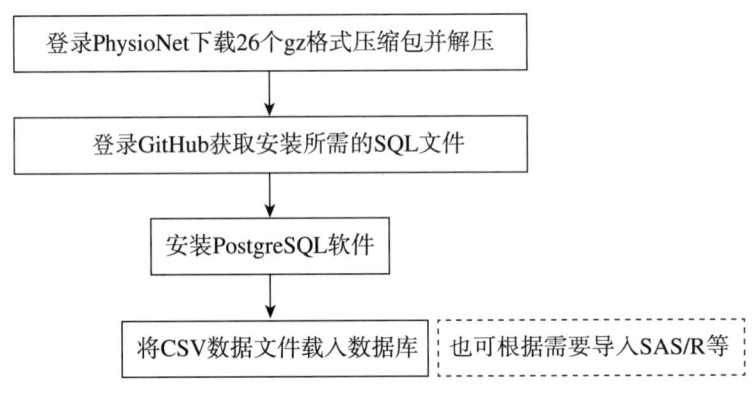

图 5-3　MIMIC 数据库下载流程图

在数据提取与分析过程中，使用加密后的 SUBJECT_ID、HADM_ID 和 ICUSTAY_ID 来识别研究对象。SUBJECT_ID 表示患者的唯一标识，即每个人只对应一个 SUBJECT_ID；HADM_ID 表示患者的住院标识，同一个患者可能多次住院，每次住院的 HADM_ID 不同，即每个人可能对应多个 HADM_ID；ICUSTAY_ID 表示某次住院期间进入 ICU 的标识，同一患者在某次住院期间可能多次进入 ICU，每次进入 ICU 的 ICUSTAY_ID 不同，即每个人每条住院记录下可能对应多个 ICUSTAY_ID。除身份标识 ID 外，MIMIC 数据还增加了表示当前数据位置的 ROW_ID。ROW_ID 只用来表示该表格数据记录数，且不同表格内的 ROW_ID 无相关性。MIMIC 数据库的 21 个数据表格通过 SUBJECT_ID、HADM_ID 和 ICUSTAY_ID 建立对应关系。例如，PATIENTS 表和 ADMISSIONS 表可通过 SUBJECT_ID 连接。所有表格间的关系可参考官方提供的数据库架构说明（https://mit-lcp.github.io/mimic-schema-spy/relationships.html）。

以提取 ICU 患者出入 ICU 时间、出入院时间等时间信息，以及出生日期、性别等人口学信息为例。PATIENTS 表、ADMISSION 表和 ICUSTAYS 表相关变量及对应关系见图 5-4。首先，通过 ICUSTAYS 表识别所有 ICU 患者的 SUBJECT_ID、HADM_ID 和 ICUSTAY_ID，以及出入 ICU 的时间；然后，通过 SUBJECT_ID 与 PATIENTS 表连接，提取患者的性别和出生日期；最后，通过 HADM_ID 与 ADMISSION 表连接，提取患者的出入院时间、死亡时间。MIMIC 数据库中，所有时间均经过去标识化处理。若患者年龄大于 89 岁，则无法使用出入 ICU 的时间减去出生日期计算得到患者的真实年龄，此时使用 300 作为替代值。

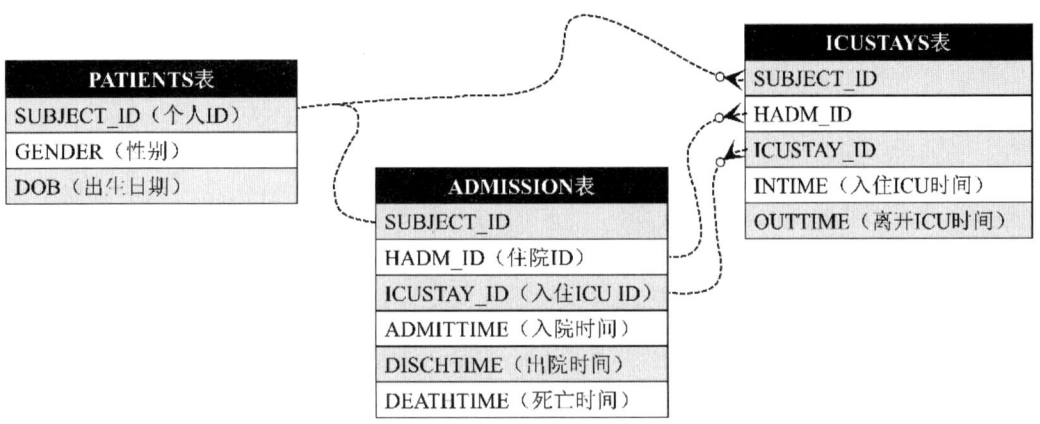

图 5-4　PATIENTS 表、ADMISSION 表和 ICUSTAYS 表相关变量及对应关系

（二）eICU-CRD 数据库

1. 数据库的建立　eICU-CRD 数据库是由飞利浦公司与麻省理工学院计算生理学实验室合作创建的大型公共数据库。在 MIMIC 数据库成功建立的基础上，eICU-CRD 数据库通过整合多个中心的数据来增加研究结果的普适性。该数据库由美国 208 家医院 335 间 ICU 的数据组成，最新版本是 2019 年 4 月 15 日发布的 eICU-CRD v2.0。该数据库涵盖了 2014—2015 年的 139 367 名患者的 200 859 条 ICU 记录。eICU-CRD 数据库以 CSV 格式的文件存储，可加载到任何关系数据库系统中。每个文件包含了一个表格的信息，共计 31 个文件。所有表格均符合《健康保险携带和责任法案》的要求。

2. 变量采集　eICU 数据库采集的数据主要包括生命体征、实验室检测、药物、APACHE（Acute Physiology, Age, and Chronic Health Evaluation）评分、护理计划、入院诊断、患者病史、治疗措施等临床诊疗信息。与 MIMIC 数据库类似，eICU-CRD 数据库的患者信息也经过了去标识化、日期偏移等处理。为了保护参与医疗机构的隐私，所有医院和 ICU 的标识符信息均被删除。在提取与分析数据时，通过加密后的 uniquePid、patientHealthSystemStayId 和 patientUnitStayId 识别研究对象。uniquePid 表示患者的唯一标识，即每个患者只对应一个 uniquePid；patientHealthSystemStayId 表示患者的住院标识，同一患者可能多次住院，每次住院的 patientHealthSystemStayId 不同，即每个患者可能对应多个 patientHealthSystemStayId；patientUnitStayId 表示某次住院期间进入 ICU 的标识，同一患者在某次住院期间可能多次进入 ICU，每次进入 ICU 的 patientUnitStayId 不同，即每个患者的每条住院记录可能对应多个 patientUnitStayId。所有表格之间的关系可参考官方提供的数据库架构说明（https://mit-lcp.github.io/eicu-schema-spy/relationships.html）。关于表格的名称及其记录的简要描述见表 5-3。

表 5-3　eICU-CRD 数据库的表格名称及介绍

类型	名称	描述
基本信息	hospital	医院基本信息
	patient	患者基本信息
治疗过程记录	admissionDrug	入院前的用药信息
	allergy	患者过敏信息
	customLab	不定期的实验室检测信息
	diagnosis	患者诊断信息
	infusionDrug	连续药物注射的信息
	intakeOutput	患者液体出入量
	lab	患者实验室检查结果
	medication	医生开具的处方信息
	microLab	患者微生物检查结果
	note	医护人员半结构化文本记录
	nurseAssessment	护理人员关于患者状态的评估
	nurseCare	护理人员服务记录
	nurseCharting	部分床旁监测信息
	pastHistory	患者既往病史
	physicalExam	患者体格检查信息
	respiratoryCare	与患者呼吸功能有关的服务记录
	respiratoryCharting	呼吸机监测信息
	treatment	治疗信息
APACHE 评分	admissionDx	入院诊断和其他 APACHE 评分相关的信息
	apacheApsVar	计算 APACHE 评分的相关变量
	apachePredVar	APACHE 评分预测模型相关的其他变量
	apachePatientResult	APACHE 评分的预测临床结局
治疗计划	carePlanCareProvider	eCareManager 服务提供者的详细信息
	carePlanEOL	临终关怀计划（End of Life Care Plan）
	carePlanGeneral	治疗计划
	carePlanGoal	治疗目标
	carePlanInfectiousDisease	传染病预防措施
监测信息	vitalAperiodic	非周期性生命体征监测信息
	vitalPeriodic	周期性生命体征监测信息

注：APACHE 表示急性生理与慢性健康评分（Acute Physiology, Age, and Chronic Health Evaluation）。

3．获取及整理过程　与 MIMIC 数据库类似，申请 eICU-CRD 数据库的使用权限，首先需要登录 CITI 项目的网站注册账号，完成伦理学课程培训并通过考试。其次，在 PhysioNet 网站（https://physionet.org/）注册账号和提交培训证书，以申请数据库的使用权限。审核通过后，用户即可访问数据库的官方网站（https://eicu-crd.mit.edu/）下载数据。最终，用户将获取 CSV 格式的数据文件，这些数据可加载到任何关系数据库系统中，具体的下载和安装教程请参考官方提供的指导手册（https://eicu-crd.mit.edu/tutorials/install_eicu_locally/），数据的详细描述请参考官方的 GitHub 网站（https://github.com/mit-lcp/eicu-code）。

（三）PIC 数据库

1. 数据库的建立 PIC 数据库是由中国浙江大学医学院附属儿童医院建立的大样本、单中心的儿童重症患者数据库。儿童处于生长发育阶段，其疾病谱、治疗效果以及康复能力与成人患者之间存在显著差异。因此，过往基于成人重症患者的临床证据需要在儿童患者中进一步验证。

PIC 数据库收集了 2010—2018 年在中国浙江大学医学院附属儿童医院就诊的 12 881 名儿科重症患者的临床信息，包含 13 499 条入院记录，最新版本是 2020 年 12 月 20 日发布的 PIC v1.1.0。PIC 数据库的数据来源于医院电子病历系统、实验室信息系统、计算机化医嘱输入系统、护理信息系统、麻醉信息管理系统和各检查科室的报告系统，并参照 MIMIC 数据库的结构进行数据整合。此外，PIC 数据库提供了非结构化的中文临床文本信息，以及实验室检查、药物名称、诊断、操作等信息的中英文术语和对应的中英双语字典表。PIC 数据库涵盖的科室包括重症监护病房（General Intensive Care Unit）、儿科重症监护病房（Paediatric Intensive Care Unit）、外科重症监护病房、心脏重症监护病房（Cardiac Intensive Care Unit）和新生儿重症监护病房。PIC 数据库建设项目已获得浙江大学医学院附属儿童医院伦理委员会的批准。由于该项目不会干扰患者的临床治疗，且所有患者的受保护的信息均已完成去标识化处理，因此可以免除患者签署知情同意书。

2. 变量采集 PIC 数据库共有 16 个表格，内容主要包括患者住院信息、医院系统数据、手术室信息及字典信息等。PIC 数据库的患者信息均经过了去标识化、日期偏移等处理。在提取与分析数据时，通过加密后的 SUBJECT_ID、HADM_ID 和 ICUSTAY_ID 识别研究对象。SUBJECT_ID 表示患者的唯一标识，即每个患者只对应一个 SUBJECT_ID；HADM_ID 表示患者的住院标识，同一患者可能多次住院，每次住院的 HADM_ID 不同，即每个患者可能对应多个 HADM_ID；ICUSTAY_ID 表示某次住院期间进入 ICU 的标识，同一患者在某次住院期间可能多次进入 ICU，每次进入 ICU 的 ICUSTAY_ID 不同，即每个患者的每条住院记录可能对应多个 ICUSTAY_ID。关于表格的名称及其记录的简要描述见表 5-4 所列。

表 5-4　PIC 数据库的表格名称及介绍

类型	名称	描述
患者住院信息	ADMISSIONS	患者出入院信息
	ICUSTAYS	患者入住 ICU 信息
	PATIENTS	患者基本信息
医疗系统数据	CHARTEVENTS	患者住院期间图表信息
	DIAGNOSES_ICD	基于 ICD-10 编码的诊断信息
	EMR_SYMPTOMS	从医护人员记录等文本中提取的症状信息
	INPUTEVENTS	患者液体输入量
	LABEVENTS	患者实验室检查结果
	MICROBIOLOGYEVENTS	患者微生物检查结果
	OR_EXAM_REPORTS	患者住院期间的所有检查项目
	OUTPUTEVENTS	患者液体排出量
	PRESCRIPTIONS	医生开具的处方信息

续表

类型	名称	描述
手术室信息	SURGERY_VITAL_SIGNS	手术期间记录的生命体征
字典信息	D_ICD_DIAGNOSES	基于ICD-10编码的诊断字典
	D_ITEMS	实验室检查之外的字典
	D_LABITEMS	实验室检查字典

注：ICD-10表示国际疾病分类（International Classification of Diseases，ICD）诊断编码第十版；ICD-O-3表示国际肿瘤分类（International Classification of Diseases for Oncology）诊断编码第三版。

3．获取及整理过程 PIC数据库申请流程与MIMIC数据库、eICU-CRD数据库类似，需要在PhysioNet网站（https://physionet.org/）注册账号，完成必要的培训课程并签署数据使用协议，通过认证后即可下载。申请PIC数据库时可选择以下两种认证方式之一：一是完成CITI项目的"Data or Specimens Only Research"课程；二是获得国家食品药品监督管理局的药物临床试验质量管理规范培训证书，即完成GCP（Good Clinical Practice）认证。有关PIC数据库的详细描述，请访问官方网站（http://pic-doc.nbscn.org/#/about/pmimic）。

三、应用概况

重症医学数据库是重症医学与信息技术发展融合产生的宝贵成果，国内外研究人员已基于重症医学数据库及结合数据挖掘与机器学习方法开展了大量研究，根据研究目的可将既往研究分为如下三类。第一类研究，通过对重症患者多项健康指标进行连续监测，探索疾病状态的发生发展过程，旨在为不良结局预警提供依据。例如，一项基于MIMIC-Ⅲ数据库的研究，通过向量自回归模型（Vector autoregression）识别心率和血压的时间序列动态变化模式，进而确定特定动态序列产生的可能原因。第二类研究，通过构建基础临床风险预测模型或临床风险评分，评估重症患者的不良结局风险，实施分级管理。例如，一项研究利用心率、血压、血氧饱和度等17项生理指标的时间序列数据，基于长短期记忆神经网络（Long short term memory neural network），对住院死亡、住院时长等多种结局进行预测。第三类研究，通过评估ICU中各项治疗干预措施的效果，旨在优化临床决策过程，提高临床护理质量。例如，一项基于MIMIC-Ⅲ数据库的研究，发现进行经胸超声心动图检查与脓毒症患者28天死亡率降低显著相关。

重症医学数据库由于其自身数据库的特点以及研究目的的特殊性，较少与其他数据库联合使用。然而，MIMIC数据库在构建时已链接到社保数据库（Social Security Database），以记录患者的随访时间和死亡结局信息。

第三节 环境监测数据库

一、发展概况

环境监测（environment monitoring）是指通过测定各类环境要素的含量，评估环境质量（或环境污染程度）及其变化趋势。根据监测介质对象的不同，环境监测包括水质监测、空气监测和土壤监测等。环境污染指的是因自然或人为因素导致污染物排放超过环境的自净能力，引起环境质量降低和恶化，进而对人体健康产生直接或间接的影响。环境污染不仅增加了公众健康风险，还导致了社会经济损失，成为全球性的公共卫生问题。世界卫生组织（World Health Organization，WHO）的报告指出，全球约有1/4的死亡和疾病负担是由环境风险因素引起的。每年因环境污染所致的福利损失超过4.6万亿美元，占全球GDP的6.2%。为了应对环境污染带来的健康挑战，柳叶刀污染与健康委员会（Lancet Commission on Pollution and Health）强调，准确的空气质量监测结果对于有效控制污染物排放，制定有关标准和评估各项减排措施的实施效果至关重要。

环境监测的发展阶段主要可分为被动监测、主动监测和自动监测3个阶段。20世纪50年代，随着工业化的加速，工业化程度较高的欧美国家环境污染事件频发，例如美国宾夕法尼亚州多诺拉镇和英国伦敦的烟雾事件。该时期的环境监测以污染事故调查监测为主，属于被动监测阶段。20世纪60年代至70年代，西方国家相继颁布一系列环保法律法规，例如美国的《清洁空气法案（Clean Air Act）》，旨在更有效地限制污染物排放，并促进污染源监测工作的发展。此后，环境监测的重点逐渐从针对污染源的监测转移到区域性环境质量的立体监测。20世纪80年代，随着自动化监测技术的迅速发展和遥感技术的推广应用，众多西方国家相继建立自动且连续的环境监测系统。以空气质量监测系统为例，英国环境局（Department of Environment）于1992年建立了增强城市网络（Enhanced Urban Network），并在1998年扩展为由127个监测站点组成的城乡自动监测网络（Automatic Urban and Rural Network）。美国则由国家环境保护署（United States Environmental Protection Agency）领导，建立了州及地方空气监测站（State and Local Air Monitoring Station）、国家空气监测站（National Air Monitoring Station）和光化学监测站（Photochemical Monitoring Station），构建了覆盖地方到国家层面的空气质量监测网络。

相较于西方发达国家，我国环境监测网络建设起步较晚。1973年，全国环境保护会议通过了我国第一部环境保护的法规性文件——《关于保护和改善环境的若干规定（试行草案）》。随后，我国在沈阳、北京等20个城市建立了省、市级环境监督机构，并于1980年成立了中国环境监测总站（China National Environmental Monitoring Centre）。20世纪80年代初，全国已建成300多个环境监测站，对大气、地表水、土壤等多种介质开展监测，但仅建立了30多个大气自动监测系统，三个城市开展地表水的自动监测试点。21世纪初，环境监测系统进一步发展，各级环境监测站数量超过2000个。环境监测机构以大气、水质、污染源等自动监测系统以及环境监测信息卫星通信系统为基础，开展城市空气质量周报、日报和预报，重点流域自动监测水质周报，重点污染源实时监控等工作。2012年，我国生态环境部发布了《环境空气质量标准》，将环境监测事业的重心转移到环境质量上，并强调生态文明建设的重要性。2016年，生态环境部发布了《生态环境大数据建设总体方案》，进一步促进了环境大数据的发展。"十三五"期间，全国生态环境监测网络建设扎实推进，生态环境监测网络包括地表水监测断面约1.1万个、城市空气检测站点约5000个、土壤环境监测点位约8万个等，为污染防治攻坚和生态文明建设提供了重要基础支撑。此外，依托卫星及无人机遥感监测、地面生态定位观测，我国逐步建成多尺度、多类型、多手段、多单元天地一体化生态质量监测业务体系，实现全国、区域、省域、县域生态环境状况及变化趋势的系统评价及动态监控。

总而言之，环境监测是环境质量管理及生态文明建设中不可或缺的部分。连续监测环境相关指标有助于评估政府的环境治理和政策效果，研究环境质量的变化规律和发展趋势，进行环境污染的预测和预警，为政府部门的执法监测与制定相关政策法规提供科学支撑，同时为环境科学研究提供数据支持。

二、典型数据库

环境质量监测站持续、系统地采集环境质量相关数据，并上传到数据平台，构成了环境监测数据库。当前，环境监测数据库的数据来源主要包括环境监测站点与卫星遥感数据。环境监测站点的数据可通过各国环保机构获取，例如中国环境监测总站和美国环境保护署。卫星遥感的原始数据需要基于大气科学知识及反演算法等进行加工处理，获取这些数据的途径包括欧盟（European Union）哥白尼计划（Copernicus Program）和美国国家航空航天局（National

Aeronautics and Space Administration）地球科学数据系统计划（Earth Science Data Systems Program）的官方网站，以及中国国家气象科学数据中心/中国气象数据网（China Meteorological Data Service Center）等。总体而言，环境监测数据库主要具有3个特点：第一，数据采集频率较高，部分数据库可以提供逐小时的环境监测数据；第二，数据采集内容丰富，涉及大气、水质、土壤、噪声等多要素的监测指标；第三，数据空间分辨率高，地面监测站点覆盖范围广，卫星遥感能够对整个地球表面进行扫描。本章节以空气质量监测数据为例，介绍全国城市空气质量实时发布平台、中国气象数据网和美国环境保护署空气质量系统（Air Quality System，AQS）3个代表性空气质量监测数据库的建立、变量采集情况和数据获取及整理过程。

（一）中国全国城市空气质量实时发布平台

1．数据库的建立 中国环境监测总站于1980年正式组建，主要职能是承担国家环境监测任务，引领环境监测技术发展，为国家环境管理与决策提供监测信息、报告及技术支持，对全国环境监测工作进行技术指导。2013年，根据国务院《大气污染防治行动计划》的要求和环境保护部《全国环境空气质量预报预警实施方案》的工作部署，中国环境监测总站搭建全国城市空气质量实时发布平台，发布各省（自治区、直辖市）、省会城市和计划单列市环境空气质量预报预警信息。

2．变量采集 全国城市空气质量实时发布平台根据《环境空气质量标准》和《环境空气质量指数（AQI）技术规定（试行）》（HJ633-2012）的有关规定，发布全国空气质量状况。发布内容包括评价时段、监测点位名称及位置、各监测项目的浓度、空气质量分数指数、空气质量指数、首要污染物及空气质量级别。具体指标有城市的污染指标，包括城市日空气质量指数、城市小时空气质量指数以及相应的空气质量级别和首要污染物等；以及站点的污染指标，包括各站点 O_3、SO_2、NO_2、CO、PM10、PM2.5 的1小时浓度平均值和空气质量指数。

3．获取及整理过程 中国环境监测总站搭建的全国城市空气质量实时发布平台的空气质量数据较为全面，且每小时更新一次，数据质量较高。该平台包含城市空气质量数据与站点空气质量数据，监测指标包括空气质量指数、PM2.5、PM10、SO_2、NO_2、O_3 和 CO。由于该平台暂不支持下载数据，研究人员需自行整理该平台实时发布的空气质量监测数据。

（二）中国气象数据网

1．数据库的建立 基于2015年国务院印发的《促进大数据发展行动纲要》，中国气象局着手建设中国气象数据库，并于同年9月对外公布《基本气象资料和产品共享目录（2015年）》，通过中国气象数据网向全社会提供5类17种基本气象资料和产品。中国气象数据网服务模式分为在线数据服务和离线数据服务两种，在线服务主要通过中国气象数据网提供在线数据下载和服务，离线数据服务包括电话咨询、信息咨询以及根据用户需求制作专题数据产品等。服务对象涵盖政府部门、公益性用户、商业性用户在内的各类社会团体和公众用户。

2．变量采集 中国气象数据网由地面气象资料、高空气象资料、卫星探测资料、天气雷达探测资料和数值预报模式产品五类数据构成，上述数据集中未包含常规空气质量监测指标，主要涉及气温、气压、相对湿度、水汽压、降水量等气象指标。常用的数据集为中国地面气象站逐小时观测资料、GRAPES_MESO中国及周边区域数值预报产品、中国气象局陆面数据同化系统（CLDAS-V2.0）近实时产品数据集等。

3．获取及整理过程 从中国气象数据网下载气象数据，首先，用户需注册账号并登录中国气象数据网（http://data.cma.cn），然后根据需求申请相应的权限，注意部分数据仅限教育科研实名注册用户下载。其次，用户可在"数据服务"模块中选择所需数据，并了解数据集的详细信息。再次，用户需设定检索范围，包括起止日期、台站等检索数据，生成订单以完成下载。最终，下载ZIP格式的压缩包文件，解压后可得到TXT格式的气象数据集以及变量说明文档。该气象数据集结构较为规整，可将数据导入Python、R、SAS等多类软件进行分析。

(三)美国环境保护署空气质量系统

1. 数据库的建立　美国环境保护署的 AQS 涵盖了美国数千个空气质量监测器的数据,并整合了部分气象数据。为了满足公众获取空气质量数据的需求,美国环境保护署建立了 AirData 网站,整合了 AQS 采集的数据。AirData 网站不仅汇总了自 1980 年以来的空气质量原始监测数据,提供了可用于计算空气污染物日均浓度等常用指标的整理数据,还提供了空气质量和空气质量监测技术报告等信息以及其他可视化工具。所有数据集会在每年 6 月和 12 月进行更新。

2. 变量采集　由于 AirData 平台限制用户只能选择特定年份、特定监测地区或监测站点的数据,为了提高科研及行政人员获取与使用空气质量数据的便捷性,美国环境保护署整理了空气质量数据集(AQS Data Mart)。美国于 1980 年开始施行统一的监测标准,因此空气质量数据集涵盖了 1980 年至今的监测数据,监测项目包括 O_3、SO_2、NO_2、CO、Pb、PM10 和 PM2.5。此外,AirData 还提供了美国国家空气质量标准平均值、每日数据概况、年度数据概况、空气质量监测站点和监测仪器的具体信息、质量控制过程以及数据集的变量编码说明。如果用户需要获取实时空气质量数据,则需要访问 AirNow 平台。目前,AirNow 平台仅有反映空气质量的 O_3、PM10 和 PM2.5 三个指标。

3. 获取及整理过程　下载空气质量数据,用户需要登录 AirData 网站(https://www.epa.gov/outdoor-air-quality-data/air-data-basic-information)。该网站中,数据下载分为"Pre-generated Data Files""Download Daily Data"和"Download Raw Data"3 个部分。点击"Pre-generated Data Files"则进入获取汇总数据文件的网页。该网页共有 7 个链接,包括站点和监测器列表、年度数据集、日值数据集、逐小时数据集、8 小时均值数据集和空白数据集。数据集详细的说明可参考官方网站(https://aqs.epa.gov/aqsweb/airdata/FileFormats.html)。

用户也可通过"Download Daily Data"和"Download Raw Data"部分查询下载空气质量数据。点击"Download Daily Data",可进入每日数据查询界面,获取特定年份及特定监测站点或州、城市、县内所有监测站点的多种污染物数据。用户可根据需求勾选时间、地点与污染物类型后,点击"Get Data",加载数分钟后即可下载 CSV 格式的数据集。点击"Download Raw Data(API)"则可进入"AQS API"页面,获取空气质量系统的原始监测数据。但用户必须注册账户且获取权限。空气质量系统的账户注册流程可参考用户指南(https://www.epa.gov/aqs/aqs-user-guide)。

三、应用概况

环境监测对环境质量管理及生态文明建设至关重要,目前国内外研究人员主要利用环境监测数据库进行两类研究:一是专注于环境因素的研究,二是将环境因素与人群健康等其他类型信息相结合的研究。

仅针对环境因素的相关研究,根据研究目的可分为三类。第一类研究,描述环境监测指标的空间分布特点与时间变化趋势,探索环境质量的变化规律,评估政府环境治理和政策效果。例如,一项分析了我国 2005—2015 年全国 86 个重点城市空气质量日报数据的研究发现,这十年间我国空气质量总体有所提升,空气污染的空间特征呈现"北重南轻、东重西轻"。第二类研究,通过探索环境质量的影响因素,为环境污染的防治工作提供科学依据。例如,分析风速等气象因素或能源消耗等人为活动如何影响空气质量。第三类研究,通过构建环境质量预测预警模型,协助有关部门开展环境保护和污染治理工作。例如,利用时间序列模型、随机森林、支持向量机、神经网络等数据挖掘和机器学习方法预测城市空气质量,并且对空气质量数据中的异常值进行监测和预警,探讨发生原因。

结合环境因素和政策效果、人群健康等其他类型信息的研究是环境监测数据库的应用重点之一。研究人员可以将环境监测数据库与社会学、经济学、医学等多个领域的数据库进行连接,开展更加多样、复杂和深入的研究。以医学领域为例，研究者通过连接环境监测数据库和健康相关数据库并开展研究，可以评估环境因素产生的健康效应，识别高危人群，为制定防治对策提供依据。可连接的健康相关数据库包括电子病历数据、病案首页数据、医疗保险数据库等管理型数据库，以及队列数据等调查型数据库。环境监测数据库与电子病历数据库连接，可以分析空气污染物、气温等危险因素与慢性疾病发病率的关系；环境监测数据库与病案首页数据库连接，可以探索空气质量和住院人数的关系；环境监测数据库与医疗保险数据库连接，可以研究空气质量与医疗服务费用等的关系。调查数据库采集信息较管理型数据库更加灵活多样，研究主题更为丰富，因此环境监测数据库与调查数据库连接，可以研究环境因素与多种健康指标的关系。

第四节　其他医疗健康过程相关数据库

1. 医用可穿戴设备数据库　可穿戴设备（wearable device）指由用户穿戴并控制，能够持续运行和交互的设备。1960 年，美国麻省理工学院的爱德华·索普（Edward O Thorp）教授首次提出可穿戴技术（wearable technology）的概念。近年来，得益于传感器、无线通信等设备与技术的革新，以及互联网与大数据的快速发展，可穿戴设备已在医学、教育、社交、军事等多个领域得到广泛应用。医学领域的可穿戴设备种类繁多，适用于手部、头部、躯干、下肢等多个身体部位，能够实时监测、记录、分析用户的健康体征和行为信息，提供运动建议和用药提醒等功能，辅助用户进行自我健康管理。医用可穿戴设备主要用于健康监测、慢性病管理、疾病诊疗和康复治疗。可穿戴设备获取的数据通常存储于企业、医疗机构或保险公司，目前缺少公开可获取的可穿戴设备数据。由于设备昂贵、技术受限（如续航时间短）、数据安全与用户隐私等问题，基于可穿戴设备数据的研究往往样本量有限，数据收集时间也较短。作为未来数字化健康管理的关键技术之一，医用可穿戴设备的应用有助于推动远程医疗的发展，优化医疗资源配置，提高医疗服务的质量与效率，同时增加用户自我健康管理的意识。此外，整合可穿戴设备与电子病历数据能形成更全面的真实世界数据，为制订、评价临床或公共卫生干预策略和措施提供支持。

2. 传染病监测数据库　传染病监测（infectious diseases surveillance）是指持续、系统地收集、分析和解释传染病的相关数据，及时将信息反馈给相关人员和机构，为防控方案的制定及干预措施效果评价提供依据，以遏制传染病的流行。传染病监测主要依靠传染病监测系统实现。19 世纪 70 年代起，美国开始建立法定传染病监测系统，并于 20 世纪末实现监测系统信息化。2003 年，由美国疾病预防控制中心（Centers for Disease Controland Prevention）开发和维护的国家疾病监测信息系统（National Electronic Disease Surveillance System）正式运行，简化了疾病数据的报告和管理流程，提高了报告率并且减少了报告延迟。美国国家疾病监测信息系统共整合了 140 多种疾病的数据，其中大部分为传染病。该信息系统能够有效地识别、追踪病例，监测并评估疾病发展趋势，进而指导防控策略的制订，及时限制疾病的发生与传播。20 世纪末至 21 世纪初，英国、法国、德国、荷兰、澳大利亚、日本等国家也先后建立起传染病监测系统。我国法定传染病报告系统起步于 20 世纪 50 年代，并于 1995 年建立全国传染病报告系统。2003 年 SARS（Severe Acute Respiratory Syndrome）疫情后，国家加大了传染病监测的力度，通过构建"国家-省-地市-县-镇"五级疾病预防控制网络，实现传染病的实时上报与管理。2007 年，中国疾病预防控制中心启动网络直报系统与医院信息系统的互联互通工作，并于 2010 年完成传染病信息报告管理系统的建设，实现了基于医疗卫生机构对法定传染病病例的"实时、在线、直接"的报告方式。

在国家传染病监测系统的基础上，为满足全球传染病防控的需求，WHO 于 2000 年建立了全球疫情警报和反应网络（Global Outbreak Alert and Response Network），通过全球250多个机构协调合作，预防和控制传染病暴发以及突发公共卫生事件。自2005年《国际卫生条例（International Health Regulations）》颁布以来，全球共发生6次国际关注的突发公共卫生事件（Public Health Emergency of International Concern，PHEIC），包括2009年的甲型H1N1流感、2014年的野生型脊髓灰质炎病毒疫情、2014年的西非埃博拉疫情、2016年的寨卡疫情、2019年的刚果金埃博拉疫情，以及2019年的新型冠状病毒疫情。由于早期监测系统尚未完善且疫情主要发生在非洲等欠发达地区，前5次PHEIC主要以报告的形式公开数据。

2020年新冠病毒感染疫情暴发后，中央政府通过传染病网络直报系统获取疫情信息，及时调整事件级别，并对疫情防控措施进行有效评估与改进。疫情暴发初期，有民间机构基于国家及各地卫生健康委员会的每日通报，搭建了新型冠状病毒感染疫情实时追踪平台，共享每日全国确诊、疑似病例、治愈人数和死亡人数。2021年1月22日，约翰霍普金斯大学系统科学与工程中心（Johns Hopkins University Center for Systems Science and Engineering）的贾德纳（Lauren Gardner）教授团队发布了疫情仪表板，提供全球的确诊人数、死亡人数等信息，并将数据共享于GitHub网站。基于公开的新冠病毒感染监测数据库，科研人员可以构建传染病动力学模型，预测疾病的动态变化趋势，促进传染病监测的预警响应，同时为评价传染病防控措施的效果及制订未来的防控策略提供依据。

第五节　数据应用中的挑战

随着监测设备与信息系统的不断发展，重症医学数据库、环境监测数据库、可穿戴设备数据库和传染病监测数据库等医疗健康过程相关数据库储存了大量以高时间分辨率为主要特点的数据，为解决临床和公共卫生实践过程中的决策问题提供了新的机遇，但也带来诸多挑战，主要包括数据整合、数据预处理和数据分析3个方面。

（一）数据整合

医疗健康过程相关数据库具有多源异构的特点：重症医学数据库涵盖疾病诊断、实验室检查、医学影像、文本注释、基因序列和生理波形等多种信息，环境监测数据也可能来自各类传感器、射频识别技术、卫星遥感、雷达和视频感知等不同渠道。汇总不同来源或不同形式的数据相对较复杂，但完成后有助于增加获取数据的便捷性，并且充分利用数据的多样性和复杂性。

（二）数据预处理

缺失值填补、错误数据剔除等数据处理过程是医疗健康过程相关数据分析中的重点及难点之一。纠正错误数据不仅可以通过调整监测设备等常规方法实现，还可结合数据挖掘技术从其他源中提取信息以进行校正。

（三）数据分析

应用数据挖掘和机器学习方法来分析、解释并呈现数据，对医疗健康过程相关数据而言是一个重要挑战。过往研究多基于Logistic回归等传统方法构建预测模型，随着机器学习的不断发展，利用更复杂的模型或对多个模型进行集成已成为提升预测精度的有效途径之一。此外，时间序列聚类分析和模式识别在动态监测数据中的应用也是当前的研究热点之一。近年来，研究人员开始结合自然语言处理和深度学习等技术来分析文本、图像和视频等非结构化文本数据，可以更有效地挖掘多种形式的数据，同时也标志着医疗健康过程相关数据分析发展的新趋势。

总体而言，健康过程相关数据库未来需要不断探索数据整合的可能性，提升数据质量，并通过计算机、数据科学、临床、公共卫生等多个学科的交叉合作，以充分利用医疗健康过程相关数据库，支持临床诊疗和公共卫生决策的制订、优化和评估。

第六节　分析示例

一、重症医学数据库

血氧饱和度（oxygen saturation）指血液中氧合血红蛋白（oxygen-saturated hemoglobin）占总血红蛋白（hemoglobin）的百分比，它是评估呼吸系统与循环系统功能的重要生理指标。监测重症患者的血氧饱和度，可以及时发现低氧血症并采取干预措施，从而预防因缺氧导致的器官损伤。本节将使用自回归移动平均模型（Autoregressive Integrated Moving Average Model，ARIMA）的时间序列分析来探索血氧饱和度的变化趋势并进行预测。

1．数据来源　根据研究需要，从 MIMIC 数据库中提取一位患者的血氧饱和度监测数据。将数据储存在"spo.csv"文件中，并使用 R 软件进行整理和分析。

2．变量说明　数据分析前需要对数据集进行清洗整理（此处略去）。本实例使用的数据集记录了 10 月 24 日 23:45 至 10 月 26 日 11:54 该患者的血氧饱和度值，每分钟测量一次（仪器正常情况下）。整理后的数据集共纳入 2029 条观测，涉及两个变量，分别是时间（变量名：time，单位为分），表示从第一个时间点开始经过的时间，以及血氧饱和度（变量名：valuenum，单位为%）。

3．分析思路、结果及代码

（1）描述血氧饱和度的变化趋势：先通过折线图可以大致了解监测时间段内该患者血氧饱和度变化趋势，为时间序列分析提供基础。该患者的血氧饱和度大部分时间在 90%～100% 的范围内波动（图 5-5）。

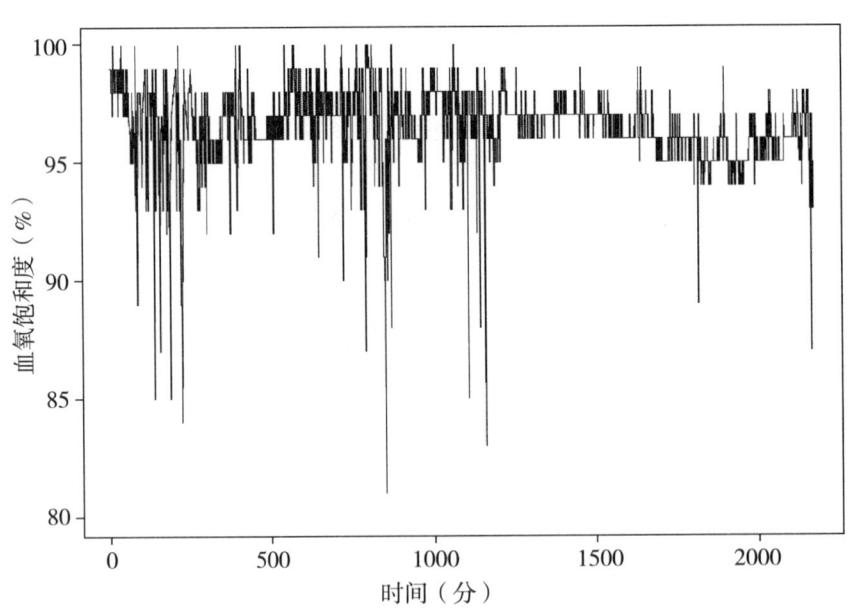

图 5-5　血氧饱和度随时间的变化趋势

（2）构建模型及预测：了解血氧饱和度的变化趋势后可进一步构建时间序列模型并预测血氧饱和度值。由于 ARIMA 模型仅适用于处理平稳（stationary）时间序列数据，因此在进行时间序列分析前，必须检验数据的平稳性。检验平稳性的方法包括增广迪基-福勒（Augmented Dickey-Fuller，ADF）检验、Phillips-Perron（PP）检验和 Kwiatkowski-Phillips-Schmidt-Shin

（KPSS）检验等。此处使用 ADF 检验，结果显示 Dickey-Fuller 统计量为 –4.88，P 值为 0.01，说明血氧饱和度值为平稳时间序列数据，无需进行差分化（Difference）处理。为确定自回归模型（Autoregressive Model，AR）与移动平均模型（Moving Average Model，MA）的阶数，需要计算不同滞后阶数（Lag order）下血氧饱和度的自相关系数（Autocorrelation）和偏自相关系数（Partial autocorrelation）（图 5-6）。结果显示，自相关系数存在拖尾现象（Tail off），而偏自相关系数存在截尾现象（Cut off），因此可以分别将自回归模型和移动平均模型的阶数设置为 5 和 0。

R 代码
```
acf <- acf(spo2$valuenum,plot = F)
pacf <- pacf(spo2$valuenum,plot = F)
adf.test(spo2$valuenum)
```

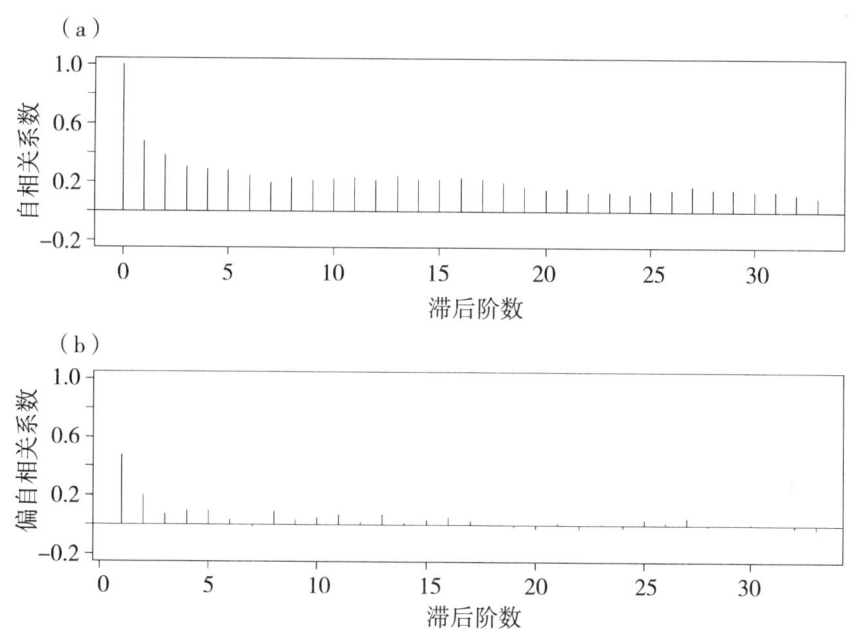

图 5-6　不同滞后阶数下的自相关系数（a）与偏自相关系数（b）

根据得到的 AR 模型与 MA 模型的阶数，构建 ARIMA 模型。基于已构建的模型，预测该患者未来 1 小时内的血氧饱和度（图 5-7）。

R 代码
```
fit.arima <- arima(spo2$valuenum, order = c(5, 0, 0))
forecast <- forecast(fit.arima, h = 60, level = c(95))
```

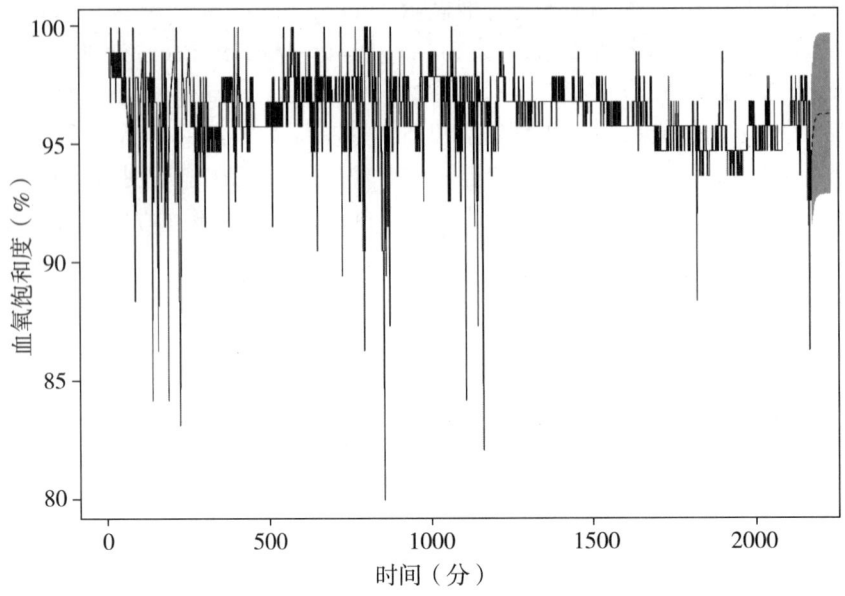

图 5-7　基于 ARIMA 模型的血氧饱和度预测值
注：虚线表示预测值，灰色区间表示 95% 置信区间

二、空气质量监测数据库与其他数据库的融合

PM10 是一种常见的空气污染物，且与死亡关联紧密。本节将使用时间序列分析（Time-series analysis）和广义可加模型（Generalized Additive Model，GAM）两种方法，依次探讨 PM10 浓度与每日死亡人数之间的关系。

1．数据来源　为了详细展示空气质量监测数据库与其他数据库连接后的应用，本节将利用美国国家疾病、死亡与空气污染研究（National Morbidity, Mortality, and Air Pollution Study, NMMAPS）数据库，分析 PM10 浓度与每日死亡人数之间的关系。NMMAPS 数据库包含了 1987—2000 年美国 108 个城市的每日死亡人数、空气污染物浓度和气温数据。NMMAPS 数据库的死亡数据来源于美国国家卫生统计中心（National Center for Health Statistics），空气质量数据来源于美国环境保护署的大气信息检索系统（Aerometric Information Retrieval System），气温数据来源于美国国家气候数据中心（National Climactic Data Center）。

2．变量说明　数据分析前需要对数据集进行清洗整理。本实例使用的数据为 NMMAPS 数据库的芝加哥市数据集。该数据集包括 1987—2000 年 PM10、O_3、SO_2 的浓度及气温和死亡人数信息，共有 5114 条观测，16 个变量。变量具体说明见表 5-5。

表 5-5　芝加哥市数据集变量说明

变量名称	说明
date	日期，从 1987 年 1 月 1 日至 2000 年 12 月 31 日
dow	星期，1～7 分别表示星期一至星期日
death	每日死亡人数（人/日）
pm10median	PM10 每日浓度中位数（mg/m^3），去趋势化（Detrending）处理
pm10tmean	PM10 每日浓度均值（mg/m^3），去趋势化处理
pm10mtrend	PM10 每年浓度中位数（mg/m^3）

续表

变量名称	说明
l1pm10tmean ~ l7pm10tmean	l1pm10tmean 至 l7pm10tmean 分别表示滞后一天到七天的 PM10 每日浓度均值（mg/m³）
so2median	SO_2 每日浓度均值（mg/m³）
o3median	O_3 每日浓度均值（mg/m³）
tmpd	每日平均温度（℉）

3. 分析思路、结果及代码

（1）描述空气污染与死亡的变化趋势：了解 1987—2000 年芝加哥市 PM10 日均浓度与每日死亡人数的变化趋势，可以为分析 PM10 浓度与死亡人数的关系提供线索。数据集中未提供监测站点采集的 PM10 浓度的原始值，但可以通过公式 pm10tmean + pm10mtrend 进行计算。PM10 浓度原始值（以下简称 PM10 浓度）和每日死亡人数随时间变化的趋势的散点图见图 5-8。

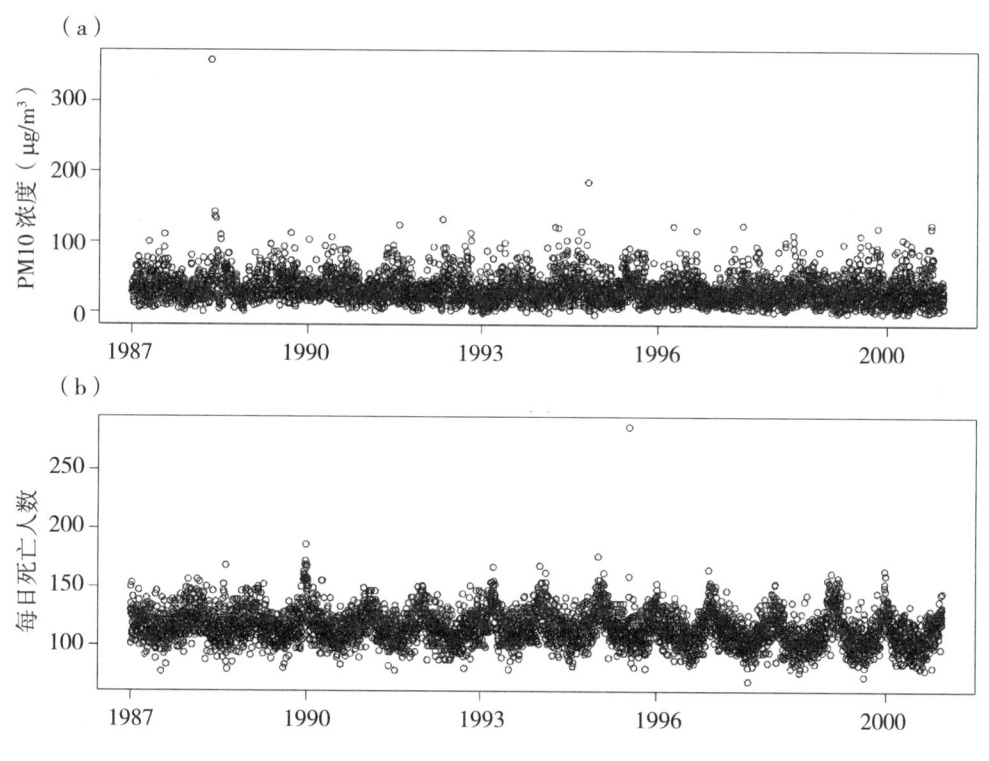

图 5-8　PM10 浓度（a）及每日死亡人数（b）随时间变化趋势的散点图

（2）分析空气污染与死亡的关系：分别拟合 PM10 浓度及每日死亡人数与时间的线性回归模型，发现 PM10 浓度呈下降趋势，而每日死亡人数则无显著变化（表 5-6）。进一步拟合以每日死亡人数为因变量、PM10 浓度为自变量的线性回归模型，结果显示 PM10 浓度与每日死亡人数无显著关联（表 5-7）。

R 代码

```
mod.1 <- lm(death ~ date, data = air)
mod.2 <- lm(pm10orig ~ date, data = air)
mod.3 <- lm(death ~ pm10orig, data = air)
```

表 5-6　PM10 浓度及每日死亡人数与时间的线性回归模型结果

	回归系数	标准差	t 值	P 值
以 PM10 浓度为因变量				
截距	43.1362	1.7084	25.249	< 0.001
时间	−0.0011	0.0002	−5.628	< 0.001
以每日死亡人数为因变量				
截距	0.2336	1.6985	0.138	0.891
时间	−0.00004	0.0002	−0.227	0.821

表 5-7　PM10 浓度与每日死亡人数的线性回归模型结果

	回归系数	标准差	t 值	P 值
截距	115.3360	0.4169	276.6	< 0.001
PM10 浓度原始值	−0.0032	0.0107	−0.3	0.764

虽然散点图显示每日死亡人数随时间的变化趋势具有一定规律，但线性回归模型结果表明每日死亡人数与时间并无显著关联，且未发现 PM10 浓度与每日死亡人数有关。因此，需要进一步对时间尺度（timescale）进行划分，分析不同时间尺度下 PM10 浓度和每日死亡人数的变化趋势，同时探索两者关系。

通过时间尺度分解（timescale decomposition），可以分析 PM10 浓度及每日死亡人数的年度、季度和每周的变化趋势（图 5-9 及图 5-10）。芝加哥市数据集中有 4 天缺失每日死亡人数的记录，因此无法描述该时段的趋势。

将 PM10 浓度的年度趋势、季度趋势和每周趋势作为自变量，每日死亡人数作为因变量，构建线性回归模型。结果显示，PM10 浓度在所有时间尺度下的趋势与对应的每日死亡人数均显著相关（表 5-8）。其中，季度趋势与每日死亡人数呈负相关，原因可能是 PM10 浓度夏季高于冬季，每日死亡人数则是冬季高于夏季。

R 代码

```
# PM10 浓度分解为年度、季度和每周的变化趋势
pm10 <- air$pm10orig
pm10[is.na(pm10)] <- mean(pm10, na.rm = TRUE)
death <- air$death
pm10.yearly <- stats::filter(pm10, rep(1/365, 365))
pm10.seasonal <- stats::filter(pm10 - pm10.yearly, rep(1/90, 90))
pm10.weekly <- stats::filter(pm10 - pm10.yearly - pm10.seasonal, rep(1/7, 7))
pm10.r <- pm10 - pm10.yearly - pm10.seasonal - pm10.weekly

# 死亡人数分解为年度、季度和每周的变化趋势
d.yearly <- stats::filter(death, rep(1/365, 365))
d.seasonal <- stats::filter(death - d.yearly, rep(1/90, 90))
d.weekly <- stats::filter(death - d.yearly -d.seasonal, rep(1/7, 7))
d.r <- death - d.yearly - d.seasonal - d.weekly
```

```
# 死亡人数与PM10浓度的年度、季度和每周的变化趋势的关系
fit <-lm(death ~ pm10.yearly + pm10.seasonal + pm10.weekly + pm10.r)
```

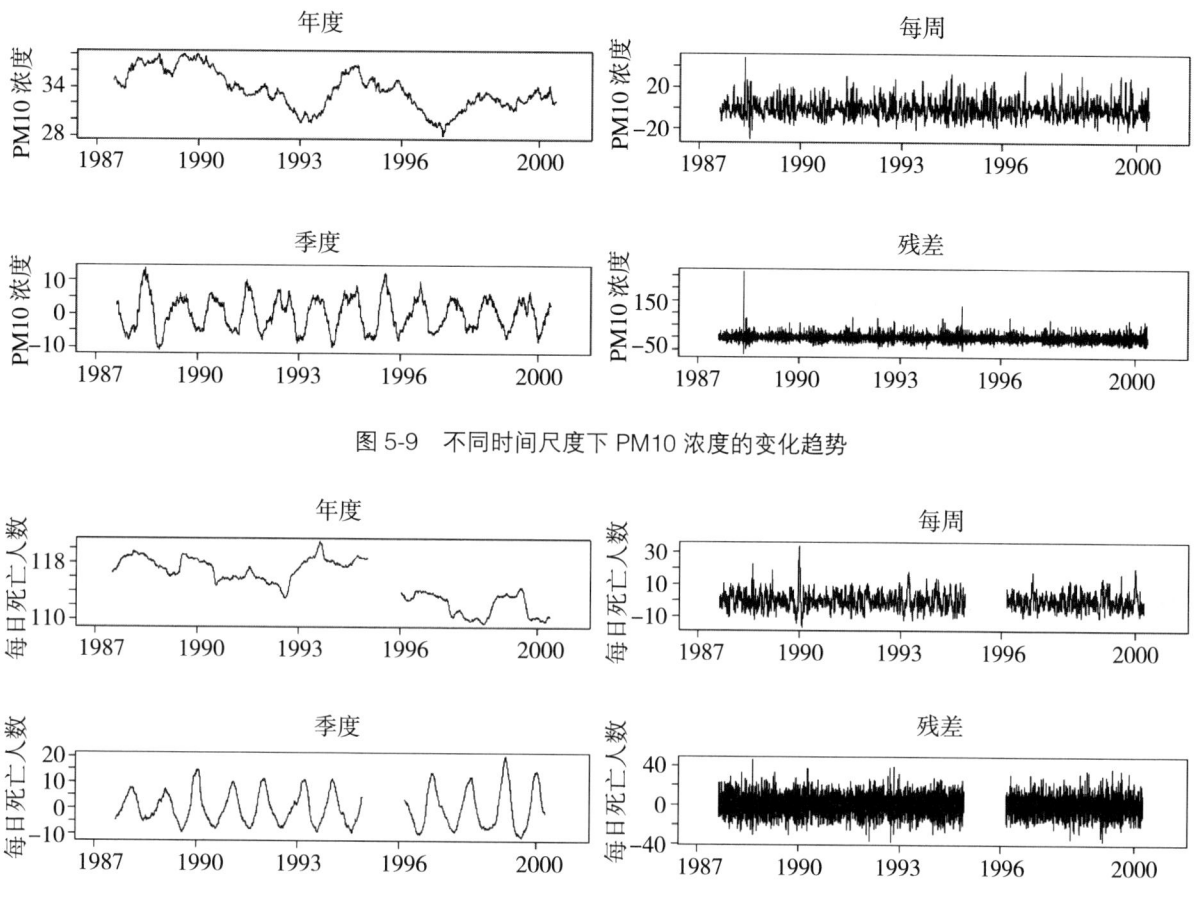

图 5-9　不同时间尺度下 PM10 浓度的变化趋势

图 5-10　不同时间尺度下每日死亡人数的变化趋势

表 5-8　不同时间尺度的 PM10 浓度与每日死亡人数的线性回归模型结果

	回归系数	标准差	t 值	P 值
截距	91.70	2.83	32.45	< 0.001
年度趋势	0.71	0.08	8.46	< 0.001
季度趋势	−1.24	0.04	−30.41	< 0.001
每周趋势	0.12	0.02	5.41	< 0.001
残差	0.06	0.01	4.84	< 0.001

除按年度、季度、每周划分时间尺度之外，还可以通过分析1987—2000年的周期数（cycles）来分解时间尺度。假设在14年的观察期内，PM10浓度与每日死亡人数有1个周期对应长期趋势（Long-term trend），2～14个周期对应季节趋势（seasonal trend），15个及以上周期对应短期趋势（Short-term trend）。分别计算PM10浓度的三类趋势与每日死亡人数对应趋势的 Pearson 相关系数，与按年度、季节和每周趋势分析的结果类似，PM10浓度与每日死亡人数的长期（相关系数为0.67，$P < 0.001$）及短期趋势（相关系数为0.11，$P < 0.001$）呈正相关，两者季节趋势呈负相关（表5-11）。

R 代码
```
# 人为设置周期趋势，分解 PM10 浓度和死亡人数
date <- seq(as.Date("1987/1/1"), as.Date("2000/12/31"), "days")
mort.dc <- tsdecomp(death, c(1, 2, 15, 5114))
poll.dc <- tsdecomp(pm10, c(1, 2, 15, 5114))

# PM10 浓度与死亡人数的长期、季节、短期趋势的相关系数
c1 <- cor.test(mort.dc[, 1], poll.dc[, 1], use = "complete.obs")
c2 <- cor.test(mort.dc[, 2], poll.dc[, 2], use = "complete.obs")
c3 <- cor.test(mort.dc[, 3], poll.dc[, 3], use = "complete.obs")
```

探讨 PM10 浓度与每日死亡人数的关系时，可能会存在一些可测量和（或）不可测量的混杂因素影响，如气温（可测量）和季节（不可测量）。为了进一步确认 PM10 浓度与每日死亡人数存在关联，需要对混杂因素进行调整。

以气温为例，通过线性回归模型分别计算除去气温影响后的 PM10 浓度与每日死亡人数，重复时间尺度分解时的分析过程，最终得到调整气温影响后的 PM10 浓度的趋势与每日死亡人数的关系（表 5-9）。结果显示，PM10 浓度的长期趋势、季节趋势和短期趋势均与每日死亡人数增加有关。

R 代码
```
date <- seq(as.Date("1987/1/1"), as.Date("2000/12/31"), "days")
temp <- air$tmpd

# 分别以 PM10 浓度和死亡人数为因变量，温度为自变量构建线性回归模型
pm10.rtemp <- resid(lm(pm10 ~ temp, na.action = na.exclude))
death.rtemp <- resid(lm(death ~ temp, na.action = na.exclude))

# 调整气温影响后，死亡人数与 PM10 浓度的长期、季节、短期趋势的关系
poll.dc <- tsdecomp(pm10.rtemp, c(1, 2, 15, 5114))
poll.df <- as.data.frame(poll.dc)
names(poll.df) <- c("Trend", "Season", "ShortTerm")
fit <- lm(death.rtemp ~ Trend + Season + ShortTerm, data = poll.df)
```

表 5-9　调整气温影响后的 PM10 浓度与每日死亡人数的线性回归模型结果

	回归系数	标准差	t 值	P 值
截距	−0.0001	0.18	−0.001	1.000
长期趋势	1.02	0.10	10.51	< 0.001
季节趋势	0.29	0.07	4.26	< 0.001
短期趋势	0.10	0.01	9.99	< 0.001

以季节为例，根据季节分层后，分别拟合 PM10 浓度与每日死亡人数的线性回归模型。结果显示，夏季和秋季每日死亡人数与 PM10 浓度的升高显著相关，但春季和冬季每日死亡人数与 PM10 浓度的关联无统计学意义（表 5-10）。

R 代码
```
date <- seq(as.Date("1987/1/1"), as.Date("2000/12/31"),"days")
air$season <- quarter(date) # 添加季节变量

# 不同季节 PM10 浓度与死亡人数的关系
air.spring <- air[air$season == 1, ]
f.spring <- lm(death ~ pm10orig, data = air.spring)
air.summer <- air[air$season == 2, ]
f.summer <- lm(death ~ pm10orig, data = air.summer)
air.fall <- air[air$season == 3, ]
f.fall <- lm(death ~ pm10orig, data = air.fall)
air.winter <- air[air$season == 4, ]
f.winter <- lm(death ~ pm10orig, data = air.winter)
```

表 5-10　不同季节 PM10 浓度与每日死亡人数的线性回归模型结果

	回归系数	标准差	t 值	P 值
春季	−0.014	0.027	−0.527	0.598
夏季	0.084	0.015	5.722	< 0.001
秋季	0.116	0.019	6.077	< 0.001
冬季	0.006	0.022	0.257	0.798

每日死亡人数服从泊松分布，因此广义线性模型较线性回归模型更适合用于分析 PM10 浓度与每日死亡人数的关系。在本分析中不再考虑变化趋势的影响，以去趋势化的 PM10 日均浓度代替 PM10 浓度原始值进行分析。将每日死亡人数作为因变量，去趋势化的 PM10 日均浓度作为自变量，并调整 O_3 日均浓度、SO_2 日均浓度、日均气温和星期，构建泊松回归模型。考虑到混杂因素和每日死亡人数可能存在非线性关系，将时间变量的自由度定为 7/ 年，以调整长期趋势和季节性的影响，将 O_3 日均浓度、SO_2 日均浓度和日均气温的自由度定为 3，采用泊松分布，构建广义可加模型。泊松回归的结果显示，人群死亡的相对危险度（Relative Risk, RR）随着 PM10 日均浓度的升高而增加（RR=1.0008，95% 置信区间：1.0006～1.0010）。在考虑混杂因素的非线性作用后，PM10 日均浓度对人群死亡相对危险度的影响减弱（RR=1.0004，95% 置信区间：1.0002～1.0006）（表 5-11）。

R 代码
```
# PM10 浓度和死亡人数的泊松回归模型模型
fit.glm <- glm(death ~ pm10tmean + date + so2median + o3median + tmpd + dow,
data = air, na.action=na.exclude, family = poisson)

# PM10 浓度和死亡人数的广义可加模型
fit.gam <- gam(death ~ pm10tmean + s(date, bs = "cr", k = 12*14) +s(so2median,
bs = "cr", k = 3) + s(o3median, bs = "cr", k = 3) + s(tmpd, bs = "cr", k = 3) + dow,
data = air, family = poisson)
    s0 <- summary(fit.gam)
```

表 5-11　PM10 浓度与每日死亡人数的泊松回归模型与广义可加模型结果

	回归系数	标准差	t 值	P 值
泊松回归模型				
PM10 日均浓度	7.89×10^{-4}	8.47×10^{-5}	9.316	< 0.001
广义可加模型				
PM10 日均浓度	3.67×10^{-4}	9.35×10^{-5}	3.921	< 0.001

考虑到空气污染物对人群健康的影响可能存在滞后效应，进一步分析滞后 1 ~ 7 天的 PM10 日均浓度与每日死亡人数的关系。结果显示，当天及滞后一天的 PM10 日均浓度和较高的人群死亡相对危险度显著相关（图 5-11）。

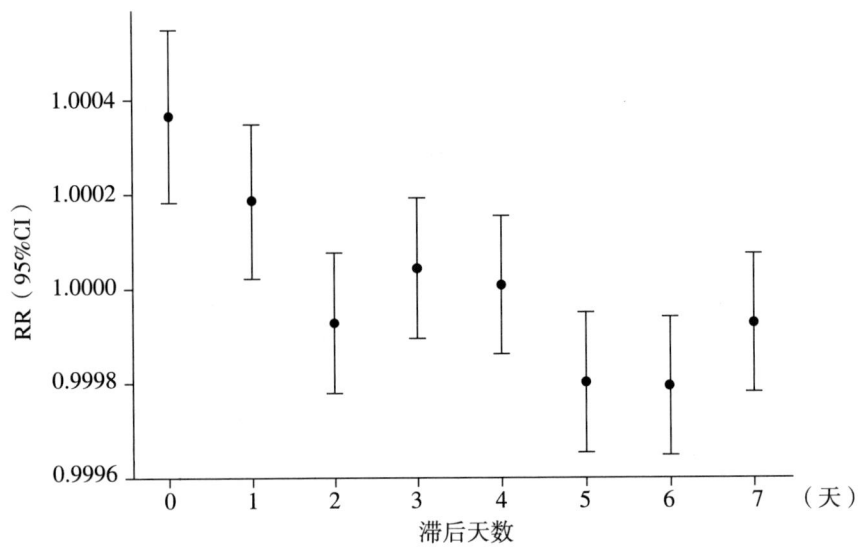

图 5-11　不同滞后天数的 PM10 浓度与每日死亡人数的关系
RR 表示相对危险度，CI 表示置信区间

小结

医疗健康过程相关数据库的重要性在于它们能够持续、系统地收集生理参数、疾病分布和生态环境等健康相关信息，为制订、评估和优化临床诊疗方案及公共卫生决策提供坚实的数据基础。这些数据库以高时间分辨率为主要特点，它们能够通过对临床生物医学信号和生态环境信息的连续监测，客观、全面地反映人体的健康状况和生态环境质量现状。本章介绍的重症医学、环境监测、医用可穿戴设备和传染病监测数据库仍在不断迭代更新，为医学研究积累了宝贵的数据资源。这些数据库不仅为临床实践和公共卫生决策提供了可靠的依据，还为数据驱动的科学探索和跨学科研究开辟了新的可能性。随着技术的持续进步和数据采集手段的不断优化，医疗健康过程相关数据库将继续发挥其重要作用，为提升人类健康和社会福祉做出更大的贡献。

（许蓓蓓）

第六章

组学数据库

多组学（multi-omics）通常包括在脱氧核糖核酸（DNA）复制、转录、翻译、翻译后修饰的过程中，产生的全部基因（基因组学）、基因表达的广泛变化（表观遗传组学）、核糖核酸（RNA，转录组学）和蛋白质（蛋白质组学），以及下游的小分子代谢产物（代谢组学）。本章简要介绍组学数据的价值、常见的组学数据库，并以基因组学数据库应用为例，呈现组学数据利用的常规步骤，以期为初学者提供入门参考。

第一节 组学数据的价值

一、组学数据的兴起及意义

（一）人类基因组计划

"人类基因组计划"（Human Genome Project，HCP）自1990年启动，至2003年4月宣称结束，测定了第一个人类参照基因组。该项目由美国国立卫生研究院和美国能源部进行主要协调，其他参与者还包括美国的部分大学，以及英国、法国、德国、日本和中国。人类基因组计划的主要目标是测定组成人体基因组的30亿个DNA碱基对的完整、准确的序列信息，并且鉴定人体内所有预测的20 000～25 000个基因。HCP明确了人体内许多基因在整个基因组的位置信息，以及它们的结构和组成信息。同时，HCP允许公众通过互联网免费获取人类基因组序列以及用来进行相应数据分析的工具，从而构成了最早的组学数据库。除了对DNA序列进行测定之外，HCP也致力于开发新的生物信息分析工具以对基因组数据进行分析，也通过伦理、法律和社会影响项目（ELSI）来对基因组学研究可能产生的后果进行考量。

（二）精准医学计划

2011年，美国科学院、工程院、国立卫生研究院及科学委员会共同发表《迈向精准医学：建立生物医学与疾病新分类学的知识网络》报告，首次提出"精准医学"的概念。2015年，作为测序技术领先者的美国正式提出实施"精准医学计划"（Precision Medicine Initiative，PMI）。PMI的主要内容包括：①资助国立卫生研究院（NIH）1.3亿美元，启动"百万人基因组计划"，征集100万志愿者，收集基因组数据与临床信息，以促进对健康和疾病的认识，同时为形成数据共享机制打下基础。②资助国家癌症研究所7000万美元，继续美国癌症基因组研究计划，开展癌症基因组学研究，寻找引发癌症的遗传因素，开发更加有效的癌症治疗方法，建立"癌症知识网络"，及时分享创新技术。③资助食品药品监督管理局（FDA）1000万美元，建立新一代测序技术的评估和审批通道，获取新的专利并推进高质量数据库的开发。④资助国家医疗信息技术协调办公室（ONC）500万美元，用于制定一系列的相关标准和政策，以保护隐私和跨系统数据交换安全。PMI主要从肿瘤入手开展相关研究。

（三）全民健康研究项目

2016年10月，PMI更名为"全民健康研究项目"（All of Us Research Program）。美国NIH在诠释更名理由时，再次强调共同价值观和分享成果，鼓励美国上百万个体积极参与并贡献他们的健康信息数据。"全民健康研究项目"是NIH近年来科研基金资助的最大的项目，计划招募由至少100万美国人构成的多样化人群。之所以样本量如此庞大，是因为该计划旨在改变既往基因组学研究中样本量不足、参与者缺乏多样性等障碍。该计划从2018年5月开始招募参与者，截至2019年7月，已有175 000多名参与者提供了生物样本。此外，也已经在34个中心收集了112 000多名参与者的EHR数据。整个研究方案计划获取以下要素：健康问卷、电子健康记录（EHR）、身体测量值、数字健康技术以及生物样本的采集和分析。后续数据库将有助于研究者考虑生活方式、社会经济因素、环境和生物特征的个体差异，基于每一位参与者的健康信息、生活环境和生活方式归纳出疾病防治的方法。

（四）组学数据的兴起

多组学研究是探究生物系统中多种物质之间相互作用的方法，包括基因组学、表观基因组学、转录组学、蛋白质组学、代谢组学、微生物组学等，这些物质共同影响生命系统的表型、性状等。随着高通量测序技术的发展，组学（omics）研究不断深入，通过对各组学进行高通量测序并对数据整合研究，可以全面和系统地了解基础研究、分子育种、临床诊断和药物研发等领域中多种物质的相互关系，而随之积累的不同层面的多元异构数据便构成了不同层面的组学数据。组学数据给生命科学研究带来了前所未有的机遇，在研究人类基因功能、人类疾病、精准医疗等方面具有重要意义。近几年，千人基因组项目已经绘制了详细的人类基因组变异图谱，收录了数百万个以前未曾发现的SNP（Single nucleotide polymorphism）以及其他变异，ENCODE（The Encyclopedia of DNA Elements）项目也取得重大发现，人类基因组中约80%的DNA从生化角度来看是具有功能的，TCGA（The Cancer Genome Atlas）和CPTAC（The Clinical Proteomic Tumor Analysis Consortium）项目则促进了人们在分子层面上对癌症的理解。

二、组学数据研究的现状及趋势

基因组学数据涉及约30亿个碱基对、约30 000个基因，转录组学数据涉及约150 000个转录子，蛋白质组学数据涉及约1 000 000种蛋白质，代谢组学数据涉及约2500种代谢物，宏基因组学涉及约3 000 000种肠道菌群基因，如此海量、高维的数据结构和信息维度极大推动了组学领域研究的发展。以Pubmed检索至2020年底为例，近几年各组学相关研究都呈现明显上升趋势，其中基因组学、宏基因组学和蛋白质组学的增幅最为明显。仅2020年，基因组学相关研究有约22 000篇，宏基因组学相关研究超过10 000篇，蛋白质组学相关研究也接近9000篇，数量最少的表观遗传学研究也有接近1000篇。组学数据研究的蓬勃发展，也带动了组学检测业务的发展。以中国为例，仅基因检测市场的潜力就相当巨大。据预测，产前筛查市场规模可达150亿元，肿瘤早筛的预计市场容量可达400亿元，肿瘤个体化检测市场约为100亿元，针对健康人群的检测可达上万亿元。2022年全球高通量基因测序行业将达到300亿美元，年复合增长率超过40%。

经典的多组学研究很多，但首屈一指必须要提到的是美国国家航空航天局（National

Aeronautics and Space Administration，NASA）发起的双胞胎研究"NASA Twins Study"。该研究招募了一对双胞胎航天员凯利兄弟（同卵双胞胎），将弟弟斯科特（Scott）送到国际空间站进行了为期一年（340 天）的在轨驻留，而他的哥哥马克（Mark）则一直留在地面上作为实验对照。该研究设计特色极为鲜明，一方面，同卵双胞胎是能找到的差异最小的两个个体，使用同卵双胞胎实验作为样本量最小的病例对照研究，能完美地控制其他影响因素；另一方面，该研究几乎对两个航天员进行了全方位的深入检查，包括血液生化、认知水平、表观遗传、基因表达、免疫、代谢、微生物菌群、蛋白质组学、生理学和端粒分析在内的十余项检查、数十种测试。

双胞胎研究已发表的论文数量有限，包括 2017 年在 *Nature* 发表 1 篇、2019 年在 *Science* 和 *Cell* 各发表 1 篇、2020 年在 *Cell* 发表 1 篇。但此项研究论文篇篇都是经典，研究发现也非常有趣，如宇航员在太空飞行时会出现血细胞端粒长度变长的现象，但返回地面后端粒长度又会逐渐变短，甚至比出发前还要短。此外，也发现宇航员经过 1 年太空飞行后，会出现颈动脉扩张、颈动脉壁内层增厚、视网膜脉管系统异常变化、染色体异常变化（50 年背景辐射）等现象。值得注意的是，由于双胞胎研究的目的是对多组学进行全方位测量，其最大亮点在于全面无死角，截至目前，对每个单独组学层面的深入分析尚未见报道。当然，从样本量的角度，由于只纳入一对同卵双胞胎航天员，也导致无法忽视个体差异对实验结论的影响。

三、组学数据的常见用途

生命现象的发生和调控过程是极其复杂的，在肿瘤、自身免疫病、代谢疾病等复杂疾病的发生发展过程中，在干细胞分化、胚胎发育与物种进化等生命现象中，会涉及基因组、转录组、蛋白质组及表观遗传等多层面的变化及调控。对于一个复杂的疾病或生命现象的研究，要综合考虑其表型和生理生化指标以及基因组、转录组、蛋白质组、表观遗传及代谢组等多层面的变化。将上述多组学的数据整合分析，以掌握其全局的变化过程，为研究其调控机制和精准医疗提供综合解决方案。PMI 核心内容可分为精准预测、精准诊断和精准治疗，组学数据可以为任何一部分内容提供证据和革新思路。仅仅以慢性病流行病学为例，组学数据的价值至少体现在以下 3 个方面：第一，从宏观与微观病因学层面进行因果推断，全面、系统探索环境与遗传因素在慢性病病因学中的作用，揭示复杂疾病的致病因素与分子机制；第二，有助于探索环境及行为生活方式与慢性病关联的中介通路，有望揭示复杂疾病的机制；第三，利用组学标志物开发风险预测模型应用于精准医学，用于疾病风险预测以识别高危人群，用于筛选药物治疗对象使之受益最大化，用于监测药物疗效与不良反应。

其实，借用流行病学研究者的视角，组学技术与数据为大规模队列研究带来了机遇与挑战。首先，组学数据拓展了病因学研究的深度。慢性病病因学研究从传统的危险因素分析、生物标志物识别、疾病风险模型开发，到借助多组学检测方法的微观病因学研究，应用系统流行病学的研究方法与思路，对疾病的分子机制进行探索。其次，随着国际公开数据、分析平台与协作组的指数级增加，研究资源将更加丰富，研究成本也将大幅下降。生物银行为多组学数据的宝贵资源，然而其长期随访的维持与实验室检测费用十分可观。临床上病理样本获取难度较大，为某些罕见疾病的分子研究带来挑战。

目前我国对于精准医学和组学数据的重视也日益增加，2015 年 3 月 11 日，科技部召开国家首次精准医学战略专家会议，并决定在 2030 年前政府将在精准医疗领域投入 600 亿元，其中中央财政支付 200 亿元，企业和地方财政配套 400 亿元。自 2016 年设立国家重点研发计划"精准医疗"重点专项，支持大型自然人群或专病人群队列构建及组学研究以来，其中相当大比例的都是肿瘤专病队列。这其实也与美国提出的 PMI 短期目标及长期目标一致。精准医学的短期目标就集中在恶性肿瘤，这与肿瘤是损害人类健康并威胁生命的重大常见病、基因及其表达已被证实与肿瘤的发生、发展和预后等有一定关系；而长期目标确定为预防相对昂贵、且被认为遗传因素具有重要作用的慢性病，如糖尿病、心血管疾病和老年痴呆症等。

第二节　常见组学数据库

一、各类组学数据库简介

（一）基因组学

基因组学是对生物体全基因组的研究。基因组中的变异分为单核苷酸变异（simple nucleotide variation，SNV）和结构变异（structural variation，SV）。编码区的 SNV 和 SV 可能影响蛋白质序列，而非编码区的 SNV 和 SV 可能影响基因表达和剪接过程。一般人群中的频率 > 1% 的 SNV 称为单核苷酸多态性（single nucleotide polymorphism，SNP）。当前测定遗传变异的技术有 Sanger 测序、DNA 微阵列（基因芯片）和二代测序（next generation sequencing，NGS）。全基因组测序（whole genome sequencing，WGS）能够测定罕见变异，它们与侧翼变异（flanking variant）的连锁不平衡较低，对基因功能和表达的影响更大，具有更大的群体特异性，在复杂疾病的遗传中发挥独特作用。全基因组关联分析（genome wide association study，GWAS）的原理为微阵列测序。由于 NGS 费用比 GWAS 高 1～2 个数量级，GWAS 仍广泛用于较大人群的基因型检测。

基因组学数据对于疾病的病因、诊断和治疗均有重要价值。其一，GWAS 和其他无假设的遗传分析方法为功能分析提供靶点，有助于识别未知的致病机制。由于功能丧失（loss-of-function，LoF）变异（如无意义突变、移码和剪接位点变异）有较为确定的功能，常利用 LoF 变异识别因果变异位点（causal variant）。其二，遗传变异与疾病的关联为药物研发提供新目标。利用遗传学数据预测新药的治疗效果与副作用，在减少费用的同时改善药物研发流程。具有遗传证据支持靶点的候选药物更可能在 II 期和 III 期临床试验中获得成功。其三，具有高疾病风险的遗传变异对精准医学尤为重要。少数复杂疾病是由某些基因中的单个致病变异引起的，例如遗传性乳腺癌和卵巢癌综合征中的 BRCA1 和 BRCA2。最后，遗传位点在遗传风险评分、孟德尔随机化、基因 - 环境交互等领域有广泛应用。多基因风险评分（polygenic risk score，PRS）旨在量化多个基因或位点的累积效应，利用数十、数百甚至更多的基因组变异信息构建衡量个体疾病易感性的分数值。

（二）表观遗传组学

表观遗传学是一门在不改变 DNA 序列的情况下，研究基因的不同活动状态及其分子与机制的学科。表观遗传学变化包括 DNA 甲基化水平的变化、组蛋白修饰、染色质重塑（chromatin remodeling）、非编码 RNA（non-coding RNA，ncRNA）功能的变化和表观遗传成分的突变。最著名的表观遗传 DNA 修饰是 CG 富集序列中胞嘧啶的 DNA 甲基化（CpG 岛）。全基因组 DNA 甲基化有多种测定方法，例如全基因组亚硫酸氢盐测序、简化代表性亚硫酸氢盐测序、甲基化 DNA 免疫沉淀和甲基 CpG 免疫沉淀。组蛋白为小分子的碱性蛋白质，末端可被甲基化、乙酰化、磷酸化和泛素化等，其中乙酰化最常见。组蛋白的翻译后修饰（post-translational modification，PTM）在基因转录的激活和抑制中起着至关重要的作用。染色质重塑是指真核基因组包裹成核小体染色质的过程。染色质免疫沉淀结合高通量测序可用于推断与 DNA 结合蛋白质的分布，例如具有特定 PTM 的核心组蛋白成分、转录因子和表观遗传酶。

表观遗传组学数据可应用于衰老、疾病病因、药物研发等领域。DNA 甲基化随年龄而变化，因此被用作反映生物学年龄与衰老的标志物。将机器学习应用于高通量 DNA 甲基化数据，已构建若干生物学年龄的甲基化指标。结合甲基化数据与测量表型年龄的临床方法，确定一组

CpG 基因组位点，可以更好地预测寿命和健康寿命。疾病病因方面，Barker 最早提出疾病的胎儿起源假设，认为在子宫内胎儿发育的特定敏感时期或童年早期，若暴露于某些环境因素（例如化学物质、药物、压力或感染），则成年后易患某些疾病。后来的研究提出表观遗传可能介导其中部分作用。此外，大量体内与体外实验研究证据提示，表观遗传变化可能是癌症发生发展的主要驱动力。近年来，表观遗传组逐渐成为肿瘤治疗研究的新热点。具有临床治疗前景的药物有 DNA 甲基转移酶和组蛋白去乙酰化酶抑制剂等。

（三）转录组学

转录组是细胞中基因转录所得产物 RNA 的集合，由占 1%～4% 的编码 RNA（即信使 RNA，mRNA）和占比 > 95% 的 ncRNA 组成。mRNA 的数量相对固定，ncRNA 的数量随生物体的进化逐渐增加。RNA 检测技术及其优缺点与 DNA 相似，主要有微阵列和测序技术（RNA sequencing，RNA-seq）。传统的微阵列和大规模 RNA-seq 涉及细胞集合群，测定的为不同种类细胞基因表达的平均水平。单细胞 RNA 测序（single-cell RNA sequencing，scRNA-seq）技术对给定样本中每个细胞的转录组进行高分辨率和深度分析，可无偏差地评估细胞异质性，以超高分辨率和准确性阐明发育和分化过程中的动态细胞转变。scRNA-seq 技术对心血管和癌症等研究领域产生了深远影响。

转录组学数据的应用包括测定转录子是否存在与进行定量分析；评价差异剪接以评估或预测蛋白异构体；使用表达数量性状位点（expression quantitative trait loci，eQTL，指控制 mRNA 表达水平的位点）或等位基因特异性表达（allele specific expression，ASE）定量评估基因型对基因表达的影响。这些信息对于了解细胞和组织代谢的动力学，对于了解转录组变化及其如何影响健康和疾病至关重要。ncRNA 存在于多种生物样本中，其测定简易且无侵袭性，可作为生物标志物用于疾病诊断、风险评估、治疗方法选择和治疗效果监测。全转录组关联研究（transcriptome-wide association study，TWAS）对 GWAS 筛选出的潜在致病位点进行优先级排序，即筛选出可能与疾病具有因果关联的基因位点。TWAS 利用带有基因型数据（通常为 GWAS）与表达信息的 eQTL 队列，分析基因与表型的因果关联。TWAS 使用表达面板（expression panel）中基因邻近区域遗传变异的等位基因计数，来预测 GWAS 队列中每个个体的基因表达，进一步分析预测基因表达与性状之间的统计关联。

（四）蛋白质组

蛋白质组是在生物体、系统或生物学环境中产生的蛋白质。在人体全部组织和器官中，能够被表达和加工为蛋白质的基因约有 2 万个。人类蛋白质组计划已收集的质谱（mass spectrometry，MS）数据约涵盖这 2 万种蛋白质的 90%。转录翻译后的蛋白质通常会经历翻译后加工，可能产生 7 万余种蛋白质。MS 是蛋白质组学中最常用的技术，其他常见方法有基于免疫或亲和力（affinity）的检测方法与蛋白质测序法。MS 或免疫测定法共检测到约 5000 种循环蛋白，约占人类蛋白质组的 25%。MS 中有两种互补的肽段测量方法：靶向 MS 使用稳定同位素标记肽作为标准，对样品中的肽进行绝对定量；非靶向 MS 利用肽离子强度进行蛋白质组的半定量测定。

蛋白质组学检测技术的发展为使用 GWAS 检测 pQTL（protein quantitative trait loci，蛋白数量性状位点，指影响蛋白质水平的位点）进行循环蛋白遗传调控研究铺平了道路，已报道数百个 SNP 与蛋白质水平存在关联。与蛋白质水平相关的遗传变异分为两类：①顺式 pQTL（*cis*-pQTL）为靠近编码蛋白质的基因；②反式 pQTL（*trans*-pQTL）距离编码蛋白质的基因更远，通常位于不同染色体上。当前发现的蛋白质中有 18%～25% 具有至少一个 *cis*-pQTL。如果 *cis*-pQTL 主要通过影响 mRNA 表达或周转起作用，则在相关组织或细胞类型中可能发现 eQTL。pQTL 在生物医学和制药领域有广泛应用。pQTL 为疾病通路上的中间表型，用于解释疾病 GWAS 发现的遗传位点。此外，pQTL 为疾病致病基因提供线索，有助于发现临床生物标志物、发现现有药物新的适应证、评价开发中药物的潜在安全性，有助于蛋白质-蛋白质相互作用网络的研究。

（五）代谢组学

代谢组学是对机体中小分子成分的系统研究，通常涉及数百至数千种代谢物的测量。代谢标志物既代表基因组的下游输出，又代表环境的上游输入。因此，对代谢物和代谢组的研究能够探索基因与环境的相互作用。代谢组常用的检测技术有核磁共振（nuclear magnetic resonance，NMR）技术、气相色谱质谱法（gas chromatography-mass spectrometry，GCMS）和液相色谱质谱法（liquid chromatographymass spectrometry，LC-MS），涵盖许多种类的有机化合物，包括脂质、氨基酸、糖、生物胺和有机酸等。非靶向代谢组为对所有可测量分析物的半定量测定，是一种检测特定条件下代谢物水平变化的无偏方法。靶向代谢组通过化学定量和生化注释法，鉴定与特定表型相关或疾病通路上的关键代谢物，常应用于实验环境或大规模人群研究中。

与蛋白质和基因相比，代谢产物分子量较小、结构简单且容易获得。代谢组学数据主要应用于如下领域：诊断先天性疾病；发现中间代谢的早期改变；鉴定既往未知的代谢产物；开发生物标志物，比如与行为生活方式相关和多种慢性病的诊断与治疗的标志物；预测疾病发病与死亡风险；定义干预研究的替代终点。

（六）宏基因组学

微生物几乎无处不在，对生态系统服务和宿主健康有着巨大的影响。高通量测序平台的出现通过将生理数据与潜在的遗传数据相结合，迅速提升了对微生物组物种多样性的认识。宏基因组（metagenome）泛指环境样本中所有微生物基因组的综合。由于全微生物组鸟枪测序的成本、计算和分析困难，16S rRNA 基因的扩增子测序被广泛用于确定微生物群落成员的分类特征。16S rRNA 基因普遍存在于所有细菌和古菌中，被选为分类鉴定的遗传标记。除了一些例外，这个基因在进化上是稳定的，几乎没有水平基因转移，遵循着一个分子时钟，并且有保守的区域和高变区域。对于大多数微生物组来说，几万个序列足以评估一个样本的多样性，到 2020 年，每个样本的 DNA 提取、文库准备和测序的成本将不到 25～50 美元，具体取决于样本数量和类型，这使得这种数据类型最容易获得。这种数据的易获取性带来了简化的分析平台，如 QIIME、UCHIME2、mothur 和 dada2，使用基于参考基因组的分类法分配和（或）从头序列聚类。随着人们对生物体和菌株基因组含量差异引起的显著表型差异的日益重视，出现了一种趋势，即在 16S rRNA 基因序列中使用更高分辨率的差异，称为扩增序列变体（ASV）。

宏基因组学数据可以助力于快速、准确筛查病原微生物（尤其是不明原因感染）、传染病疫情传播溯源，对于慢性病的病因及诊疗研究也发挥着越来越重要的作用。尽管宏基因组使人们开始认识到复杂微生物组的多样性和功能，但这些数据本身可能是不完整的、有偏好性的和具有挑战性的。因此，当科学界继续使用这项技术时，对宏基因组数据持批判态度和认识其局限性是非常重要的。

二、常用组学数据库介绍

（一）TCGA

肿瘤基因组图谱（The Cancer Genome Atlas，TCGA）计划，由美国国家癌症和肿瘤研究所（National Cancer Institute，NCI）和国家人类基因组研究所（National Human Genome Research Institute，NHGRI）于 2006 年联合启动，第一阶段 3 年耗资 1 亿美元，收集多形性成胶质细胞瘤和卵巢癌的数据，将肿瘤组织与癌旁组织进行测序。2009 年再投入 2.75 亿美元对 20 多种肿瘤进行大规模研究，目前有 20 多种组织类型的 33 种癌症共 11 000 多个肿瘤患者的临床与基因信息。美国发起 TCGA 计划是希望通过应用组学分析技术，将人群全部癌症（近期目标为 50

种包括亚型在内的恶性肿瘤)的组学变异图谱绘制出来,并进行分析,以求找到所有致癌或抑癌基因的微小变异,了解癌细胞发生、发展机制,在此基础上取得新的诊断和治疗方法。应该说,TCGA开启了肿瘤分子生物学和精准医学的时代,给研究人员提供了研究癌症发展的新机会,使研究者以前所未有的微观视角看待癌症,从而一步步接近它的全貌。目前,TCGA数据已经被用来发现新的突变,识别固有的肿瘤类型,并确定泛癌的相似和不同之处。同时收集肿瘤演化的证据。越来越多的生物信息学工具被开发用于TCGA数据库。

TCGA数据库包括了病例临床基本信息,如基本资料、治疗进程、临床分期、肿瘤病理及生存状况,但相对比较简单,其基因相关信息比较全面,包括mRNA、microRNA、Copy Number、Mutation、Protein、Methylation信息等。TCGA的数据分为三个级别:level 1,即原始的测序数据(fasta、fastq等);level 2,即比对好的bam文件;level 3,即经过处理及标准化的数据。其中level 1和level 2是原始数据,文件较大且粗糙,不利于进一步分析,也被设置为controlled-access,level 3也有一小部分设置为controlled-access。数据类型为controlled-access的需要向TCGA申请使用权限,而数据类型为open-access的可以直接下载使用。

TCGA数据库的优点包括:①数据库样本量大,基本每种癌症都超过了100例样本;②组学信息丰富,对每个样本都分别做了转录组(RNA-seq、基因芯片、小RNA-seq)、基因组(miRNA表达、mRNA表达、Copy Number等)、表观遗传学分析;③数据质量高;④临床信息完整;⑤免费开放。TCGA数据库储存有2.5PB的数据,目前已被广泛应用于研究领域,已为独立研究人员进行的癌症研究或者TCGA研究网络出版物做出了超过1千多项的贡献。常见的用途包括:①利用TCGA数据库挖掘差异基因,可以从大量差异基因中筛选可能感兴趣的一个或几个位点进行深入研究,即从TCGA数据库探索研究思路或方向;②将研究得到的相关基因在TCGA中查询分析和验证,增加研究的可信度;③对肿瘤患者和正常人进行的差异分析或者生存分析。可供参考的数据下载方式包括:① TCGA官网的Data Portal,简称GDC,网址是https://portal.gdc.cancer.gov/。数据最全、更新最快,但下载速度慢。② Firehose服务器,网址是http://gdac.broadinstitute.org/(Broad GDAC)。数据经过简单合并,将每种癌症相同类型的数据合并到一个文件中,下载方式最简单,且可以直接进行下一步分析,但临床随访数据几乎未有更新。③使用R包下载,如TCGA-ASSEMBLER、TCGA2STAT、GDCRNATOOLS、TCGAbiolinks等,其中TCGAbiolinks更新较快且可直接下载官网数据,使用较多;④采用国内开发的各种简易下载软件,如"生信人"小工具。

(二)DBGAP

人类基因型和表型相互作用数据库(dbGaP)是美国国立卫生研究院(NIH)赞助的用于归档、精选和发布由调查基因型和表型间相互作用的研究所产生信息的数据仓库(https://www.ncbi.nlm.nih.gov/gap)。该数据库收录的资料来自由NIH资助的全基因组关联分析(genome-wide association study,GWAS)结果、外显子测序及DNA测序数据。目前dbGaP收录的数据,用户可以通过疾病名称或基因名称进行搜索、浏览。为保证研究项目和研究个体的隐私,数据库只接受"去识别(de-identified)"的数据,同时还要求使用个体资料(individual-level)的研究者接受审核。单纯的浏览研究文件、操作流程和调查问卷等资料不受任何限制。

申请数据无需缴纳费用,只需申请账号,然后申请感兴趣数据的下载权限,下载相应数据,使用SRA toolkit对下载数据进行解压(建议在linux端运行)。需要注意的是,dbgap账号需要NCI/NIH认证资格,一般是实验室的PI、且申请过NIH或NCI的资助,才可能有dbgap账号。

(三)GEO

GEO全称为Gene expression omnibus,由NCBI创建的国际公共功能基因表达库,是著名的芯片数据存储和查询综合数据库之一。其数据具有强大的存储功能,允许用户或研究人员提交、保存和检索多种不同类型的数据。GEO提供了一种简单的提交流程和格式,其数据来源依赖于研究人员提交的数据。GEO 数据库不仅为研究人员提供了丰富的疾病相关基因表达图谱，还提供了查询和下载实验和基因表达数据的工具，允许用户查询和下载有趣的研究和基因表达图谱。GEO 数据库包含原始数据和从原始数据生成的数据集或地图。GEO 的原始数据放在三个不同的实体数据库中：platform、sample 和 series。

GEO 数据集的搜索结果包括名称、描述、物种、平台、提交者联系人、系列、发布时间、数字类型和样本数。GEO 表达图的搜索结果以图片的形式显示所有样本的基因表达水平。搜索结果中的实验条件便于人们观察不同条件下基因表达水平的差异。每个数据集概述其研究数据报告和目的，显示与其关联的平台、样本和系列的数量，研究人员可以从中选择感兴趣的研究内容来下载数据。

GEO 还提供 GEO2R 在线分析工具，GEO2R 是一个交互式网络工具，它使用 GEO2R 筛选差异表达的基因，允许用户比较两组或更多组 GEO 系列，以识别在不同实验条件下差异表达的基因，结果显示有意义。GEO2R 使用来自 BioConductor 项目的 GEOquery 和 LIMMA 软件包对提交者提供的原始处理数据表进行比较。与 GEO 的其他数据集分析工具不同，GEO2R 不依赖于整理的数据集，而是查询原始的矩阵数据文件系列。研究人员通过对基因芯片提供的基因表达数据信息进行深入挖掘和分析，发掘其潜在的生物学价值，并将其应用于基因分析、基因表达调控、疾病诊断、药物筛选等研究。对基因表达谱数据的挖掘和分析有助于了解基因的功能和基因间的相互作用，分析基因的遗传特征和功能。GEO 顺应了芯片数据库的发展趋势，降低了芯片检测成本，缩短了数据读取时间，高效、合理地利用了资源，整合了更多研究人员的数据。值得注意的是，GEO 最后一次修改日期是 2016 年 7 月 26 日。

（四）UK-biobank

UK-biobank（http://www.ukbiobank.ac.uk）是全球最大的生物医学样本数据库，于 2017 年 4 月 30 日正式向全球研究人员开放所有数据。在 2006 年至 2010 年间，UK-biobank 从英国各地招募了 50 万名年龄在 40～69 岁的志愿者，收集了大约 1500 万份血液、尿液和唾液的生物样本，并对所有参与者进行了基因分型和血液生化分析，并长期跟踪他们的健康和医疗状况信息。同时该数据库收集所有研究成果，并将其提供给其他研究人员。UK-biobank 于 2014 年启动了一项新的医疗成像数据收集计划，使用磁共振成像（MRI）和 X 射线技术对超过 10 万名志愿者的大脑、心脏和骨骼进行了分析。成像分析是为了建立一个内部器官扫描图像的数据库，这也将是迄今为止世界上最重要的健康成像研究。这些海量的数据将帮助研究人员分析人群差异及其原因，如癌症、心脏病、糖尿病、关节炎、阿尔茨海默病，甚至改变科学家对这些慢性病和流行性疾病的看法。

UK-biobank 的申请过程对研究人员和研究机构的研究背景、研究目的和研究动机有很高的要求，需要提供最近发表的学术成果证据，以确保研究是真诚进行的。数据库的优势是，所有招募的志愿者都在英国国家医疗服务体系注册，这使得 UK-biobank 能够通过国家医疗数据详细跟踪所有志愿者的健康状况。

UK-biobank 的前瞻性和大样本量以及与健康记录的持续整合为研究人员提供了一个解决各种研究问题的绝佳平台。数据库的局限是，样本提供者必须填写详细的基本情况问卷，包括姓名、性别、NHS 号码、疾病信息等，不可避免地存在隐私泄露。同时注册和申请过程复杂繁琐，周期长。对于第一次申请的人来说，这可能会很困难。未来英国生物库预计会提供更全面的研究数据和生物样本覆盖，为全球研究人员提供更高效、更便捷的资源注册、申请和使用服务，以及更安全的信息安全。

（五）Meta databases

Meta databases，元数据库，即合并不同来源的相关数据以更新的或更加方便的形式提供新的数据，通俗讲就是数据库的数据库，代表性的数据库主要有以下几个：①ConsensusPathDB （http://consensuspathdb.org/），分子功能互作数据库，基于 32 个公共数据库，整合了人类蛋白质相互作用、遗传相互作用信号、代谢、基因调控和药物-靶标相互作用的信息。② Entrez（https://www.ncbi.nlm.nih.gov/Class/MLACourse/Modules/Entrez/complex_boolean.html），Entrez 跨数据库全局查询搜索系统，是一个联合搜索引擎或门户网站，允许用户在 NCBI 网站上搜索许多离散的健康科学数据库。③ GeneCard（https://www.genecards.org/），自动整合 125 个数据库，包含基因组、转录组、蛋白质组、遗传、临床和功能信息的庞大人基因组数据库。④ Ensembl Genomes（http://ensemblgenomes.org/），由 EMBL 运营，提供细菌、原生生物、真菌、植物和无脊椎动物后生动物的基因组数据。⑤ UCSC Genome（http://genome.ucsc.edu），主要是动物基因组信息、基因组注释、基因组保守性和基因组共线性数据。

三、常见组学数据使用的注意事项

组学技术的发展和组学数据的累计极大丰富了认识疾病的深度和维度，利用不同组学数据的研究结果层出不穷，全球范围内相关的科研项目也如同雨后春笋。但开展组学数据相关研究时务必要注意不要将研究视野局限于某一个单一的组学层面，比如基因组或转录组，因为生物机制本身是一个有机的整体。割裂性地仅仅关注基因组学、表观遗传组学、转录组学、蛋白质组学或代谢组学都是不恰当的，类似于管中窥豹，为此研究者呼吁尽可能开展多组学研究，从而以更为系统、整体的视角去探索疾病。但遗憾的是，大部分学者由于科研经费的限制，无法像 NASA 发起的双胞胎研究那样进行淋漓尽致地多组学测量。因此，如何在当下有限的经费背景下，尽可能从多个组学层面巧妙地研究、设计与资源整合，尽可能深入认识疾病，成为相关领域研究者课题构思与项目申请的关键点。

此外，必须要强调的是，组学数据利用的复杂程度远远小于组学数据预处理的复杂程度，因此利用组学数据之前必须要具备必要的实验设计知识、生物信息学知识和数据库知识，方可确保用于分析的数据真实可靠。以批次效应为例，无论教科书还是课堂教学都会强调试验设计中要尽可能避免批次效应，以免出现误导性结果。但即便再知名的学者，也难免会在这一个看似简单的要点上出现错误。2014 年，权威期刊 *PNAS* 发表了一篇由耶鲁学者 Michael P. Synder 作为通讯作者的论文，他其实也是 NASA 双胞胎研究的核心负责人，在组学研究领域非常权威。这一研究通过比较人类与鼠类不同组织的转录组学特征，结果发现转录组学特征在人类不同组织之间的相似性要高于人类和鼠类的同一组织之间的相似性。这一发现无疑对于物种进化和器官移植等众多领域提出了挑战，也引起了学术界的广泛关注。但后来芝加哥大学的学者 Yoav Gilad 通过分析伴随论文一同发表的原始数据发现，上述研究在测量转录组学信息时，人类和鼠类的标本几乎全是分不同批次测量的（lane），根本无法厘清批次效应的影响。后续由此引发的两组学者的争论，也引起了媒体的关注，这一方面反映了组学研究数据公开的必要性，同时也提示组学数据利用时务必做到知其然且知其所以然。

第三节　多组学数据应用实例

肺癌是我国发病率和致死率最高的恶性肿瘤，早诊早治是提高患者生存率、降低社会和家庭经济负担的关键。目前应用最广泛的肺癌筛查方法是低剂量 CT，但其会带来辐射暴露，且在临床应用中不能很好地区分良恶性结节，从而造成大量的假阳性。此外，肺癌的预后预测与疗效监控对于提升患者生存率也十分关键。但是临床上主要依赖肺癌病理 TNM 分期作为预后指标，同一分期内的患者其预后往往出现较大差异，可靠的预后分子标志物仍相对匮乏。因此，适用于肺癌诊断及预后评估的新型液体活检标志物具有重要的临床价值，已成为近年来的研究热点。

北京大学人民医院与华大基因研究团队合作，入组了128例肺癌（67%为早期癌症患者，即0期或Ⅰ期）及94例肺部良性结节患者，通过对来自良恶性肺结节患者的血液进行血浆游离DNA（cell-freeDNA，cfDNA）超高深度测序及血清蛋白标志物检测，运用机器学习算法构建了包含基因突变、cfDNA甲基化信号以及血清肿瘤蛋白标志物水平的多组学肺癌诊断模型，首次证明了涵盖基因组、表观组、蛋白质组的多维度变异信号的整合可以有效提高肺癌鉴别诊断的准确性。

该研究在检测cfDNA基因突变时，为了消除克隆性造血（clonal hematopoiesis，CH）的影响，进而保证突变检测的准确性，同时对来自同一个体的cfDNA及白细胞基因组DNA进行了基于双端分子标签（UMI）的超高深度肿瘤驱动基因大panel靶向测序（平均去重深度达5000X）。结果表明，在cfDNA及白细胞同时测到的突变具有高度的相关性，提示这些突变来源于白细胞基因组DNA，因而应该在后续的分析中进行过滤。使用这种方法，研究者在60.36%的肺癌患者cfDNA中检测到了有效突变，最常见的突变基因为TP53、EGFR、PTPN11、APC等，突变频率介于0.03%~6.00%。值得注意的是，在良性肺结节患者的cfDNA中也检测到了来自肿瘤驱动基因的突变。虽然这些突变的频率相对较低，且突变图谱和肺癌患者存在一定差异，但研究者发现如果使用cfDNA突变这一单一指标来区分肺癌良恶性结节，其诊断性能十分有限。

与此同时，为了识别肺癌特有的表观组学变异，研究者首先对肺癌及癌旁组织进行全基因组甲基化测序（whole genome bisulfite sequencing，WGBS），共识别出了315个肺癌特异性的差异甲基化区域（differentially methylated region，DMR），其中包含293个高甲基化区域及22个低甲基化区域。GO（Gene Ontology）分析表明这293个高甲基化区域多位于转录调控区域。随后研究者对来自肺癌患者及肺良性结节患者的cfDNA进行了高深度甲基化靶向测序，并用机器学习方法筛选出了可用于肺部良恶性结节辨别的甲基化标志。该研究同时检测了受检者血浆中CEA、CYFRA21-1、NSE、CA19-9和CA125这五种蛋白标志物的含量，并将其中诊断能力最佳的CEA含量指标纳入了最终的诊断模型中。

最终多组学整合结果表明，基于cfDNA突变、甲基化变异和蛋白标志物的多组学肺癌诊断模型可以更加有效地区分肺癌患者及肺良性结节患者（AUC=0.78），其诊断性能显著高于任何单独使用一个单一组学所构建的诊断模型，基于cfDNA突变及甲基化标志物构建的肺癌预后模型效能也优于单一组学模型。该研究为基于多组学标志物联合的液体活检技术在肺癌诊断及预后中的应用价值提供了最新证据，也为未来多组学液体活检技术在其他癌种和更多临床场景的应用方向提供了新的思路和参考依据。

第四节　精准医学的挑战与机遇

近几年，随着二代测序技术的发展，基因检测在临床的应用越来越广泛，当前的药物越来越趋向于精确面向患有特定疾病的大量患者中少量的特定人群，这部分人群有相同的分子问题（患有相同的疾病），同时在分子层面子问题上也保持一致。靶向药物治疗就是根据不同的基因型采用不同的药物或者治疗方案，是一种比较成熟的个性化的精准治疗，但精准医学要实现普遍应用，目前还存在一定的阻碍。2021年3月，*Cell*杂志发表的一篇论文展望了精准医学将如何在未来十年改变医学界的规范以及大众对健康的观念，文中列出了精准医学未来发展亟待解决的7个问题。

（1）缺少大规模、可解释、长时间跟踪的人群队列：目前最成功的大人群队列，是英国的UK Biobank。已有来自80多个国家的科研工作者基于该队列发表了数百篇高水平论文；而当下，各国都正在建立类似的人群队列。接下来要做的，是找出能允许研究者将多个数据集合并使用的方式。

（2）更多样的人群：目前的大人群研究，80% 基于西方人群，而种族所隐含的不止是基因差异，还包含环境、生活习惯等多个方面。除了受试者的多样化，另一个需要重视的是研究人员的多样化，而这意味着研究者需要构建跨国合作的伦理审批。

（3）大数据和 AI：医疗影像与 AI 的结合，已经取得了长足进展。然而，海量缺少结构化的数据，不仅限制了 AI 的发展，也使大多数算法难以进入临床实践。例如一篇发表于 *Nature Machine Intelligence* 的论文，指出 62 个新冠的诊断算法，由于算法偏见和不可重复等问题，没有一个具有潜在的临床应用价值。

（4）普遍的临床基因检测：当前的基因检测，集中在肿瘤患者以及罕见的单基因病检测上，未来随着测序成本从当前的 500 美元降低到 2030 年的 20 美元（预期），基因检测会成为诊断中的常见检测项，用于常见病及用药指导等更多场景。

（5）电子健康记录助力基因研究：随着临床检测结果、体检数据，以及医学影像数据的电子化、格式化。标准化的电子健康记录，将允许受试者身上的更多表型和基因及生活习惯的关系得到研究。同时，随着临床基因检测的普及，研究者可以通过授权获得基因检测结果，从而使其可以专注于收集诸如甲基化、游离 DNA 等生物样本的收集。

（6）更加精细化的表型收集：当前的生活习惯，大多来自个人填写的问卷。未来可穿戴设备可以细化地实时记录诸如血氧饱和度、睡眠打鼾等更多情况。同时，正如新冠流行期可以基于手机的位置信息判断人群聚集，智能设备的引入，可以使研究者以更精细的方式，探索社交生活对健康情况的影响。

（7）隐私保护，参与过程中信任的构建与收益分配：除了保障大规模参与者的数据安全，还需要新的技术来确保监管者/参与者对研究过程的信任。而如何使参与研究的普通人能够从研究成果中获益，这些问题的解决，需要新的法律规章和伦理规范。

小 结

概括而言，经典的多组学定义正在向全组学拓展，包括生命历程的多组学动态变化、微生物菌群（microbiome）、基于医疗大数据的表型组和临床影像学检查的放射组（radiomics）。研究者应根据研究问题与经费，决定多组学所检测组学的种类，选择研究样本（血液、组织等）与研究设计，比如是进行大规模单次检测的横断面或前瞻性研究，还是进行小规模多次检测的纵向研究。在研究方法上将基础-预防-临床相结合，多组学发现的阳性标志物正逐渐在细胞和动物实验中得到验证。精准医疗的发展仍在路上，但精准医疗取代普适化的医疗模式是未来不可逆转的趋势。

（王胜锋）

第七章

研究型数据库

数据是利用多种符号系统地记录和观察对象特征和行为的产物,包括数字、文字、图片、声音和视频等多种形式。在科学研究中,研究者可以通过对数据进行分析和解读,了解事物发展的客观规律,并对未来进行预测。研究型数据库的构建是对庞大繁杂的真实世界数据进行规范化梳理、整合而转换为科研数据的过程,该过程通过数据清洗和逻辑核查等操作使得科研数据具有较高的质量,保证了后续数据分析、结果解释等过程的顺利进行。建设高水平的研究型数据库是获得高质量科研成果的基础,对整个研究课题的顺利完成具有重要意义。

本章主要围绕研究型数据库是什么、有什么特点、构建标准如何以及目前较成熟的数据平台等多个方面对研究型数据库进行详细介绍。首先,整体介绍研究型数据库的定义、其对科学研究的意义以及分类方法等情况;接着,分别对研究型数据库的4个基本特点进行描述,主要包括数据质量高、涵盖内容全面、数据结构简单、支持文档丰富等;而后,分别针对大型人群队列研究和专病研究,对研究型数据库的构建标准进行介绍;此外,基于目前较为成熟的数据平台对研究型数据库进行实例介绍,如中国慢性病前瞻性研究(China Kadoorie Biobank,CKB)、英国生物银行(UK Biobank,UKB)研究以及美国国家健康与营养调查(National Health and Nutrition Examination Survey,NHANES)。

第一节 概 述

一、研究型数据库

数据库(database)是指按照数据结构来组织、存储和管理数据的仓库,是一个长期存储在计算机内、有组织、可共享、统一管理的大量数据的集合。而数据表(dataset)则是较小的数据集合,直观表现为二维的表,一般情况下,每一行代表一个研究对象,每一列则代表一个研究变量。一个数据库可由一个或多个数据表组成,用于存放数据表;而数据表则用于存放详细的数据信息。

研究型数据库是指以某一科学研究为基础专门建立的数据库。在建立研究型数据库时,首先需要进行顶层设计,即在全局角度对数据库进行总体规划,基于明确的研究目的确定基本研究假设,对拟收集的数据具有基本预期,确定研究人群、研究设计类型、数据收集方法、主要数据信息(调查问卷、体格检查、生化检测等的主要内容)等,并对收集到的数据量进行预判,根据数据体量确定数据库的结构和数据存储、分析软件。

研究型数据库的数据来源多样,主要包括现场调查数据、监测数据以及日常工作汇总获得的数据等,还包括通过访谈获得的录音以及影像学检查资料等。其中,对包括录音、影像学检查等在内的其他文件资料应选取恰当的方式进行存储,并通过合适的途径将其与数据资料联系起来。

二、构建研究型数据库的意义

基于特定研究目的构建的高质量数据库,能够将多种来源的数据信息进行梳理、整合,保证后续科学化数据分析的顺利完成,是进行科学研究的重要基础,在获得真实、有价值的科学化研究成果方面具有重要意义,更容易被公众接受和推广,进而推动科学研究的不断发展。

首先,除专门调查获得的问卷调查、体格检查等数据外,医学研究中利用的真实世界数据大多来自医疗机构基于管理等目的收集的原始数据,如医院信息系统、实验室信息系统、医疗保险数据等,这些数据并非基于特定研究目的而形成,因而通常并不能直接用于开展科学研究。因此,在希望利用上述数据开展某项科学研究时,需通过基于特定研究目的的数据提取、清理等过程,构建研究型数据库。因此,研究型数据库的构建,能够使庞大而繁杂的真实世界数据得到最大程度的利用,将数据信息转化为宝贵的研究成果,在提高公民健康水平方面具有重要意义。

其次,在构建研究型数据库时,对原始数据进行清洗和逻辑核查,一方面能够解决一部分数据缺失或异常的问题,另一方面也能够在此过程中对部分选项进行合并或拆分,使得变量定义和命名等更加规范,获得更加完整的高质量科研数据,为后续数据分析扫清障碍,保证整个科学研究项目的顺利完成。

此外,由于在构建研究型数据库的过程中对数据进行了清理、分类和整合,因此,与原始数据集合相比,研究型数据库的数据存储效率更高,能够更加方便快捷地定位到研究所需的数据信息,也能够根据不同研究者的具体研究目的进行数据分配。而且,在研究型数据库的构建过程中,也可进行简单的数据预分析,为确定下一步具体的研究方案提供基础,同时也可以在已有研究方案的基础上进行延伸,提出新的具体的研究目的。

总之,研究型数据库的构建是进行科学研究的基石,该过程可将不同来源的原始数据转化为供特定研究目的进行数据分析的科研数据,不但保证了用于后续分析的数据的质量,而且有利于根据不同的具体的研究目的纳入不同的研究变量,对完成整体科研计划、获得有价值的科研成果具有重要意义。

三、研究型数据库的分类

在科学研究过程中,可以从多个角度对研究型数据库进行分类。首先,根据研究设计本身的特点,可以将数据库分为横断面研究数据库、队列研究数据库以及疾病或死亡登记数据库。其次,根据研究型数据库的结构,可将具有多个数据表的数据库分为包括多个平行表(1:1)的数据库和包括多个纵向表(1:n)的数据库。此外,根据数据单元,可将数据库分为以个体为研究单位的数据库和以群体为研究单位的数据库。下面对不同分类方法进行介绍。

1. 根据研究设计分类 根据获得该研究型数据库的流行病研究设计类型,对数据库进行分类。

(1)横断面研究数据库:横断面研究是指通过对特定时点(或期间)和特定范围内人群中的疾病或健康状况和有关因素的分布状况的资料进行收集、描述,进而为进一步的研究提供病因线索。由一次横断面调查获得的数据库，即为横断面研究数据库。

（2）队列研究数据库：队列研究是指将人群按是否暴露于某可疑因素及其暴露程度分为不同组，追踪各组的结局，比较不同组之间结局频率的差异，从而判定暴露因素与结局之间有无因果关联及关联大小的一种观察性研究方法。在队列研究中，研究员会每隔一段时间对研究对象进行随访，因而每个研究对象具有不同时间点的多条数据记录，由队列研究获得的基线及随访数据信息组成的数据库，即为队列研究数据库。

（3）疾病或死亡登记数据库：由医疗卫生部门日常通过常规发病和死亡监测系统等收集到的数据信息构成的数据库，被归类为疾病或死亡登记数据库。

2. 根据数据库结构分类 根据研究型数据库的数据表组成结构，对数据库进行分类。

（1）多个平行表（1∶1）：该种数据库的主要特点为，同一名研究对象在多个数据表中均有数据记录，根据同一个唯一的研究编码可将该研究对象的多条记录进行整合。比如，将调查获得的个人基本信息、问卷调查信息、体格检查及生物样本检测资料分别放入不同的数据表中，上述表之间呈平行结构，一般情况下，每名研究对象在每个表中都有唯一且确定的研究编码所对应的一条记录。但在某些情况下，某些数据表中也可能并未纳入全部研究对象，即，对某些研究对象而言，平行表的结构为1∶n。例如，一些研究对象不愿意完成体格检查，因而仅包含个人信息和问卷调查信息的数据表中存在这些研究对象的数据记录，而存储体格检查信息的数据表中上述研究对象的记录则缺失。

该种数据库结构存在以下优点。首先，将研究对象的不同种类信息分别存储在不同的数据表中，能够明显提高信息查询效率，而若将全部信息放入同一个数据表中，则由于每次查询时占用的内存均较大而导致查询速度降低。其次，该种数据库结构能够保证研究对象的个人信息被单独存储在一个数据表中，从而避免将姓名、身份证号、家庭住址、配偶姓名、联系人信息等个人敏感信息共享给其他使用该数据库的合作者，遵守了知情同意书规定的保密原则，符合伦理学要求。而且，在随访研究中，包含姓名、身份证号、家庭住址、联系方式等个人信息的数据表可以用于在每次随访时找到该研究对象，因而在每次随访时仅需提供该数据表给调查员，而不必在大数据库中逐一提取研究对象的各项人口学信息，因而减少了工作量。总之，在构建研究型数据库时，无论数据体量大小，均需将个人敏感信息单独放入一个数据表中，以方便项目管理、质控和随访等；而其余数据表中的问卷调查、体格检查等数据信息则可用于后续数据分析。

（2）多个纵向表（1∶n）：该种结构的数据库主要用于储存包含多次随访的研究所获得的数据信息，一般而言，该种数据库由一个主数据表以及多个副数据表组成。例如，某项研究纳入5000名研究对象进行基线调查，收集其社会人口学信息及行为特征信息，之后每年对上述研究对象进行一次随访，随访时不再收集其基本信息，仅对其主要慢性病发病情况、疫苗接种情况（制剂品牌、接种时间、是否出现不良反应）等信息进行收集，将每次随访获得的信息放入不同的数据表中，各随访数据表的结构（收集的变量名称）基本一致，仅信息收集时间点存在差异，因此，存储每次随访数据的数据表之间成串联关系，基线调查数据表为主表，每次随访数据表则为副表。

该种数据库在用于储存随访过程中调查对象流动性较大的研究所获得的数据信息时具有明显优势。例如，前述某项研究基线调查时共纳入5000名研究对象，共经过10次随访，但有1/3的研究对象由于多种原因仅完成了5次随访，导致这些研究对象在其余随访数据表中并无数据信息。若将基线信息及随访信息均放入一个大数据表中，则表格因纳入变量过多而过于庞大，且由于较多研究对象未完成某几次随访而导致数据表中存在大片空白，信息查询效率很低，该问题在样本量较大时更为明显。因此，包含多个纵向表结构的数据库，由于每个纵向表的研究对象可以不完全重叠，因而能够避免出现数据结构冗余的情况，提高了信息抽取效率。该种结构的数据库目前在体检数据的储存中应用较为广泛，主要与体检人群流动性大、难以将研究对象前后几次体检的信息对应起来有关，具体操作为：研究对象无论体检几次，均不再收集其个体及行为特征等基本信息，仅关注此次体检信息，将体检记录纵向追加在前一个研究对象的记录后，并根据数据量大小定期截断数据记录、启用新的数据表。

总之，在管理研究型数据库时，可根据获得的数据信息类型选择多个平行表或多个纵向表的数据库结构。同一研究对象具有基本信息、行为信息、体格检查及生化检测信息等多种数据时，应将其分别放入不同的平行表中；而当研究对象具有变量结构类似的多次随访信息时，则应将每次随访数据放入不同的纵向表中。上述数据库结构的存在主要是为了提高数据库的管理效率，但在进行数据分析时，均需将所需数据信息从上述多个数据表中抽取出来，放入一个数据表中进行分析，但在数据管理和储存时采用仅包含一个大数据表的数据库结构，显然效率过低。

3. 根据数据单元分类　　根据研究型数据库的数据单元组成情况，对数据库进行分类。

（1）个体：目前，多数流行病学研究均以研究对象个体为研究单位，对其人口社会学特征、健康信息、行为信息等进行收集，一般情况下，一个研究对象在数据库的每个数据表中有一条记录，与其他研究对象的数据记录无关。这种类型的数据库的数据单元为个体。

（2）群体：另一种数据库则以群体为数据单元。近年来，以群体或机构为单位进行数据收集的研究也较为普遍。上述研究收集到的数据信息，对存储这些信息的数据库本身而言，在存储数据记录时将每个群体都视为一个整体，因而在某种程度上这些信息也可被当作"个体信息"。

例如，某项研究拟探究北京市海淀区居民健康行为与空气质量的关系。首先，以居民个体为单位，收集其个人基本信息及行为信息；然后，从气象部门的日常空气质量监测数据获得辖区内8个监测点的大气信息（包括颗粒物、二氧化硫、氮氧化物等）；最后，根据调查对象与监测点之间的距离对全部研究对象进行区域划分，以监测点的大气信息作为该片区内研究对象的空气质量信息。在上述研究中，对监测点而言，其日常监测获得的大气信息就是"个体信息"；而对调查对象而言，附近片区的多个调查对象共享同一监测点的大气信息，因而这些信息是这些调查对象的群体信息。

该种数据库常用于存储生态学研究获得的数据信息。假设某项研究以家庭为单位开展调查，家庭人口规模、家庭年收入水平等信息为该家庭全部成员所共享，在数据结构上表现为，一组群体信息记录对应多个个体，为多个个体所共享。

这种以群体为单位进行数据存储的数据库的优势在于：当数据量较大时，将群体数据单独存储在一个数据表中，不再对多个个体共享的群体数据进行重复记录，能明显降低数据体量，提高信息查询和数据分析效率。例如，在双生子研究中，包括父母姓名、出生日期等在内的多种信息，均为一对双生子所共享，因而在数据存储时常将上述信息与个体独有信息（例如，是否吸烟）分开，共有信息仅储存一次即可。

第二节　研究型数据库的特点

研究型数据库有4个基本特点。第一，数据质量较高，因为研究型数据库是基于特定的研究目的而建立的，在研究开展的各个阶段均进行了严格的质量控制，并完成了数据清理以及为该研究专门设置的逻辑核查，故研究型数据库中所存储的数据信息是精细型数据，与现在流行的相对较粗糙的大数据（数据总量大、数据类型和变量多、处理速度快）有所不同。第二，研究型数据库包含的内容非常全面，与研究主题相关的所有因素均会被纳入。第三，研究型数据库的数据结构一般较简单，因其大多按既定的研究框架进行数据收集，故数据结构也相对清晰，但该特点并不是必然的。第四，支持文档丰富，一般而言，研究型数据库都会有已发表的文章、出版的书籍或其他说明文档作为支撑，方便研究者在使用该数据库进行数据分析时可以对整个研究具有较为充分的了解。

下面将对研究型数据库的4个基本特点进行具体介绍。

（一）数据质量高

与基于管理或其他目的而进行的日常数据收集不同，研究型数据库的数据来源于为完成一项研究而开展的现场调查或数据收集，因此，要求其具有足够高的数据质量。

传统的研究型数据库大多建立在常规、理想化研究思路的基础上。该研究思路具体如图7-1所示：首先定义待研究的问题，然后收集信息，形成研究假设，继而检验研究假设是否正确，随后进行数据分析，并对数据分析结果进行解释，撰写报告并发表研究成果，最后，基于已获得的研究成果进行下一步深入研究。

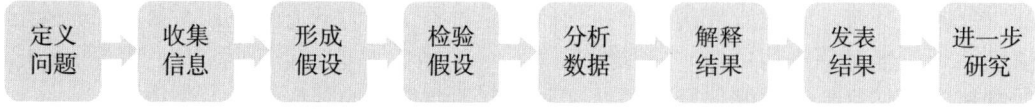

图7-1 常规、理想化研究思路

这类研究型数据库具有较高数据质量的原因如下：首先，基于常规、理想化的研究思路进行的研究，往往具有特定的研究目的，在开展研究之前即确定了要研究的问题和拟收集的数据，明确区分研究者感兴趣的、需要收集的数据以及与研究无关、不需要收集的数据，因而，从这些研究中获得的研究型数据库包含了与待研究问题相关的全部数据信息。其次，上述研究往往通过采取严格的质量控制措施来达到数据质量高的要求，具体包括，现场收集数据后立即进行的现场质控、在调查点上级单位进行数据汇总后的质控，以及对整个项目进行的质控。而且，要想建立合格的研究型数据库，则必须经历数据清理和逻辑核查，以保证数据质量足够高，前者可包括现场清理、录入时清理和后期清理，而逻辑核查则在无纸化调查中应用较为广泛，一般通过设置逻辑语句来确保核心问题不能缺失。此外，由于上述三种原因，研究型数据库的数据缺失和逻辑错误相对较少，但也不能完全避免表面不符合逻辑、而实际情况本就如此的现象。

但是，在真实研究中，受限于人力、物力、财力等因素，通常无法完全按照理想化的研究思路进行研究，实际的研究设计和实施方案也更为错综复杂，如图7-2所示。在提出问题 - 收集信息 - 形成研究假设 - 检验假设 - 分析数据 - 解释结果这一过程中，可能在研究进行到一半后发现研究假设不成立，而后重新在其他人群中开展研究，观察是否能够验证之前的分析结果；也可能在数据收集的过程中又形成了新的研究假设，同时开展多个研究，然后把多个研究进行整合。目前的研究更加注重在某个领域内进行深入、全面的探索，希望将某个待研究的问题分析透彻，比如，在进行膳食研究时，通过分析肉类的摄入水平与主要慢性病的关联，发现蛋白质的摄入水平可能对疾病结局影响较大，而考虑从营养素的角度开展进一步研究；之后发现不同种类的肉类可能具有不同的健康效应，希望专门研究加工肉类对健康状况到底具有怎样的负面效应；而后又从加工制品的角度出发，希望了解腌菜、咸菜等其他的加工制品是否具有同样的健康影响；继而希望将新鲜蔬菜、水果与腌菜、咸菜进行比较，探究其健康影响是因为加工方式还是由于植物性食物本身所具有的效应。因此，在真实研究中，通常可能根据之前的研究不断形成新的研究目的，使研究更加深入，同样，由于"特定的研究目的"可能并不唯一，在对研究型数据库进行管理时也往往会遇到更加复杂的情况。

在真实研究中，一般会将上述复杂的研究设计分为4个阶段。第一阶段，现场数据收集阶

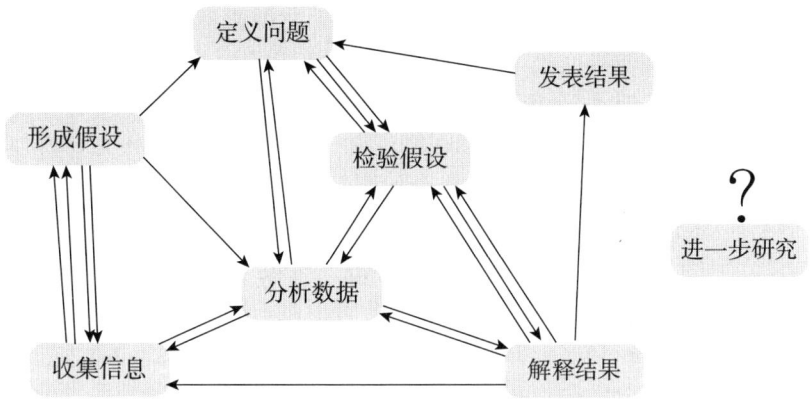

图 7-2 实际的研究设计和实施方案

段,在这一阶段获得的数据信息主要包括,基线调查信息、长期随访信息以及研究过程中在现场进行的其他小范围调查所获得的信息。第二阶段,数据清洗阶段,这一阶段的数据信息除来自现场调查外,也包括通过与各个系统对接而抓取的数据信息,如死亡数据、医保相关数据等,同时还包括基于实验室检测、遗传学检测以及生物化学检测所获得的数据信息,把这些数据信息置于特定的测试环境中进行测试,测试通过则进入下一阶段,否则返回研究现场进行再次确认。第三阶段,数据分析阶段,对收集到的数据信息进行基本的探索性分析,该阶段与前述两阶段一起被视为数据管理阶段。第四阶段,科学研究的数据分析阶段,该阶段比第三阶段的数据分析过程更加科学、具体、细致、有针对性。比如,在研究某种慢性病的发病情况时,由于对慢性病而言,首次发病之后的每次发病实际上都是患病状态,因此研究者并不关注整个随访过程中该慢性病的全部发病记录,而只关注研究对象的首次发病情况,因而在最终的数据分析中,研究者并不是将所有随访数据库简单地相加合并,而是将研究对象首次被诊断发病的时间作为其发病时间,而直到随访完成还未发病者则被视为未发病,其截尾时间为最后随访日期。因此,从数据库的管理到实际的数据分析,研究者进行了数据库的压缩,比如,只关注首次发病,而不关注发病后的状态。当然,如果研究目的为某个基因与糖尿病预后的关系,则需要关注糖尿病患病的预后情况,在数据库中找到糖尿病眼病、糖尿病足、肾病等结局所对应的数据记录,再将其压缩成二维的数据表进行分析。

综上所述,无论是基于常规、理想化的研究思路还是较复杂的研究设计,研究型数据库由于其具有特定的研究目的,而在数据清理、质量控制和最终的数据库管理时,均有较明确的操作方案。与之相对的是用于日常管理的数据收集,如死因监测数据、慢性病监测数据等,基于这些目的进行的数据收集工作可能仅完成到第二阶段,因此,这些数据库需要进行一定的操作才能转化成研究型数据库,具体的操作方案在后面章节会详细介绍。

(二)涵盖内容全面

研究型数据库通常涵盖了与研究目的相关的全部数据信息,内容非常广泛且全面。以 CKB 项目的随访数据为例,其数据来源丰富多样,主要包括以下四个途径:通过死亡登记系统收集研究对象的生命状态信息,通过疾病登记系统进行心脏病、脑卒中、糖尿病、肿瘤等主要疾病的发病监测,通过医疗保险系统获取研究对象在看病报销时会登记的住院和门诊诊断信息,但上述三个途径并不能覆盖全部研究对象,因而,项目组对剩余的几百上千人进行主动随访(每隔半年或一年,即前往村医处或到研究对象家中,通过调查问卷询问其在过去一段时间内主要疾病的发病或患病信息)。

包含多维数据的研究型数据库较为常见,而多维数据则具体指人口学数据、体格检查数据、生物样本的实验室检测和遗传学检测结果以及其他辅助化数据等。下面对后两种数据的主要特征进行介绍。

研究者通过对生物样本进行实验室检测和遗传学检测，可以获得生物样本的多种指标信息。比如：可以通过标准化技术手段寻找生物标志物，并进行常规的血液生化检测（＞20个主要生物标志物/次）；通过代谢组学（250～1000个代谢物/次）检测小分子或大分子蛋白质、酶的浓度；通过基因组学（800k SNPs）和蛋白质组学获取大量的遗传学信息。由于遗传学检测获得的数据信息通常较为庞大，研究者一般会将其存成文件而非数据表形式，即非结构化的信息，这些信息的存储和管理与前述一般而言的数据库有所不同，数据分析软件并不能直接读取文件信息，因而在数据分析时需将这些信息转化为可用于分析的数据信息。

其他辅助化数据则通常指研究设计和实施阶段即存在的管理方面的信息，比如，抽血时间、抽血人员、离心时长、从样本提取至放入冰箱的时长、样本在冰箱中的存储位置以及调查地点在调查时的温度、湿度、空气质量等，这些信息常被记录在调查日志中。与一般研究中探究的疾病影响因素相似，上述信息也同样是影响生物样本质量的重要因素，分析这些指标与生物样本质量之间的相关性，其结果对提高生物样本质量具有重要意义。比如，研究发现，从样本提取至放入冰箱的时长超过半小时，样本质量就会下降，因此，现场工作人员应当尽量缩短样本在常温下放置的时长，在现场操作指南中增加样本随取随放的要求。

（三）数据结构简单

研究型数据库的数据结构通常具有数据容量相对较小、结构相对简单、以结构化数据为主的特点。一般情况下，除大型人群队列研究外，基于特定的研究目的而开展的专门研究，其样本量普遍较小（几千到几万），因而其数据容量也普遍较小，与之对应的即是数据结构相对简单，可能仅包含一个数据表。且这些研究在进行数据收集时，由于研究目的明确，而尽可能地围绕研究目的收集可以直接用于数据分析的指标信息，因此，研究型数据库的数据信息大多以结构化数据为主，鲜有非结构化数据。而非结构化的数据在进行分析时的步骤则相对繁琐，以录音文件为例，在分析前需要先对其进行转录，再进行语义分析、提取重要信息并进行归纳，而后才能使用专门的分析软件、采用社会学分析方法进行分析。总之，一般而言，研究型数据库的结构并不会过于复杂。与之对应的真正复杂的数据库则是管理型或医院来源的数据库，后者常包括疾病诊断信息、医保数据、化验结果等，由于数据来源多样、样本量大、重点指标不明确等，将这些数据联系起来而得到的数据库结构也就相对复杂。

但并不是所有的研究型数据库都具有较为简单的数据结构。近年来，随着医学研究大数据（"BIG" data for health research）的兴起，越来越多的研究者倾向于开展样本量大、数据种类多的较为庞大的研究，这些研究大多采用网状结构的研究设计，包括基线调查、多次重复调查和随访数据，而基于网状结构设计进行数据收集，可能直接导致获得的数据库也呈网状结构。上述研究型数据库大多由主数据表和多个分数据表组成，一般情况下，以个人基本信息数据表作为主表，该表可以通过研究对象编码与其他任何分表（如，基线调查信息表、常规监测信息表、医保数据表、病例复核和结局确认的信息表、重复调查数据信息表、遗传信息和实验室检测信息表）发生关联。在这里对疾病复核和结局确认进行解释，在实际研究中，研究者常通过翻阅医院的病案记录对报告的疾病结局进行复核确认，该操作一方面可以用于确认报告的疾病诊断是否正确，另一方面也可以将概括的诊断信息细化为具体信息，比如，将报告的"肺癌"细化为小细胞肺癌或非小细胞肺癌等肺癌亚型，并进行疾病分期，甚至还可以将组织切片结果一并储存至数据库中。这些基于较为复杂的研究设计收集到的研究数据，在数据清理和建立数据库时，需要按照统一的规范将各数据表进行合并、拆分、相互关联等，将数据库整理成标准格式，也可以使数据库的结构变得相对简明、清晰，易于方便、快捷地查询数据信息。

（四）支持文档丰富，便于传递和共享

为方便研究者之间进行信息交流，研究型数据库通常会提供丰富的支持文档，以方便后来的研究者能够通过阅读帮助文档而快速了解整个项目和数据库的特征，实现数据库使用的快速入门。

研究型数据库的支持文档主要包括现有发表文章或出版书籍、说明文档、标准操作流程（standard operating procedures，SOPs）和内部操作流程（internal operating procedures，IOPs）等。其中，现有发表文章或出版书籍是了解新的数据库最重要的资料来源。一般而言，针对较为规范的研究型数据库，研究项目负责人和数据库创建者会通过撰写介绍性论文，阐述整个项目的研究初衷、研究设计、希望解决的问题，以及在研究实施过程中对哪些信息进行了收集。而且，随着研究项目的开展，项目负责团队会继续撰写新的介绍性论文，对研究的开展情况、现阶段存在的问题、研究目前关注的重点内容等信息进行更新。此外，项目负责团队还会对研究过程中的经验进行总结，形成研究成果，出版相关书籍以供其他研究者参考。比如，基于CKB队列的《大型人群队列研究——调查适宜技术》一书，介绍了CKB项目基线调查使用的调查方法，《大型人群队列研究——随访监测适宜技术》一书介绍了CKB项目的随访及主动随访过程和注意事项、如何降低失访率和怎样处理失访情况等，通过这些著作将CKB项目所使用的研究方法进行推广，供其他研究者交流学习。除上述对整个研究项目专门的介绍性文章和书籍外，研究者还可能基于某个研究型数据库，针对某个研究问题发表一系列论文，其他研究者可以根据这些论文方法部分介绍的原始数据来源、数据处理方法及最终生成的变量等信息，了解该数据库的变量组成和数据清理方法。最后，研究型数据库的说明文档也是了解该数据库的重要途径，说明文档是指介绍项目实施过程中使用的仪器型号、仪器校准方法以及指标测量方法等现场具体信息和操作流程的文章，而且，这些信息在撰写研究论文时也需要在方法学部分详细介绍。

综上所述，研究型数据库因其数据质量高、涵盖内容全面、结构相对简单、以结构化数据为主、支持文档丰富等特征，与其他数据库具有明显区别。研究型数据库正是由于其在研究开展过程中基于特定的研究目的才具有上述特征的，这些特征的存在使得研究型数据库能够方便、高效地直接应用于科研数据分析工作中。

第三节　研究型数据库的标准

研究型数据库需要梳理、整合来自多种渠道的数据信息，科学的数据标准是建立一个良好数据库以及保障后续数据分析顺利进行的前提。不同领域的研究其数据库标准也不尽相同，下文将按照研究型数据库的用途，从大型人群队列研究及专病研究两方面分别展开介绍。

（一）大型人群队列研究数据库的标准

大型人群队列研究数据内容丰富、来源多样，规范而准确的数据是高质量队列研究的基本要求之一。因此，大型人群队列研究的数据应遵循一定的标准，包括数据标准化、清理、质控及整合。数据标准化应当遵循系统性、科学性、统一性和可用性的原则，从数据处理计划开始，涉及数据类型、格式、值、衍生和编码等多个方面。经数据标准化后，还应进行数据清理和质控，对数据进行全面的检查并给予相应的处置，保证数据达到规范性、完整性和准确性等质量要求。由于队列研究数据来源多样，最后应整合到项目的标准化数据库中。在数据整合过程中，应综合考虑数据来源、数据特征等方面的因素，确保实现队列数据的高效存储和利用。

1. 数据标准化　对研究数据进行标准化的目的，是保证数据集内部的一致，同时便于数据集间的整合。数据标准化涉及数据类型、格式、值、衍生和编码等多个方面，应当遵循系统性、科学性、统一性和可用性的原则。

对数据的标准化处理应满足如下要求：①一致性：即数据集或数据库内部的标准（如：变

量定义、格式、单位、取值精度、编码规则等）应保持一致；②通用性：即数据与其他外部数据的标准应尽量保持一致，宜参考或使用现行或通用的卫生相关数据集标准，尤其是需要与外部数据进行链接时；③易用性：即标准化之后的数据应尽量清晰易懂，并且方便进行进一步的数据清理、整合与分析。

　　大型人群队列研究的数据通常为结构化数据，应将收集到的数据（变量）设置为适当的类型，一般包括数值、字符串和日期时间三种类型。数值型适用于各类计量的变量，例如定量的检查指标、计数的项目等；还可进一步按照是否保留小数位数，分为整数型（适用于计数的项目，例如子女的个数）和小数型（适用于精确度要求较高，需要保留小数位数的项目，如体重；或通过对整数的计算而生成项目，如体质指数）；对于一些将定性项目分类编码后的变量，出于易用性的考虑，也可设置成数值型（例如，将男性和女性分别编码为 0 和 1 后，该编码可设置成数值型，并在编码字典中设置相应的标签）。字符串型适用于除定量项目外，各类文字描述，或定性表示的变量，例如姓名、地址等。日期／时间型适用于所有表示日期或时间的变量，如出生日期、检查时间等；还可进一步按照是否保留日期和时间这两个成分，分为日期型（适用于仅需考虑日期，不需考虑时间的变量）、时间型（适用于仅需考虑时间，不需考虑日期的变量）和日期时间型（适用于需要同时考虑日期和时间的变量）三类。

　　此外，还应根据研究需要，将数据的格式和值设置为统一的格式。对于有单位的计量变量，应将取值转化成通用单位下的值（例如重量统一转化为千克，长度统一转化为米）；对于小数型变量，应将取值转化为统一的小数位数；对于日期／时间变量，应转化成统一的格式（例如 YYYY/MM/DD HH：MM：SS）；对于文本型的数据，宜使用统一的术语与形式（例如地址，宜统一转化为"××省××市××区××街××号"的形式，有多种名称的疾病，采用统一的名称）；对于需要通过计算而生成的新变量，应采用标准或通用的方式或公式［例如，对于体质指数，其计算方法是体重（kg）除以身高（m）的平方］；对于分类变量，宜予以编码，即用号码来代表相应的类别，且编码方法应保持一致，可自行制定编码规则和方法，也可采用一些通用的标准编码［例如，对于疾病，可采用国际疾病分类（International Classification of Diseases）进行编码］，编码完成后，宜设置相应的值标签或建立编码字典。

　　数据库设计应符合关系型数据库的第三范式，基本要求包括：①将不同种类的数据存放于不同的位置，如基线调查数据与随访数据；②数据之间能够建立关联；③不重复存放冗余的数据；④命名清晰易懂，并且保持一致。

　　按照数据处理方案，对数据文件进行标准化处理，并且详细记录每一步的处理方法与结果；在数据处理完成后，应准备详细的说明文件，对标准化之后的数据予以必要的说明与解释；在数据处理过程中，应尽量保存原始数据或每一个步骤的中间数据，以备回顾和检查。

　　2．数据清理及质控　　大型人群队列研究的数据主要来源于现场调查和长期随访监测。现场调查可综合采用问卷调查、体格测量、生物样本采集等方法收集暴露数据，长期随访监测可通过重复调查、常规监测和社区定向监测等方法获取结局数据，这种多来源的数据经标准化后，还应进行数据清理及质控，对数据进行全面的检查并给予相应的处置，包括：①规范性核查：对数据文件和变量属性进行规范性评价，核查其是否符合现行的或本研究制定的数据标准、规范或要求，不规范数据应依据统一的数据集标准进行订正；②完整性核查：对数据集的样本量和变量信息进行完整性评价，识别缺失数据；③记录缺失：除外重复数据，核查数据集的实际样本量或记录数与应获取数目是否相同，若存在缺失、异常值和错误的数据，应经工作人员核实，并根据实际情况再次收集或重新测量这部分信息；④唯一性核查：对数据集内或数据集间的研究变量或有效记录进行唯一性评价，核查数据集内或数据集间不同研究对象的个体唯一性标识和有效记录是否重复，重复数据应经工作人员核实并选择性删除其中一条记录；⑤一致性核查：应对不同数据集间的一致性进行评价；⑥准确性核查：对数据内容的准确性进行评价，及时发现并纠正可识别的异常值或错误；⑦逻辑性核查：对数据集内或数据集间的数据逻辑性进行评价，及时识别并纠正冲突值，对于异常、错误或逻辑冲突的数据，应经工作人员核实或再次收集该部分信息后在数据库中订正。

3. 数据整合 由于队列研究数据来源多样，最后应整合到项目的标准化数据库中。在数据整合过程中，应综合考虑数据来源、数据特征等方面的因素，确保实现队列数据的高效存储和利用。大型队列研究的数据整合，就是通过个体唯一性标识将大量的结构化数据和非结构化数据整合到标准数据库的过程，主要分为两类：①结构化数据的整合：大型队列研究中常见的结构化数据形式包括现场调查数据和长期随访数据，通常具有较高的质量。数据整合过程需注意研究对象敏感信息和一般信息的区分，并与数据库中已有数据集建立连接；②非结构化数据的整合：大型队列研究的非结构化数据非常丰富，例如影像检查照片、录音文件等，推荐的整合形式有只保存原始文件和资料，并与已有的数据集建立连接，或在保存原始文件和资料的基础上，提取关键信息以结构化数据的形式整合到数据库中。

（二）专病研究数据库的标准

不同疾病领域所要收集的数据，从数据类型、具体指标到数值范围等方面，也有很大差异，因此，基于不同疾病而建立的专病数据库有不同的数据标准，下面以呼吸系统疾病专病队列研究标准为例进行介绍。

呼吸系统疾病专病队列研究是基于我国5个较为完备的大型社区队列和4个已有良好基础的呼吸疾病临床队列，系统整合现有队列资源而建立的专病队列。

呼吸系统疾病专病队列研究数据的标准由呼吸队列通用数据标准及疾病特异数据标准构成。其中，通用数据标准针对各专病队列中均有涉及、且能够统一标准的问题或研究变量，如基本信息、社会人口学信息、危险因素等；疾病特异数据标准是针对各专病特有的问题或研究变量所设定的数据标准，如间质性肺疾病涉及的多个特异性检查、肺栓塞涉及的抗凝治疗情况调查等。

1. 呼吸队列通用数据标准 通过分析各专病队列的数据特征，同时匹配国际标准已有模块，变量表单包含"基本信息""社会人口学信息""暴露因素/危险因素"等13个模块，以此构成呼吸队列通用数据标准，各专病队列的CRF设计及优化均参照本标准，以实现数据标准统一及数据共享。通用数据标准具体内容见表7-1。

表7-1 呼吸专病队列通用数据标准基本情况和与CDASH、CDM标准的匹配情况

模块名称	模块内容	可匹配的CDASH模块	可匹配的CDM模块
入选排除标准	研究对象入选资格的信息，如受试者是否符合纳入/排除标准，是否签署知情同意书等	IE	—
基本信息	研究对象的基本信息，如纳入研究的时间、患者ID/病历号、通讯电话/地址等	DM	PERSON OBSERVATION_PERIOD
社会人口学信息	研究对象的基本人口统计学特征，如年龄、性别、出生日期、民族等	DM	PERSON
暴露因素/危险因素	研究对象对疾病可能危险因素的暴露情况，分为4个具体模块：①职业与环境暴露 ②生活行为方式（吸烟史、饮食与体力活动等）③过敏史 ④家族史	SU SC	OBSERVATION

续表

模块名称	模块内容	可匹配的CDASH模块	可匹配的CDM模块
既往史/现病史	研究对象的既往/伴随症状、疾病与用药信息，分为4个具体模块：①疾病史与基础疾病（合并症）②症状 ③用药史 ④非药物治疗史	CM MH	OBSERVATION
诊断信息	研究对象的诊断信息（包括门诊/入院/出院诊断）	—	PROCEDURE_OCCURRENCE OBSERVATION
检查信息	在研究期间，研究对象的检查信息，分为4个具体模块：①体格检查 ②实验室检查，如血生化、血常规、痰细胞学检查等 ③影像学检查，如胸部X线检查、心电图检查等 ④辅助检查，如肺功能检查等	EG LB PE	MEASUREMENT
治疗情况	在研究期间，研究对象的治疗信息，分为3个具体模块：①治疗概括 ②药物治疗 ③非药物治疗	EX	DRUG_EXPOSURE DEVICE_EXPOSURE
疾病进展与转归	研究对象基于诊断与症状所反映的疾病进展与转归情况	AE	CONDITION_OCCURRENCE DEATH
卫生经济学指标	在研究期间，研究对象由于诊断、治疗的费用信息（包括检查费用、治疗费用与药品费用）	—	—
随访情况	研究对象随访期的相关信息	DS	VISIT_OCCURRENCE
生物标本	生物标本的采集与存储情况	—	SPECIMEN
量表与标准化问卷	反映研究对象呼吸系统状态、心理、睡眠等信息的量表与标准化问卷	—	—

2. 疾病特异数据标准 各专病队列特有的、无法列为通用数据标准的问题及研究变量，亦按照通用数据标准制定的流程，将特有数据匹配至国际标准模块或重新定义成适用于本项目的模块，最终汇总形成疾病特异数据标准。

第四节 研究型数据库的实例

目前全世界已经有许多成熟的研究型数据库平台，蕴含着大量有价值的信息。很多平台的数据已经开放共享，供研究者使用，基于这些数据诞生了很多科研成果。从研究内容来看，有重点关注特定因素或疾病的数据平台，如美国国家健康与营养调查、中国健康与营养调查、欧洲癌症和营养前瞻性研究等；也有研究因素更加广泛的大型生物样本库，如中国慢性病前瞻性研究、英国生物银行等。下面将从研究设计、研究内容和数据情况这几方面，分别介绍3个国内外研究型数据库的经典实例，它们是公认的高质量、内容丰富的数据库，具有一定的借鉴意义。

一、中国慢性病前瞻性研究的数据平台

中国慢性病前瞻性研究（China Kadoorie Biobank，CKB）是我国一项50万人的超大规模队列研究，旨在通过建立中国自然人群队列和基于血液标本的健康数据库，从遗传、环境和生活方式等多个方面研究重大慢性病的危险因素及流行规律。CKB是我国迄今为止规模最大且全球领先的人群队列，数据内容丰富、质量高，是宝贵的医学研究资源。

（一）研究设计

CKB属于观察性研究中的前瞻性队列研究，在基线测量暴露信息并采集血液标本，然后对研究对象进行长期随访，收集结局信息，通过比较基线不同暴露者的疾病风险来检验暴露与结局之间的关联。随着观察时间的延长，当关注的健康结局累积足够数量的个体时，除了直接的队列设计分析外，还可采用巢式病例对照设计或病例队列设计，更经济、高效地利用储存的血液样本。考虑到危险因素暴露会随时间发生变化，于基线调查之后每隔5年随机抽取5%的队列成员进行重复调查。

由于CKB的主要研究目的不是估算患病率，因此项目调查地区和样本人群的选择并未采用概率抽样方式。对于队列研究设计，更重要的是要有足够规模的队列人群、采集到丰富的数据以及长期随访的稳定性。CKB根据经济发展水平、人群稳定性、主要慢性病和危险因素流行情况、死亡与疾病登记质量、机构的意愿和专业能力，在我国选取了10个调查地区，包括5个城市和5个农村，研究对象为30~79岁的成年人。

（二）研究内容

CKB于2004—2008年进行了基线调查，在各项目点设立临时调查诊室，邀请符合入选条件的居民参加，由经过统一培训的调查员通过面访对研究对象进行问卷调查，采集血液样本，并进行体格检查。问卷内容包括一般人口学信息、社会经济状况、健康相关行为、被动暴露情况、个人及家庭健康状况、生育史和精神睡眠及情绪状况。体格检查指标包括：身高和坐高、腰围和臀围、体重和体成分、血压和心率、肺功能以及呼气一氧化碳。采集10 ml血样，离心分装后进行长期冷冻保存。重复调查的内容与基线调查基本一致，在其基础上增加了一些新的问卷内容和检查项目。目前已抽取部分研究对象的血样进行了血生化、基因组和代谢组检测。

完成基线调查后进行长期随访，收集研究对象的发病和死亡事件。发病和死亡信息通过多种途径获取，包括当地的死亡和常规疾病监测系统、全民医疗保险数据库以及主动的定向监测。CKB的10个项目地区均属于中国疾病监测点（DSP）系统，可以获取死因信息；如果研究对象死于家中或其他非医疗卫生机构场所，项目人员将查阅医院病案记录或通过入户调查进行死因推断。医保系统是重要的发病数据来源，从中可以获取研究对象的住院诊断信息，利用研究对象的身份证号码可以链接到医保数据库。发病或死因分类均采用国际疾病分类（International Classification of Diseases，ICD）第十版，即ICD-10编码。

（三）数据情况

作为大型人群队列，CKB数据具有数据量大、来源多的特征，同时包含现场调查数据以及长期随访监测数据，为了确保研究质量，数据的管理十分重要。CKB项目实行全程计算机化管理，从项目的现场数据采集到血样的登记、分装、储存、运输及材料的供应和运输、死亡和发病数据的收集等各个环节，均通过专业化开发的软件系统进行规范化管理，并进行同步和动态化的现场质量控制。研究采用电子问卷，所有数据直接同步输入电脑。采取严格的数据安全措施，如传输加密、管制权限、分析数据匿名化等。在整合了基线、随访、重复调查、组学等不同来源的数据，并经过标准化、核查和质控后，最终形成了不断更新的面向数据使用者的分析

数据库。

目前CKB的分析数据库包括以下内容：

（1）问卷数据：问卷调查收集的数据包括研究对象的社会人口学信息、饮茶、饮酒、吸烟、膳食、污染暴露、疾病史、体力活动、生育史、精神健康等。

（2）体检数据：体格检查收集的数据包括身高和体重、体成分、血压、血糖、肺功能、呼气一氧化碳、手握力等。

（3）生物样本：包括多种血液生物标志物的检测数据。

（4）基因数据：包括384个SNP位点的基因型数据和全基因组芯片分型数据（填补）。

（5）随访结局：来自死因登记、住院诊断、慢性病监测等不同来源的发病和死亡结局信息，包括ICD-10编码的诊断和事件日期，可用于前瞻性分析。

目前CKB数据已向全世界的研究者开放共享，研究者可以在官网（www.ckbiobank.org/site/Data+Access）注册，签署协议，并按流程申请所需的数据。在申请时须提供研究方案，且只能申请研究相关的变量，通过委员会审批后即可获取数据。下载的数据分为基线、重复调查以及随访结局等多个数据集，可以通过研究对象编码进行链接。利用CKB数据可以开展横断面分析、前瞻性分析等多种流行病学研究。

二、UKB研究

英国生物银行（UK Biobank，UKB）是一项50万人的超大规模队列研究，旨在定量研究多种慢性病的病因。UKB收集了遗传、环境以及生活方式等健康相关因素，目前已成为全世界样本量最大、数据种类最丰富的医学研究数据库之一。

（一）研究设计

UKB属于观察性研究中的前瞻性队列，在基线测量暴露信息、采集生物标本，然后对研究对象进行长期随访，收集结局信息，通过比较基线不同暴露者的疾病风险来检验暴露与结局之间的关联。UKB是自然人群（population-based）队列，而不是根据暴露或疾病状态来纳入研究对象，考虑到进行复杂疾病危险因素分析所需的统计学效能，将样本量定为50万；为了能随访到足够数量的慢性病结局（包括癌症、心脏病、脑卒中、糖尿病等主要慢性病），将纳入研究对象的年龄标准设定为40~69岁。

不同于既往主要关注某一种暴露或疾病的队列，UKB同时收集了多种暴露和健康结局的数据，因此具有开展大量不同研究的潜力。基于UKB平台，还可以进行巢式病例对照研究和病例-队列研究等衍生研究设计。由于危险因素暴露会随时间发生变化，UKB于基线调查之后每隔2~3年会随机抽取2万名研究对象进行重复调查，形成了具有重复测量的子队列。

（二）研究内容

UKB在英国各地先后设置了22个调查中心，共招募了50余万名符合纳入标准的志愿者，于2006—2010年进行了基线调查。调查主要包括问卷、体格检查以及标本采集三部分：调查全部采用电子化问卷，包括触屏式自填问卷和面访问卷两类，用于收集生活方式以及其他健康相关信息；体格检查主要包括血压、体格指标、握力、骨密度、肺功能等项目；采集血液和尿液标本进行长期保存，以待后续实验室检测。此外，UKB还通过线上问卷和穿戴式设备收集了部分研究对象的其他暴露信息，包括24小时膳食回顾、认知功能、精神健康、体力活动等。

在基线调查完成后，UKB通过多种医疗和健康电子数据库对研究对象进行长期随访，收集随访期间的死亡和发病信息。全部研究对象均在英国国家卫生服务体系（National Health Service，NHS）有注册，因此可以通过NHS编码链接各种数据库来获取结局信息，实现对大样本人群的高效随访。数据来源包括死亡和癌症登记系统、医院电子病历以及初级卫生保健系统，从这些数据库中可以得到研究对象从出生到死亡的详细医疗记录。此外还有研究对象自报作为补充。

(三)数据情况

UKB整体数据收集和处理流程如下:①NHS向UKB项目中心提供注册居民的清单;②牛津大学临床试验研究中心(CTSU)向各地方调查中心提供准备邀请的研究对象列表和信息;③地方调查中心收集知情同意和研究数据,数据通过IT系统进入UKB的数据库之中;④在随访期间,从医疗和健康电子数据库获取结局数据,进入UKB的数据库;⑤经过清理和质量控制,形成最终的研究数据库。为了保护研究对象的个人隐私,UKB原始数据的访问权限被严格限制,确保敏感数据的安全性。

为了充分发挥研究资源的科学价值,UKB鼓励来自全世界不同国家、不同机构的研究者获取数据并开展研究。UKB已形成了经过质控的研究数据库,并于2012年3月公开供广大研究者申请使用。随着各项检测的进行,越来越多数据被陆续公开:2013年,2万人的重复调查数据公开;2014年,医院病历数据公开;2016年,5000人的影像学数据公开;2017年,全部研究对象的基因芯片分型数据公开;2019年,全部研究对象的生化数据公开;2020年,20万人的外显子测序数据公开;此外,代谢组学数据也即将公开。

UKB数据库包括以下内容:

(1)基本特征:研究对象的基本特征信息来自NHS登记系统,包括出生日期、性别以及剥夺指数。

(2)现场调查数据:这部分数据来自各个调查中心的现场调查,问卷获得的数据包括社会人口学信息、生活方式和环境、生命早期因素、家族史、心理社会因素、健康和疾病、性别相关因素以及认知功能测试。体格检查获得的数据包括血压、颈动脉超声、动脉硬度、听力、眼部检查、手握力、人体测量指标、骨密度、肺功能、心电图。影像学数据包括磁共振成像(腹部、脑部、胸部)和双能X线影像。

(3)生物样本:这部分数据为UKB保存的生物样本种类和数量信息,以及对样本进行的各种检测结果,分为血液、唾液和尿液样本。

(4)基因组:UKB现有的基因数据包括基因芯片和填补数据(48万人)、外显子测序数据(20万人)以及全基因组测序数据(预实验50人)。

(5)线上专项调查:这部分数据来自线上问卷进行的补充调查,包括认知功能、24小时膳食回顾、消化系统健康、疼痛、食物偏好、精神健康以及工作环境信息。

(6)其他暴露:这部分数据为在调查中心之外收集的暴露信息,包括当地环境(地理位置、空气污染、噪声污染、绿地和海岸距离、建成环境)、穿戴设备测量的体力活动水平,以及心脏监护数据。

(7)健康结局:这部分数据为通过链接一系列电子健康记录获得的结局信息,随访结局会随时间发生变化,因此数据库会定期更新。数据来源为住院数据、死亡登记以及癌症登记三部分,包括ICD-10编码的诊断和发病(死亡)日期。

研究者可以在UKB官方网站(www.ukbiobank.ac.uk)注册,并申请上述各类数据。申请流程以公正、公开、透明为原则,由学术委员会对申请进行审批。在下载数据前,研究者须签署协议,承诺不试图识别任何数据和样本提供者,保证数据安全,并仅将其用于批准的研究目的,研究者还要承诺发布其研究成果并反馈其方法、数据或分析结果的详细信息到UKB。

三、NHANES研究

美国国家健康与营养调查(National Health and Nutrition Examination Survey, NHANES)是一项美国的抽样调查研究,旨在评估人群的健康和营养状况。NHANES通过面访和健康体检获得了全面且有代表性的数据,在科学研究和公共卫生领域具有重要价值。

（一）研究设计

NHANES 计划始于 20 世纪 60 年代初期，美国国家卫生统计中心开展了一系列针对不同人群、不同健康主题的调查。自 1999 年起，NHANES 成为持续性的年度调查项目，重点关注健康和营养问题。不同于 CKB 和 UKB 等重视内部真实性的队列研究，NHANES 比较注重外推性，因此抽取的是美国全国的代表性样本。采用分层多阶段抽样设计，包含 4 个阶段：①抽取县或邻近的群体县，抽样概率与单元规模成比例（PPS 抽样）；②抽取县内部的街区；③抽取街区内的住宅单位；④抽取住宅内的个人。对于黑人、低收入者、80 岁以上老年人等特殊人群进行过抽样（oversample），以提高估计的精确性。

NHANES 的研究类型为一系列连续的横断面调查，以 2 年为周期。为了及时反映最新的公共卫生问题，每 2 年会调整调查内容，增加、修改或去除一些项目。在每个周期内，共调查来自美国 30 个县的约 1 万名研究对象，这些研究对象覆盖全年龄段，包括儿童和成人，研究对象需要接受入户问卷调查和体格检查。调查结果可用于估计主要疾病的患病率以及危险因素的流行情况。

（二）研究内容

入户调查包括四部分：初筛、家庭关系、个人问卷和家庭问卷，由经过培训的调查员在研究对象家中进行面访。个人问卷是针对被选中的研究对象个人，收集的信息包括人口学信息、社会经济状况、膳食以及健康状况。家庭问卷是以家庭为单位进行填写，收集的信息包括文化程度、种族、职业、医疗保险以及家庭收入。

NHANES 在每个调查点内设立标准化的移动体检中心，进行体格检查，研究对象参加的体检项目根据年龄和性别决定。主要项目包括听力、人体测量指标、平衡、生物电阻抗、血压、心肺适应性、皮肤检查、双能 X 线吸收、下肢血管检查、肌肉力量、眼科疾病检查、口腔检查、周围神经检查、呼吸系统检查、结核皮试、视力。在移动体检中心还对研究对象进行面访，收集详细的膳食和健康信息。膳食数据用于估计各种食物摄入量以及能量、营养素、水分摄入量，调查内容包括膳食回顾和营养补充剂使用等。健康信息面访包括一系列健康相关生活方式和疾病状况的问题。

NHANES 还收集了生物样本以进行各种分析，样本种类包括血液、头发、鼻拭子、口腔灌洗液、尿液和阴道拭子，全部样本在采集后即被低温保存，后续运往实验室进行检测。

（三）数据情况

NHANES 在项目实施过程中充分利用 IT 技术，以实现高效、可靠的自动化数据收集和处理。在调查时依靠电子系统和软件来采集各种调查数据，然后将其加密传输到数据库中进行保存。不同项目的数据通过统一的研究编码进行链接。为了保护研究对象隐私，NHANES 数据库受到严格的安全保护，进行匿名化处理，并通过定期自动备份防止数据丢失。

NHANES 每两年发布一次数据，本着广泛、及时、详细、保护隐私的原则，向使用者免费开放。研究者可以在美国疾病预防控制中心的官方网站（www.cdc.gov/nchs/nhanes.htm）直接下载数据，数据为 SAS 传输格式（.XPT）。由于保密或数据质量原因，还有部分数据没有开放，需要按流程向研究数据中心申请才能获取这些数据。

为了方便使用，NHANES 的数据库使用了一套标准的变量命名规则。在数据库中，每个调查周期的数据都被分为 5 个类别，在每个类别内有多个项目，每个项目是由一组相关变量组成的数据文件：

（1）人口学数据。

（2）膳食数据：食物摄入、营养补充剂使用等。

（3）体检数据：血压、听力、人体测量指标、肌肉力量、口腔检查等。

（4）实验室数据：血糖、血脂、血细胞计数、乙肝抗原/抗体、血铅/汞、尿碘等。

(5) 问卷数据：饮酒、血压、糖尿病、用药、社会支持等。

这种细致的划分有利于数据的及时上传和快速下载。与研究设计和数据结构相适应，NHANES 数据的分析也有一些特点：在实际研究中，可以将两个或多个相邻周期的数据合并，以扩大样本量，获得更为精确的估计；由于 NHANES 为复杂抽样调查，为了使数据具有代表性，在数据库中计算生成了各种权重变量，用来反映一个研究对象代表的人数，进行统计分析时，需要选择正确的权重变量加权，并采用合适的方法进行方差估计。

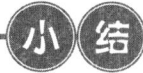

大型队列是实现精准医学的基础和保障，通过队列可以准确、持续地收集遗传、环境多样性的人群信息，发现、验证组学标志物及个体化预防和诊疗方案。但现有的队列多自成体系、独立存在，缺乏足够的信息曝光度，队列间合作的程度不高，数据共享程度不足，造成所收集和存储的研究数据的学术价值未能被充分挖掘和利用。

研究型数据库可以充分、有效地利用各类信息资源，有助于开展高质量科学研究。目前已有的数据库多为基因信息数据库，如 GEO（Gene Expression Omnibus）数据库、ArrayExpress 数据库等，或基于特定疾病的数据库，如 CVDHD（Cardiovascular Disease Herbal Database）、MENDA（Metabolite Network of Depression Database）、CARDIoGRAMplusC4D [Coronary ARtery DIsease Genome wide Replication and Meta-analysis（CARDIoGRAM）plus The Coronary Artery Disease（C4D）Genetics] 等，且多基于欧洲人群，仍缺乏基于我国人群的研究型数据库。

中国队列共享平台（China Cohort Consortium，CCC）填补了我国人群大型研究型数据库的空缺，CCC 将已有各个队列资源进行规范化的信息展示，建立多层次立体化的合作策略和共享机制，有望为我国公共卫生和临床研究的发展提供新的合作渠道和数据来源。中国队列共享平台首批纳入来自北京大学公共卫生学院主持和参与的十余项队列及相关研究项目，如李立明教授牵头的中国成人 50 万队列、双生子队列等，涵盖慢性病、传染病、妇幼健康、职业病等多个研究领域，数据来源覆盖全国各省市、自治区和直辖市，旨在通过基础架构的建设，将已有各个队列资源进行规范化的信息展示，形成包括信息管理、信息交互、工具开发和知识支持在内的多功能信息整合平台，为公告卫生和临床研究的发现提供新的合作渠道和数据来源，形成共享、共建、共生、共赢的队列数据生态系统。

（余灿清）

第八章

医学文献数据库

第一节 概 述

文献，在国家标准局1983年出版的《文献著录总则》（GB3792.1-83）中被定义为"记录有知识的一切载体"。它一般由4个要素构成，即文献内容、载体材料、信息符号和记录方式。随着信息技术的发展，文献由之前的纸张、光盘等为载体发展到磁盘、网络和纸张为载体，磁盘乃至固态存储目前已经成为绝大部分文献存储的载体。文献通过文字、图像、符号、声频、视频等多种手段融合，将知识的具体内容以（电子）书、（电子期）刊等形式记录下来，可以用于交流传播。

根据文献中信息的内容、加工程度和功能的不同，可以将其分为一次文献、二次文献、三次文献和零次文献。其中，一次文献指的是作者以本人的研究成果写出的原始创作，例如专著、期刊论文、科技报告和学术论文等。二次文献指的是将一次文献收集、整理、加工、编排得到的方便检索的一种文献形式，例如索引、文摘和目录。三次文献指的是基于二次文献，在阅读、分析、归纳大量一次文献后形成的新文献，例如综述、进展、发展趋势等。零次文献指的是未经加工，直接记录在载体上的原始信息，例如实验数据、观测记录、调查材料等。

日常应用实践中，在查找和阅读文献时，人们一般重点关注文献中所传递的信息、蕴涵的知识，希望有效地从文献中总结、分析、挖掘更有意义的信息。但在目前信息积累如此快速且庞大的大数据时代，仅靠人工阅读文献并进行总结已经变得越来越困难。现以目前常用的文献数据库为例，列出其收录文献的一些数量性描述（查询截至2023年5月）。

Web of Service（SCI）引文数据库：22亿多条文献引用记录，收录期刊34 000余种、会议34万余个。

Engineering Village 数据库：数据库资料取自3615种期刊、95 790个会议以及其他多种来源的论文、技术报告、图书等文献索引共2200余万。

PubMed：以MEDLINE数据库内容为基础，进一步扩大收录范围，收录生物医学期刊5200余种、论文共3500余万篇，其中子库PubMed Central（PMC）收录全文838多万篇。

Springer Link 电子期刊全文数据库：共包含439种学术期刊论文，电子书约2000册。

Elsevier ScicenDirect：收录2500多种同行评议期刊和11 000多种系列丛书、手册及参考书等，收录全文文章总数已超过 1000 万篇。

万方：6000 种期刊收录 15 493 余万篇论文，学术会议近 7000 个，收录论文累计 50 万篇。

知网：收录国内学术期刊 8 千种，全文文献总量 5300 万篇。

此外，我们对各医学院校常用的前 50 医学文献数据库进行了汇总，详见表 8-1。

表 8-1　医学院校常用的前 50 医学文献数据库列表

编号	数据库	地域	链接
1	中国知网（CNKI）资源总库	国内	https://www.cnki.net/
2	万方数据知识服务平台	国内	https://c.wanfangdata.com.cn
3	维普中文科技期刊数据库	国内	http://lib.cqvip.com/
4	读秀中文学术搜索	国内	https://www.duxiu.com/
5	超星电子图书	国内	http://www.sslibrary.com/
6	方正 APABI 电子图书	国内	http://apabi.lib.pku.edu.cn/Usp/pku/pub.mvc/Index2? pid=login&cult=CN
7	中国科学引文数据库（CSCD）	国内	http://apps.webofknowledge.com
8	Nature 全文数据库及研究月刊/评论月刊	国际	http://nature.calis.edu.cn/
9	EBSCO	国际	https://search.ebscohost.com
10	The Cochrane Library	国际	https://www.cochranelibrary.com/
11	BMJ（英国医学会）	国际	https://journals.bmj.com/
12	Karger	国际	https://www.karger.com
13	Elsevier ScienceDirect	国际	https://www.sciencedirect.com/
14	Springer Link	国际	https://link.springer.com/
15	Wiley-Blackwell	国际	https://onlinelibrary.wiley.com/
16	OVID 平台数据库	国际	https://ovidsp.dc2.ovid.com
17	MEDLINE 数据库	国际	https://www.webofscience.com/wos/medline/basic-search
18	Science Online	国际	https://www.sciencemag.org/
19	JoVE 视频实验期刊（Journal of Visualized Experiments）	国际	https://www.jove.com/
20	PubMed 数据库	国际	https://pubmed.ncbi.nlm.nih.gov/
21	Web of Science	国际	http://apps.webofknowledge.com
22	Embase 数据库	国际	https://www.embase.com/
23	ProQuest	国际	https://search.proquest.com
24	New England Journal of Medicine（NEJM）	国际	https://www.nejm.org/
25	clinicalkey	国际	https://www.clinicalkey.com
26	SciFinder Academic	国际	https://sso.cas.org
27	ACS 美国化学会数据库	国际	https://pubs.acs.org/
28	RSC Publishing	国际	https://pubs.rsc.org/

续表

编号	数据库	地域	链接
29	Taylor&Francis 电子期刊数据库（含原 Informa Healthcare）	国际	https://www.tandfonline.com/
30	Oxford Journals Collection	国际	https://academic.oup.com
31	Primal Picture 解剖数据库	国际	https://www.anatomy.tv/titles
32	Annual Reviews	国际	https://www.annualreviews.org/
33	CINAHL Plus with Full Text	国际	http://web.b.ebscohost.com/
34	Thieme clinical collections	国际	https://www.thieme.de/en/thieme-connect/thieme-clinical-connections-4753.htm
35	Thieme 化学与药学电子期刊	国际	https://www.thieme-connect.com/products/all/home.html
36	Journal Citation Reports（网络版）	国际	https://jcr.clarivate.com
37	Cell Press 电子期刊	国际	https://www.cell.com/about
38	SAGE 期刊全文数据库	国际	http://sage.cnpereading.com/
39	Best Practice	国际	https://bestpractice.bmj.com/
40	LWW 医学电子期刊、电子图书数据库	国际	https://ovidsp.dc2.ovid.com
41	Scopus 数据库	国际	www.scopus.com
42	JAMA Network 美国医学会期刊	国际	https://jamanetwork.com/
43	PQDT 国外博硕士论文全文数据库	国际	http://pqdt.calis.edu.cn/
44	NSTL 外文回溯期刊全文数据库	国际	http://archive.nstl.gov.cn/Archives/
45	UpToDate 数据库	国际	https://www.uptodate.cn/home
46	InCites	国际	https://incites.clarivate.com/
47	Reaxys 数据库（Beilstein/Gmelin CrossFire 升级版本）	国际	https://www.reaxys.com/#/search/quick
48	PNAS（Proceedings of the National Academy of Sciences of the United States of America）	国际	https://www.pnas.org/
49	Derwent Innovations Index（1963-）-- 德温特专利索引数据库（Web of Science）	国际	https://www.webofscience.com/wos/diidw/basic-search
50	OCLC FirstSearch	国际	https://firstsearch.oclc.org/

　　面对内容如此庞杂的文献量，研究者在对某一感兴趣的领域深入探索之前，都希望能利用有限的时间快速确定其领域的代表性工作和重要研究内容，因此将整体文献数据库作为处理对象，进行分析挖掘，也越来越得到重视。上述所列文献数据库，以及众多其他不同种类的文献数据，都已经实现了一些有意义的二次、三次甚至更多更深入的再加工，方便研究者检索并圈定领域重要论文，以便进一步阅读、学习、探索和分析。

　　随着文献数据量的急剧增加，就医学研究而言，在医学文献数据库中进行高效地搜索也十分重要。据统计，科研人员查找情报资料，了解同行工作进展的时间大约占据总科研活动的

50.9%，文献信息的检索和查询已经成为研究工作中的一个重要占比，所以能够快速高效地查询、并定为重要文献，会极大程度地节省科研人员的时间和精力，提高研究效率。

目前，我们对于文献数据库利用较多的都是在二次文献数据库的基础上，通过文献数据库提供的各种高效检索功能，检索某一领域或专题的相关文献，同时获取感兴趣的文献全文（一次文献）。但是，在日常研究工作中，为了了解某个特定研究领域，在检索某一领域或主题的文献时，经常会返回非常多的结果。如何快速地定位重要文献、重要研究团队和成员，对于提高研究效率非常有益。

编撰本章的目的就是提供一些可能有效的方法，使读者在二次文献检索结果的基础上，利用已有的文献重要性度量指标，快速分析挖掘出重要的文献推荐列表，使得研究者能够将精力集中在应该阅读的重要文献上。本章主要讨论以医学数据库检索结果数据为基础，如何对其进行基本的管理和内容分析；如何关联其他相关数据，并以数据库技术为支撑，生成定制化三次文献，为研究者提供更有效的文献检索和综合分析方法。

第二节 典型文献数据库检索及结果管理

通过文献数据库搜索相关领域的文献并进行有选择地研读，是研究人员了解特定领域研究进展的主要方式。目前文献数据库网站的搜索结果常用的存储方式有两种，一种是直接下载文献网站提供的可下载的格式文件，一般常见的有 CSV、EXCEL、EndNote（可导入 EndNote）等格式；另一种是利用 EndNote（或相似工具）连接文献数据库网站，检索并下载文献，利用 EndNote 所提供的各种功能进行文献管理和综述。

上述第一种方式的优点是简单易用，缺点在于当有多种文献数据库、多个主题或领域的文件时，对这些文件进行有效管理并不轻松；第二种方式提供了很有效的文献搜索结果管理方式（例如分类，分子类），但由于提供的是统一的检索界面，很难充分利用文献数据库网站提供的搜索功能，限制了文献的有效、全面、准确检索。

为了克服上述两类方法的缺点，下文介绍基于数据库进行文献管理的方法，包括各典型文献数据库下载文件的格式，以及 EndNote 文献管理工具的后台数据库表结构，作为导入数据库的必要基础；接下来，针对各典型文献数据库介绍其检索结果的本地存储以及数据库导入的步骤。

一、典型文献数据库下载数据文件的变量名及表结构

1. PubMed 数据库下载文件格式说明 PubMed 数据库是美国国立医学研究院建立的在线医学数据库，包括 MEDLINE、PMC 以及上万本再现电子书，其查询结果可以以文件形式存储到本地（限排序前 10000 个结果）。检索结果的类型有 5 种，分别是 Summary、PubMed、PMID、Abstract 和 CSV。表 8-2 是可以导入到 Endnote 文献管理工具中的 PubMed 检索结果中各变量说明。

表 8-2 PubMed 检索结果下载文件的变量名及含义说明

PubMed 格式变量名	PubMed 变量解释	CSV 格式变量名	CSV 变量解释
PMID	PubMed 上文献的编号	PMID	PubMed 上文献的编号
OWN	文献的拥有者	Title	标题
STAT	文章的状态	Authors	作者
DCOM	数据处理完成的日期	Citation	引用格式
LR	最后修改的日期	First Author	第一作者

续表

PubMed 格式变量名	PubMed 变量解释	CSV 格式变量名	CSV 变量解释
IS	国际标准序列号	Journal/Book	期刊 / 书名
VI	卷号	Publication Year	出版年份
IP	期号	Create Date	记录创立日期
DP	出版日期	PMCID	PubMed Central 的标识符
TI	标题	NIHMS ID	NIHMS 系统内的编号
PG	页码	DOI	文章标识号
LID	出版商标识符		
AB	摘要		
FAU	作者全名		
AU	作者名字		
LA	语言		
PT	文章类型		
TT	翻译后的标题		
PL	出版的国家		
TA	期刊名的缩写		
JT	期刊名		
JID	期刊编号		
SB	子集，表示文章来源特定期刊或主题		
MH	MeSH 字段		
EDAT	引文被添加到 PubMed 的日期		
MHDA	添加 MeSH 字段的日期		
CRDT	记录建立的日期		
PHST	出版物历史状态，例如何时修改、接受		
AID	文章标识号		
PST	出版物状态		
SO	期刊来源，引用格式		

2. SCI 下载文件格式说明　SCI 是美国《科学引文索引》的英文简称（Science Citation Index），是由美国科学情报研究所 ISI 创立的引文数据库，收录自然科学领域 8800 多种学术期刊，涵盖化学化工、临床医学、动植物科学等 176 个学科领域，每周五更新一次，检索的结果格式有：EndNote、Plain text file、Excel、Tab delimited file。表 8-3 是 SCI 检索结果下载文件的变量名及含义说明。

表 8-3　SCI 检索结果下载文件的变量名及含义说明

Excel 形式变量名称	Excel 形式变量解释	Endnote 形式变量名称	Endnote 形式变量解释
Publication type	出版物类型	FN	文件名
Authors	作者	VR	版本号

续表

Excel 形式变量名称	Excel 形式变量解释	Endnote 形式变量名称	Endnote 形式变量解释
Article Title	标题	PT	出版物类型
Patent Number	专利号	AU	作者
Patient Assignee	专利的受让人	TI	文献标题
Abstract	摘要	PN	子辑
Times Cited，All Databases	引用次数	AE	专利的受让人
UT（Unique ID）	文章编号	AB	摘要
		Z9	被引频次
		UT	入藏号，也就是 SCI 论文收录号
		ER	记录结束

3．中文文献数据库知网、万方、维普的下载文件格式说明 中文文献数据库常用的是中国知网、万方和维普，其中收录了多种中外文核心期刊、学术论文、会议文献等。知网论文类文献每日更新，其他类型文献每月更新，其检索结果的文件格式有：XLS、Word、EndNote。万方不定期更新，其检索结果文件的格式有：Excel、txt、EndNote。维普每半月更新一次，其检索结果的文件格式有：文本、XML、Excel、EndNote。知网、万方和维普数据库检索结果下载文件的变量名及含义说明见表 8-4。

表 8-4 知网、万方和维普数据库检索结果下载文件的变量名及含义说明

知网	万方	维普
来源库	序号	序号
题名	题名	题名
作者	作者	作者
单位	作者单位	机构
文献来源	刊名	基金
关键词	ISSN	刊名
摘要	页码	年
发表时间	关键词	卷
第一责任人	摘要	期
基金	DOI	ISSN 号
年		CN 号
卷		页码
期		关键词
页码		分类号
CLC- 中国分类号		文摘
		网址

4．EndNote 文献管理工具的文献表变量及其含义 EndNote 作为目前研究人员使用较多的个人文献管理软件，可以利用它对文献进行检索、分类存储，并与 Word 等论文撰写编辑器进行实时交互，便捷易用。

EndNote 利用 SQLite 作为其数据存储后台。表 8-5 中，以通过 EndNote 搜索 Web of Science（WOS）数据库中"COVID"关键词返回的记录为例，说明其存储表的基本结构[①]，及某些关键变量的解释。

表 8-5 EndNote 后台数据库存储引文的基本表结构

变量	解释
id	次序
trash_state	文献在 EndNote 中是否被归入 trash
text_styles	
reference_type	
author	作者
year	年份
title	标题
pages	页码
secondary_title	刊名
volume	卷
number	
number_of_volumes	
secondary_author	
place_published	
publisher	
subsidiary_author	
edition	
keywords	关键词
type_of_work	
date	
abstract	摘要
label	
url	链接
tertiary_title	
tertiary_author	
notes	
isbn	
custom_1	
custom_2	
custom_3	
custom_4	

[①]检索时间：2021 年 8 月 25 日，检索结果共 19 000 余篇，下载用时（10 篇增量下载，Endnote 自动下载）约 10 小时。

续表

变量	解释
alternate_title	
accession_number	
call_number	
short_title	
custom_5	
custom_6	
section	
original_publication	
reprint_edition	
reviewed_item	
author_address	作者单位
caption	
custom_7	
electronic_resource_number	
translated_author	
translated_title	
name_of_database	数据库名称
database_provider	数据库提供者
research_notes	
language	语言
access_date	
last_modified_date	
record_properties	
added_to_library	
record_last_updated	
reserved3	
fulltext_downloads	
read_status	
rating	
reserved7	
reserved8	
reserved9	
reserved10	

二、文献数据库检索结果数据获取与管理

1．文献数据库检索和结果数据获取 文献数据库检索结果是若干条记录，不同文献数据

库检索结果的变量名可能不同，但大都包含标题、作者信息、出版日期、摘要等。下文所述的检索结果一般指所有检索结果记录，而非针对某条检索结果的全文下载文档（一般为 pdf 格式、caj 格式等）。检索结果列表从几条到几十万条都有可能，对于所列出的检索结果，文献数据库网站都提供相应的下载功能，可下载存储为不同格式的本地文件。需要注意，不同文献数据库网站所能提供的单次下载的最大记录数都有限制，例如 PubMed 一次可下载 1 万条，而万方、知网则提供 20～50 条检索结果的下载。

检索结果下载的方式有两种：一种是直接下载保存为本地文件，另一种则直接利用文献关联工具 Endnote 检索并下载。Endnote 检索下载针对不同的文献数据库网站，一般不能完全利用文献数据库网站所提供的丰富检索功能，因此需要两种方法结合达到检索并下载全部文献检索结果列表，作为后续文献数据分析的基础。

两种下载方式简述如下。

方式一：在各文献数据库的网站检索并下载各个数据库检索的结果，结果文件的格式也因数据库不同而不同。例如，PubMed 数据库可以选择下载 CSV 文件或 PubMed（可以直接导入 EndNote）；WOS 可以下载 EXCEL 格式文件和 EndNote 格式文件等。总体而言，我们常用的这些主流文献数据库的检索结果，均可以下载后导入 EndNote。

方式二：通过 EndNote 在线检索相应的文献数据库并自动下载（注意这种方式一般只能下载引文格式的数据，但可以按照所需要的变量从下载数据中提取并导出进行后续的分析）。下载后可利用 EndNote 所提供的分类功能，按照用户自行定义的分类进行文献的分类组织。

2．应用问题和解决方案实例讲解　根据上文中讲到文献数据库检索和结果数据的获取，我们分别根据以下 5 类应用需求，在对应的文献数据库网站上，检索并下载结果文件保存到本地，然后将其导入数据库中进行管理，同时作为文献分析的基础数据。

需求 1：在 PubMed 数据库中检索深度学习相关文献

需求 2：在 Web of Science 数据库中检索 Covid-19 相关文献

需求 3：在知网中检索大气污染相关文献

需求 4：在万方中检索蛛网膜下腔出血并发症相关文献

需求 5：在维普中检索视网膜脱落相关文献

针对上述需求的实现方案，基本遵从一个统一的流程，即：①确定文献数据库的地址，并在浏览器中打开该文献数据库网站；②在文献数据库网站检索框中输入检索表达式并检索；③保存检索结果为所需要的文件格式，包括 EXCEL、EndNote 等；④将保存的检索结果文件导入数据库中。下面针对上述 5 个需求问题，其中仅对需求 1 的各个环节给出详细的步骤解释；需求 2 到需求 4 则对不同的内容进行简要介绍，其余步骤请参考各问题解决方案中列出的参考实现文件附录。

（1）在 PubMed 数据库中检索深度学习相关文献并保存：在 PubMed 数据库中检索文献并保存，我们以检索"deep learning"为例，主要讲解以下几种检索保存方式：检索并保存到本地文件、检索并保存到 EndNote 中、检索结果导入到数据库或分析工具中。具体见表 8-6 至表 8-10。

表 8-6　检索并保存到本地文件

步骤	步骤内容
打开 PubMed 数据库的网址	https://pubmed.ncbi.nlm.nih.gov/
搜索文献	在搜索栏输入"deep learning"
以 csv 的形式导出结果	具体步骤见附录七"PUBMED 使用手册——在 PUBMED 数据库搜索 deep learning"
将结果导入到 EndNote	以 EndNote 的形式导出，并导入到 EndNote 中，具体步骤见附录七"PUBMED 使用手册——将 PUBMED 的搜索结果导入 EndNote"

表 8-7　检索并保存到 EndNote 中

步骤	步骤内容
打开 EndNote	
搜索文献	在 online search 中 PubMed 的搜索栏里输入 "deep learning"
将结果保存到 EndNote 中	将检索结果保存到相应的组别里

表 8-8　检索结果导入 SQL Server 中

步骤	步骤内容
打开 SQL Server	
创建一个数据库	创建一个数据库 pubmed_deeplearning
将 PubMed 的检索结果导入 SQL 中	将 PubMed 中导出的 csv 形式的检索结果，导入到数据库 PubMed_deeplearning 中，具体步骤见附录八 "将 PubMed 中的 csv 检索结果导入到 SQL Server"

表 8-9　检索结果导入 SAS 中

步骤	步骤内容
打开 SAS	
创建数据库目录并设置数据库名称和路径	LIBNAME MedicDB "D：\MedicalD";
导入 PubMed 结果文件（脚本方式）	PROC IMPORT OUT= MedicDB.csv_deep_learning_set 　　　　DATAFILE= "D：\MedicalData\SrcData\csv-deep-learn-set.csv" 　　　　DBMS=CSV REPLACE； 　　　　GETNAMES=YES； 　　　　DATAROW=2； RUN；
或：导航方式	具体步骤参考附录九 "将 PubMed 结果文件导入 SAS"

表 8-10　检索结果导入 RSQLite 中

步骤	步骤内容
打开 RStudio	
创建数据库	library（DBI） con < - dbConnect（RSQLite：：SQLite（），"e：/MedicalDB/MedicalDataBase"）
读入 PubMed 结果文件并存储数据库	setwd（'D：/MedicalData/'） deeplearning_litdata=read.csv（'csv-deep-learn-set.csv'，encoding = 'UTF-8'） names（deeplearning_litdata）[1] ="PMID" View（head（deeplearning_litdata）） dbWriteTable（con，"deeplearning_litdata"，deeplearning_litdata） dbListTables（con） queryResult=dbGetQuery（con，"SELECT * FROM deeplearning_litdata"） head（queryResult）
关闭数据库	dbDisconnect（con）

（2）在 Web of Science 数据库中检索 Covid-19 相关文献并保存：在 Web of Science 数据库中检索文献并保存，以检索"Covid-19"为例，对检索、保存和导入的各个过程进行讲解，具体见表 8-11 至表 8-14。

表 8-11 检索并保存到本地文件

步骤	步骤内容
打开 Web of Science 数据库的网址	https://www.webofscience.com/wos/alldb/basic-search
搜索文献	在搜索栏输入"Covid-19"
以 excel 的形式导出结果	具体步骤见附录十"Web of Science 数据库使用手册"
将结果导入到 EndNote	以 EndNote 的形式导出，并导入到 EndNote 中

表 8-12 检索结果导入 SQL Server

步骤	步骤内容
打开 SQL Server	
创建一个数据库	创建一个数据库 MedicalDB
将 WOS 的检索结果导入 SQL Server 中	将 WOS 中导出的 excel 形式的检索结果，导入到数据库 Covid-19 中，具体步骤见附录十一"WOS 中的 excel 检索结果导入到 SQL Server"

表 8-13 检索结果导入 SAS

步骤	步骤内容
打开 SAS	
创建数据库目录并设置数据库名称和路径	Libname MEDICDB 'D:\MedicalDataBase'；

导入 WOS 结果文件	PROC IMPORT OUT= MEDICDB.covid_19_1_1000
	    DATAFILE= "D:\MedicalData\covid_19_1_1000.txt"
	    DBMS=TAB REPLACE；
	    GETNAMES=YES；
	    DATAROW=2；
	RUN；

表 8-14 检索结果导入 RSQLite

步骤	步骤内容
打开 RStudio	
创建数据库	library（DBI） con <- dbConnect（RSQLite::SQLite（），"e:/MedicalDB/MedicalDataBase"）
读入 WOS 结果文件并存储数据库	setwd（'D:/MedicalData'） covid_19_1_1000=read.csv（'covid_19_1_1000.txt', sep="\t", quote="", row.names = c（）） dim（covid_19_1_1000） View（head（covid_19_1_1000））

续表

步骤	步骤内容
读入 WOS 结果文件并存储数据库	fldct=ncol（covid_19_1_1000）-1 names（covid_19_1_1000）[1:fldct]=names（covid_19_1_1000）[2:（fldct+1）] covid_19_1_1000=covid_19_1_1000[, -（fldct+1）] dbWriteTable（con, "covid_19_1_1000", covid_19_1_1000） dbListTables（con） queryResult=dbGetQuery（con, "SELECT * FROM covid_19_1_1000"） head（queryResult）
关闭数据库	dbDisconnect（con）

（3）在知网中检索大气污染相关文献并保存：以在知网检索"大气污染"相关文献为例，对检索、保存和导入的各个过程进行讲解，具体见表 8-15 至表 8-18。

表 8-15　检索并保存到本地文件

步骤	步骤内容
打开知网的网址	https://www.cnki.net/
搜索文献	在搜索栏输入"大气污染"
以 excel 的形式导出结果	具体步骤见附录十二"在知网中检索大气污染相关文献"
将结果导入到 EndNote	以 EndNote 的形式导出，并导入到 EndNote 中

表 8-16　检索结果导入 SQL Server

步骤	步骤内容
打开 SQL Server	
创建一个数据库	创建一个数据库 airpolldb
将知网的检索结果导入 SQL 中	将知网中导出的 excel 形式的检索结果，导入到数据库 airpolldb 中，具体步骤见附录十三"将知网中的 excel 检索结果导入到 SQL Server"

表 8-17　检索结果导入 SAS

步骤	步骤内容
打开 SAS	
创建数据库目录并设置数据库名称和路径	Libname MEDICDB 'D:\MedicalDataBase'；
导入知网结果文件	PROC IMPORT OUT= MEDICDB.airpolldb 　　　DATAFILE= "D:\MedicalData\airpol.xlsx" 　　　DBMS=EXCEL REPLACE； 　　　GETNAMES=YES； 　　　DATAROW=2； RUN；

表 8-18 检索结果导入 RSQLite

步骤	步骤内容
打开 RStudio	
创建数据库	library（DBI） con <- dbConnect（RSQLite::SQLite（），"e:/MedicalDB/MedicalDataBase"）
读入知网结果文件并存储数据库	setwd（'D:/MedicalData'） library（openxlsx） airpolldata=read.xlxs（"airpol.xlsx"） dim（airpolldata） dbWriteTable（con，" airpoll"，airpolldata） dbListTables（con） queryResult=dbGetQuery（con，"SELECT * airpoll"） head（queryResult）
关闭数据库	dbDisconnect（con）

（4）在万方中检索蛛网膜下腔出血并发症相关文献并保存：以在万方中检索"蛛网膜下腔出血并发症"相关文献为例，对检索、保存和导入的各个过程进行讲解，具体见表 8-19 至表 8-22。

表 8-19 检索并保存到本地文件

步骤	步骤内容
打开万方的网址	https://c.wanfangdata.com.cn/periodical
搜索文献	在搜索栏输入"蛛网膜下腔出血并发症"
以 excel 的形式导出结果	具体步骤见附录十四"在万方中检索蛛网膜下腔出血并发症相关文献"
将结果导入到 EndNote	以 EndNote 的形式导出，并导入到 EndNote 中

表 8-20 检索结果导入 SQL Server

步骤	步骤内容
打开 SQL Server	
创建一个数据库	创建一个数据库 wanfang
将万方的检索结果导入 SQL 中	将万方数据库中导出的 excel 形式的检索结果，导入到数据库 wanfang 中，具体步骤见附录十五"将万方中的 excel 检索结果导入到 SQL Server"

表 8-21 检索结果导入 SAS

步骤	步骤内容
打开 SAS	
创建数据库目录并设置数据库名称和路径	Libname MEDICDB 'D:\MedicalDataBase'；

导入万方结果文件	PROC IMPORT OUT= MEDICDB.zwm
	    DATAFILE= "D:\MedicalData\zwm.xlsx"
	    DBMS=EXCEL REPLACE；
	    GETNAMES=YES；
	    DATAROW=2；
	RUN；

表 8-22　检索结果导入 RSQLite

步骤	步骤内容
打开 RStudio	
创建数据库	library（DBI） con <- dbConnect（RSQLite::SQLite（），"e:/MedicalDB/MedicalDataBase"）
读入万方结果文件并存储数据库	setwd（'D:/MedicalData'） library（openxlsx） zwmdata=read.xlxs（"zwm.xlsx"） dim（zwmdata） dbWriteTable（con，"zwm"，zwmdata） dbListTables（con） queryResult=dbGetQuery（con，"SELECT * zwm "） head（queryResult）
关闭数据库	dbDisconnect（con）

（5）在维普中检索视网膜脱落相关文献并保存：以在维普中检索"视网膜脱落"相关文献为例，对检索、保存和导入的各个过程进行讲解，具体见表 8-23 至表 8-26。

表 8-23　检索并保存到本地文件

步骤	步骤内容
打开维普的网址	http://qikan.cqvip.com/
搜索文献	在搜索栏输入"视网膜脱落"
以 excel 的形式导出结果	具体步骤见附录十六"维普使用手册"
将结果导入到 EndNote	以 EndNote 的形式导出，并导入到 EndNote 中

表 8-24　检索结果导入 SQL Server

步骤	步骤内容
打开 SQL Server	
创建一个数据库	创建一个数据库 weipu
将维普的检索结果导入 SQL 中	将维普文献数据库中导出的 csv 形式的检索结果，导入到数据库 swmtl 中，具体步骤见附录十七"将维普中的 excel 检索结果导入到 SQL Server"

表 8-25　检索结果导入 SAS

步骤	步骤内容
打开 SAS	
创建数据库目录并设置数据库名称和路径	Libname MEDICDB 'D:\MedicalDataBase'；
导入维普结果文件	PROC IMPORT OUT= MEDICDB. swmtl 　　　DATAFILE= "D:\MedicalData\swmtl.xlsx" 　　　DBMS=EXCEL REPLACE； 　GETNAMES=YES； 　DATAROW=2； RUN；

表 8-26　检索结果导入 RSQLite

步骤	步骤内容
打开 RStudio	
创建数据库	library（DBI） con <- dbConnect（RSQLite::SQLite（），"e:/MedicalDB/MedicalDataBase"）
读入维普结果文件并存储数据库	setwd（'D:/MedicalData'） library（openxlsx） swmtl data=read.xlxs（"swmtl.xlsx"） dim（zwmdata） dbWriteTable（con，" swmtl "，swmtl data） dbListTables（con） queryResult=dbGetQuery（con，"SELECT * swmtl"） head（queryResult）
关闭数据库	dbDisconnect（con）

第三节　文献内容基础分析方法

获取多条文献检索结果之后，一般每条记录都含有标题、摘要、关键字等重要词；同时 PubMed 数据库中每条文献都含有与其主题相关的多条 Mesh 分类标注，这也是对文献研究内容的高度总结；从文本分析和挖掘角度，对上述内容进行词频统计并进行展示，可以为研究者提供所检索文献的一个初步分析结果，对了解对应领域的基本发展轮廓或概貌有着非常积极的意义。而上述的 Mesh 是 NIH 广泛使用的标注词典，一直处于业内研究与应用的前沿，利用 Mesh 统计 PubMed 检索结果并分类展示，也是快速了解研究内容的重要途径。

下面分别以文献标题和摘要内容进行简单分析统计与展示，并以 PubMed 文献数据库 Mesh 标注的研究内容进行分析与展示，简要介绍文献数据挖掘分析以及分析结果的展现，为研究者更高效地了解个人关注领域的研究发展、乃至其领域需要重点关注和精读的文献提供分析参考。

一、基于文献标题和摘要进行简单分析统计与展示

首先以肠梗阻为查询关键词（intestinal obstruction [mh]）在 PubMed 上检索 2000 年至 2022 年的所有文献，由于是利用 MeshTerm 过滤，因此只返回经 Mesh 术语标注的文献，共 20 000 余篇。下载格式为 PubMed，如图 8-1 所示。由于目前 PubMed 可提供每次 10 000 篇文献搜索结果的下载，因此共下载 3 个文件。

基于上述 PubMed 数据，首先提取文献标题和摘要，按照文献年份进行词频统计后，将词频统计前 40 个词用词云图对统计结果进行展示，见图 8-2 和图 8-3，表 8-27 和表 8-28 展示了词频统计前 40 的词。

```
PMID- 22166658
OWN - NLM
STAT- MEDLINE
DCOM- 20120425
LR  - 20111214
IS  - 2542-5641 (Electronic)
IS  - 0366-6999 (Linking)
VI  - 123
IP  - 24
DP  - 2010 Dec
TI  - Subtotal colectomy with antiperistaltic cecoproctostomy is an alter
      for two-stage management of obstructed left colon carcinoma.
PG  - 3722-4
FAU - Jiang, Cong-Qing
AU  - Jiang CQ
AD  - Department of Colorectal Surgery, Zhongnan Hospital of Wuhan Univer
      Hubei 430071, China. chqjiang@hotmail.com
FAU - Qian, Qun
AU  - Qian Q
```

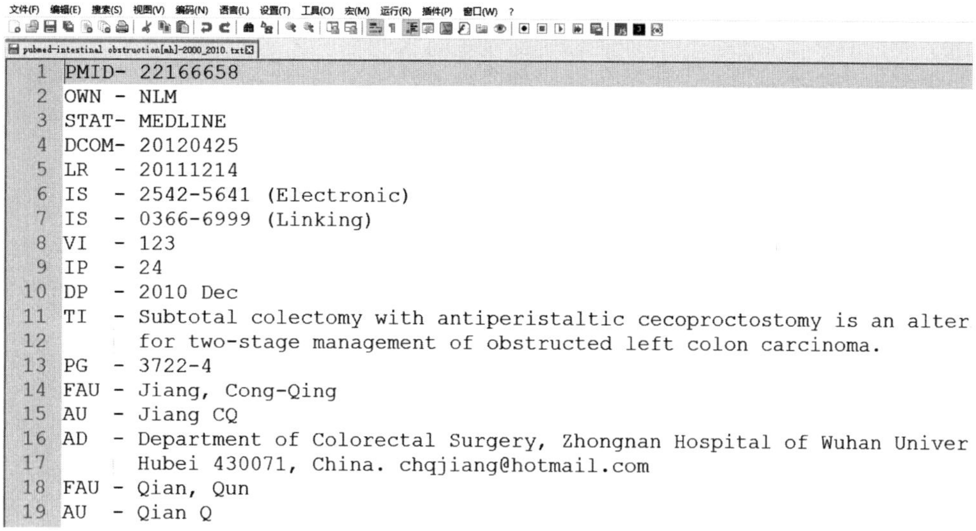

图 8-1　PubMed 格式下载结果部分截图

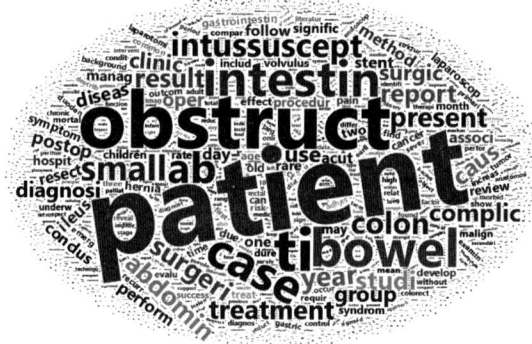

图 8-2　2000—2010 年肠梗阻文献标题及摘要词云

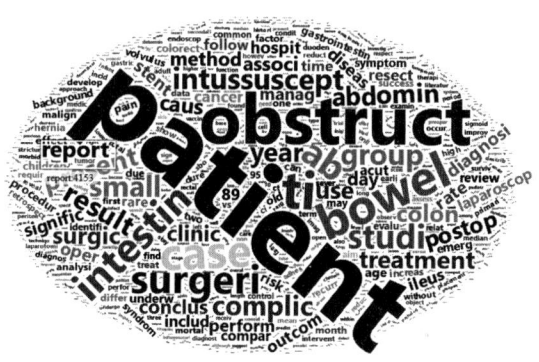

图 8-3　2011—2022 年肠梗阻文献标题及摘要词云

表 8-27　2000—2010 年肠梗阻文献标题及摘要词频 TOP40

序号	词干	计数
1	patient	17 945
2	obstruct	12 503
3	bowel	8269
4	case	7895
5	intestin	7842
6	small	5529
7	intussuscept	5227
8	colon	4779
9	surgeri	4427
10	year	4394
11	present	4366

续表

序号	词干	计数
12	result	4218
13	treatment	4153
14	abdomin	4145
15	report	4094
16	studi	4088
17	complic	3942
18	caus	3847
19	surgic	3610
20	use	3555
21	group	3538
22	clinic	3443
23	diagnosi	3371
24	oper	3135
25	postop	3029
26	diseas	2975
27	ileus	2748
28	method	2670
29	associ	2598
30	resect	2597
31	stent	2566
32	day	2562
33	conclus	2555
34	perform	2552
35	acut	2530
36	one	2404
37	follow	2348
38	manag	2316
39	rare	2192
40	two	2187

表 8-28　2011—2022 年肠梗阻文献标题及摘要词频 TOP40

序号	词干	计数
1	patient	20 650
2	obstruct	12 567
3	bowel	9004
4	case	8418

续表

序号	词干	计数
5	intestin	7416
6	surgeri	7275
7	studi	6025
8	group	5405
9	intussuscept	5396
10	small	5333
11	result	5036
12	complic	4991
13	present	4977
14	year	4902
15	abdomin	4689
16	use	4502
17	treatment	4424
18	colon	4416
19	surgic	4237
20	report	4153
21	postop	4112
22	clinic	4068
23	caus	3846
24	associ	3628
25	conclus	3524
26	method	3510
27	day	3485
28	rate	3307
29	diagnosi	3289
30	stent	3275
31	diseas	3267
32	signific	3206
33	oper	3191
34	perform	3127
35	outcom	3125
36	hospit	3119
37	ileus	3107
38	manag	3044
39	cancer	2990
40	resect	2899

续表

以下是实现上述词频统计和词云绘制所涉及的文献标题摘要提取、词频统计、停词剔除、以及词云展示的脚本及其详细说明。

（1）定义过程脚本：

```
library(stringr)
getUnitByTag<-function(tagCol=c(),tagFound=""){
  tagLens=nchar(tagCol)
  tagPre=""                                    # 提取 PUBMED 一篇文献的某个字段
  #tagFound='AB'                               # 可以提取如 TI 标记的文献标题内容
  lix=c()
  for(j in 1:length(tagLens)){
    #cat(tagCol[j],tagLens[j],"\n")
    if(!is.na(tagLens[j])){
      if(tagLens[j]==0){
        if(tagPre==tagFound){
          #cat(j,":",tagPre,"\n")
          lix=c(lix,j)}
      }else{
        if(tagCol[j]==tagFound){lix=c(lix,j)}
        tagPre=tagCol[j]}
    }
    if(j %% 10000 ==0 ){cat(j," lines processed!\n")}
  }
  return(lix)
}
```

（2）提取文献的标题及摘要脚本：

```
setwd('d:/MedicalData/')
files=list.files("intestinal obstruction/",pattern="pubmed.*.txt",full.names = T)
# 设置工作目录及需要处理的文献下载文件
tiabs=c()
for(i in 1:length(files)){              # 逐文件读取并提取每个文献的标题和摘要信息
  data=readLines(files[i])
  tagCol=str_match(data,"(^.{4})")[,1]
  tagCol=str_trim(tagCol)
  lixTI=getUnitByTag(tagCol = tagCol,tagFound = 'TI')
  lixAB=getUnitByTag(tagCol = tagCol,tagFound = 'AB')
  lix=c(lixTI,lixAB)
  lixu=lix[order(lix)]
  datau=data[lixu]
  tiabs[[files[i]]]=datau
  cat(files[i],':',length(datau),"\n")
}
```

(3) 合并标题及摘要并删除标记脚本：
```
for(j in 1:length(tiabs)){
  s=s+length(tiabs[[j]])
  outf=str_replace(names(tiabs)[j],"/","/tiabs_")
  datau=tiabs[[j]]
  datau=str_remove_all(datau,"^.{6}")
    #将提取后的标题及摘要内容最前面的"TI-"及"AB-"删除
  write.table(datau,outf,row.names = F,col.names = F,quote = F)
    #结果写出为文件
}
```

图 8-4 是提取的所有文献的标题及摘要内容，有了这样经过提取并清理无关内容后的文本数据，我们就可以进行词频统计并绘制文献研究内容的词云图了。

```
1  Subtotal colectomy with antiperistaltic cecoproctostomy is an alternative technique
2  for two-stage management of obstructed left colon carcinoma.
3  Duodenal intussusception of Brunner's gland adenoma mimicking a pancreatic tumour.
4  Brunner's gland adenoma is a rare benign tumour of the duodenum. It is usually
5  asymptomatic but may occasionally present with gastrointestinal haemorrhage and
6  obstruction. We report a 40-year old lady, presenting with upper gastrointestinal
7  bleeding and was found to have prolapsed and intussuscepted Brunner's gland adenoma
8  of the duodenum, which mimicked the appearance of a tumour in the head of pancreas.
9  Primary sclerosing cholangitis is associated with endoscopic and histologic
10 inflammation of the distal afferent limb in patients with ileal pouch-anal
11 anastomosis.
```

图 8-4　提取文献的标题及摘要信息结果截图

(4) 统计词频脚本：
```
library(jiebaR)
library(stopwords)
library(tm)
library(stop)
wordsCountU<-function(datau){                      #过程名为wordsCountU
  engine1 = worker()
  ws=segment(datau, engine1)                       #切词
  wst=data.frame(table(tolower(ws)))
  wst[order(wst$Freq,decreasing = T),]             #统计词频并由大到小排序
  wst$wststem=stemDocument(as.character(wst$Var1))     #提取词根
  wsto=wst[order(wst$Freq,decreasing = T),]
  stopi= which(is.na(match(wsto$wststem,stopwords())))
    #删除停词(a,I等频数高的词)
  wsto_drop_stop=wsto[stopi,]
  wstods=wsto_drop_stop
  wstods2=wstods[which(nchar(wstods$wststem)>1),]
  wstou=aggregate(wstods2$Freq,by=list(wstods2$wststem),sum)
```

```
  names(wstou)=c('words','count')
  wstu=wstou[order(wstou$count,decreasing = T),]     #按词根合并后排序
  return(wstu)
}
wstu20002010=wordsCountU(datau)          #统计第一段词频
wstu20112022=wordsCountU(datau)          #统计第二段词频
```

(5) 绘制词云脚本:
```
library(wordcloud2)
wordcloud2(wstu20002010)
wordcloud2(wstu20112022)
```

二、基于 PubMed 文献数据库 Mesh 标注的研究内容分析与展示

针对这个问题,我们提取了文献的 Mesh Headings(Pubmed 缩写标记为 MH),对于出现在同一条 Mesh 标记的所有 Mesh 关键词(一般情况下,常见的共同出现的 Mesh 关键词基本是 2~4 个),我们将两两组合记作一次共现(同时出现)。以此类推,计算所有文献的所有两两 Mesh 关键词的共现频率形成共现关系矩阵,在关系表基础上绘制 Mesh 关键词热图(图 8-5),这里由于篇幅原因,仅展示前 15 个 Mesh 关键词的共现矩阵。

以下是实现文献 Mesh 关键词提取、生成 Mesh 关键词共现矩阵、共现矩阵的热图绘制的脚本及各步骤的详细说明,结果见表 8-29,展示了共现矩阵的部分内容。

(1) 提取所有文献的 Mesh 关键词脚本:

```
setwd('d:/MedicalData/')
files=list.files("intestinal obstruction/",pattern="pubmed.*.txt",full.names = T)
#设置工作目录及需要处理的文献下载文件
tiabs=c()
for(i in 1:length(files)){         #逐文件读取并提取每个文献的标题和摘要信息
  data=readLines(files[i])
  tagCol=str_match(data,"(^.{4})")[,1]
  tagCol=str_trim(tagCol)
  lixGEN=getUnitByTag(tagCol = tagCol,tagFound = 'MH')  #提取 Mesh 关键词
  lix=lixGEN   lixu=lix[order(lix)]
  datau=data[lixu]
  timesh[[files[i]]]=datau
  cat(files[i],':',length(datau),"\n")
}             #结果存储在 timesh 中
```

(2) 生成 Mesh 关键词共现矩阵脚本:
```
Rmeshs=c()               #分文件处理
for(j in 1:length(timesh)){
  s=s+length(timesh[[j]])
```

```
    outf=str_replace(names(timesh)[j],"/","/timesh_")
    datau=timesh[[j]]
    datau=str_remove_all(datau,"^.{6}")          # 去除 "MH-"
    wcts=data.frame(table(datau))
    wctso=wcts[order(wcts$Freq,decreasing = T),]
    ud=wctso[str_detect(wctso$datau,"\\*"),][1:50,]
    # 取前50个频次最高的Mesh标记组合
    udt=data.frame(table(unlist(str_split(ud$datau,"/"))))
    dtuni=unique(str_remove_all(udt$Var1,"\\*"))

ucs=c()
  for(j in 1:length(dtuni)){
    ucol=rep(0,nrow(ud))
    ucix=str_detect(ud$datau,dtuni[j])
    ucol[ucix]=ud[ucix,"Freq"]
    ucs=cbind(ucs,ucol)
  }
  ucsd=cbind(ud,ucs)
  
  ucls=c()
  for(j in 1:ncol(ucs)){                          # 生成Mesh共现矩阵
    #j=1
    ucl=rep(0,ncol(ucs))
    if(j>1){
      for(k in 1:j-1){
        cat(j,k,"\n")
        ucl[k]=sum(ucs[ucs[,j]==ucs[,k],k])
      }
    }
    if(j<ncol(ucs)){
      for(k in (j+1):ncol(ucs)){
        cat(j,k,"\n")
        ucl[k]=sum(ucs[ucs[,j]==ucs[,k],k])
      }
    }
    ucls=cbind(ucls,ucl)
  }
  uclsd=data.frame(ucls)
  row.names(uclsd)=dtuni
  names(uclsd)=dtuni
  Rmeshs[[j]]=uclsd                               # 保存Mesh矩阵作为后续绘图用
}
```

(3) 共现矩阵的热图绘制脚本：

```r
library(superheat)                              #加载热图绘制包
qmt=as.matrix(uclsd)                            #将Mesh矩阵转换为matrix数据格式
qmtu=qmt[1:15,1:15]                             #仅展示前15个Mesh关键词的共现矩阵
qmtu.col=qmtu<1.0
qmtu.col <- gsub("TRUE", "black", qmtu.col)
qmtu.col <- gsub("FALSE", "black", qmtu.col)
qmtu.col <- matrix(qmtu.col, ncol = ncol(qmtu))

superheat(qmtu,                                 #绘制热图
          # change the size of the labels
          heat.pal = c("white","gray","red"),
          heat.pal.values = c(0, 0.1, 1),
          title = "文献MeshTerm分类共现频次热图",
          left.label.size = 0.15,
          left.label.text.size = 4.8,
          #left.label.text.alignment = "right",
          X.text = round(as.matrix(qmtu), 2),
          X.text.size = 3.5,
          X.text.col=qmtu.col,
          bottom.label.size = 0.28,
          bottom.label.text.angle = 90,
          bottom.label.text.size = 4.8,
          grid.hline.col = "lightgray",
          grid.vline.col = "lightgray")
```

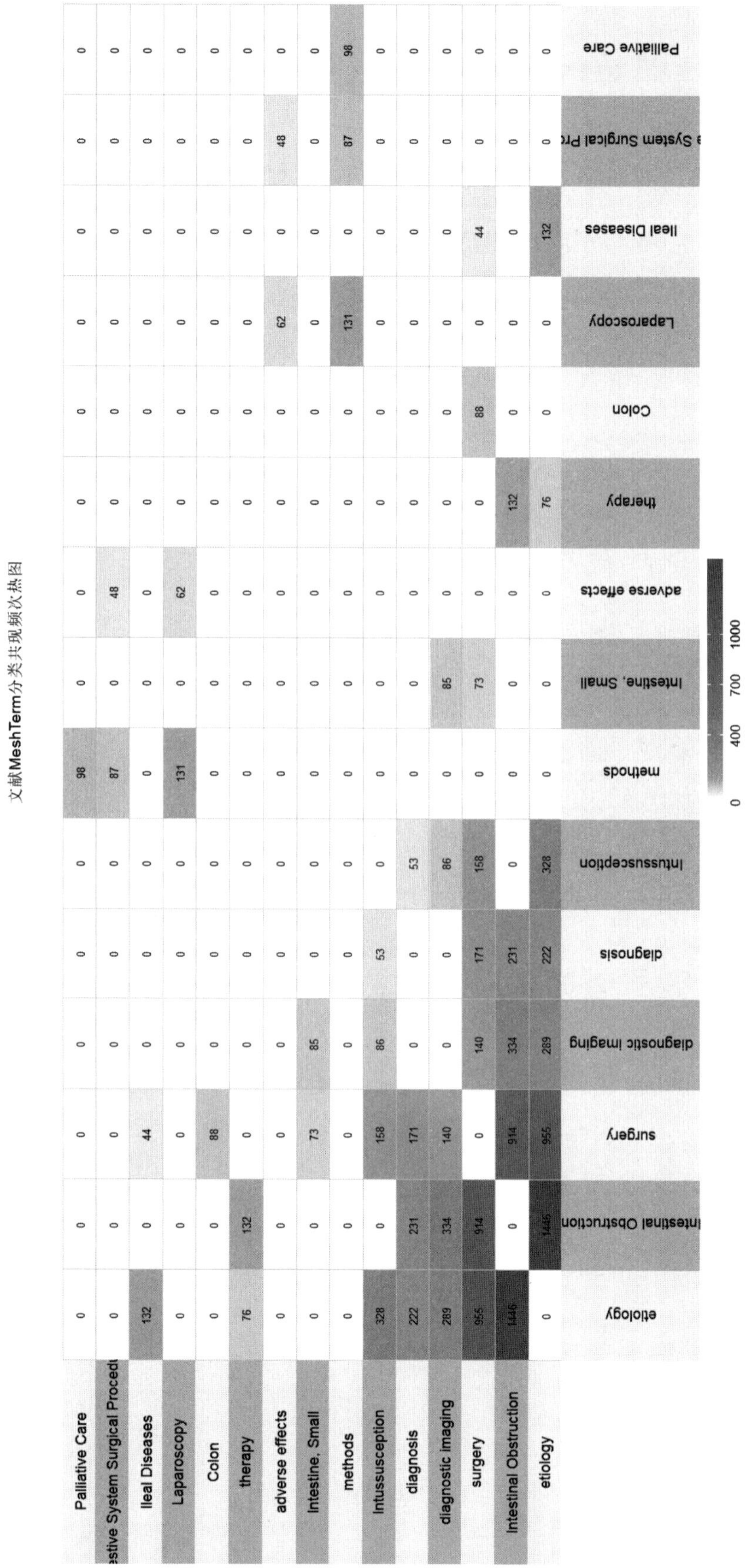

图 8-5 肠梗阻文献 Mesh 分类词关系热图

表 8-29 共现矩阵的部分结果展示

	etiology	Intestinal Obstruction	surgery	diagnostic imaging	diagnosis	Intussusception	methods	Intestine, Small	adverse effects	therapy	Colon	Laparoscopy	Ileal Diseases
etiology	0	1446	955	289	222	328	0	0	0	0	0	0	132
Intestinal Obstruction	1446	0	914	334	231	158	0	0	0	76	0	0	0
surgery	955	914	0	140	171	0	0	73	0	132	88	0	44
diagnostic imaging	289	334	140	0	0	86	0	85	0	0	0	0	0
diagnosis	222	231	171	0	0	53	0	0	0	0	0	0	0
Intussusception	328	0	158	86	53	0	0	0	0	0	0	131	0
methods	0	0	0	0	0	0	0	0	0	0	0	0	0
Intestine, Small	0	0	73	85	0	0	0	0	0	0	0	62	0
adverse effects	0	0	0	0	0	0	0	0	0	0	0	0	0
therapy	76	132	0	0	0	0	0	0	0	0	0	0	0
Colon	0	0	88	0	0	0	0	0	0	0	0	0	0
Laparoscopy	0	0	0	0	0	0	131	0	62	0	0	0	0
Ileal Diseases	132	0	44	0	0	0	0	0	0	0	0	0	0
Digestive System Surgical Procedures	0	0	0	0	0	0	87	0	48	0	0	0	0
Palliative Care	0	0	0	0	0	0	98	0	0	0	0	0	0
Colonic Diseases	0	0	44	0	0	0	0	0	0	0	44	0	0
Tomography, X-Ray Computed	0	0	0	0	0	0	87	0	0	0	0	0	0
pathology	0	0	0	0	0	0	0	73	0	0	0	0	0
Abdominal Pain	66	0	0	0	0	0	0	0	0	0	0	0	0
Endoscopy, Gastrointestinal	0	0	0	0	0	0	65	0	0	0	0	0	0

第四节　基于多表关联的文献前沿跟踪

为了帮助研究人员对文献的主要内容进行快速的概貌了解，并基于影响因子定位重要文献，帮助研究者确定可能需要重点关注的重点文献，以及需要关注的重要研究团队和研究者，提高文献调研的效率，本节介绍基于多表关联的文献前沿跟踪分析方法。

科学引文索引（SCI）作为著名的文献索引已经为广大研究机构和人员认可。SCI 主要对期刊的重要性从文献被引等信息进行计算并每年对期刊赋予一个影响因子值，因子值越高，一般说明期刊越重要、影响越大。无疑，在进行任何一项工作时，了解所研究领域的最重要文献的内容、跟踪重要研究机构和人员的研究进展，对研究领域的进展尤其是存在问题等信息的获取和掌握至关重要。需要注意，由于 SCI 是以期刊为单位进行影响因子赋值的，那么一个期刊中的所有文献都是同样的影响因子值。

本节尝试通过检索所得到的文献和文献所发表的期刊，获取期刊影响因子并作为文献的影响因子，并以此为依据对文献的重要性进行衡量。进而以文献影响因子大于 10 的所有文献为基础，统计发表者所在机构、发表者所发表文献的平均影响因子，给出重要文献、重要研究机构、重要研究人员列表。

下面尝试基于 PUBMED 文献数据库，检索自 2000 年以来的肠梗阻文献，并基于 SCI 影响因子，给出影响因子最大的前 50 篇文献；基于影响因子大于 10 的所有文献，统计发表文献数在 5 篇以上的研究机构和研究人员列表（按每篇影响因子均值由高到低排序）。

我们首先下载 SCI 网站的期刊列表文件，以及期刊影响因子文件，将两个文件导入数据库后进行关联，形成含有期刊名（全面及缩写）、期刊号（ISSN）以及影响因子值等关键变量的期刊重要性参照表；其次，从 PUBMED 数据库检索并下载检索结果文件，其中包含 ISSN 字段，利用 R 语言的 Stringr 包从 PUBMED 结果文件中提取每个文献的 ISSN，将每篇文章提取的 ISSN 信息和期刊重要性参照表进行关联形成文献重要性结果表，这样就得到了每篇文献的影响因子。对于这个文献重要性结果表，首先按照影响因子从大到小排序，形成按 SCI 影响因子排序的前 50 篇文献；接下来，对这 50 篇文献作者所在的研究机构、作者分别进行统计，据此得出某领域重要研究机构、重要研究人员信息。以下是各步骤的详细内容。

步骤 1：下载 SCI 期刊列表和期刊重要性文件，见表 8-30、表 8-31。

表 8-30　期刊列表示例（前 5 行）

Journal title	ISSN	eISSN	Publisher name
AAA-ARBEITEN AUS ANGLISTIK UND AMERIKANISTIK	0171-5410		GUNTER NARR VERLAG
AB IMPERIO-STUDIES OF NEW IMPERIAL HISTORY AND NATIONALISM IN THE POST-SOVIET SPACE	2166-4072	2164-9731	AB IMPERIO INC
ACADIENSIS	0044-5851	1712-7432	UNIV NEW BRUNSWICK
ACM JOURNAL ON COMPUTING AND CULTURAL HERITAGE	1556-4673	1556-4711	ASSOC COMPUTING MACHINERY
ACROSS LANGUAGES AND CULTURES	1585-1923	1588-2519	AKADEMIAI KIADO ZRT

表 8-31 期刊影响因子表示例（前 5 行）

Rank	Full Journal Title	Total Cites	Journal Impact Factor	Eigenfactor Score
1	CA-A CANCER JOURNAL FOR CLINICIANS	39,917	292.278	0.093460
2	NEW ENGLAND JOURNAL OF MEDICINE	347,451	74.699	0.660800
3	Nature Reviews Materials	12,657	71.189	0.052800
4	NATURE REVIEWS DRUG DISCOVERY	33,154	64.797	0.049170
5	LANCET	256,199	60.392	0.437300

步骤 2：关联期刊列表和含影响因子的期刊重要性变量，生成期刊重要性参照表。

上述两张表按照期刊全名进行关联，生成含期刊名、期刊号（ISSN/eISSN）和影响因子的期刊重要性参照表，如表 8-32 所示。

表 8-32 关联后结果表

Rank	Full.Journal.Title	Journal.Impact.Factor	ISSN	eISSN
1	CA-A CANCER JOURNAL FOR CLINICIANS	292.278	0007-9235	1542-4863
2	NEW ENGLAND JOURNAL OF MEDICINE	74.699	0028-4793	1533-4406
3	Nature Reviews Materials	71.189	2058-8437	2058-8437
4	NATURE REVIEWS DRUG DISCOVERY	64.797	1474-1776	1474-1784
5	LANCET	60.392	0140-6736	1474-547X

步骤 3：将 PUBMED 检索结果保存为文件

在 PUBMED 输入查询词（Mesh 关键词）"intestinal obstruction [mh]"（肠梗阻），并下载 2011—2019 年的所有结果保存为文件"pubmed-intestinal obstruction [mh] -2011_2019.txt"。图 8-6 为文件中第一篇文献内容。

步骤 4：PUBMED 文件按文献切分存储

按照 PUBMED 文件格式，以 PMID 行为分界，计算每篇文献的开始行和计数行，记录下来，作为每篇文献信息的提取边界。

步骤 5：PUBMED 文献 ISSN 信息提取

在每篇文献 IS 行（ISSN 标记为 IS），提取其 ISSN，eISSN 信息。

步骤 6：PUBMED 文献标题、摘要、作者、研究机构信息提取

在每篇文献的标题（TI）、摘要（AB）、作者（FAU）、研究机构（AD），提取对应信息，生成 PUBMED 文献信息表。

步骤 7：PUBMED 文献按 ISSN 从期刊重要性参照表中查找所在期刊的影响因子，并作为本文献的影响因子变量的值。

PUBMED 文献信息表与之前所生成的期刊重要性参照表关联（关联变量为 ISSN 及 eISSN），将期刊的影响因子赋值到文献的影响因子，作为文章重要性的度量值，关联后 PUBMED 文献及其影响因子结果见表 8-33。

```
1  PMID- 22166658
2  OWN - NLM
3  STAT- MEDLINE
4  DCOM- 20120425
5  LR  - 20111214
6  IS  - 2542-5641 (Electronic)
7  IS  - 0366-6999 (Linking)
8  VI  - 123
9  IP  - 24
10 DP  - 2010 Dec
11 TI  - Subtotal colectomy with antiperistaltic cecoproctostomy is an alternative technique
12       for two-stage management of obstructed left colon carcinoma.
13 PG  - 3722-4
14 FAU - Jiang, Cong-Qing
15 AU  - Jiang CQ
16 AD  - Department of Colorectal Surgery, Zhongnan Hospital of Wuhan University, Wuhan,
17       Hubei 430071, China. chqjiang@hotmail.com
18 FAU - Qian, Qun
19 AU  - Qian Q
20 FAU - Wu, Yun-Hua
21 AU  - Wu YH
22 FAU - Zhang, Ya-Jie
23 AU  - Zhang YJ
24 FAU - Zheng, Ke-Yan
25 AU  - Zheng KY
26 FAU - Liu, Zhi-Su
27 AU  - Liu ZS
28 LA  - eng
29 PT  - Case Reports
30 PT  - Journal Article
31 PL  - China
32 TA  - Chin Med J (Engl)
33 JT  - Chinese medical journal
34 JID - 7513795
35 SB  - IM
36 MH  - Aged
37 MH  - Cecum/*surgery
38 MH  - Colectomy/*methods
39 MH  - Colonic Neoplasms/*surgery
40 MH  - Enterostomy/*methods
41 MH  - Female
42 MH  - Humans
43 MH  - Intestinal Obstruction/*surgery
44 MH  - Male
45 MH  - Middle Aged
46 MH  - Peristalsis
47 MH  - Rectum/surgery
48 EDAT- 2011/12/15 06:00
49 MHDA- 2012/04/26 06:00
50 CRDT- 2011/12/15 06:00
51 PHST- 2011/12/15 06:00 [entrez]
52 PHST- 2011/12/15 06:00 [pubmed]
53 PHST- 2012/04/26 06:00 [medline]
54 PST - ppublish
55 SO  - Chin Med J (Engl). 2010 Dec;123(24):3722-4.
```

图 8-6　PUBMED 检索文献结果内容格式

表 8-33　PUBMED 文献及其影响因子关联结果（展示前 5 行）

PMID	ISSN	title-src	Full.Journal.Title	Journal.Impact.Factor
30699321	0028-4793	TI-Peutz-Jeghers Syndrome.	NEW ENGLAND JOURNAL OF MEDICINE	74.699
30260600	0028-4793	TI-Intussusception after Rotavirus Vaccination in Africa.	NEW ENGLAND JOURNAL OF MEDICINE	74.699
30257154	0028-4793	TI-Intussusception after Rotavirus Vaccination in Africa.	NEW ENGLAND JOURNAL OF MEDICINE	74.699
29669224	0028-4793	TI-Evaluation of Intussusception after Monovalent Rotavirus Vaccination in Africa.	NEW ENGLAND JOURNAL OF MEDICINE	74.699
29562160	0028-4793	TI-Meconium Ileus in a Neonate with Cystic Fibrosis.	NEW ENGLAND JOURNAL OF MEDICINE	74.699

步骤 8：按影响因子值从大到小对文献进行排序，输出前 50 篇文献可作为重要文献，结果见表 8-34。

表 8-34　影响因子值排序前 50 篇文献列表

SN	PMID	ISSN	title-src	Full.Journal.Title	Journal.Impact.Factor
1	30699321	0028-4793	TI-Peutz-Jeghers Syndrome.	NEW ENGLAND JOURNAL OF MEDICINE	74.699
2	30260600	0028-4793	TI-Intussusception after Rotavirus Vaccination in Africa.	NEW ENGLAND JOURNAL OF MEDICINE	74.699
3	30257154	0028-4793	TI-Intussusception after Rotavirus Vaccination in Africa.	NEW ENGLAND JOURNAL OF MEDICINE	74.699
4	29669224	0028-4793	TI-Evaluation of Intussusception after Monovalent Rotavirus Vaccination in Africa.	NEW ENGLAND JOURNAL OF MEDICINE	74.699
5	29562160	0028-4793	TI-Meconium Ileus in a Neonate with Cystic Fibrosis.	NEW ENGLAND JOURNAL OF MEDICINE	74.699
6	28099828	0028-4793	TI-Swirl Sign-Intestinal Volvulus after Roux-en-Y Gastric Bypass.	NEW ENGLAND JOURNAL OF MEDICINE	74.699
7	27509104	0028-4793	TI-IMAGES IN CLINICAL MEDICINE. Aortic Calcification and Superior-Mesenteric-Artery	NEW ENGLAND JOURNAL OF MEDICINE	74.699
8	27410948	0028-4793	TI-IMAGES IN CLINICAL MEDICINE. Jejunal Diverticulosis with Midgut Volvulus and	NEW ENGLAND JOURNAL OF MEDICINE	74.699
9	26933852	0028-4793	TI-CASE RECORDS of the MASSACHUSETTS GENERAL HOSPITAL. Case 6-2016. A 10-Year-Old Boy	NEW ENGLAND JOURNAL OF MEDICINE	74.699
10	26332550	0028-4793	TI-IMAGES IN CLINICAL MEDICINE. Gastric Pneumatosis.	NEW ENGLAND JOURNAL OF MEDICINE	74.699
11	25607448	0028-4793	TI-Images in clinical medicine. Acute colonic pseudo-obstruction.	NEW ENGLAND JOURNAL OF MEDICINE	74.699
12	25470697	0028-4793	TI-Images in clinical medicine. Enteroenteric intussusception.	NEW ENGLAND JOURNAL OF MEDICINE	74.699
13	25207787	0028-4793	TI-Images in clinical medicine. Congenital duodenal obstruction and double-bubble sign.	NEW ENGLAND JOURNAL OF MEDICINE	74.699
14	25162906	0028-4793	TI-Images in clinical medicine. Mechanical small-bowel obstruction.	NEW ENGLAND JOURNAL OF MEDICINE	74.699
15	25099601	0028-4793	TI-Images in clinical medicine. Barium concretion causing obstipation.	NEW ENGLAND JOURNAL OF MEDICINE	74.699

续表

SN	PMID	ISSN	title-src	Full.Journal.Title	Journal.Impact.Factor
16	25099581	0028-4793	TI-Clinical problem-solving. A gut instinct.	NEW ENGLAND JOURNAL OF MEDICINE	74.699
17	24869741	0028-4793	TI-Images in clinical medicine. Gastric emphysema.	NEW ENGLAND JOURNAL OF MEDICINE	74.699
18	24785219	0028-4793	TI-Intussusception risk after rotavirus vaccination in U.S. infants.	NEW ENGLAND JOURNAL OF MEDICINE	74.699
19	24422678	0028-4793	TI-Risk of intussusception after monovalent rotavirus vaccination.	NEW ENGLAND JOURNAL OF MEDICINE	74.699
20	24422677	0028-4793	TI-Rotavirus vaccines--balancing intussusception risks and health benefits.	NEW ENGLAND JOURNAL OF MEDICINE	74.699
21	24422677	0028-4793	TI-Rotavirus vaccines--balancing intussusception risks and health benefits.	NEW ENGLAND JOURNAL OF MEDICINE	74.699
22	24422676	0028-4793	TI-Intussusception risk after rotavirus vaccination in U.S. infants.	NEW ENGLAND JOURNAL OF MEDICINE	74.699
23	24350973	0028-4793	TI-Images in clinical medicine. Beans and beaks.	NEW ENGLAND JOURNAL OF MEDICINE	74.699
24	23692169	0028-4793	TI-Risk factors for bronchiectasis in children with cystic fibrosis.	NEW ENGLAND JOURNAL OF MEDICINE	74.699
25	23465104	0028-4793	TI-Images in clinical medicine. Obstructive ileal ascariasis.	NEW ENGLAND JOURNAL OF MEDICINE	74.699
26	22894579	0028-4793	TI-Case records of the Massachusetts General Hospital. Case 25-2012. A 15-year-old boy	NEW ENGLAND JOURNAL OF MEDICINE	74.699
27	22853035	0028-4793	TI-Images in clinical medicine. Hernia through the foramen of Winslow.	NEW ENGLAND JOURNAL OF MEDICINE	74.699
28	22784139	0028-4793	TI-Case 12-2012：An infant with vomiting.	NEW ENGLAND JOURNAL OF MEDICINE	74.699
29	22784138	0028-4793	TI-Case 12-2012：An infant with vomiting.	NEW ENGLAND JOURNAL OF MEDICINE	74.699
30	22621629	0028-4793	TI-Images in clinical medicine. Meconium-like ileus in cystic fibrosis.	NEW ENGLAND JOURNAL OF MEDICINE	74.699
31	22512486	0028-4793	TI-Case records of the Massachusetts General Hospital. Case 12-2012. A 10-month-old	NEW ENGLAND JOURNAL OF MEDICINE	74.699

续表

续表

SN	PMID	ISSN	title-src	Full.Journal.Title	Journal.Impact.Factor
32	22397657	0028-4793	TI-Case records of the Massachusetts General Hospital. Case 7-2012. A 79-year-old man	NEW ENGLAND JOURNAL OF MEDICINE	74.699
33	22168646	0028-4793	TI-Case records of the Massachusetts General Hospital. Case 38-2011. A 34-year-old man	NEW ENGLAND JOURNAL OF MEDICINE	74.699
34	22129263	0028-4793	TI-Intussusception after rotavirus vaccination--spontaneous reports.	NEW ENGLAND JOURNAL OF MEDICINE	74.699
35	22129262	0028-4793	TI-Intussusception risk of rotavirus vaccination.	NEW ENGLAND JOURNAL OF MEDICINE	74.699
36	22129261	0028-4793	TI-Intussusception risk of rotavirus vaccination.	NEW ENGLAND JOURNAL OF MEDICINE	74.699
37	21793747	0028-4793	TI-Images in clinical medicine. Small-intestinal volvulus.	NEW ENGLAND JOURNAL OF MEDICINE	74.699
38	21675894	0028-4793	TI-Rotavirus vaccination and intussusception--act two.	NEW ENGLAND JOURNAL OF MEDICINE	74.699
39	21675888	0028-4793	TI-Intussusception risk and health benefits of rotavirus vaccination in Mexico and	NEW ENGLAND JOURNAL OF MEDICINE	74.699
40	28259484	0140-6736	TI-Prediction of complicated disease course for children newly diagnosed with Crohn's	LANCET	60.392
41	28259484	0140-6736	TI-Prediction of complicated disease course for children newly diagnosed with Crohn's	LANCET	60.392
42	26895675	0140-6736	TI-Closure of mesenteric defects in laparoscopic gastric bypass: a multicentre,	LANCET	60.392
43	23746905	0140-6736	TI-Intussusception detected with ultrasound in a resource-limited setting.	LANCET	60.392
44	23664059	0140-6736	TI-Acute gastric necrosis and air in the hepatic-portal vein secondary to a	LANCET	60.392
45	23439104	0140-6736	TI-Ogilvie's syndrome in severe dengue.	LANCET	60.392
46	23021289	0140-6736	TI-Appendiceal intussusception caused by endometriosis.	LANCET	60.392
47	22521521	0140-6736	TI-Biliary ileus.	LANCET	60.392

续表

SN	PMID	ISSN	title-src	Full.Journal.Title	Journal.Impact.Factor
48	31237646	0098-7484	TI-Sigmoid Volvulus.	JAMA-JOURNAL OF THE AMERICAN MEDICAL ASSOCIATION	45.54
49	29800183	0098-7484	TI-Small Bowel Obstruction.	JAMA-JOURNAL OF THE AMERICAN MEDICAL ASSOCIATION	45.54
50	29260211	0098-7484	TI-Colonoscopy Surveillance After Colorectal Cancer Resection.	JAMA-JOURNAL OF THE AMERICAN MEDICAL ASSOCIATION	45.54

步骤9：基于文献数据还可以进行其他文献计量学分析

查询所有影响因子大于10的文献，按研究机构、作者（暂不考虑作者次序和角色）进行文献计数，影响因子加总及平均，结果见表8-35和表8-36。还可以针对文献发表的机构和作者，保留发表5篇以上文献的机构、作者，并按照平均影响因子，由大到小对机构、作者进行排序，作为重要研究机构、重要研究人员的分析结果列表。

表8-35 重要作者列表

作者	总影响因子	平均影响因子	5分以上文章数
FAU-Parashar，Umesh D	491.754	30.734625	16
FAU-Baggs，James	142.224	28.4448	5
FAU-Tate，Jacqueline E	183.506	26.21514286	7
FAU-Boeckxstaens，Guy E	128.943	21.4905	6
FAU-Matteoli，Gianluca	158.892	19.8615	8
FAU-Danese，Silvio	94.203	18.8406	5
FAU-Cutting，Garry R	81.384	16.2768	5
FAU-Lin，Fan	75.109	15.0218	5
FAU-Rieder，Florian	116.22	12.91333333	9
FAU-Rimola，Jordi	64.158	12.8316	5
FAU-Burns，Alan J	99.018	12.37725	8
FAU-Higgins，Peter D R	72.404	12.06733333	6
FAU-Ozaki，Hiroshi	67.362	11.227	6
FAU-Hori，Masatoshi	67.362	11.227	6
FAU-Baron，Todd H	92.755	10.30611111	9
FAU-van Hooft，Jeanin E	89.168	9.907555556	9
FAU-Sweetser，Seth	48.318	9.6636	5
FAU-Thompson，Christopher C	48.214	9.6428	5
FAU-Hirano，Michio	96.194	9.6194	10
FAU-Tibboel，Dick	44.928	8.9856	5

续表

作者	总影响因子	平均影响因子	5分以上文章数
FAU-Hofstra, Robert M W	44.928	8.9856	5
FAU-Halim, Danny	44.928	8.9856	5
FAU-Brouwer, Rutger W W	44.928	8.9856	5
FAU-Alves, Maria M	44.928	8.9856	5
FAU-Repici, Alessandro	60.066	8.580857143	7
FAU-Mart, Ramon	50.846	8.474333333	6
FAU-Khashab, Mouen A	50.034	7.147714286	7
FAU-van Halsema, Emo E	49.583	7.083285714	7
FAU-Kim, Won Ho	41.791	6.965166667	6
FAU-Kim, Tae Il	41.791	6.965166667	6
FAU-Cheon, Jae Hee	48.681	6.954428571	7
FAU-Nurgali, Kulmira	41.152	6.858666667	6

表8-36 重要研究机构列表

序号	机构	总影响因子	均值	文章数
1	AD-From the Fogarty International Center, National Institutes of Health, Bethesda, MD	149.4	74.699	2
2	AD-The Broad Institute of MIT and Harvard, Cambridge, MA, USA; Department of	120.78	60.392	2
3	AD-The Broad Institute of MIT and Harvard, Cambridge, MA, USA; Center for Computational	120.78	60.392	2
4	AD-Section of Pediatric Gastroenterology, Baylor College of Medicine, Texas Children's	120.78	60.392	2
5	AD-Division of Pulmonary Biology, Cincinnati Children's Hospital Medical Center,	120.78	60.392	2
6	AD-Division of Pediatric Gastroenterology, Hepatology, and Nutrition, Cincinnati	120.78	60.392	2
7	AD-Division of Pediatric Gastroenterology, Emory University School of Medicine,	120.78	60.392	2
8	AD-Division of Digestive Diseases, Hepatology, and Nutrition, Connecticut Children's	120.78	60.392	2
9	AD-Division of Biostatistics and Epidemiology, Cincinnati Children's Hospital Medical	120.78	60.392	2
10	AD-Division of Biomedical Informatics, Cincinnati Children's Hospital Medical Center,	120.78	60.392	2
11	AD-Department of Pediatrics, Vanderbilt University School of Medicine, Nashville, TN,	120.78	60.392	2
12	AD-Department of Pediatrics, University of Utah, Salt Lake City, UT, USA.	120.78	60.392	2

续表

序号	机构	总影响因子	均值	文章数
13	AD-Department of Pediatrics, University of Texas Southwestern Medical Center, Dallas,	120.78	60.392	2
14	AD-Department of Pediatrics, University of Pennsylvania, Philadelphia, PA, USA.	120.78	60.392	2
15	AD-Department of Pediatrics, University of North Carolina at Chapel Hill, Chapel Hill,	120.78	60.392	2
16	AD-Department of Pediatrics, University of Chicago, Chicago, IL, USA.	120.78	60.392	2
17	AD-Department of Pediatrics, University of California, San Francisco, San Francisco,	120.78	60.392	2
18	AD-Department of Pediatrics, UCLA David Geffen School of Medicine, Los Angeles, CA,	120.78	60.392	2
19	AD-Department of Pediatrics, Northwell Health, New York, NY, USA.	120.78	60.392	2
20	AD-Department of Pediatrics, Nemours Children's Specialty Care, Jacksonville, FL, USA.	120.78	60.392	2
21	AD-Department of Pediatrics, Mount Sinai Hospital, New York, NY, USA.	120.78	60.392	2
22	AD-Department of Pediatrics, Johns Hopkins University School of Medicine, Baltimore,	120.78	60.392	2
23	AD-Department of Pediatrics, Indiana University School of Medicine, Indianapolis, IN,	120.78	60.392	2
24	AD-Department of Pediatrics, Hasbro Children's Hospital, Providence, RI, USA.	120.78	60.392	2
25	AD-Department of Pediatrics, Goryeb Children's Hospital, Morristown, NJ, USA.	120.78	60.392	2
26	AD-Department of Pediatrics, Dalhousie University, Halifax, NS, Canada.	120.78	60.392	2
27	AD-Department of Pediatrics, Children's Hospital of Eastern Ontario IBD Centre and	120.78	60.392	2
28	AD-Department of Pediatrics, Cedars-Sinai Medical Center, Los Angeles, CA, USA.	120.78	60.392	2
29	AD-Department of Pediatric Gastroenterology, Nationwide Children's Hospital, Ohio State	120.78	60.392	2
30	AD-Department of Pediatric Gastroenterology, Mayo Clinic, Rochester, MN, USA.	120.78	60.392	2
31	AD-Department of Pediatric Gastroenterology, Hepatology, and Nutrition, Medical College	120.78	60.392	2
32	AD-Department of Gastroenterology, Children's Hospital of Pittsburgh of UPMC,	120.78	60.392	2

续表

序号	机构	总影响因子	均值	文章数
33	AD-Department of Gastroenterology and Nutrition, Boston Children's Hospital, Boston,	120.78	60.392	2
34	AD-Department of Digestive Diseases and Nutrition Center, University at Buffalo,	120.78	60.392	2
35	AD-Children's Healthcare of Atlanta, Atlanta, GA, USA; Children's Center for Digestive	120.78	60.392	2
36	AD-Center for Integrative Genomics, Georgia Institute of Technology, Atlanta, GA, USA.	120.78	60.392	2
37	AD-Division of Pediatric Gastroenterology, Hepatology and Nutrition, Department of	128.13	42.708	3
38	AD-University of Texas MD Anderson Cancer Center, 1515 Holcombe Blvd, Unit 0462,	65.912	32.956	2
39	AD-National Surgical Adjuvant Breast and Bowel Project, Pittsburgh, PA, USA.	65.912	32.956	2
40	AD-Arin L. Madenci and Christopher B. Weldon, Boston Children's Hospital and Harvard	65.912	32.956	2
41	AD-Unite INSERM U-781, University Paris Descartes, Paris, France.	55.206	27.603	2
42	AD-Biostatistics Division, Dalla Lana School of Public Health, University of Toronto,	55.206	27.603	2
43	AD-PATH, Seattle, WA, USA.	43.194	21.597	2
44	AD-Faculty of Epidemiology, and Faculty of Environmental Health, Emory University,	43.194	21.597	2
45	AD-Division of Viral Diseases, Centers for Disease Control and Prevention, Atlanta, GA,	43.194	21.597	2
46	AD-Division of Gastrointestinal Sciences, Christian Medical College, Vellore 632004,	43.194	21.597	2
47	AD-Department of Infectious Disease Epidemiology, London School of Hygiene and Tropical	43.194	21.597	2
48	AD-Department of Immunology and Infection, London School of Hygiene and Tropical	43.194	21.597	2
49	AD-Cochrane Response, London, UK.	43.194	21.597	2
50	AD-Department of Gastroenterology and Hepatology, Academic Medical Centre, University	41.093	20.547	2

在表8-36中的机构信息列中实际上直接取自PUBMED的第一作者的机构地址信息，完整的PUBMED数据库中每个作者都有地址信息，因此这里的分析结果不完整。另外，表中的机构表述形式多样，同样的机构很可能存在多种表述，更准确的分析还需在此基础上进一步深入（例如基于自然语言处理的机构名称标准化，或者直接进行手工合并即可）。

小 结

本章在介绍了常用的医学文献数据库的检索结果保存、导入数据库等基本步骤后,简要介绍了如何基于文献数据库检索结果进行基本分析,包括利用词频表及其词云展示文献研究内容的概要情况,以及Mesh关键词共现来大致了解文献的重点关注内容等;也介绍了如何利用多个文献数据库对重要文献、重要研究机构、重要研究人员进行基于期刊影响因子的选择与列表输出。

(金 梦)

第九章

医学数据库应用

在应用和研究实践中，单个来源的数据往往不能满足分析需求，需要融合多个来源的数据达到特定的分析目标。本章分别以气象、空气污染和住院患者病案首页融合，异质多来源病案首页数据融合，以及基因组数据的数据库存储设计三个应用，作为具体应用场景，以 R 作为数据预处理的工具，以 SQL Server 数据库管理系统作为数据库管理平台，简述各应用实现的环节和步骤。

一、气象、空气污染及病案首页数据关联应用

既往文献表明，空气污染和气温变化对哮喘患者的发病、症状加重及预后都有很大的影响。为了量化气温、空气污染程度对哮喘患者的影响，我们拟以住院患者病案首页数据为基础，关联气象（含气温等变量）、空气污染（含 PM2.5 污染值等变量）数据，生成入院前 M 天和入院后 M 天的气温值、PM2.5 值等指标，分析影响哮喘入院人数以及对住院时长的主要危险因素，如图 9-1 所示。

我们从北京市的多家医院获取了住院患者的病案首页数据，见表 9-1，按照入院日期统计每日哮喘入院人数及平均住院天数，见表 9-2，将哮喘的入院人数和住院时长作为主要研究结果。

表 9-1 住院患者的病案首页数据

ID	性别	出生日期	入院时间	出院时间	住院天数	主诊断名称
ZY011001168481	男	1966-04-10	2014-04-10	2014-04-26	16	消化道穿孔
ZY011001172903	女	1984-11-17	2014-04-18	2014-04-26	8	常规产后随诊
ZY011001177161	女	1990-09-08	2014-04-26	2014-05-05	9	孕 38 周
ZY011001178960	女	1995-08-15	2014-05-01	2014-05-06	5	常规产后随诊
ZY011001180089	男	2017-05-03	2014-05-03	2014-05-08	5	急性支气管肺炎
ZY011001170045	女	1948-04-01	2014-04-13	2014-05-03	20	慢性支气管炎

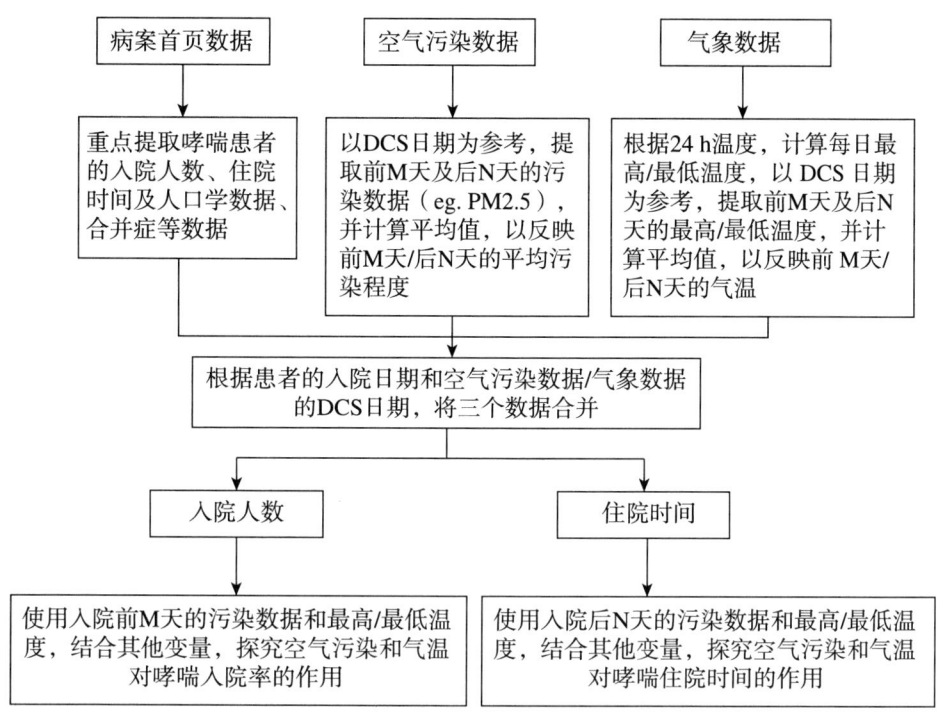

图 9-1　气象、空气污染及病案首页数据关联应用的流程图

表 9-2　每日哮喘入院人数及平均住院天数

入院时间	入院患者数	平均住院天数
2014-05-19	14	3.79
2014-05-20	6	3
2014-05-21	7	2.71
2014-05-10	28	5.39
2014-05-11	24	5.04
2014-05-12	11	4.82

按照入院时间统计入院人数和平均住院天数的脚本见图 9-2。

```
library(openxlsx)
library(stringr)
library(sqldf)
record=read.xlsx("病案信息取样信息-RC783.xlsx")
record$los=as.Date(record$'出院时间')-as.Date(record$'入院时间')+1

diagInpDayCounts=sqldf("select 入院时间,count(*)pcount,avg(los)avglos from record group by 入院时间")
dic=diagInpDayCounts
dic$avglos=round(as.numeric(dic$avglos),2)
names(dic)=c('入院时间','入院患者数','平均住院天数')
```

图 9-2　按照入院时间统计入院人数和平均住院天数的脚本

我们从病案首页中提取出院时间和入院时间,按照上述的公式,计算住院天数。然后按照入院时间进行分组,分别统计每组的患者人数,并计算住院天数的平均值。通过这样的方法获取按照入院时间统计的每日住院人数以及平均住院时长。

我们从相关网站获取空气污染和气象数据,并从中提取北京市的相关数据用于分析气温和空气污染程度对哮喘的影响。

表9-3展示了获取的空气污染的数据,含有日期、城市、空气指数AQI、空气质量、PM2.5、PM10、SO_2等指标。为了反映入院前或后一段时间内的污染程度,将计算入院前M天和入院后N天的PM2.5、PM10、SO_2等的平均值。

表9-3 空气污染数据

DCS	City	Date	AQI	AQI range	AirQuality	PM25	PM10	SO2	排名
2013-12-02	北京	2013-12-02	119	106~130	轻度污染	108.8	138.4	60.9	43
2013-12-03	北京	2013-12-03	115	85~132	轻度污染	63.8	86.2	38.5	36
2013-12-04	北京	2013-12-04	99	83~114	良	82.4	101.3	42.5	26
2013-12-05	北京	2013-12-05	84	52~108	良	39.4	55.9	30.4	21
2013-12-06	北京	2013-12-06	97	50~162	良	128.3	161.9	47.9	36
2013-12-07	北京	2013-12-07	234	182~303	重度污染	241.3	284.8	63.9	78

为此,我们将以DCS日期(监测日期)为参照,提取其前M天和后N天的数据,生成新的表格。这里可以提取了DCS日期及前M天的PM2.5数据,用于计算平均值。构建时可能存在部分DCS日期没有对应数据,这种情况下将舍去这些数据不用于后续的分析。表9-4为每天及前7天的空气污染数据,以PM2.5为例,通过计算前7天的平均值,以反映一段时间内的平均污染程度。生成M天到0天到N天的空气污染数据aqiDataLags的脚本见图9-3。

表9-4 当天及其前7天空气数据部分结果

DCS	City	Date	PM2.5	Date_lag1	PM2.5_lag1	Date_lag2
2014-01-01	北京	2014-01-01	45	2013-12-31	50.3	2013-12-30
2014-01-02	北京	2014-01-02	111.4	2014-01-01	45	2013-12-31
2014-01-03	北京	2014-01-03	46.5	2014-01-02	111.4	2014-01-01
2014-01-04	北京	2014-01-04	114.4	2014-01-03	46.5	2014-01-02
2014-01-05	北京	2014-01-05	90.5	2014-01-04	114.4	2014-01-03
2014-01-06	北京	2014-01-06	137.5	2014-01-05	90.5	2014-01-04

PM2.5_lag2	……	Date_lag6	PM2.5_lag6	Date_lag7	PM2.5_lag7
43.1	……	2013-12-26	10	2013-12-25	168.6
50.3	……	2013-12-27	16.2	2013-12-26	10
45	……	2013-12-28	10.9	2013-12-27	16.2
111.4	……	2013-12-29	57.8	2013-12-28	10.9
46.5	……	2013-12-30	43.1	2013-12-29	57.8
114.4	……	2013-12-31	50.3	2013-12-30	43.1

```
# 示例调用
#AIRBJ_LAG7=aqiDataLags(datau = datau, lag='BEFORE', N=7)
aqiDataLags<-function(startD='2014-01-01', endD='2018-12-31', N=30, city="'北京'",
datau, lag=c('BEFORE','AFTER')){
    library(sqldf)
    dc=0
    dcs=c()
    # 日期限定 startD~endD 之间
    for(d in as.Date(startD):as.Date(endD)){
      dates=as.character(as.Date(d, origin ="1970-01-01"))
      dcs=c(dcs, dates)
    }
    dcs=data.frame(dcs, stringsAsFactors = F)
    # 取特定城市的数据, 默认情况取北京
    dataubj=sqldf(paste("select * from datau where datau.city=", city, sep=" "))
    # 参照定义的日期范围取城市 (北京) 的污染数据
    gmd=sqldf("select * from dcs left join dataubj on dcs.dcs=dataubj.date")
    # 以 dcs 日期为参照, 取其前 N 天或后 N 天的对应数据
    for(i in 1:N){
      if(lag=='AFTER'){
        gmd$linkd=as.character(as.Date(gmd$dcs)+i)# 特征日期之后的 N 天 (连同当天)
        newn=paste(names(dataubj), "_AFT_", i, sep =" ")
      }else{
        gmd$linkd=as.character(as.Date(gmd$dcs)-i)# 特定日期之前的 N 天 (连同当天)
        newn=paste(names(dataubj), "_LAG_", i, sep =" ")
      }
      cat('Merging date of', i, 'days', lag, 'specific days!\n')
      alln=c(names(gmd), newn)
      gmd=sqldf("select * from gmd left join dataubj on gmd.linkd=dataubj.date")
      names(gmd)=alln
    }
    selCols=setdiff(names(gmd), 'linkd')
    gmd=gmd[, selCols]
    return(gmd)
}
```

图 9-3　生成 M 天到 0 天到 N 天的空气污染数据的脚本

通过上述脚本可以获取特征日期前 N 天或后 N 天的对应数据。For（i in 1:N）这个循环是实现该功能的关键组分。当 lag='AFTER' 时，意味着要获取后几天的数据，i 从 1 开始，通过将特征日期加 1，生成一个新日期，即特征日期的后 1 天，然后提取该日期对应的污染物数值，将该日期和该日期对应的污染物数值一同添加到表格中，即成功提取特征日期后第 1 天的对应数据。当第二次循环时，i 变成 2，经过运行后，会成功提取特征日期后第 2 天的对应数据。每一次循环，都会成功提取特征日期后第 i 天的对应数据。直到 i=N+1，结束循环，就代表已成功提取特征日期后 N 天的所有数据。当 lag='BEFORE' 时，意味着要获取前几天的数据。调用上述 aqiDataLags 的脚本见图 9-4。

上述脚本使我们能够调用 aqiDataLags 获取前 N 天或后 M 天的污染物数据，当设置 N=7，lag='BEFORE'，时，就能够获取 DCS 当天及前 7 天的所有污染物数据。

```
library(data.table)
library(openxlsx)
setwd('U:/GMM_ANA/20191123/AQIHIS')
source('AQI_FUNCTIONS.R')
# 数据来源1
  # names(data)=("city", "data", "AQI ", "AQI range", " 空气质量指数类别 ", "PM2.5 浓
度 .μg.m3.",
  #"PM10 浓度 .μg.m3.", "SO2 浓度 .μg.m3.", "CO 浓度 .mg.m3.", "NO2 浓度 .μg.m3.", "O3
浓度 .μg.m3.", " 排名 ")
  datau=fread('E:\MDB\pm.csv', encoding ='UTF-8')
  datau=data.frame(datau)
  names(datau)=c("city","date","AQI", "AQI range","AirQuality", "PM25", "PM10",
"SO2", "CO", "NO2", "O3", " 排名 ")
  datau$date=as.character(as.Date(datau$date))
  # 数据整理完毕
  # 按默认日期区间生成长度为 N 的滑窗数据
  AIRBJ_LAG7=aqiDataLags(datau = datau, lag='BEFORE', N=7)
  write.xlsx(AIRBJ_LAG7, file="_AIRBJ_LAG7_.xlsx")
```

图 9-4 调用图 9-3 的 aqiDataLags 的脚本

表 9-5 展示了获取的气象数据，含有每日每小时的气温、空气质量、风速等指标。首先计算出每日的最高温度和最低温度，然后以 DCS 日期为参照，提取其前 M 天和后 N 天的数据，生成新的表格，见表 9-6。

表 9-5　气象数据

Year	Month	Day	Hour	Dew	AirQuality	airPre	Wind	Winspeed	Sky
2000	1	1	0	−18	−124	10241	10	10	8
2000	1	1	1	−20	−120	−9999	310	30	7
2000	1	1	2	−10	−120	−9999	310	20	8
2000	1	1	3	3	−133	10238	350	10	8
2000	1	1	4	0	−130	−9999	300	20	8
2000	1	1	5	0	−120	−9999	300	30	8

表 9-6　每天及前 7 天最高温度和最低温度

DCS	MaxT	MinT	Date1	MaxT1	MinT1	Date2	MaxT2
2000−01−11	−49	−70	2000−01−12	−37	−110	2000−01−13	−38
2000−01−12	−37	−110	2000−01−13	−38	−101	2000−01−14	−28
2000−01−13	−38	−101	2000−01−14	−28	−130	2000−01−15	−49
2000−01−14	−28	−130	2000−01−15	−49	−130	2000−01−16	−60
2000−01−15	−49	−130	2000−01−16	−60	−140	2000−01−17	−20
2000−01−16	−60	−140	2000−01−17	−20	−130	2000−01−18	−2

续表

MinT2	……	Date6	MaxT6	MinT6	Date7	MaxT7	MinT7
−101		2000−01−20	−40	−160	2000−01−21	−54	−140
−130		2000−01−21	−54	−140	2000−01−22	−37	−120
−130		2000−01−22	−37	−120	2000−01−23	−20	−130
−140		2000−01−23	−20	−130	2000−01−24	−70	−170
−130		2000−01−24	−70	−170	2000−01−25	−44	−130
−119		2000−01−25	−44	−130	2000−01−26	−2	−140

计算入院前 M 天和入院后 N 天的每日最高温度和每日最低温度的平均值，用于探究对哮喘入院率和住院天数的影响。

以 DCS 日期为参照，取其前 N 天或 N 天的气温数据，生成 M 天到 0 天到 N 天的最高 / 最低气温数据的脚本见图 9-5。

```
library(stringr)
library(sqldf)
siteCode=c('545110',"545120", "545130")
siteCodePattern=paste(siteCode,collapse ="|")

setwd('U:/GMM_ANA/20191123')
wtfiles=list.files('UPDATE_OPEN_DATA/ 中国气象数据 ',recursive = T,full.names = T)
if(length(which(str_detect(wtfiles,siteCodePattern)))>0){

  # 查询指定气温监测点的数据文件
  wtufiles=wtfiles[str_detect(wtfiles,siteCodePattern)]

  # 读取数据并命名变量
  dataa=c()
  for(i in 1:length(wtufiles)){
    data=read.table(wtufiles[i])
    dataa=rbind(dataa,data)
  }
  dataau=dataa
  names(dataau)[1:10]=c('YEAR','MONTH','DAY','HOUR','TEM','Dew','airPre','Wind',
'Winspeed','Sky')

  # 查询每天的最高气温、最低气温
  maxmintem=sqldf('select YEAR, MONTH, DAY, max(TEM)maxtem,
                  min(TEM)mintem,
                  round(avg(TEM), 2)avgtem
           from dataau
           where TEM>-9999
           group by YEAR, MONTH, DAY
           order by YEAR, MONTH, DAY')
```

图 9-5 生成 M 天到 0 天到 N 天的最高 / 最低气温数据的脚本

```
# 生成日期变量 datev
mv=str_pad(maxmintem$MONTH,width = 2,pad = 0)
dv=str_pad(maxmintem$DAY,width = 2,pad = 0)
datev=paste(maxmintem$YEAR,mv,dv,sep="-")
dataauc=cbind(datev,maxmintem)

# 获取每天之后 M 天的最高最低气温
M=10; N=nrow(dataauc)
temrs=c()
for(ci in 0:M){
  cbi=M+1+ci
  cei=N-M+ci
  temv=as.matrix(dataauc[cbi:cei,c(1,5,6)])
  temrs=cbind(temrs,temv)
}
tmplus=temrs
#
# 获取每天之前 M 天的最高最低气温
temrs=c()
for(ci in 0:-M){
  cbi=M+1+ci
  cei=N-M+ci
  temv=as.matrix(dataauc[cbi:cei,c(1,5,6)])
  temrs=cbind(temrs,temv)
}
tmminus=temrs
# 合并滑窗长度为 2*M 的最高最低气温数据
tmslidewd=cbind(tmminus,tmplus)
}
```

图 9-5（续） 生成 M 天到 0 天到 N 天的最高 / 最低气温数据的脚本

上述脚本使我们能够获取气温的前 M 天和后 N 天的数据，对于气象数据中其他变量，例如 'Dew' 露点温度、'airPre' 气压、'Winspeed' 风速等，可以用类似的方法进行处理，计算其每日最高值或最低值，再统计前 M 天和后 N 天的数值。通过将上述脚本中的气温变量全部换成要处理的变量，即可实现功能。

在生成包含前 M 天和后 N 天的污染数据和气温数据的两个新表格以后，将住院人数统计、污染数据和气温数据这 3 张表，按照入院时间 /DCS 时间，将数据相关联，合成一张新表，见表 9-7，便于分析空气污染和气温对哮喘入院人数及住院时长的影响。

关联的脚本见图 9-6。

通过上述脚本实现了将 3 个文件相关联。首先，将病案首页入院人次数和气温数据，按照入院时间和 DCS 进行关联，生成 hoswth，然后将病案首页入院人次数和污染数据，按照入院时间和 DCS 进行关联，生成 hosair，因为新生成的两个文件都是按照入院时间进行关联，所以入院时间的顺序都相同，所以可以将两个文件直接合并即可。

最后，在将表合并以后，将结合其他人口学变量去探究哮喘的入院人数和住院时长的危险因素。用入院前 M 天的数据，探究入院前的空气污染和气温是否影响哮喘的入院；用入院后 N 天的数据，探究入院后的空气污染和气温是否影响治疗的时间和有效性。

表 9-7 按照入院时间/DCS 将每日入院人数、空气污染和气温的 3 张表关联

入院时间	入院患者人数	平均住院天数	DCS	MaxT	MinT	Date1	MaxT1
2014-05-18	18	4.44	2014-05-18	300	170	2014-05-17	280
2014-05-19	14	3.79	2014-05-19	285	180	2014-05-18	300
2014-05-20	6	3	2014-05-20	320	170	2014-05-19	285
2014-05-21	7	2.71	2014-05-21	313	200	2014-05-20	320
2014-05-22	1	2	2014-05-22	350	220	2014-05-21	313
2014-05-23	2	1.5	2014-05-23	340	190	2014-05-22	350
MinT1	**……**	**DCS**	**PM2.5**	**Date_lag1**	**PM2.5_lag1**	**……**	
140	……	2014-05-18	77	2014-05-17	56.3	……	
170	……	2014-05-19	106	2014-05-18	77	……	
180	……	2014-05-20	78.9	2014-05-19	106	……	
170	……	2014-05-21	107.2	2014-05-20	78.9	……	
200	……	2014-05-22	136.2	2014-05-21	107.2	……	
220	……	2014-05-23	80.8	2014-05-22	136.2	……	

```
library(stringr)
library(sqldf)
siteCode=c('545110',"545120","545130")
siteCodePattern=paste(siteCode, collapse ="|")

setwd('U:/GMM_ANA/20191123')
wtfiles=list.files('UPDATE_OPEN_DATA/ 中国气象数据 ', recursive = T, full.names = T)
if(length(which(str_detect(wtfiles, siteCodePattern)))>0){

  # 查询指定气温监测点的数据文件
  wtufiles=wtfiles[str_detect(wtfiles, siteCodePattern)]

  # 读取数据并命名变量
  dataa=c()
  for(i in 1:length(wtufiles)){
    data=read.table(wtufiles[i])
    dataa=rbind(dataa, data)
  }
  dataau=dataa
  names(dataau)[1:10]=c('YEAR','MONTH','DAY','HOUR','TEM','Dew','airPre','Wind',
'Winspeed', 'Sky')

  # 查询每天的最高气温、最低气温
  maxmintem=sqldf('select YEAR, MONTH, DAY, max(TEM)maxtem,
                  min(TEM)mintem,
```

图 9-6 将住院人数统计、污染数据和气温数据三张表关联的脚本

```
                    round(avg(TEM), 2)avgtem
                from dataau
                where TEM>-9999
                group by YEAR, MONTH, DAY
                order by YEAR, MONTH, DAY')

# 生成日期变量 datev
mv=str_pad(maxmintem$MONTH, width = 2, pad = 0)
dv=str_pad(maxmintem$DAY, width = 2, pad = 0)
datev=paste(maxmintem$YEAR, mv, dv, sep="-")
dataauc=cbind(datev, maxmintem)

# 获取每天之后 M 天的最高最低气温
M=10;N=nrow(dataauc)
temrs=c()
for(ci in 0:M){
  cbi=M+1+ci
  cei=N-M+ci
  temv=as.matrix(dataauc[cbi:cei, c(1, 5, 6)])
  temrs=cbind(temrs, temv)
}
tmplus=temrs
#
# 获取每天之前 M 天的最高最低气温
temrs=c()
for(ci in 0:-M){
  cbi=M+1+ci
  cei=N-M+ci
  temv=as.matrix(dataauc[cbi:cei, c(1, 5, 6)])
  temrs=cbind(temrs, temv)
}
tmminus=temrs
# 合并滑窗长度为 2*M 的最高最低气温数据
tmslidewd=cbind(tmminus, tmplus)
}
# 病案首页患者数据与气温数据按日期关联
library(openxlsx)
library(stringr)
library(sqldf)
record=read.xlsx("病案信息取样信息-RC783.xlsx")
record$los=as.Date(record$'出院时间')-as.Date(record$'入院时间')+1

diagInpDayCounts=sqldf("select 入院时间, count(*)pcount, avg(los)avglos from record group by 入院时间")
dic=diagInpDayCounts
dic$avglos=round(as.numeric(dic$avglos), 2)
names(dic)=c('入院时间','入院患者数','平均住院天数')
```

图 9-6（续） 将住院人数统计、污染数据和气温数据 3 张表关联的脚本

```
    wthd=data.frame(tmslidewd)
    hoswth=sqldf('select dic.*, wthd.* from dic left join wthd on dic.入院时间=wthd.
datev')

    #病案首页患者数据与污染数据按日期关联
    load("AIRBJ_LAG7.RDATA")
    aird=AIRBJ_LAG7
    hosair=sqldf("select dic.*, aird.* from dic left join aird on dic.入院时间=aird.
date")

    #病案首页患者入院人次数、污染数据、气温数据按日期关联
    allduse=cbind(hosair, hoswth)
    #保存为R内存文件
    save(allduse, file="_ALLDUSE_.RDATA")
    #同时输出为xlsx文件
    write.xlsx(allduse, file ="_ALLDUSE_.xlsx")
```

图 9-6（续） 将住院人数统计、污染数据和气温数据三张表关联的脚本

二、异质多来源病案首页数据应用

医院 DRG 计算中，目前所获取的计算工具仅能完成到 ZXX.X（A1.19）的计算，更详细的计算则需要医院按照医保部门颁发的规则进行分组，现以北京市病案首页（XML 格式）为例，通过 XML 数据与关系数据关联的方式实现细分组，如图 9-7 所示。

病案首页的原始格式为 XML 格式，如图 9-8 所示。不同患者之间的信息用＜ CASE ＞来分隔开，涉及个人隐私的变量都会用 # 进行匿名化处理，里面记录了人口学信息（例如性别、年龄等）、主诊断、合并症、手术等信息。

然后，我们会将病案首页文件，在 R 中，根据＜ CASE ＞的标识符，将每个患者进行切分，如图 9-9 所示。然后筛选出含有某个关键词的案例，例如这里想提取所有进行了"干细胞移植术"的患者案例，就意味着要筛选含有"干细胞移植术"的案例，并将这些案例取出放入一个新的表 A。对于其他病案首页文件，会采用同样的手段取出含有'干细胞移植术'的案例，放入上述的表 A，从而获得只含有'干细胞移植术'案例的表 A。然后将表 A 以 XML 的格式导出，用于后续 DRG 的分组。

从多个病案首页文件，切分患者案例，并取出含有"干细胞移植术"的所有案例的脚本如图 9-10 所示。

DRG 分组工具是由政府开发、利用 XML 格式的病案首页文件，进行 DRG 分组，并输出一个 excel 格式的新增 DRG 分组的文件。该工具的具体分组方式不明。我们将上述获取的仅含有"干细胞移植术"案例的 XML 文件输入 DRG 分组工具，最后得到一个 excel 格式的含有 DRG 分组的表 B，具体格式见表 9-8。

进一步取出所有 DRG 入组结果为 AG19 的案例，进一步分亚组。

我们获取了一个词典，列举了一些重要的合并症的编码，见表 9-9，如果某个案例还有该词典内的编码，就将该案例分到 AG11 组，如果不含有该词典的编码，就将该案例分到 AG15 组，从而实现再分组。最后生成一个新表，具体格式见表 9-10。

我们使用下列的 R 语言脚本实现上述的再分组，见图 9-11。

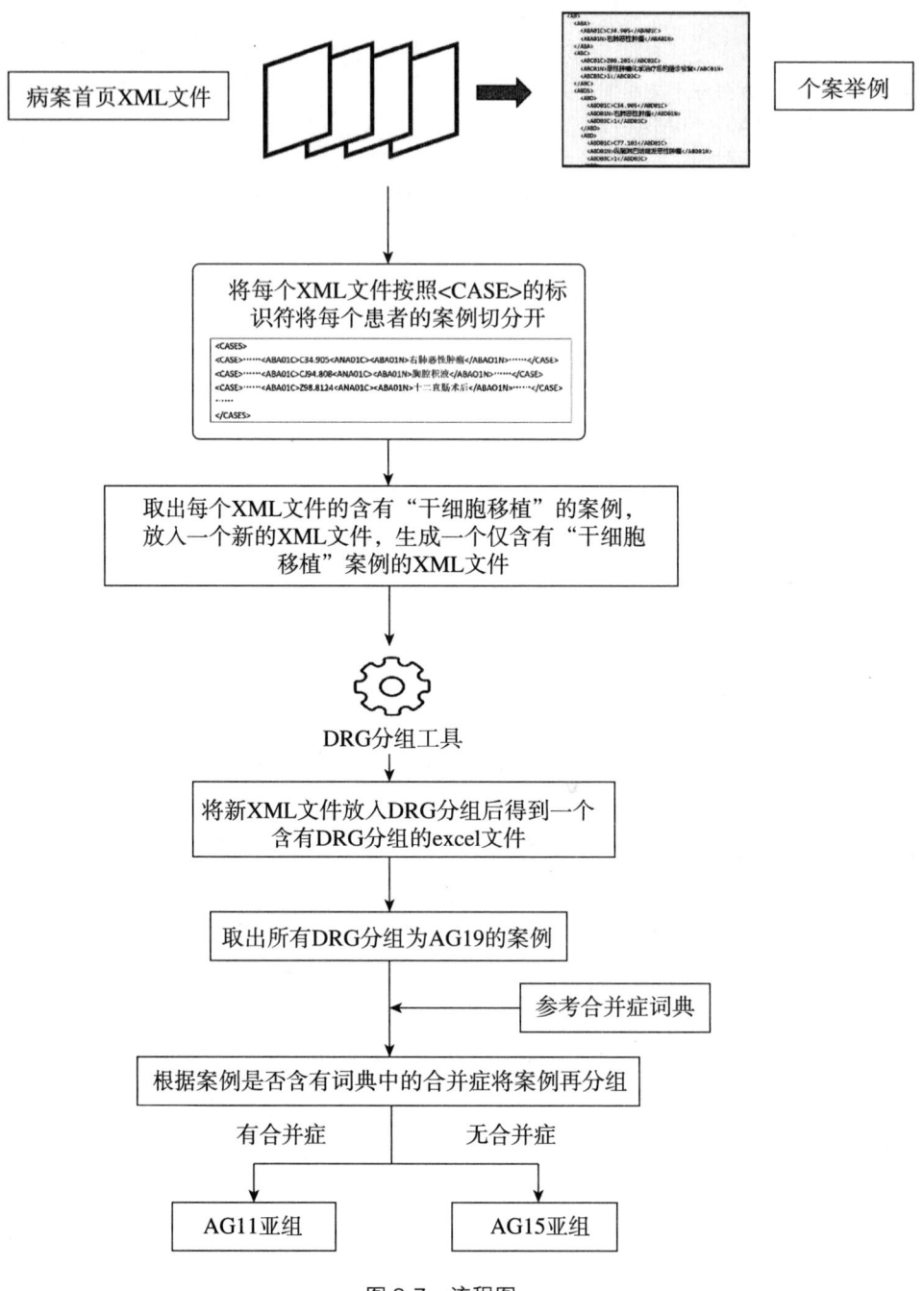

图 9-7　流程图

```xml
<CASE>
  <A>
    <AA>
      <AAA>
        <AA01>#</AA01>
        <AAA02C>2</AAA02C>
        <AAA03>1955- 10- 17</AA83>
        <AAA04>61</AAA04>
        <AAA05C>1</AAA05C>
        <AAA06C>1</AAA06C>
    <AAC>
        <AAC81>2017-01-03 08: 00: 29</AAC01>
        <AACB2C>19</AAC02C>
        <AACB3>胸部肿瘤内一科病房</AAC03>
        <AAC04>4</AAC04>
        <AAC11C>400201</AAC11C>
        <AAC11N>胸部肿瘤内一科病房</AAC11N>
    </AAC>
    </AA>
    <AB>
      <ABA>
        <ABAB1C>C34.905</ABA01C>
        <ABAB1N>右肺恶性肿瘤</ABA01N>
      </ABA>
      <ABC>
        <ABC01C>Z88.201</ABC01C>
        <ABC01N>恶性肿瘤化学治疗后的随诊检查</ABCE1N>
        <ABCE3C>1</ABC03C>
      </ABC>
      <ABDS>
        <ABD>
          <ABD01C>C34.905</ABD01C>
          <ABD01N>右肺恶性肿瘤</ABD01N>
          <ABD03C>1</ABD83C>
        </ABD>
        <ABD>
          <ABD01C>C77.103</ABD01C>
          <ABD01N>纵隔淋巴结继发恶性肿瘤</ABD01N>
          <ABD03C>1</ABD83C>
        </ABD>
        <ABD>
          <ABD01C>C77.101</ABD01C>
          <ABD01N>肺门门淋巴结继发恶性肿瘤</ABD01N>
          <ABD03C>1</ABDB3C>
        </ABD>
```

图 9-8 病案首页的原始 XML 格式

```
<CASES>
<CASE>......<ABA01C>C34.905<ANA01C><ABA01N> 右肺恶性肿瘤 </ABA01N>......</CASE>
<CASE>......<ABA01C>CJ94.808<ANA01C><ABA01N> 胸腔积液 </ABA01N>......</CASE>
<CASE>......<ABA01C>Z98.8124<ANA01C><ABA01N> 十二直肠术后 </ABA01N>......</CASE>
......
</CASES>
```

图 9-9 根据 <CASE> 的标志符切割后的病案首页文件

```r
library(stringr)
library(openxlsx)
#setwd('C:/HSRS-SRC-MRRROR-PARTIAL/2014-2018')
setwd('H:/202.112.180.198/C/HSRS-SRC-MRRROR-PARTIAL/2014-2018/')
xmlfiles=list.files(pattern = "xml$", recursive = T)
acases=c()
ameta=c()
allsel=c()
amets=c()
# 所有首页文件
for(i in 1:length(xmlfiles)){
  #i=1
  fileName=xmlfiles[i]
  samd=readLines(fileName, encoding ="GBK")
  samdtbig=paste(samd, collapse = " ")
  # 切分为每个 <CASE>.*?</CASE>
  casesd=str_match_all(samdtbig,"<CASE>.*?</CASE>")[[1]][, 1]
  #acases[[fileName]]=casesd
  #cat(j, ":", sum(str_detect(acases[[i]]," 干细胞移植术 ")),"\n")
  ameta=rbind(ameta, c(fileName, count=length(casesd)))
  #cat(fileName, ":==>", length(casesd), "\n")
  fn=fileName
  # 把含 " 干细胞移植术 " 的病例找出
  cat(i, ":", sum(str_detect(casesd, " 干细胞移植术 ")),",", fn,":==>", length (casesd), "\n")
  amets=rbind(amets, c(i, fn, sum(str_detect(casesd, " 干细胞移植术 ")), length(casesd)))
  if(sum(str_detect(casesd, " 干细胞移植术 "))>0){
    uc=casesd[str_detect(casesd, " 干细胞移植术 ")]
    acases[[fn]]=uc
    allsel=c(allsel, uc)
  }
}
#
getwd()
save(list=ls(), file="R_MEM_20230914.RDATA")
expandNames<-function(x){
  return(rep(x[2], as.numeric(x[3])))
}
# 写出结果作为后续计算或核对基础
hoscol=unlist(apply(amets, MARGIN = 1, expandNames))
write.table(allsel, file ="_ALL_AG19CAND_CASES_.xml", row.names = F,
        col.names = F, quote = F)
write.table(hoscol, file ="_ALL_AG19CAND_CASES_HOS_.txt", row.names = F,
        col.names = F, quote = F)
write.xlsx(amets, file ="_AMETS_.xlsx")
```

图 9-10 从多个病案首页文件，取出含有 "干细胞移植术" 的所有案例的脚本

第九章 医学数据库应用

表9-8 进行过DRG分组的"干细胞移植术"的案例

性别	年龄	总费用	主要诊断编码	其他诊断编码	主要手术编码	其他手术编码	……	DRG入组结果	DRG入组名称
男	36	63768.08	C81.903	D70xx07, D69.602, J06.903	41.04001		……	AG29	自体骨髓/造血干细胞移植
女	3	27272.50	Q13.303	T85.304, H40.902	11.64001	13.59001, 11.69001	……	CB39	晶体手术
男	40	28780.50	T85.304	H17.902, H11.201	11.64001	11.69001, 11.64002	……	CC19	角膜、巩膜、结膜手术
男	48	76867.67	C90.001	D70xx07	41.04001		……	AG29	自体骨髓/造血干细胞移植
男	26	536951.99	C93.001	D70xx07, T88.701, B18.106	41.05001	41.31001, 87.41001, 88.72001, 87.41001	……	AG19	异体骨髓/造血干细胞移植
男	38	33457.89	H18.809	Z94.701, H26.901	11.64001	11.69001, 11.64002	……	CC19	角膜、巩膜、结膜手术

表9-9 合并症词典

编码	名称
C92.000x018	急性髓系白血病, t (6; 9) (p23; q34); DEK-NUP214
C92.001	急性髓细胞白血病, 微分化型
C92.002	急性髓细胞白血病, 不伴有成熟
C92.003	急性髓细胞白血病, I/ETO
C92.004	急性髓细胞白血病, M0
C92.005	急性髓细胞白血病, M1

表9-10 根据合并症的有无再分组

性别	年龄	总费用	主要诊断编码	其他诊断编码	……	DRG入组结果	DRG入组名称	AG19再分组	AG19再分组并发症（组）
男	26	536951.99	C93.001	D70xx07, T88.701, B18.106	……	AG19	异体骨髓/造血干细胞移植	AG11	T88.701
女	21	177669.26	C91.0011	Z51.103, T86.002, D64.908	……	AG19	异体骨髓/造血干细胞移植	AG11	Z51.103
女	15	273894.47	C91.0011	L08.907, N30.902, T86.002	……	AG19	异体骨髓/造血干细胞移植	AG11	L08.907, N30.902
女	26	247987.97	T86.003	Z94.809, C92.002, B25.901	……	AG19	异体骨髓/造血干细胞移植	AG11	C92.002
男	24	210348.55	D61.904	T86.003, B25.901, K29.605	……	AG19	异体骨髓/造血干细胞移植	AG15	
男	41	429422	C91.001	Z94.701, H26.901	……	AG19	异体骨髓/造血干细胞移植	AG15	

```
library(openxlsx)
library(stringr)
#setwd('C:/HSRS-SRC-MRRROR-PARTIAL/DRG_WORKS')
setwd('H:/202.112.180.198/C/HSRS-SRC-MRRROR-PARTIAL/DRG_WORKS/')
#
#refdrg=read.xlsx('C:/DRG-201801-78-AGGROUP.xlsx')

refdrg=read.xlsx('H:/202.112.180.198/C/HSRS-SRC-MRRROR-PARTIAL/2014-2018/_
AGCAND_5497_20230914_.xlsx')
#refdrg=cbind(hoscol, refdrg)
#names(refdrg)
refdrg=refdrg[refdrg$DRG 入组结果 =='AG19', ]
dim(refdrg)
## [1] 3831   19
#View(refdrg)
tb5=read.xlsx('CYLTB56.xlsx')
tb6=read.xlsx('CYLTB56.xlsx', sheet = 2)
#rm(tb56)
#View(tb6)
#
#View(refdrg)

#refdiags=paste(refdrg$ 主要诊断编码, refdrg$ 其他诊断编码, sep=",")
refdiags=refdrg$ 其他诊断编码
diagsstr=str_split(refdiags,",")
tb56c=c(tb5$ 编码, tb6$ 编码)
#
compdiag=c()
drggs=c()
for(j in 1:nrow(refdrg)){
  #tb56c[match(str_split(refdiags,",")[[1]], tb56c)]
  mctc=match(diagsstr[[j]], tb56c)
  mctc=mctc[!is.na(mctc)]
  if(sum(!is.na(match(diagsstr[[j]], tb56c)))>0){
    #names(refdrg)
    cat(refdrg[j, c("DRG 入组结果 ")], ", AG11\n")
    #cat(tb56c[match(diagsstr[[j]], tb56c)],"\n")
    cat(tb56c[mctc],"\n")
    drggs=c(drggs, paste(tb56c[mctc], collapse =","))
    compdiag=c(compdiag,"AG11")
  }else{
    cat(refdrg[j, c("DRG 入组结果 ")],", AG15\n")
    drggs=c(drggs," ")
    compdiag=c(compdiag,"AG15")
  }
}
```

图 9-11 根据合并症的有无再分组的脚本

```
#
#drggs
#compdiag
#
detaildrg=refdrg
detaildrg$'AG19 再分组 '=compdiag
detaildrg$'AG19 再分组并发症（组）'=drggs
View(detaildrg)
write.xlsx(detaildrg, file ="_AP3831_AG11&15_IN_AG19_20231003_.xlsx")
```

图 9-11（续） 根据合并症的有无再分组的脚本

三、基因组数据本地数据库存储及其序列查询应用

基因组数据量大且结构复杂，一些基础的分析如序列对准等也与常规的统计分析差别较大。目前较常见的存储方式是以格式化文本文件存储，分析工具也是针对此类文件进行读入并分析。下文以数据库管理为出发点，尝试对目前最常用的 genbank 基因组数据进行基于数据库存储的设计和实现，为基于数据库技术的基因组大数据管理提供可选解决思路。

1. 表设计 首先考察 genbank 存储基因组数据的文本文件格式，如图 9-12 至图 9-14。一般一个 LOCUS 所含的信息分为 3 部分：基本信息（图 9-12）、特征信息（图 9-13）、序列信息（图 9-14），更详细的文件格式说明请见 genbank 文件说明[①]。

```
 1  GBBCT211.SEQ          Genetic Sequence Data Bank
 2                           August 15 2023
 3
 4                   NCBI-GenBank Flat File Release 257.0
 5
 6                          Bacterial Sequences (Part 211)
 7
 8      35 loci,    100612124 bases, from     35 reported sequences
 9
10
11  LOCUS       CP020369             6856683 bp    DNA     circular BCT 27-MAR-2017
12  DEFINITION  Pseudomonas tolaasii strain 2192T chromosome, partial genome.
13  ACCESSION   CP020369
14  VERSION     CP020369.1
15  DBLINK      BioProject: PRJNA379084
16              BioSample: SAMN06579284
17  KEYWORDS    .
18  SOURCE      Pseudomonas tolaasii
19    ORGANISM  Pseudomonas tolaasii
20              Bacteria; Proteobacteria; Gammaproteobacteria; Pseudomonadales;
21              Pseudomonadaceae; Pseudomonas.
22  REFERENCE   1  (bases 1 to 6856683)
23    AUTHORS   Storey,N. and Neuman,B.
24    TITLE     Genome of Pseudomonas tolaasii 2192T
25    JOURNAL   Unpublished
26  REFERENCE   2  (bases 1 to 6856683)
27    AUTHORS   Storey,N. and Neuman,B.
28    TITLE     Direct Submission
29    JOURNAL   Submitted (16-MAR-2017) School of Biological Sciences, University
30              of Reading, Whiteknights, Reading, Berkshire RG6 6AJ, United
31              Kingdom (Great Britain)
```

图 9-12 Genbank 基因组文件内容示例 – 基本信息

---

① https://www.ncbi.nlm.nih.gov/Sitemap/samplerecord.html#LocusB

```
70                          ##Genome-Annotation-Data-END##
71   FEATURES               Location/Qualifiers
72        source            1..6856683
73                          /organism="Pseudomonas tolaasii"
74                          /mol_type="genomic DNA"
75                          /strain="2192T"
76                          /host="Agaricus bisporus"
77                          /db_xref="taxon:29442"
78                          /country="United Kingdom: Reading"
79                          /collection_date="2013"
80        gene              complement(65..838)
81                          /locus_tag="B5P22_00005"
82        CDS               complement(65..838)
83                          /locus_tag="B5P22_00005"
84                          /inference="COORDINATES: similar to AA
85                          sequence:RefSeq:WP_009046270.1"
86                          /note="Derived by automated computational analysis using
87                          gene prediction method: Protein Homology."
88                          /codon_start=1
89                          /transl_table=11
90                          /product="methionine ABC transporter substrate-binding
91                          protein"
92                          /protein_id="ARB25730.1"
93                          /translation="MKKLLVAFAAVAAFSAHAAETITVAASPVPHAEILEFVKPALAK
94                          EGVDLQVKVFTDYVQPNVQVAEKRLDANFFQHQPYLDEFNKAKGTHLVSVGAVHLEPL
95                          GAYSSKYKKLDELPSGANVVIPNDATNGGRALLLLAKNGLITLKDPTNILSTIKDITG
96                          NPKNLKFRELEAATLPRVLTQVDLALINTNYALEAKLDPSKDALVIEGSDSPYVNILV
97                          TREDNKDSDAVKKLVAALHTPEVKQFIEEKYKGAIKPAF"
98        gene              complement(889..1563)
99                          /locus_tag="B5P22_00010"
100       CDS               complement(889..1563)
101                         /locus_tag="B5P22_00010"
```

图 9-13　Genbank 基因组文件内容示例 – 特征信息

```
115823        assembly_gap      6856584..6856683
115824                          /estimated_length=unknown
115825                          /gap_type="within scaffold"
115826                          /linkage_evidence="paired-ends"
115827   ORIGIN
115828          1 gatgcattcc cacgcggagc gtgggaacga tcatgatctc cggtgtgtgg gagatcgaat
115829         61 cgcgttagaa cgccggcttg atcgcgcctt tgtacttctc ttcgatgaat tgcttcactt
115830        121 caggcgtgtg cagggcggct accagcttct tcacggcgtc cgaatccttg ttgtcttcgc
115831        181 gggtcaccag gatgttcacg taaggcgagt cgctgccttc gatcaccagg cgtccttgg
115832        241 acgggtccag tttggcttcc agcgcgtagt tggtgttgat cagcgccagg tcgacctggg
115833        301 tcagcacgcg tgcagggtg gcggcttcca gttcgcggaa tttcaggttt tcggattgc
115834        361 cggtgatgtc cttgatggtc gacaggatgt tcgtcgggtc cttcagggtg atcagaccgt
115835        421 tcttggccag cagcaacagc gcacggccgc cgttggtggc gtcgttcggg atcacgacgt
115836        481 tggcaccgct cggcagctcg tccagtttct tgtatttgct ggagtaggcg cccagaggct
115837        541 ccaggtgcac agcgccaacg ctcaccaggt gcgtgcctt ggccttgttg aactcatcga
115838        601 ggtacggctg gtgctggaag aagttggcgt ccaggcgctt ttcagccacc tgtacgttcg
115839        661 gctgcacgta gtcggtgaag accttgacct gcaaatccac gccttcttg gccagcgcag
115840        721 gtttcacgaa ttcgaggatt tccgcgtgcg gcacaggcga cgacgacc tggtaggtgtct
115841        781 cggcggcgtg ggccgaaaaa gcggcaacgg cagcgaaagc aaccagtagt tttttcatcc
115842        841 agcaagctcc ttgttcgggc atgggccggc gggggccggc catggccgtt attttcgaga
115843        901 aaagtgcacc accagcttgt cgccgacggt ctgcagaatt tgcaccagga tcaacagcat
115844        961 cacgacggtg accaccatca cgtcggtttg gaagcgctgg taaccaaagc ggatcgccag
115845       1021 gtcacccagg ccaccggcac cgacgacacc ggccatcgct gtgtaggaaa ccagtgtaat
115846       1081 cgccgtcacc gtaatcgctg caaaaatgcc ggggcgcgct tcgggcagca aggcgttggt
115847       1141 gatgatctgg cgcgtggtgg cacccatgga ctgggtggct tcgatgatgc cgcggtccac
115848       1201 ttcacgcaag gcggtttcca ccaaccgcgc aaagaatggc gtgggcccca cgaccaacgg
115849       1261 cggaatcgca ccggccaccg ccagcgaagt gccggtgagc aggacggtga acggtgatcat
115850       1321 cacgatcaac agaatgatga acggcagcga gcgcaggatg ttcacgatca gcgacaaaaa
115851       1381 cgcgtacagg cccttttgtt cgaacagctg gcgcgggctg gtgaggaaca acagtacgcc
```

图 9-14　Genbank 基因组文件内容示例 – 序列信息

　　分别针对基本信息、特征信息以及序列信息设计三张表，表变量说明见表 9-11 至表 9-15。表之间的关联直接利用 LOCUS 值；特征信息部分增加一列（CDSSN）用来记录每个 gene+CDS 行数据在原始文件中的顺序；序列信息表则存入一列。整个文本文件的预处理在 R 中完成：读取并按照格式解析 genbank 数据文件，之后为数据导入生成 SQL 脚本。最后，将所生成的 SQL 脚本在 SQL Server 中执行并完成 genbank 数据文件导入数据库。

表 9-11　Genbank 基因组基本信息

变量名	含义（来源）
locus_name	locus name
Seqlen	Sequence Length
Moletype	Molecule Type
……	……

表 9-12　Genbank 基因组特征信息 –source 子表

变量名	含义（来源）
locus_name	locus name
src_seqlense	the length of the sequence
src_organism	scientific name of the source organism
src_mol_type	Taxon ID number
src_ strain	strain
……	

表 9-13　Genbank 基因组特征信息 –gene 子表

变量名	含义（来源）
locus_name	locus name
gene_region	A region of biological interest identified as a gene
gene_name	gene name

表 9-14　Genbank 基因组特征信息 –CDS 子表

变量名	含义（来源）
locus_name	locus name
cds_region	A region of biological interest identified as a gene
gene	gene name
……	……
translation	The amino acid translation corresponding to the nucleotide coding sequence（CDS）

表 9-15　Genbank 基因组特征信息 – 基因序列表

变量名	含义（来源）
locus_name	locus name
genbank_file_name	数据所在原始文件名
genseq	基因序列

2．建立表并导入数据　本节讨论仅针对 BCT 类的基因组文件，其他类型的基因组文件解析方法类似，详细的文件格式说明请参考版本号 257 的说明文件[①]。

下面首先给出版本 257 的 BCT 基因组数据基础信息的详细格式说明，然后讨论其单个变量

---

① https://ftp.ncbi.nlm.nih.gov/genbank/gbrel.txt

的解析方案，随后给出所有基本信息的解析脚本。

2.1 基因组基本表数据导入

将基因组基本表数据导入并转化成表的过程图如图 9-15 所示。这其中，LOCUS 行转化后的详细表格见表 9-16。

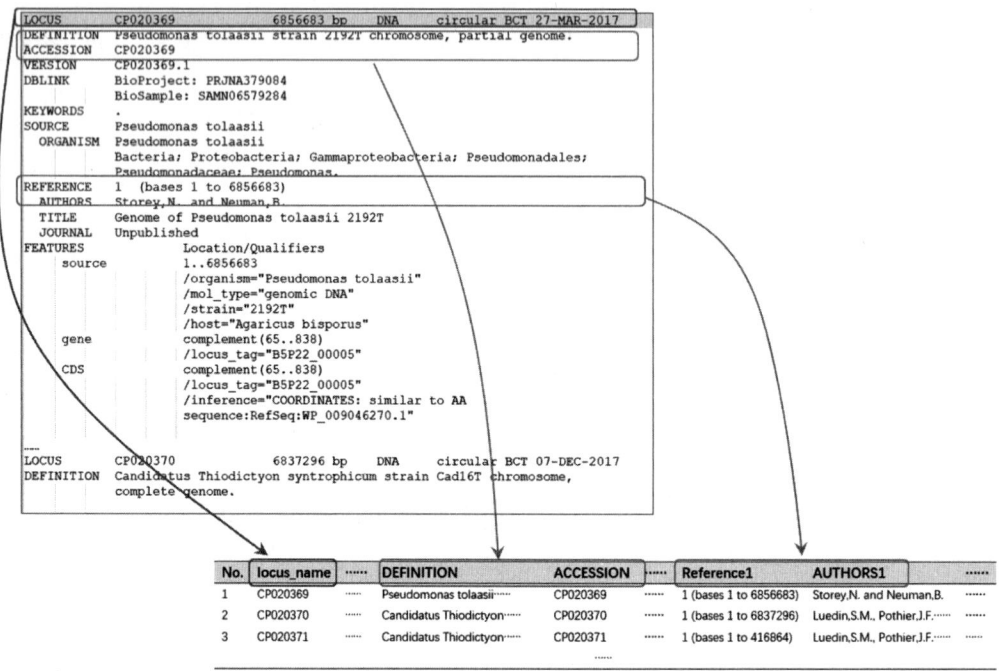

图 9-15　将基因组基本表数据导入并转化成表的过程图

表 9-16　LOCUS 行转化后的表格

locus_name	seqlen	moletype	moletopo	divicode	upddate
CP020369	6856683	DNA	circular	BCT	27-MAR-2017
CP020370	6837296	DNA	circular	BCT	07-DEC-2017
CP020371	416864	DNA	circular	BCT	07-DEC-2017
CP020372	484824	DNA	linear	BCT	07-DEC-2017
CP020373	4808629	DNA	circular	BCT	29-JUN-2020
CP020374	50369	DNA	circular	BCT	21-DEC-2018

LOCUS 行的格式说明见图 9-16。

结合说明文件中的例外（即 Locus 名称和序列长度值可能重叠的情形），我们对 Locus 行采用空格切分各个域的值，脚本如下。在图 9-17 的脚本中，第 3～4 行获取基因组文件中的 locus 行，第 5 行则用连续空格（"\\s{1，80}"表示不同长度连续空格）将 locus 行进行切分（8 列，见表 9-17）。6～8 行选取拆分后的 2，3，5～8 列作为有效列生成数据框并对各列命名，结果见表 9-18。

```
Positions     Contents
---------     --------
01-05         'LOCUS'
06-12         spaces
13-28         Locus Name(usually identical to the Accession Number)
29-29         space
30-40         Sequence Length, right-justified
41-41         space
42-43         'bp'
44-44         space
45-47         Strandedness : spaces(if not known), ss-(single-stranded),
              ds-(double-stranded), or ms-(mixed-stranded)
48-53         Molecule Type: NA, DNA, RNA, tRNA(transfer RNA), rRNA(ribosomal RNA),
              mRNA(messenger RNA), uRNA(small nuclear RNA).
              Left justified.
54-55         space
56-63         Molecule Topology : 'linear' followed by two spaces,
              or 'circular'
64-64         space
65-67         Division Code
68-68         space
69-79         Update Date, in the form dd-MMM-yyyy(e.g., 15-MAR-1991)
```

图 9-16　LOCUS 行的格式说明

```
library(stringr)
setwd("e:/MDB/")
genbd=readLines('gbbct211.seq')
# 取 locus 信息
midxi=which(str_detect(genbd,"^LOCUS"))
midx=genbd[midxi]
locusd=str_split_fixed(midx,"\\s{1, 80}", 8)
locusdf=data.frame(locusd, stringsAsFactors = F)
locusdfu=locusdf[, c(2, 3, 5:8)]
names(locusdfu)=c("locus_name","seqlen","moletype","moletopo",
"divicode","upddate")
```

图 9-17　将 locus 拆分的脚本

表 9-17　locus 行按空格拆分后的值列表

[1,] "LOCUS" "CP020369" "6856683" "bp" "DNA" "circular" "BCT" "27-MAR-2017"

[2,] "LOCUS" "CP020370" "6837296" "bp" "DNA" "circular" "BCT" "07-DEC-2017"

[3,] "LOCUS" "CP020371" "416864" "bp" "DNA" "circular" "BCT" "07-DEC-2017"

[4,] "LOCUS" "CP020372" "484824" "bp" "DNA" "linear" "BCT" "07-DEC-2017"

[5,] "LOCUS" "CP020373" "4808629" "bp" "DNA" "circular" "BCT" "29-JUN-2020"

[6,] "LOCUS" "CP020374" "50369" "bp" "DNA" "circular" "BCT" "21-DEC-2018"

[7,] "LOCUS" "CP020375" "3929789" "bp" "DNA" "circular" "BCT" "27-MAR-2017"

……

表 9-18　locus 行的拆分结果数据表

locus_name	seqlen	moletype	moletopo	divicode	upddate
CP020369	6856683	DNA	circular	BCT	27-MAR-2017
CP020370	6837296	DNA	circular	BCT	07-DEC-2017
CP020371	416864	DNA	circular	BCT	07-DEC-2017
CP020372	484824	DNA	linear	BCT	07-DEC-2017
CP020373	4808629	DNA	circular	BCT	29-JUN-2020
CP020374	50369	DNA	circular	BCT	21-DEC-2018

针对表 9-18 的结果以及说明文件中关于各项值的规定，在数据库中存储上述信息的表的建立脚本如图 9-18。

```
create table locus_basic(
    id_num int IDENTITY,
    locus_name varchar(20),
    seqlen int,
    moletype varchar(20),
    moletopo varchar(20),
    divicode varchar(20),
    upddate datetime,
    definition varchar(max),
    accession varchar(max),
    gversion varchar(53)
);
create table aidtexttable(
    id_num int IDENTITY,
    narrtext varchar(max)
)
```

图 9-18　在数据库中存储上述信息的表的建立脚本

生成导入到表 locus_basic 的 SQL 语句的 R 脚本如图 9-19。

```
# 基础信息提取并生成数据库插入脚本
defi=which(str_detect(genbd,"^DEFINITION"))
acesi=which(str_detect(genbd,"^ACCESSION"))
veri=which(str_detect(genbd,"^VERSION"))
linesidx=data.frame(cbind(defi, acesi, veri))
deflr=acesi-defi
acelr=veri-acesi
lrextract<-function(x){
  tr=genbd[x[1]:(x[2]-1)]
  tr=str_remove(tr,"^\\s{1, 100}")
  tr=paste(tr, collapse =" ")
  return(tr)
}
#defenition 变量提取
defvar=unlist(apply(linesidx[, 1:2], MARGIN = 1, lrextract))
defvar=str_remove_all(defvar,'DEFINITION')
defvar=str_remove(defvar,"^\\s{1, 100}")
#accession 变量提取
acevar=unlist(apply(linesidx[, 2:3], MARGIN = 1, lrextract))
acevar=str_remove_all(acevar,'ACCESSION')
acevar=str_remove(acevar,"^\\s{1, 100}")

#single line extraction
slextract<-function(x){
  tr=genbd[x]
  tr=str_remove(tr,"^\\s{1, 100}")
  return(tr)
}
#version 变量提取
vervar=lapply(linesidx$veri, slextract)
vervar=str_remove_all(vervar,'VERSION')
vervar=str_remove(vervar,"^\\s{1, 100}")

# 生成基础信息表
basvars=cbind(defvar, acevar, vervar)
View(basvars)
basicTable=cbind(locusdfu, basvars)
#View(basicTable)

#defenition 列单独导入脚本
basicTable$defvar=str_remove_all(basicTable$defvar," ")
ltextcol=paste("('", basicTable$defvar,"')", sep=" ")
valuesCont=paste(ltextcol, collapse =" , \n")
insertSQL=paste("insert aidtexttable(narrtext)values\r\n", valuesCont)
write.table(insertSQL, file ="_INSERT_SQL_LONGTEXT_.sql", quote = F, row.names = F, col.names = F)
    #cat(insertSQL)

# 基础信息表导入 SQL 脚本生成
```

图 9-19　生成导入到表 locus_basic 的 SQL 语句的 R 脚本

```
impDataLine<-function(x){
  xr=paste(x, collapse ="','")
  xr=paste("('", xr,"')", sep=" ")
  return(xr)
}
lct <- Sys.getlocale("LC_TIME"); Sys.setlocale("LC_TIME","C")
x=basicTable$upddate
basicTable$upddate=as.Date(x,"%d-%b-%Y")
dtlines=apply(basicTable[, -7], MARGIN = 1, impDataLine)
insertBasSQL=paste(dtlines, collapse =", \n")
insertBasSQL=paste("insert locus_basic(locus_name, seqlen, moletype, moletopo, divicode, upddate, accession, version)\n values \n", insertBasSQL)
write.table(insertBasSQL, file ="_INSERT_SQL_BASICTABLE_.sql", quote = F, row.names = F, col.names = F)
```

图 9-19（续） 生成导入到表 locus_basic 的 SQL 语句的 R 脚本

上述脚本中，针对每个基础信息（例如 definition 变量），提取变量内容方法是获取变量所在开始行号和结束行号，然后利用 genbd[开始行号 : 结束行号]（上述脚本中 tr=genbd[x[1]:(x[2]-1)] 语句，其中开始行就是 x[1]，结束行号为 x[2]-1）的方法获取所有行内容后再转换为一个完整字符串（paste（tr，collapse = " "））。

基础信息中，definition 变量是描述性文字内容，为了防止导入中出现的格式混淆，我们将该变量单独作为一列导入，导入后再和基础表的其他变量进行合并生成整张表。

表 9-19 和表 9-20 分别展示了将基础信息表和 DEFINITION 单变量表插入 SQL 语句的实例。

表 9-19　基础信息表插入 SQL 语句示例

```
insert locus_basic(locus_name,seqlen,moletype,moletopo,divicode,upddate,accession,gversion)
 values
('CP020369','6856683','DNA','circular','BCT','2017-03-27','CP020369','CP020369.1'),
('CP020370','6837296','DNA','circular','BCT','2017-12-07','CP020370','CP020370.1'),
('CP020371','416864','DNA','circular','BCT','2017-12-07','CP020371','CP020371.1'),
('CP020372','484824','DNA','linear','BCT','2017-12-07','CP020372','CP020372.1'),
('CP020373','4808629','DNA','circular','BCT','2020-06-29','CP020373','CP020373.1'),
('CP020374','50369','DNA','circular','BCT','2018-12-21','CP020374','CP020374.1'),
('CP020375','3929789','DNA','circular','BCT','2017-03-27','CP020375','CP020375.1'),
…
('CP020403','2295191','DNA','circular','BCT','2019-10-02','CP020403','CP020403.2')
```

表 9-20　DEFINITION 单变量表插入 SQL 语句示例

```
insert aidtexttable(narrtext)values
('Pseudomonas tolaasii strain 2192T chromosome,partial genome.'),
('Candidatus Thiodictyon syntrophicum strain Cad16T chromosome,complete genome.'),
('Candidatus Thiodictyon syntrophicum strain Cad16T plasmid pTs417,complete sequence.'),
('Candidatus Thiodictyon syntrophicum strain Cad16T plasmid pTs485,complete sequence.'),
('Shewanella khirikhana strain TH2012 chromosome,complete genome.'),
('Shewanella khirikhana strain TH2012 plasmid pSTH1,complete sequence.'),
……
('Pasteurella multocida strain FDAARGOS_216 chromosome,complete genome.')
```

基础信息表和 DEFINITION 单变量表导入数据库后，需要通过两张表中的 ID_NUM 进行关联生成完整的基础信息表，合并 SQL 脚本见图 9-20。

```
SELECT a.[id_num]
      ,[locus_name]
      ,[seqlen]
      ,[moletype]
      ,[moletopo]
      ,[divicode]
      ,[upddate]
      ,b.narrtext [definition]
      ,[accession]
      ,[gversion]
   into [master].[dbo].[locus_main]
   FROM [master].[dbo].[locus_basic] a left join
        [master].[dbo].[aidtexttable] b on a.id_num=b.id_num
```

图 9-20　基础表及单变量表合并生成完整基础表 SQL 脚本

上述实现利用了 R 对原始的基因数据文件进行解析并提取了基础信息各变量，并进一步生成对应的导入脚本（插入数据表的 SQL 语句）；同时，将定长信息（如 locus name，mole type 等这样的变量有明确的最大长度）和非定长信息（如 definition 变量少则 1 行，多则 3 行，甚至更多，官方的规定中也说明其数据长度可变）分别进行处理。定长变量的字符串宽度按照说明文件在定义数据表时宽度不少于规定；不定长变量则采用最大可定义长度 varchar（max）实现，将 definition 变量单独作为一张表导入临时表（aidtexttable），可有效规避上述变量作为整体导入时不定长文本可能引起的格式解析错误。将上述生成的基础信息导入 SQL 脚本、definition 变量导入 SQL 脚本执行完毕后，再对表 locus_basic 和表 aidtexttable 进行基于 id_num 的关联，生成完整的基础信息表 locus_main。

2.2　基因组特征信息 -source 子表数据导入

source 特征包含属性有 organism，mol_type，strain，host，db_xref，country，collection_date 等，各条基因的对应属性略有不同。下文以上述特征为例，简述 source 子表的数据生成和导入。

对于每条基因数据中的所有特征（包括这里重点讲解的 source 特征以及后续的 gene 特征、CDS 特征），我们提取 source 特征每个属性的方法分为 3 步：首先确定每条基因中所有 source 特征的属性所在开始和终止行号，并提取这些行之间的数据；接下来基于所提取的数据块拆分并获取特征的每个属性值，生成数据表，数据表中的一行是一条完整的特征信息；最后，将特征所在的基因序号合并到表中，以便与该基因的其他信息实现关联，这样生成的数据可以直接导入数据库中，与基础数据表、其他特征表以及基因数据表一起，按照基因序号关联后可实现基因数据在数据库中的管理与操作（图 9-21）。

图 9-22 给出了 source 特征各属性数据提取并生成 source 子表的 R 脚本。

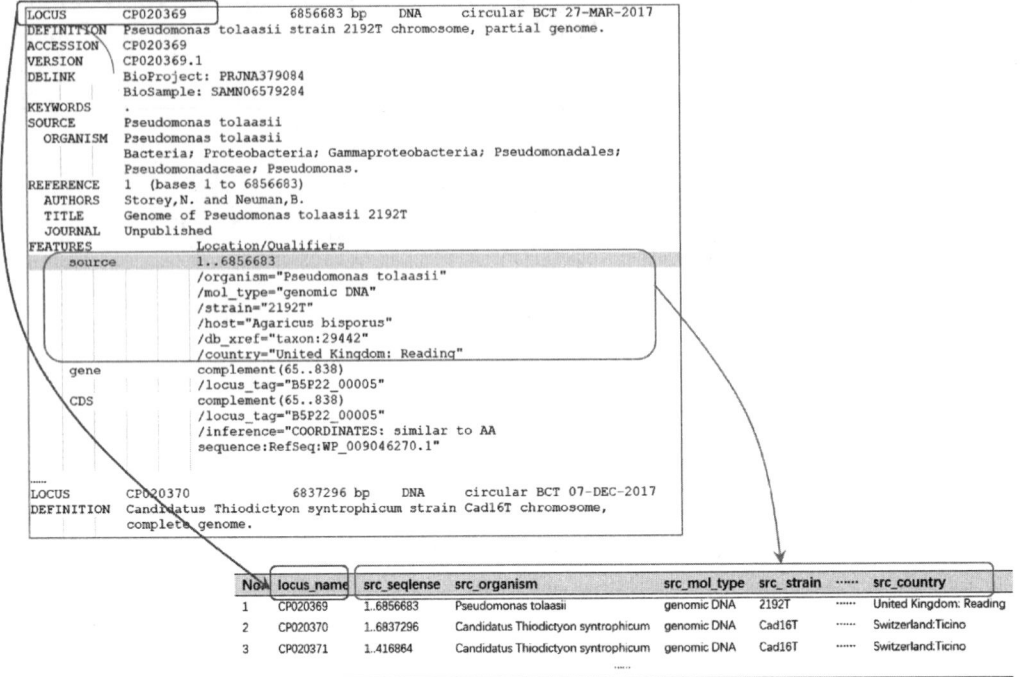

图 9-21 基因组特征信息 source 子表数据导入并转化成表的过程图

```
#FEATURES 中的 source 属性组的数据完全提取
# 探测 FEATURES 之后 ORIGIN 之前都有什么特征组
feati=which(str_detect(genbd,"^FEATURES"))
origini=which(str_detect(genbd,"^ORIGIN"))
regLines<-function(x){
  return(cbind(x[1]:x[2], genbd[x[1]:x[2]]))
}
regidx=cbind(feati, origini)
regd=apply(regidx, MARGIN = 1, regLines)
# 合并所有 source~ORIGIN 之间的内容 ( 行号，内容 )
regdr=c()
for(i in 1:length(regd)){
  regdr=rbind(regdr, regd[[i]])
}
# 取所有组属性名称不为空的行
ftgrpname=str_match(regdr[, 2],"^.{21}|ORIGIN")
ftgrpnameidx=which(nchar(str_remove_all(ftgrpname,"\\s"))>0)
# 取离 source 行最近的行 (35 个 )
# 在指针集合上操作
grpname_df=regdr[ftgrpnameidx, ]
srcidx_ptr=which(str_detect(grpname_df[, 2],"source"))
nearidx_below_source=srcidx_ptr+1
src_upper_limit_ptrline=grpname_df[nearidx_below_source, ]
src_endi=as.numeric(src_upper_limit_ptrline[, 1])-1
```

图 9-22 source 特征各属性数据提取并生成 source 子表的 R 脚本

```
    ftsrci=which(str_detect(genbd,"^     source"))
    ftsrcLines<-function(x){
      return(genbd[x[1]:x[2]])
    }
    ftsrcinfo=apply(cbind(ftsrci, src_endi), MARGIN = 1, ftsrcLines)
    countvec=as.numeric(unlist(lapply(ftsrcinfo, length)))
    sncol=rep(1:length(countvec), countvec)
    srcm=cbind(sncol, unlist(ftsrcinfo))
    ftsrc_attr=unlist(ftsrcinfo)
    fldnames=unique(str_match(ftsrc_attr,"/(.*?)=")[, 2])[-1]
    srcm=cbind(srcm, str_match(ftsrc_attr,"/(.*)=(.*)$")[, c(2, 3)])
    srcmd=data.frame(srcm, stringsAsFactors = F)
    srcmd$lineix=1:nrow(srcmd)
    # 处理 source 行
    srclix=which(str_detect(srcmd$V2,"^     source"))
    srclines=srcmd$V2[srclix]
    srclsglspace=str_replace_all(srclines,"^\\s{2, 100}", " ")
    srclm=str_split_fixed(srclsglspace,"\\s{1, 100}", n=2)
    srcmd$V3[srclix]=srclm[, 1]
    srcmd$V4[srclix]=srclm[, 2]
    # 转置并生成 source 数据表
    srcmdt=data.table(srcmd)
    srctrans=dcast(srcmdt, sncol~V3, value.var ='lineix', fun.aggregate = max)
    srctm=as.matrix(srctrans)
    stu=srctm[, 3:ncol(srctm)]
    linecix=as.numeric(stu[1, ])
    aix=as.numeric(stu)
    aiv=srcmd$V4[aix]
    aivm=matrix(aiv, byrow = F, nrow=35)
    colnames(aivm)=names(srctrans)[3:19]
```

图 9-22（续） source 特征各属性数据提取并生成 source 子表的 R 脚本

上述脚本最开始两行确定了文件中所有 LOCUS 块的 FEATURES~ORIGIN 行之间的行号，后续代码陆续获取所有的特征名称，之后为了获取 source 特征的所有属性，定位距 source 最近的后续特征（33 个是 gene 特征及其属性组行，其中一个 LOCUS 没有其他特征，后续就是 ORIGIN 及其之后的序列数据；另一个是 assembly-gap 特征及其属性组行）。在此基础上将 source 特征的所有属性获取之后，进行了属性名称 - 属性值拆分以及按 LOCUS 进行转置操作，获得了本文件中所有 LOCUS 中 source 特征的属性表，见表 9-21。

表 9-21 LOCUS 中 source 特征的属性表

locus_name	src_seqlense	src_organism	src_mol_type	……	src_country
CP020369	1..6856683	Pseudomonas tolaasii	genomic DNA	……	United Kingdom: Reading
CP020370	1..6837296	Candidatus Thiodictyon syntrophicum	genomic DNA	……	Switzerland:Ticino
CP020371	1..416864	Candidatus Thiodictyon syntrophicum	genomic DNA	……	Switzerland:Ticino
CP020372	1..484824	Candidatus Thiodictyon syntrophicum	genomic DNA	……	Switzerland:Ticino
CP020373	1..4808629	hewanella khirikhana	genomic DNA	……	Thailand: Chanthaburi
CP020374	1..50369	Shewanella khirikhana	genomic DNA	……	Thailand: Chanthaburi

2.3 基因组特征信息 -gene 子表数据导入

图 9-23 展示了将基因组特征信息 gene 子表数据导入并转化成表的过程图。

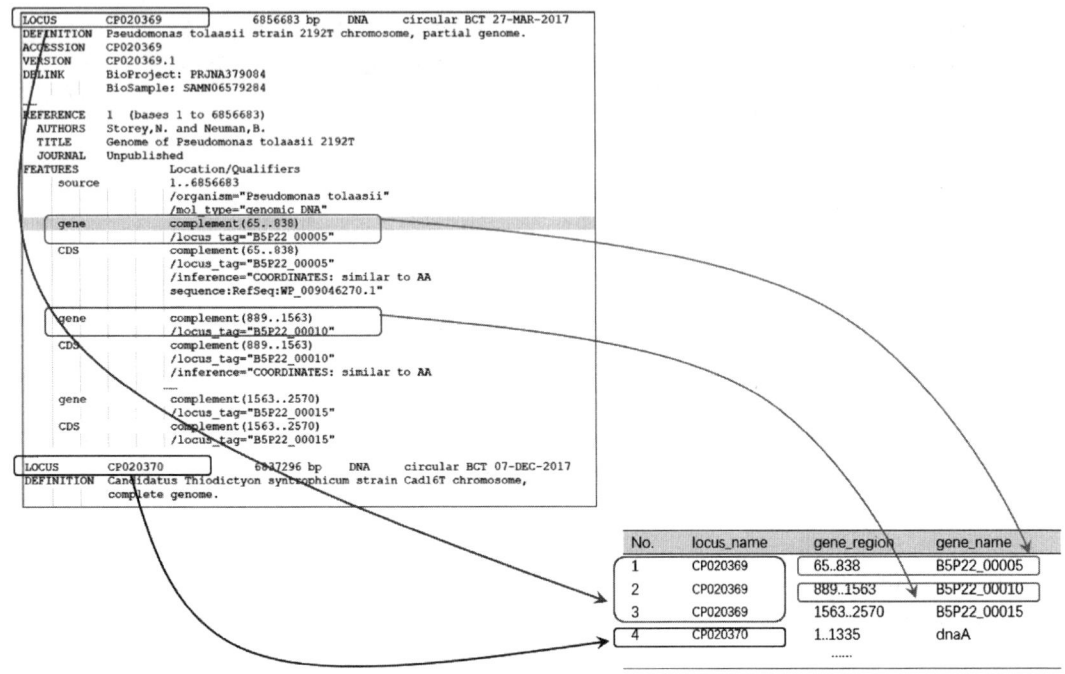

图 9-23 将基因组特征信息 gene 子表数据导入并转化成表的过程图

由图 9-23 可见，gene 特征的属性较少，包括序列长度、locus_tag 等信息，图 9-24 是 gene 特征属性表数据提取的 R 脚本，其处理步骤与上述 source 特征的处理步骤雷同。

```
library(sqldf)
library(data.table)
library(stringr)
#
setwd("e:/MDB/")
genbd=readLines('ch9/gbbct211.seq')
#
genbegi=which(str_detect(genbd,"^LOCUS"))
genendi=which(str_detect(genbd,"^ORIGIN"))
geni=cbind(genbegi, genendi)
# 探测 FEATURES 之后 ORIGIN 之前都有什么特征组
regLines<-function(x){
  return(cbind(x[1]:x[2], genbd[x[1]:x[2]]))
}
feati=which(str_detect(genbd,"^FEATURES"))
origini=which(str_detect(genbd,"^ORIGIN"))
regidx=cbind(feati, origini)
regd=apply(regidx, MARGIN = 1, regLines)
```

图 9-24 gene 特征属性表数据提取的 R 脚本

```
# 合并所有FEATURES~ORIGIN之间的内容（行号,内容）
regdr=c()
for(i in 1:length(regd)){
  regdr=rbind(regdr,regd[[i]])
}
#
ftgrpname=str_match(regdr[,2],"^.{21}|ORIGIN")
ftgrpnameidx=which(nchar(str_remove_all(ftgrpname,"\\s"))>0)
grpname_df=regdr[ftgrpnameidx,]
geneidx_ptr=which(str_detect(grpname_df[,2],"^     gene"))
ftgenei=as.numeric(grpname_df[geneidx_ptr,1])
nearidx_below_gene=geneidx_ptr+1
gene_upper_limit_ptrline=grpname_df[nearidx_below_gene,]
gene_endi=as.numeric(gene_upper_limit_ptrline[,1])-1
ftsrcLineslix<-function(x){
  return(x[1]:x[2])
}
ftgeneinfolix=apply(cbind(ftgenei,gene_endi),MARGIN = 1,ftsrcLineslix)
countvec=as.numeric(unlist(lapply(ftgeneinfolix,length)))
sncol=rep(1:length(countvec),countvec)
genem=cbind(sncol,unlist(ftgeneinfolix))
genem=cbind(genem,src_text=genbd[genem[,2]])
# 拆分gene特征的属性及属性值
geneAttr=str_match(genem[,3],"/(.*)=(.*)$")[,c(2,3)]
geneHead=str_match(genem[,3],"(gene)\\s{1,100}(.*$)")[,c(2,3)]
gattr_ix=which(!is.na(geneAttr[,1]))
ghead_ix=which(!is.na(geneHead[,1]))
geneHead[ghead_ix,1]='src_gene'#gene->src_gene
genemd=data.frame(genem,stringsAsFactors = F)
names(genemd)=c('sncol','lineix','src_text')
# 增加属性名及属性值列
genemd$sncol=as.numeric(genemd$sncol)
genemd$attr_name=" "
genemd$attr_name[gattr_ix]=geneAttr[gattr_ix,1]
genemd$attr_name[ghead_ix]=geneHead[ghead_ix,1]
genemd$attr_value=" "
genemd$attr_value[gattr_ix]=geneAttr[gattr_ix,2]
genemd$attr_value[ghead_ix]=geneHead[ghead_ix,2]
#head(genemd)
genemd$linesn=1:nrow(genemd)
genemd$lineix=as.numeric(genemd$lineix)
genid=data.frame(geni)
genid$locus_sn=1:nrow(genid)
names(genid)
## [1]"genbegi"  "genendi"  "locus_sn"
# 增加每个gene特征所对应的LOCUS序列信息
genemdu=sqldf("select b.locus_sn,a.* from genemd a left join genid b on a.lineix>
b.genbegi and a.lineix<b.genendi")
```

图 9-24（续） gene 特征属性表数据提取的 R 脚本

```
# 生成待导入数据库的 gene 数据表
gmdt=data.table(genemdu)
geneft_table=dcast(gmdt,locus_sn+sncol~attr_name,value.var ='attr_value',max)
names(geneft_table)
## [1] "locus_sn"      "sncol"       "gene"         "gene_synonym"
## [6] "locus_tag"     "note"        "pseudogene"   "src_gene"
#View(geneft_table[,c("locus_sn","sncol","src_gene","locus_tag")])
```

图 9-24（续） gene 特征属性表数据提取的 R 脚本

上述脚本中，倒数第 4 行的查询是将每条 gene 特征记录所在的 LOCUS 序号与之对应并记录下来；脚本最终生成的 gene 特征数据表数据在 geneft_table 中。

2.4 基因组特征信息 -CDS 子表数据导入

图 9-25 展示了将基因组特征信息 CDS 子表数据导入并转化成表的过程。

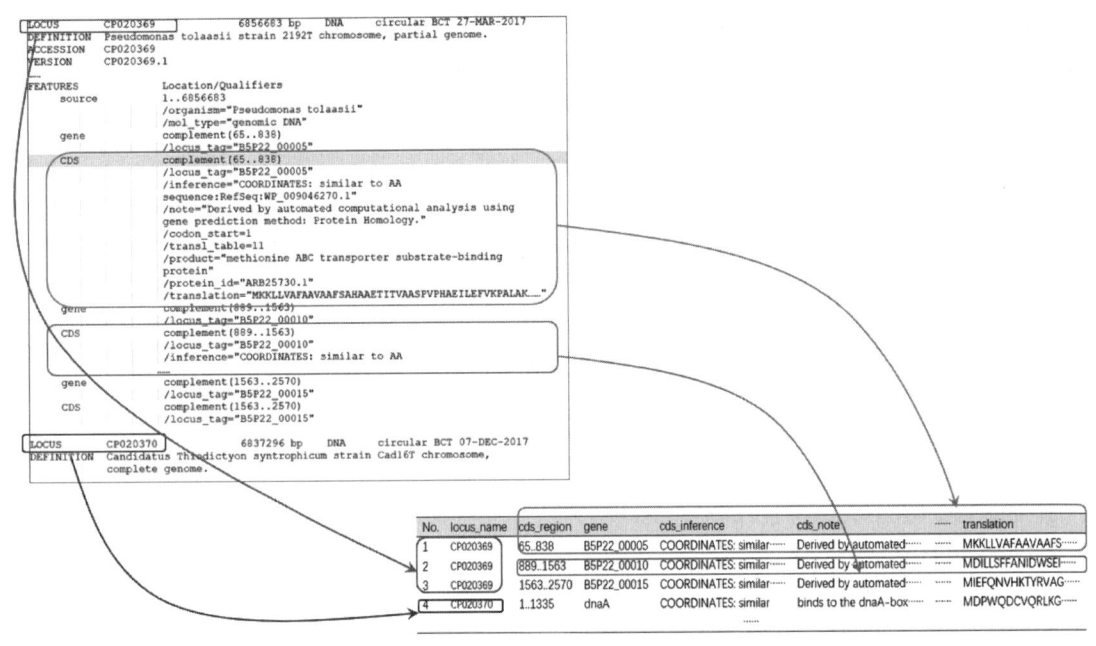

图 9-25 将基因组特征信息 CDS 子表数据导入并转化成表的过程图

CDS 特征包含了较多的属性，包括 locus_tag，inference，note，codon_start，protein_id，translation 等，且其中的 inference，note，translation 等属性值大多会有多行，因此在提取属性值时需要将这些行的内容合并到一起，具体脚本见图 9-26。

2.5 基因组特征信息 - 基因序列表数据导入

基因序列数据块是内容最长的单一数据，在原始的基因文件中占据了绝大部分的数据行，针对它的这个特性，我们设计的基因数据表只有三列，记录了基因数据所属 LOCUS，基因数据所在的原始数据文件名（genbank 标准文件名），以及基因序列数据本身。考虑到基因数据是超长的字符串，因此我们采用 SINGLE_CLOB 方式存储每个基因数列数据。就本章所示例 genbank 数据库的 gbbct211.seq 基因数据文件而言，该文件共有 35 个 LOCUS，因此，我们最终所建立并导入的数据表共有 35 行。

```
library(stringr)
library(data.table)
library(sqldf)
setwd("e:/MDB/")
genbd=readLines('E:/20220712_JOURNALS_SUMMARY/gbbct211.seq')

# 取 LOCUS 基础信息及特征信息行索引范围
length(genbd)
genbegi=which(str_detect(genbd,"^LOCUS"))
genendi=which(str_detect(genbd,"^ORIGIN"))
geni=cbind(genbegi,genendi)
dim(geni)
## [1] 35   2
# 探测 FEATURES 之后 ORIGIN 之前都有什么特征组
feati=which(str_detect(genbd,"^FEATURES"))
origini=which(str_detect(genbd,"^ORIGIN"))
regLines<-function(x){
  return(cbind(x[1]:x[2],genbd[x[1]:x[2]]))
}
regidx=cbind(feati,origini)
regd=apply(regidx,MARGIN = 1,regLines)
# 合并所有 FEATURES~ORIGIN 之间的内容（行号，内容）
regdr=c()
for(i in 1:length(regd)){
  regdr=rbind(regdr,regd[[i]])
}
dim(regdr)
## [1] 1637611       2
#
ftgrpname=str_match(regdr[,2],"^.{21}|ORIGIN")
ftgrpnameidx=which(nchar(str_remove_all(ftgrpname,"\\s"))>0)
# 在指针集合上操作
View(head(regdr[ftgrpnameidx,]))
grpname_df=regdr[ftgrpnameidx,]
head(grpname_df)
##      [,1]   [,2]
## [1,]"71"  "FEATURES             Location/Qualifiers"
## [2,]"72"  "     source          1..6856683"
## [3,]"80"  "     gene            complement(65..838)"
## [4,]"82"  "     CDS             complement(65..838)"
## [5,]"98"  "     gene            complement(889..1563)"
## [6,]"100" "     CDS             complement(889..1563)"
cdsidx_ptr=which(str_detect(grpname_df[,2],"^     CDS"))
ftcdsi=as.numeric(grpname_df[cdsidx_ptr,1])
#
nearidx_below_cds=cdsidx_ptr+1
cds_upper_limit_ptrline=grpname_df[nearidx_below_cds,]
cds_endi=as.numeric(cds_upper_limit_ptrline[,1])-1
```

图 9-26 提取 CDS 属性的脚本

```
ftsrcLineslix<-function(x){
  return(x[1]:x[2])
}
ftcdsinfolix=apply(cbind(ftcdsi,cds_endi),MARGIN = 1,ftsrcLineslix)
countvec=as.numeric(unlist(lapply(ftcdsinfolix,length)))
sncol=rep(1:length(countvec),countvec)
cdsm=cbind(sncol,unlist(ftcdsinfolix))
cdsm=cbind(cdsm,src_text=genbd[cdsm[,2]])
head(cdsm)
#
cdsAttr=str_match(cdsm[,3],"/(.*)=(.*)$")[,c(2,3)]
cdsHead=str_match(cdsm[,3],"(CDS)\\s{1,100}(.*$)")[,c(2,3)]
gattr_ix=which(!is.na(cdsAttr[,1]))
ghead_ix=which(!is.na(cdsHead[,1]))
cdsHead[ghead_ix,1]='src_cds'#cds->src_cds
cdsmd=data.frame(cdsm,stringsAsFactors = F)
head(cdsmd)
names(cdsmd)=c('sncol','lineix','src_text')
cdsmd$sncol=as.numeric(cdsmd$sncol)
cdsmd$attr_name=" "
cdsmd$attr_name[gattr_ix]=cdsAttr[gattr_ix,1]
cdsmd$attr_name[ghead_ix]=cdsHead[ghead_ix,1]
cdsmd$attr_value=" "
cdsmd$attr_value[gattr_ix]=cdsAttr[gattr_ix,2]
cdsmd$attr_value[ghead_ix]=cdsHead[ghead_ix,2]
head(cdsmd)
cdsmd$linesn=1:nrow(cdsmd)
cdsmd$lineix=as.numeric(cdsmd$lineix)
genid=data.frame(geni)
genid$locus_sn=1:nrow(genid)
names(genid)
# 合并 LOCUS 序号（从 1 开始）
cdsmdu=sqldf("select b.locus_sn,a.* from cdsmd a left join genid b on a.lineix>b.genbegi and a.lineix<b.genendi")
  # 生成 CDS 表
  gmdt=data.table(cdsmdu)
  cdsft_table=dcast(gmdt,locus_sn+sncol~attr_name,value.var ='attr_value',max)
  dim(cdsft_table)
  ## [1] 91089    16
  names(cdsft_table)
  ## [1]"locus_sn"      "sncol"         "V1"            "EC_number"
  ## [5]"codon_start"   "gene"          "gene_synonym"  "inference"
  ## [9]"locus_tag"     "note"          "product"       "protein_id"
  ## [13]"src_cds"      "transl_except" "transl_table"  "translation"
  #View(cdsft_table[,c("locus_sn","sncol","src_cds","locus_tag")])

# 考察上述生成表，发现很多属性跨越多行，没有合并进入变量值，下面进行处理
#CDS 特征的多个属性都是多行，这个问题在下面的过程中进行专门处理
```

图 9-26（续） 提取 CDS 属性的脚本

```
# 首先找到所有的增量行，然后将其标记为向上合并标记（本行和上行），
# 这种方法会保证所有增量行和前导行都合并到一起（递归作用）
#
# 确保cds等特征开始行不会被纳入合并标志的同时
# 找到所有的待合并行（注意所属属性行也是合并行）
dixs=which(str_detect(cdsmd$src_text,"^\\s{21}[^/]"))
mrgidx=unique(c(dixs,dixs-1))
mrgidxo=mrgidx[order(mrgidx)]
#View(cdsmd[mrgidxo,])
cdsmd$mrgflag=0
cdsmd$mrgflag[mrgidxo]=1
#View(head(cdsmd,200))
attrbeg_idx=which(str_detect(cdsmd$src_text,"^\\s{21}/"))
cdsmd$attrflag=0
cdsmd$attrflag[attrbeg_idx]=1
mrgstart_idx=which((cdsmd$mrgflag+cdsmd$attrflag)>1)
mrgend_idx1=which(cdsmd$mrgflag+cdsmd$attrflag==0)
mrgend_idx2=which(cdsmd$mrgflag==0&cdsmd$attrflag==1)
mrgendaix=unique(c(mrgstart_idx,mrgend_idx1,mrgend_idx2))
mrgendaixo=mrgendaix[order(mrgendaix)]
mrgattri=data.frame(mrgendaixo)
names(mrgattri)=c('attrix')
mrgsubei_cix=c(mrgstart_idx[-1],nrow(cdsmd)+1)
mrgreg=data.frame(cbind(mrgstart_idx,mrgsubei_cix))
names(mrgreg)=c('msi','mei')
# 先把需要合并的行之后是属性行的找出来
useattri=intersect(dixs+1,attrbeg_idx)
# 再把mrgflag+attrflag=0的行找出来，这些行也可能是合并最后一行的后继行
# 上面两个行索引号合并
useattrixa=unique(c(useattri,mrgend_idx1))
useattrixao=useattrixa[order(useattrixa)]
uattrid=data.frame(useattrixao)
names(uattrid)=c('attrix')

# 导入数据到SQL SERVER
# 连接SQL SERVER数据库，建索引
# 并在其中执行查询
library(RODBC)
con=odbcConnect(dsn='gendb')
sqlSave(con,mrgreg)
sqlSave(con,uattrid)
mrguc=sqlQuery(con,"SELECT [msi]
          ,[mei]
          ,MIN(attrix)attrix
           FROM [mdbgenbd].[dbo].[regattr_join]
           group by msi,mei
           order by msi
           ")
```

图 9-26（续） 提取 CDS 属性的脚本

```
# 合并行索引表最后一行需要单独处理
mrguc[nrow(mrguc),3]=mrguc[nrow(mrguc),2]
collapsemlines<-function(x){
  tlines=str_remove_all(cdsmd$src_text[x[1]:(x[3]-1)],"^\\s{1,100}")
  collar=paste(tlines,collapse =" ")
  return(collar)
}
# 按合并边界行索引号合并各属性多行
mrg_text=apply(mrguc,MARGIN = 1,collapsemlines)
# 合并结果赋值回 cdsmd 表
# 覆盖前备份 cdsmd
if(exists('cdsmd_mirror')){
  cdsmd=cdsmd_mirror
}else{
  cdsmd_mirror=cdsmd
}
# 合并结果覆盖 cdsmd 表
# 合并后更新属性内容，然后删除被合并行
cdsAttrUpdate=str_match(mrg_text,"/(.*)=(.*)$")[,c(2,3)]
cdsmd[mrguc$msi,c('src_text')]=mrg_text
cdsmd[mrguc$msi,c('attr_name')]=cdsAttrUpdate[,1]
cdsmd[mrguc$msi,c('attr_value')]=cdsAttrUpdate[,2]
# 生成删除行号，按这些行号删掉已经被合并的行
deletelineix<-function(x){
  delxi=c()
  if((x[1]+1)<x[3]){
    delxi=as.numeric(c((x[1]+1):(x[3]-1)))
  }
  return(delxi)
}
dellixa=unlist(apply(mrguc,MARGIN = 1,deletelineix))
dellixau=as.numeric(dellixa)
length(dellixau)
## [1] 604900
length(dixs)
## [1] 604900
#View(cdsmd)
# 用删除行号提取删除行
dellines=cdsmd[dellixau,]
#View(dellines[dellines$mrgflag==0,])
dim(dellines)
## [1] 604900      8
# 删除待删行
cdsmdr=cdsmd[-dellixau,]
#View(cdsmdr)
# 合并 LOCUS 序号（从 1 开始）
cdsmdru=sqldf("select b.locus_sn,a.* from cdsmdr a left join genid b on a.lineix>b.genbegi and a.lineix<b.genendi")
```

图 9-26（续） 提取 CDS 属性的脚本

```
dim(cdsmdru)
## [1] 816422        9
# 利用 data.table 包的 dcast 功能生成每个 CDS 的属性表，即 CDS 数据表
gmdt=data.table(cdsmdru)
cdsft_table=dcast(gmdt,locus_sn+sncol~attr_name,value.var ='attr_value',max)
dim(cdsft_table)
## [1] 91089    16
#View(cdsft_table)
names(cdsft_table)
##  [1]"locus_sn"      "sncol"          "V1"             "EC_number"
##  [5]"codon_start"   "gene"           "gene_synonym"   "inference"
##  [9]"locus_tag"     "note"           "product"        "protein_id"
## [13]"src_cds"       "transl_except"  "transl_table"   "translation"
#View(cdsft_table[,c("locus_sn","sncol","src_cds","locus_tag","translation")])
```

图 9-26（续） 提取 CDS 属性的脚本

图 9-27 展示了将基因组特征信息 CDS 子表数据导入并转化成表的过程。

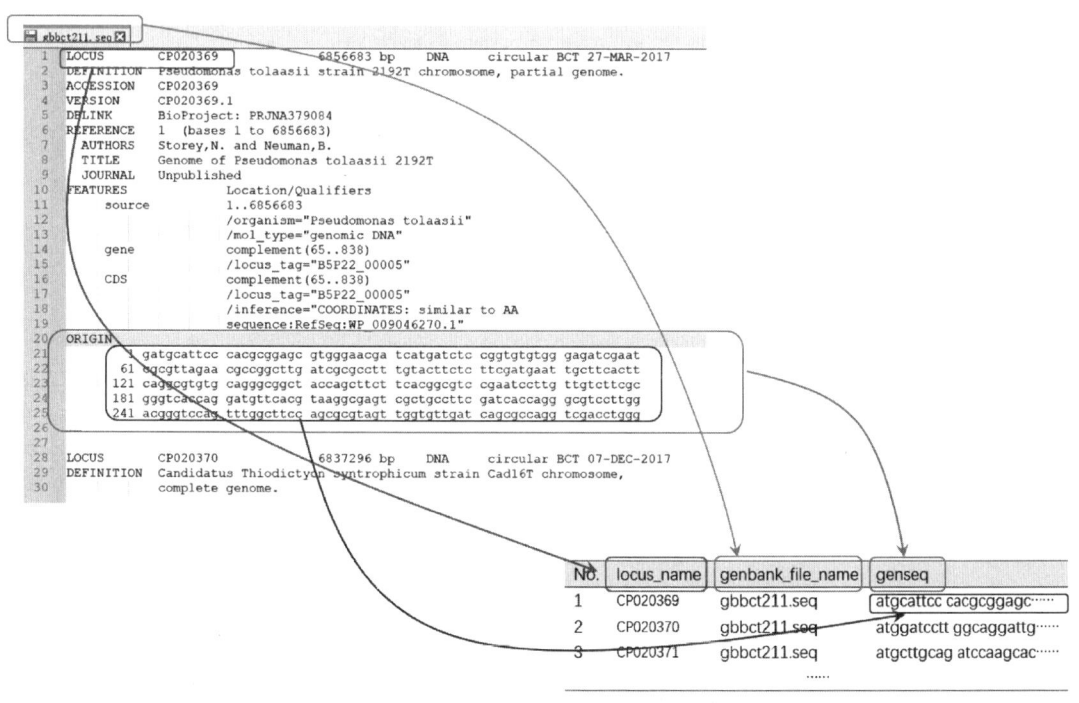

图 9-27 将基因组特征信息 CDS 子表数据导入并转化成表的过程

图 9-28 展示了提取 LOCUS 的基因序列表的脚本。

图 9-28 所示脚本核心步骤有两个：第一步是提取每个 LOCUS 的基因序列数据（按序号存储在 genseq 文件夹下的 1_GENSEQ_.txt，2_GENSEQ_.txt，…等文件中；第二步则是生成基于上述基因数据文件的数据库导入脚本，这些脚本存储在 genseq/inserts_dml.sql 文件中，图 9-29 是基因数据文件 3_GENSEQ_.txt 的部分内容示例、图 9-30 是数据库脚本文件 inserts_dml.sql 的部分内容示例。

```
# 取每个 LOCUS 的行范围
genbegi=which(str_detect(genbd,"^ORIGIN"))+1
genendi=c(which(str_detect(genbd,"^LOCUS"))-1,length(genbd))
genendi=genendi[-1]
geni=cbind(genbegi,genendi-1)
#seq 信息表生成
if(!dir.exists('genseq/')){
  dir.create('genseq/')
}
sqlmidx=c()
for(j in 1:nrow(geni)){
  genuc=genbd[geni[j,1]:geni[j,2]]
  genseql=str_match(genuc,"^.{10}(.*$)")[,2]
  genseqs=paste(genseql,collapse=" ")
  genseq=str_remove_all(genseqs,"\\s{1,60}")
  cat(j,":",nchar(genseq),"\n")
  print(midx[j])
  write.table(genseq,file=paste("genseq/",j,"_GENSEQ_.txt",sep=" "),row.names = F,col.names = F,quote = F)
  seqfile=paste("e:\\mdb\\genseq\\",j,"_GENSEQ_.txt",sep=" ")
  sql=paste("INSERT dbo.GenIDSeqs(genlocus,genseq)select'",midx[j],"',BulkColumn
      from openrowset(bulk'",seqfile,"',SINGLE_CLOB)AS x",sep=" ")
  sqlmidx=rbind(sqlmidx,c(keyline=midx[j],seqfile=paste("e:\\mdb\\genseq\\",j,"_GENSEQ_.txt",sep=" "),sql))
}
write.table(sqlmidx[,3],file='genseq/inserts_dml.sql',row.names = F,col.names = F,quote = F)
```

图 9-28　提取 LOCUS 的基因序列表的脚本

```
Atgcttgcagatccaagcaccctcaccgacagtgacgaacattccggttcgagtctcgcggaaacgatgtcgcgtttgg
aacgtcggctcgcacagcgggcccctcagaattttcccaaaagatcccagccgacgattgctgaaacaagtatcctccaacta
ccgatctggcccgagcagcgacgtggggtccccaacgacttagttcgcggagcgctgttcacggtcggaaacgtccgcatcaa
gcgcaattttctcaagaacagcttaatcgctacgctgtcgggtctggagatccgttacaccggggaagaactccggcaagacg
atcaagacgtcttcctgcaaattgtccatctcgcccgcttggtgccactaggcgccccagttactttcacggcgcacgcgatg
ctccagagtctcaagtggcacccgaacgtccgctcctatactcgcctgcgcgacacgatcacaaggctcaaggccacggggct
ggaagttagaggtgaccaacgagggtattccggatccctgatcagagatttctcttggaaggacgactccacgggcaacaact
caagggtctggggcgtccgcctggaaccggagattgcagcacttttcaaccatgtcgcttacagccagatcgagtgggaacag
agacttgccctaggccacctggccaagtggctgcactccttctaccatacgcaccggcgacccgtggcgatcagggtcgatac
aattcgccggttatgcggatccgccacgaaggacctgtcaaagttccgacaactgctgcgcgatgccctccaggaactttgcg
cagtcacatttctaaccgactacgcgattaatccagagagagatctcgtccgcgtggtccgctcgacatcaaccgagtaggcg
ccaccgaccccgtgggctggttgccaaattcaggggccgaaagggcaaggaattcgtgtcgtgaagtagaccgtcagcacc
ccgcggtgctcccccgggcgcccaccctggaacgacatctcgcccgctcacgagttttttgccgagttcgtgcggcaaccca
gccgttcttcaccgcaacctctcgctaac……
```

图 9-29　基因数据文件部分内容示例

图 9-30 中的每条插入数据语句是 SQL Server 中插入大容量文本文件的脚本。

```
    INSERT  dbo.GenIDSeqs(genlocus,genseq)select  'LOCUS       CP020369
6856683 bp    DNA     circular BCT 27-MAR-2017',BulkColumn
        from openrowset(bulk 'e:\mdb\genseq\1_GENSEQ_.txt',SINGLE_CLOB)AS x
    INSERT  dbo.GenIDSeqs(genlocus,genseq)select  'LOCUS       CP020370
6837296 bp    DNA     circular BCT 07-DEC-2017',BulkColumn
        from openrowset(bulk 'e:\mdb\genseq\2_GENSEQ_.txt',SINGLE_CLOB)AS x
    INSERT  dbo.GenIDSeqs(genlocus,genseq)select  'LOCUS       CP020371
416864 bp    DNA     circular BCT 07-DEC-2017',BulkColumn
        from openrowset(bulk 'e:\mdb\genseq\3_GENSEQ_.txt',SINGLE_CLOB)AS x
    ……
```

图 9-30　数据库脚本文件 inserts_dml.sql 的部分内容示例

四、小结

本章我们分别以气象、空气污染和住院患者病案首页融合，异质多来源病案首页数据融合，以及基因组数据的数据库存储设计三个应用，作为具体应用场景，以 R 作为数据预处理的工具，以 SQL Server 数据库管理系统作为数据库管理平台，给出了各应用中数据预处理、入库、关联等环节中，R 脚本和 SQL Server 数据库管理系统的实现脚本和查询语句。

（包小源　金　梦）

第十章

综合练习

为了增强实践应用能力,本章分别从如何从数据源进行数据获取,并实现数据导入,在多个关联数据上进行合并,以及导出合并数据等基础性应用问题,以及更复杂的数据库数据管理相关问题,包括批量导入、多表关联、全文检索、视图定义以及 XML 数据如何存入数据库、关系数据如何发布为 XML 格式的数据等内容,基于实例给出了解决这些问题的流程和步骤。

一、数据获取

文献数据获取:我们计划分析 2020 年 COVID-19 文献标题的热点词,文献主要来源于 Web of Science(WOS),SpringerLink 和 PUBMED。

解决方案:

1. 登录 PUBMED 网站。

2. 查询所需文献。查询 2020 年 COVID-19 的所有相关文献,使用查询语句"COVID-19 and 2020 [dp]",共检索出 93 716 篇文献,点击"save"进行保存,selection 部分选择 All results,Format 部分选择 CSV,点击 Create file 进行保存下载,见图 10-1。由于 PUBMED 一次最多只能保存前 10 000 篇文献,因此本次保存检索出来的 93 716 篇文献,可采取按照月份进行检索和保存的方式。例如,想要检索 2010 年 1 月的相关文献,使用查询语句"COVID-19 and 2020/01 [dp]",可以得到 10 647 篇文献,尽管仍超过 10 000,但超出的相对较少,按照上述方式保存前 10 000 篇,余下的 647 篇文献暂且不管。将保存下来的文件命名为"PUBMED202001"。

3. 以同样的方式查询其余 11 个月份。

4. 在 WOS 和 SpringerLink 以类似的方式,查询 2020 年 COVID 相关文献并保存。WOS 以制表符分隔文件的形式导出,每次最多导出 1000 篇文献。SpringerLink 以 CSV 的格式导出。

公共卫生相关数据获取:我们以 NHANES 数据库为例,介绍公共卫生相关数据的获取。NHANES 是美国知名的公共数据库,收集了美国成人和儿童的健康和营养状况信息,含有人口统计学数据、饮食、查体等数据。

解决方案:

1. 进入 NHANES 数据库,https://www.cdc.gov/nchs/nhanes/index.htm

2. 点击右侧"Questionnaires, Datasets, and Related Documentation",可以在右侧看到

Continous NHANES 一栏，这里即是公开的数据库，我们以 2017—2018 年的数据为例，点击 NHANES2017-2018，见图 10-2。

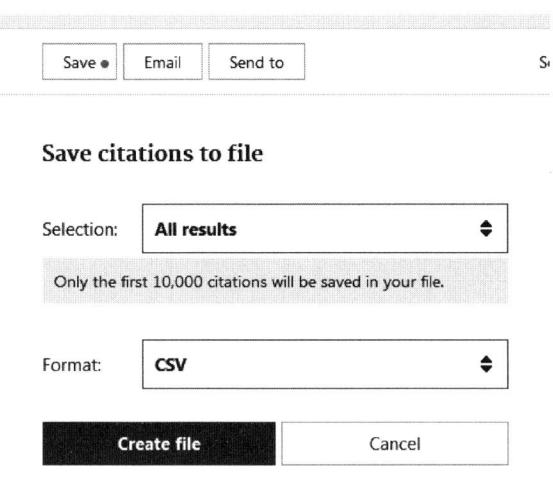

图 10-1　PUBMED 检索结果保存

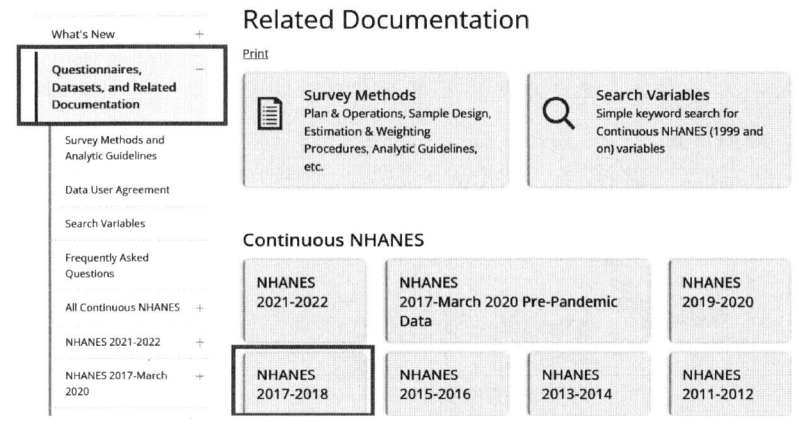

图 10-2　NHANES 数据库首页

3. 所需要的数据在"Data，Documentation，Codebooks"一栏，一共有 6 类数据可供下载，包括"Demographics Data"（人口数据）、"Dietary Data"（饮食数据）、"Examination Data"（检查数据）、"Laboratory Data"（实验室数据）、"Questionnaire Data"（问卷数据）和"Limited Access Data"（限制访问数据）（图 10-3）。如图 10-4 所示，这里以人口数据下载为例，进行下载。点击进入人口学数据"Demographics Data"。

4. 如图 10-4 所示，可供下载的文件以表格的形式呈现在网页中，data file name 是文件名称，doc file 一栏的文件含有对各变量的定义，data file 一栏是可供下载的数据，data Published 是文件出版日期。点击 Data File 中的文件，下载所需要的人口学数据。下载出来的文件是 XPT 格式。

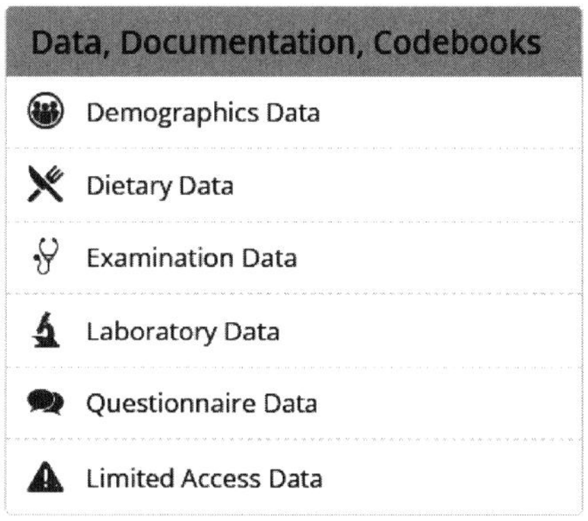

图 10-3　数据库所含数据类型

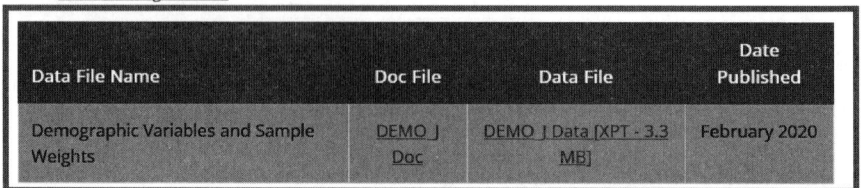

图 10-4　数据下载页面

5．按照同样的方法下载其他所需要的数据。

二、数据导入

SQL Server 数据导入：以 CSV 数据为例，展示 SQL Server 数据的导入。

解决方案：

1．在 SQL Server 新创建一个数据库。右键点击数据库，选择"新建数据库"，输入数据库名称"COVID19"，点击确认。

2．右键点击数据库，选择任务，点击导入数据，见图 10-5。

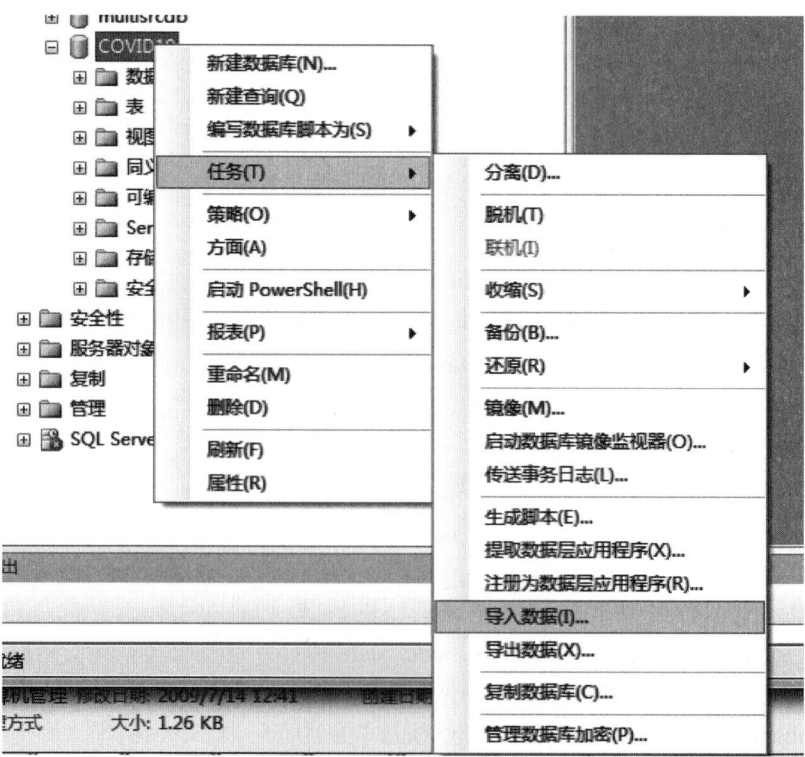

图 10-5　数据导入页面

3．数据源选择平面文件源。点击浏览选择所需的文件。从 PUBMED 直接下载的 CSV 文件，如直接导入到 SQL Server，容易出现列分隔错乱的问题，建议先用 excel 打开 CSV 文件，然后另存为新的 CSV 文件，在图 10-6 中所示文件名处点击浏览选择另存的新文件。

根据导入文件的格式需要，格式处选择带分隔符，把文本限定符改为双引号"。在第一个数据行显示列名称处勾选，使原文件的列名在 SQL Server 里仍为列名，见图 10-6。

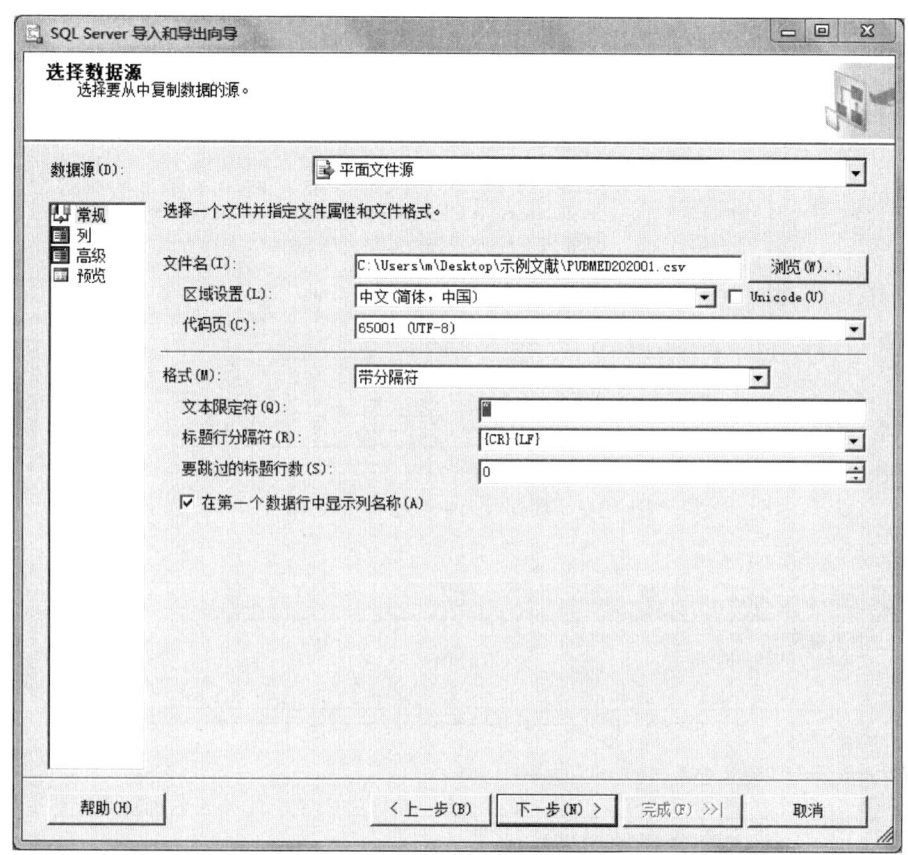

图 10-6　数据导入中数据选择页面

点击预览可以看到分割情况。如果分割情况较差，可以继续调整文本限定符，直到分割正确，见图 10-7。

点击列，调节变量的宽度和类型。部分变量例如标题，总字数可能会超过默认的 50，所以需要将 Title 变量的 OutputColumnWidth 属性增大，这里调节成 500。其他容易超过默认宽度的变量，也需要做出同样的调整。全部调整完成后，点击下一步，见图 10-8。

4．继续下一步，直到该页面点击完成，即开始导入，见图 10-9。

5．导入的时候，部分文献的格式可能仍有问题，导致文献导入中断。如图 10-10 所示，10 000 条记录的数据文件在导入 200 多条后中断，可点击查看报告，提示"数据行 2018 出错"。这时可用文本编辑器 Notepad 打开数据文件，找到第 2018 行，把该行移除或者手动调整至正确格式，保存文件，然后回到 SQL Server 重新导入。注意在重新导入数据前，要把已经导入的表删除。右键点击所在数据库选择刷新，然后找到该表，右键点击删除。然后回到导入的界面，点击上一步，再点击完成，开始导入。如果又出现该问题，重复上述步骤，直到全部导入成功。

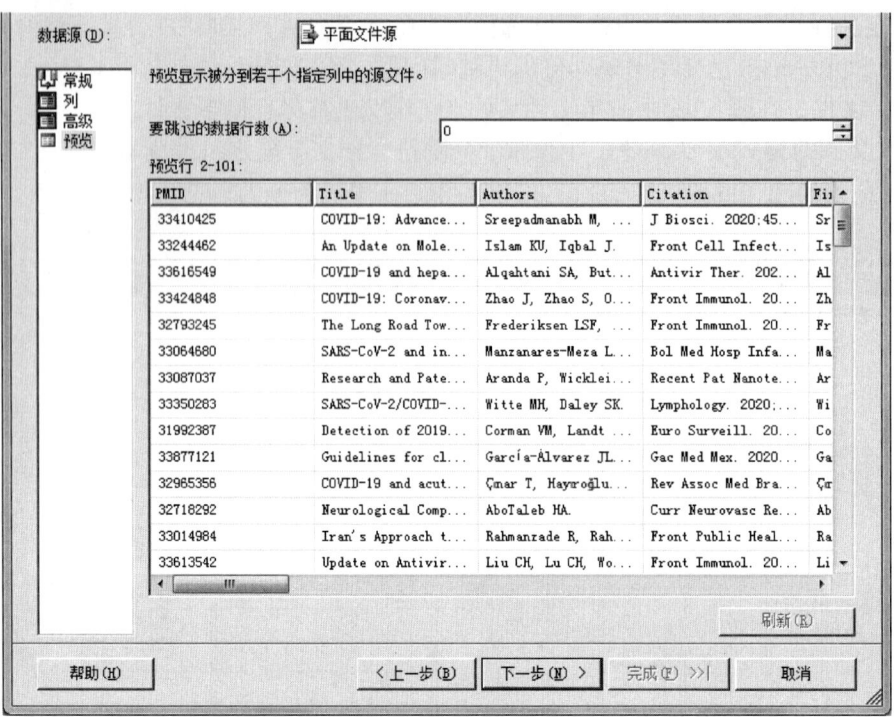

图 10-7　数据导入中数据预览页面

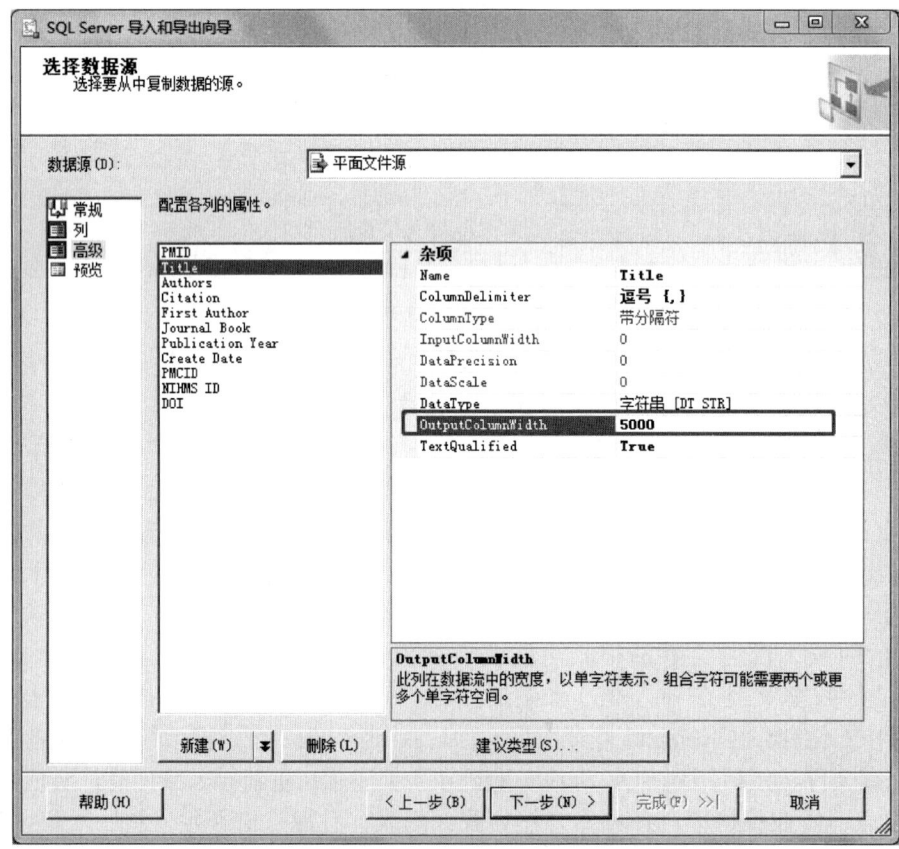

图 10-8　数据导入数据源变量设置页面

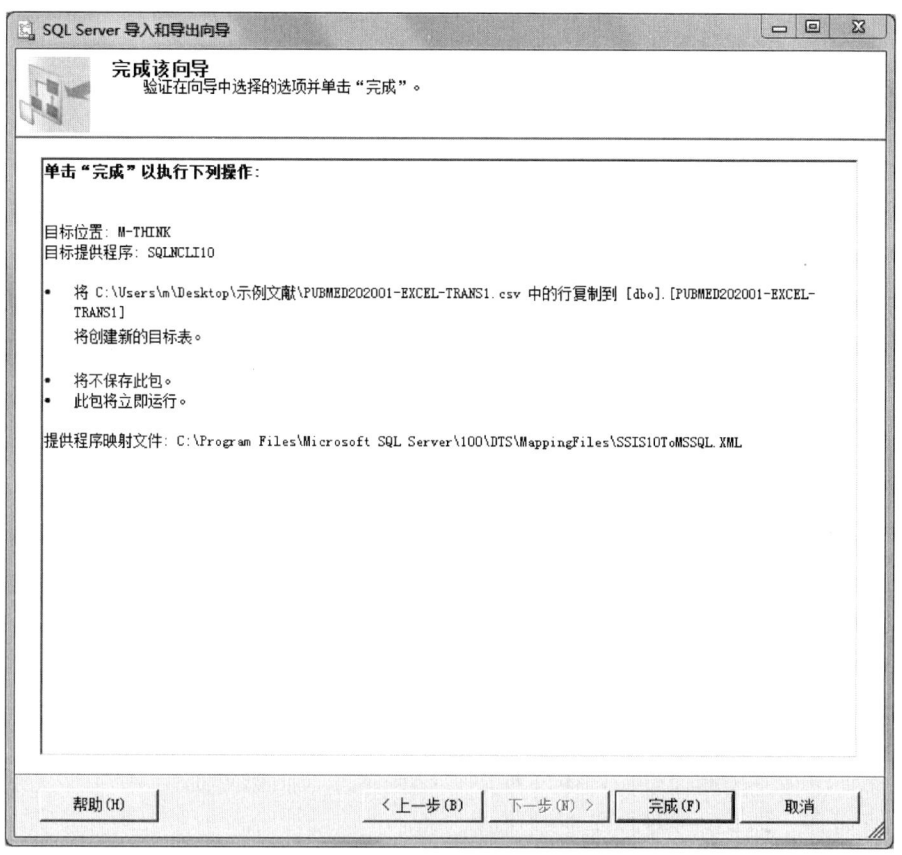

图 10-9　数据开始导入页面

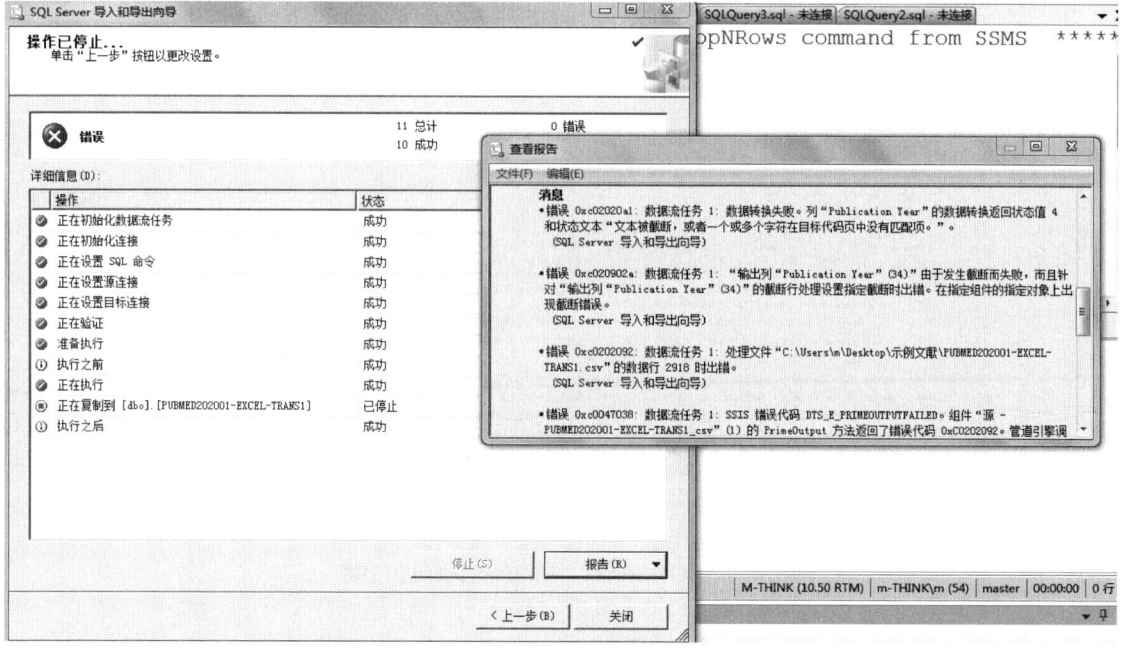

图 10-10　数据导入中断错误提示页面

三、数据合并

同种来源的数据合并：同一来源下载的文献信息格式相对一致，这里以 PUBMED 下载的数据为例，将不同月份的数据合并。

解决方案：

1. 在把各月份的文献信息导入到 SQL Server 后，输入 SQL 语句，具体步骤见下表 10-1。

表 10-1 SQL Server 中文献信息导入

语法	解释
SELECT *	选择所有变量
FROM ［COVID19］.［dbo］.［PUBMED202002-excel-trans］	FROM 后面是所需的表 1
UNION ALL	合并上下两个表
SELECT *	
FROM ［COVID19］.［dbo］.［PUBMED202001-EXCEL-TRANS］	要合并的表 2
UNION ALL SELECT *	如果需要合并第三个表，继续使用 UNION ALL 语句
FROM ……	

点击执行，即可看到结果。如图 10-11 所示，结果提示总行数增加至 10770，此为两张数据表记录数的累计总和（即 777+9993）。

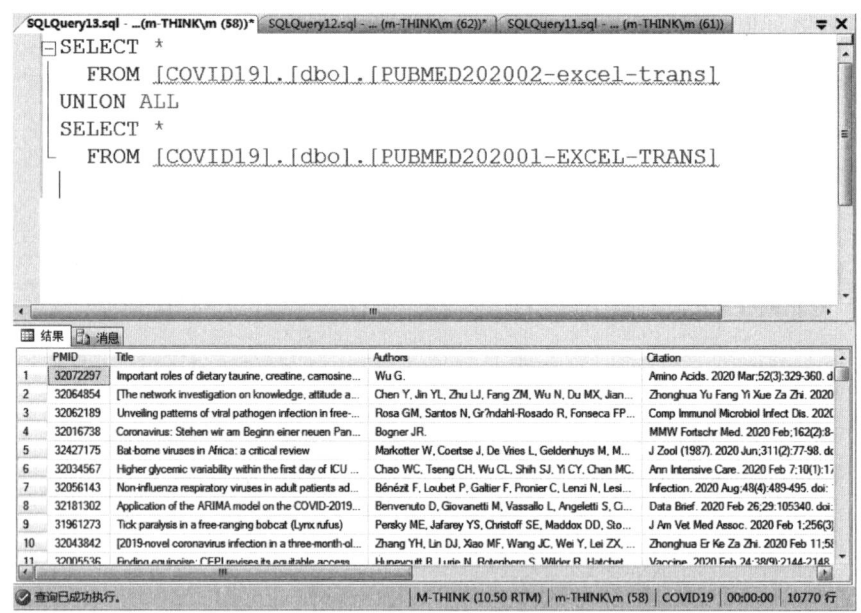

图 10-11 SQL Server 中数据合并及结果界面

2. 在 SQL Server 中构建一个新视图保存上述合并后的新表。右键视图，点击"新建视图"，关闭弹出的页面。

如图 10-12 所示，右侧会出现一个新页面 xx.View，在下方的语法输入处，输入上述语句。然后在最上方表标签处点击右键保存，在弹出的窗口处，输入视图名字，点击确认即可保存，弹出的警告可忽略。最终能在左侧看到新建的视图名。

3．对来自 Web of Science 的数据进行类似的操作，以便进行后续不同来源数据的合并。

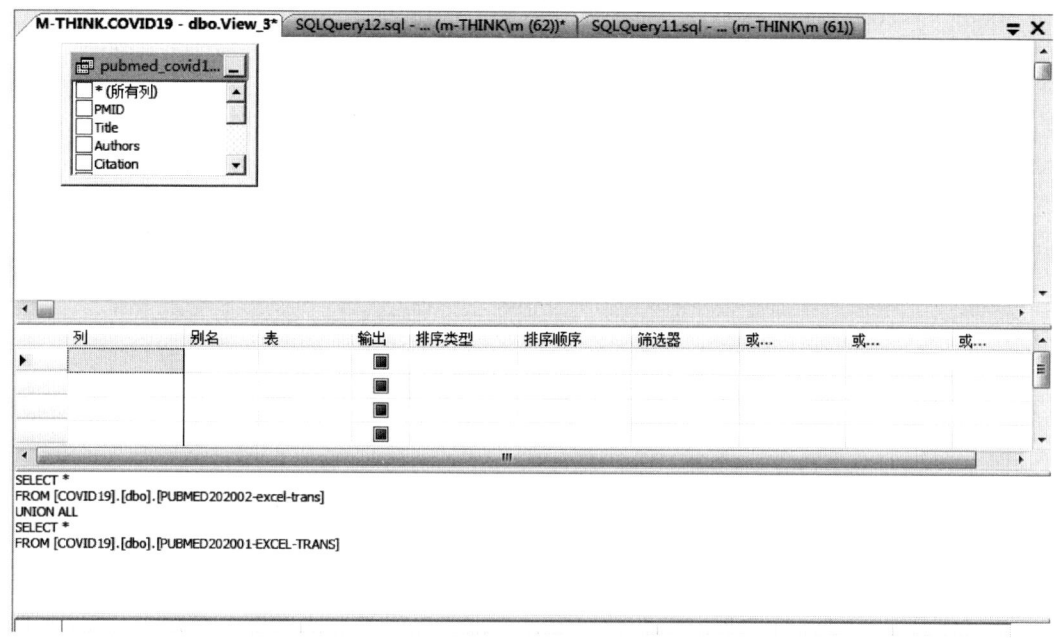

图 10-12　SQL Server 中新建视图界面

不同来源的数据合并：在完成同一来源的不同数据的合并后，我们还想把来自 PUBMED 和 Web of Science 的数据合并，选出其中的作者、标题这两个变量进行合并，并构造一个新变量表示来源。

解决方案：

1．导入 PUBMED 和 Web of Science 来源的文献，并将同一来源的不同文件合并，构造新视图，分别为：dbo.COVID19_PUBMED 和 dbo.COVID19_WOS。

2．输入下列语句，点击执行。具体步骤说明见表 10-2。

3．最终结果如图 10-13 所示。

表 10-2　SQL Server 中文献信息导入

语法	解释
SELECT 'Pubmed' source 　，[Title] title 　，[Authors] authors FROM [COVID19] . [dbo] . [COVID19_PUBMED]	构建一个新列 source 表示来源，并设置为 PUBMED [ ] 里是原表变量名，后面是赋的新名字
UNION ALL	合并上下两个表的三个变量
SELECT 'Pubmed' source 　，[Title] title 　，[Authors] authors FROM [COVID19] . [dbo] . [COVID19_WOS]	保证两个表要合并的变量名一致

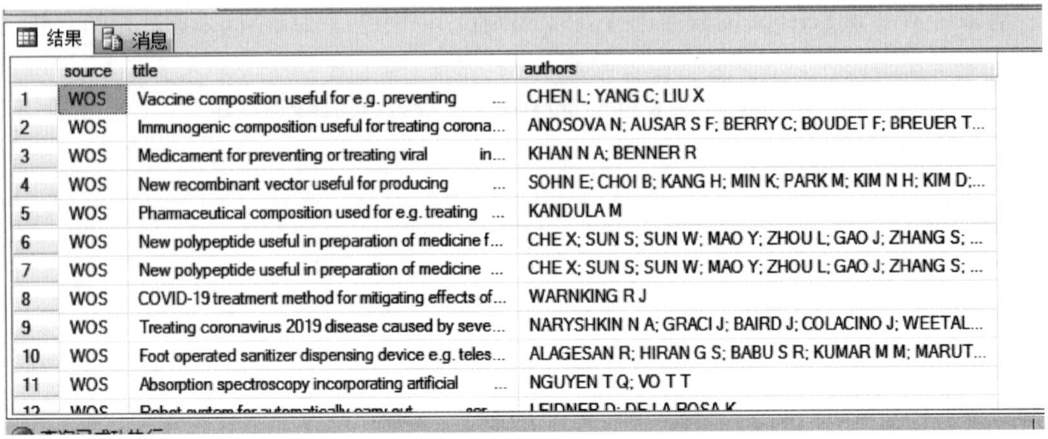

图 10-13　SQL Server 中不同数据的合并后结果界面

四、导出合并数据

CSV 数据的导出：我们想要把上述合并的结果以 CSV 文件的形式导出 SQL Server。

解决方案：

1. 在 SQL Server 中，右键点击所在数据库，点击任务中的导出数据，见图 10-14。

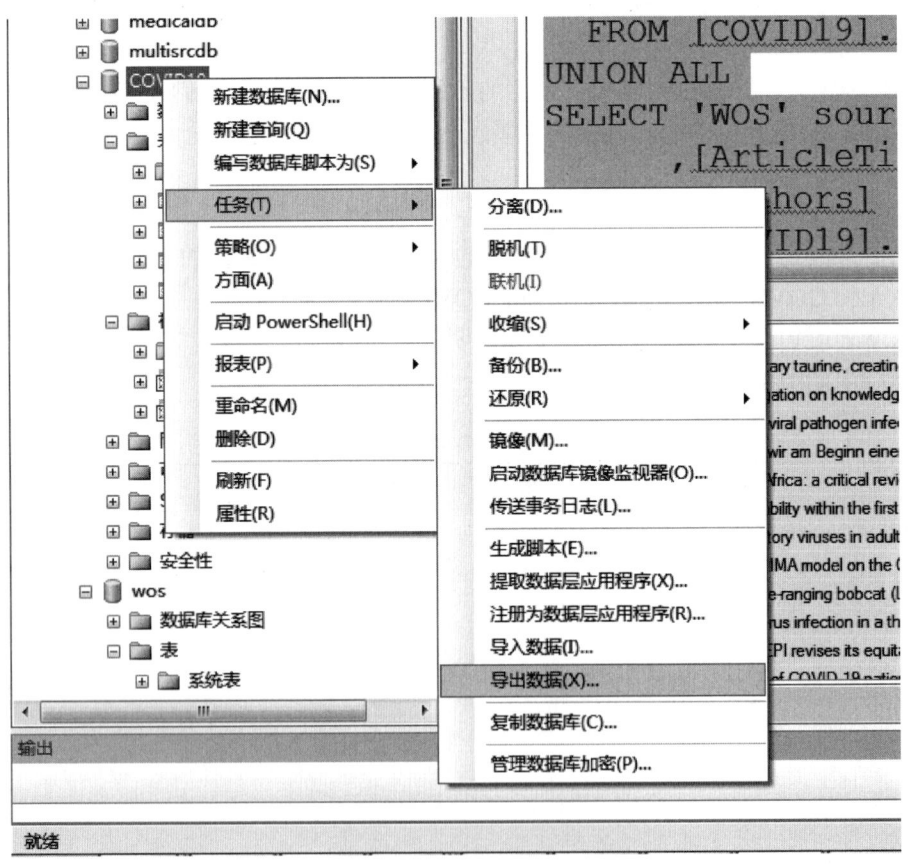

图 10-14　SQL Server 操作界面

2. 点击下一步，见图 10-15。

第十章 综合练习

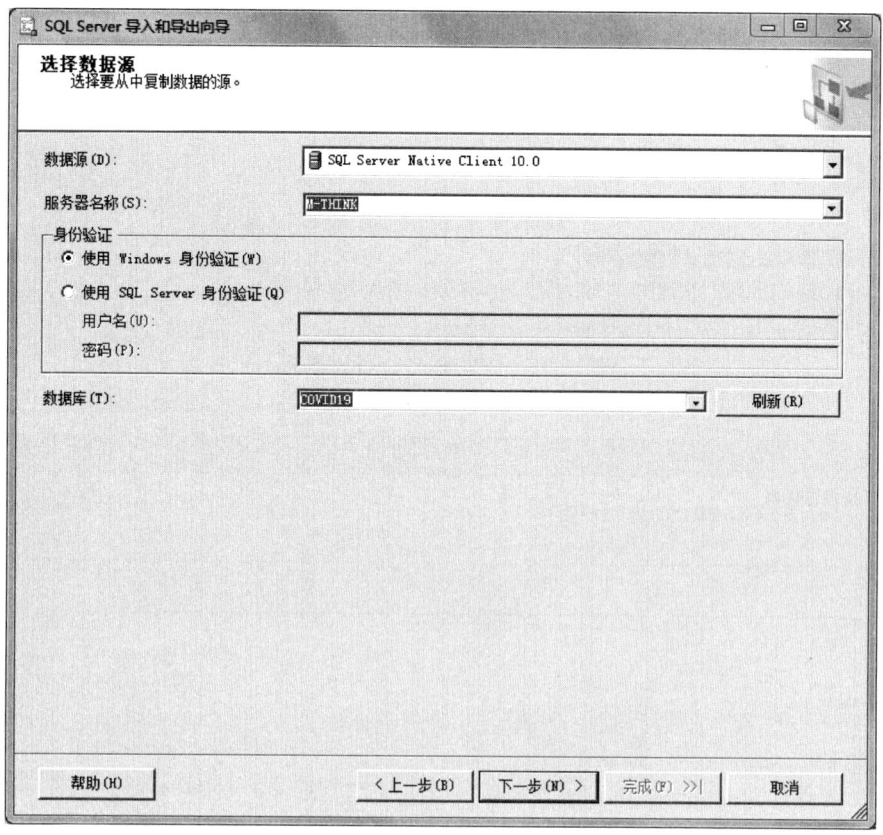

图 10-15　SQL Server 操作界面

3．目标选择平面文件目标，文件名处点击浏览选择要保存的地方以及要保存的文件名。文本限定符改为双引号"，勾选在第一个数据行显示列名称。点击下一步，见图 10-16。

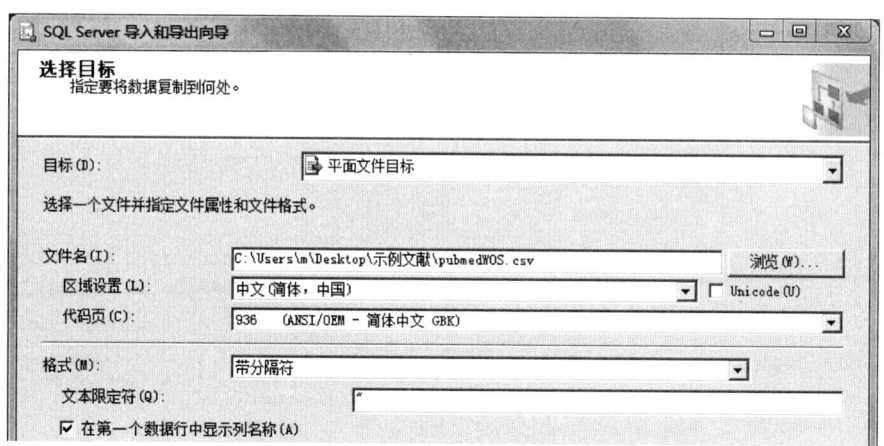

图 10-16　SQL Server 操作界面

4．选择"编写查询以指定要传输的数据"，点击下一步，见图 10-17。
5．输入上述的查询语句。点击下一步，见图 10-18。

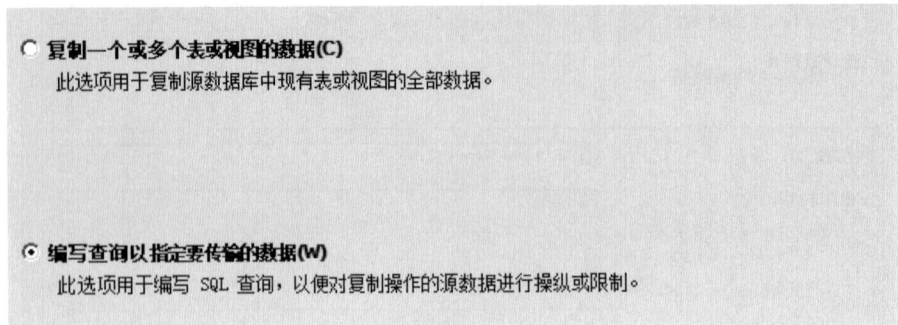

图 10-17　SQL Server 操作界面

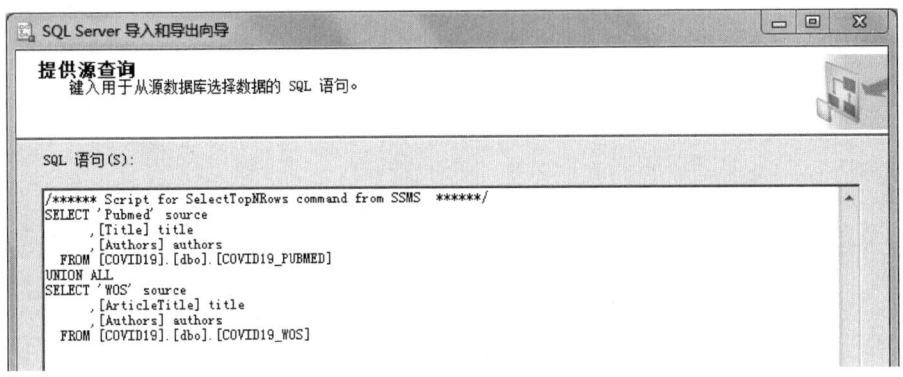

图 10-18　SQL Server 操作界面

6. 点击预览可看到导出表格的结果，见图 10-19。

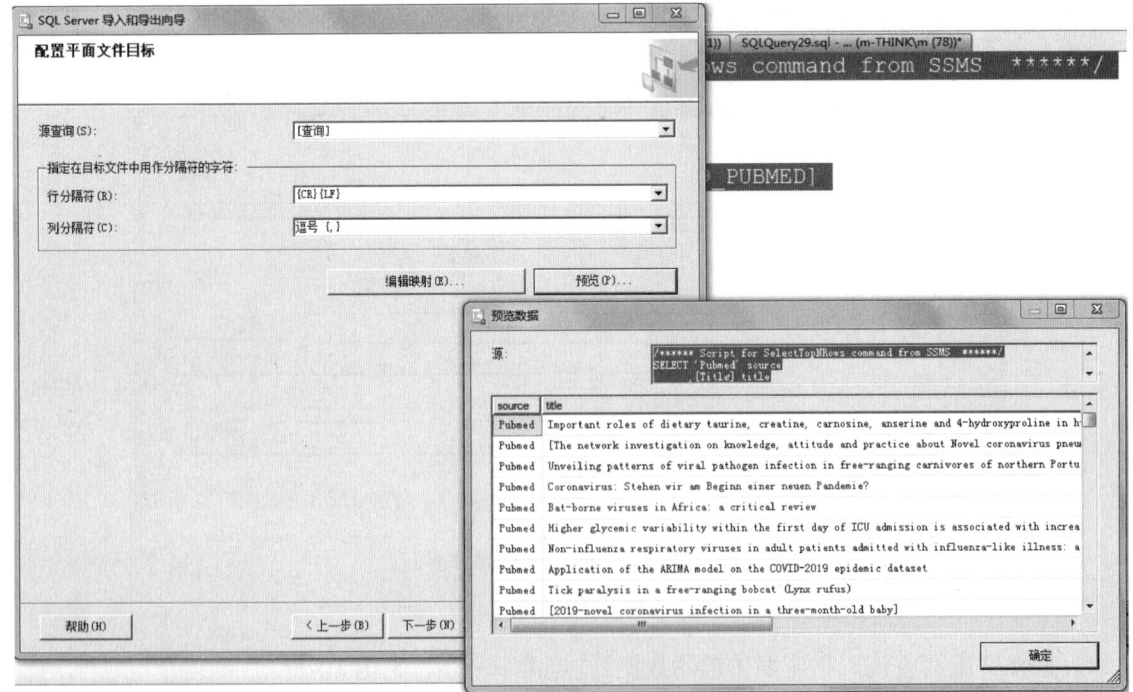

图 10-19　SQL Server 操作界面

7. 继续点击下一步直至完成。开始导出，见图 10-20。

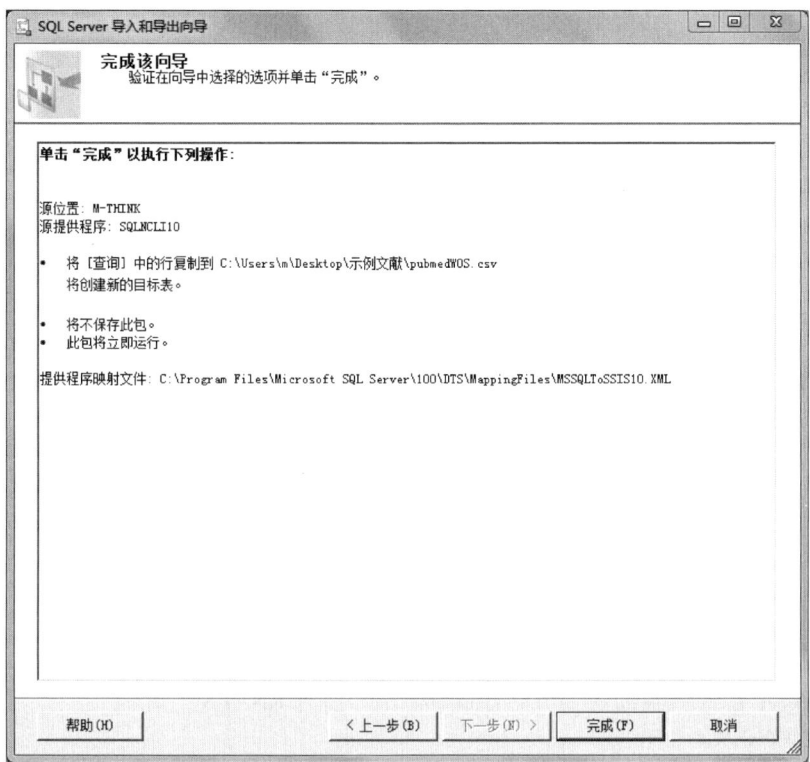

图 10-20　SQL Server 操作界面

8. 导出成功页面如下，见图 10-21。

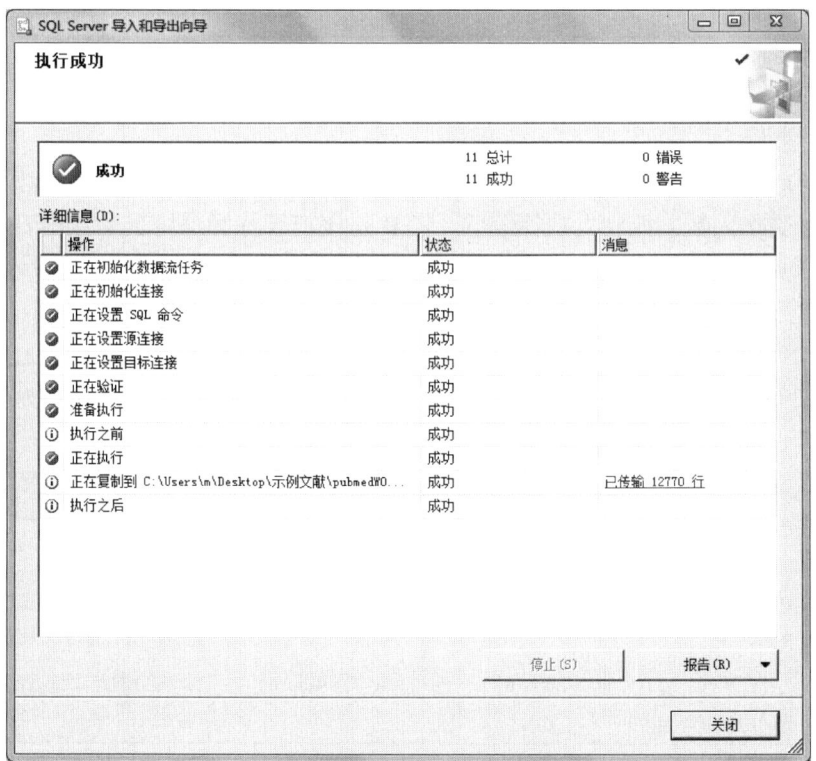

图 10-21　SQL Server 操作界面

五、批量导入数据

由于使用 SQL Server 自带的导入功能导入数据时，对于数据的格式要求比较严格，在导入的过程中出错的概率相对较高，且错误提示不够明确，因此使用 SQL Server 自带的导入功能向 SQL Server 导入数据费力且耗时，并会影响后续的分析。针对该问题，我们可以采用 R 来辅助批量、高效地向 SQL Server 导入数据。

批量导入数据：使用 R 批量导入来自 web of science 的数据。

解决方案：在 Rstudio 中输入下列语句并运行，具体步骤说明见下表 10-3。

表 10-3　在 Rstudio 中进行批量导入

语法	解释
library（RODBC）	加载读取数据库的工具包
library（DBI）	
con=odbcConnect（'nids'）	连接 SQLServer 数据库
library（openxlsx）	加载读取 excel 文件的工具包
library（readxl）	
wos1000=read_excel（'C：/Users/xybao/Desktop/20220712_JOURNALS_SUMMARY/wos1000.xls'）	读取要导入的 excel
wos2000=read_excel（'C：/Users/xybao/Desktop/20220712_JOURNALS_SUMMARY/wos2000.xls'）	
names（wos1000）	观察导入 excel 的各个变量名
sqlSave（con，wos1000，'wos1000'，rownames =F）	导入到数据库，表名为 wos1000
sqlSave（con，wos2000，'wos2000'，rownames =F）	
sqlTables（con）	查看数据库中表

六、多表数据关联

多表数据关联：表 A 是一个关于某市交通事故的数据表，每行代表一个事故，包括事故发生的时间、地点、受伤人数、死亡人数等信息。表 B 是该市天气污染情况的数据表，按照天气和地区分别记录天气各项污染指标，例如 PM2.5 等。我们想要将表 A 和表 B 按照日期关联，探究汽车事故数量是否与天气污染情况有关。

解决方案：

1. 使用 Rstudio 将两张数据表导入 SQLServer 中，具体步骤说明见下表 10-4。

表 10-4　在 Rstudio 中将数据导入 SQLServer

语法	解释
library（RODBC）	加载读取数据库的工具包
library（DBI）	
con=odbcConnect（'nids'）	连接 SQLServer 数据库
data=read.csv（'E：/MDB/us-traffic-accidents/Motor_Vehicle_Collisions_-_Crashes.csv', stringsAsFactors = F）	读取交通事故的表格

续表

语法	解释
data$CRASH.DATEU=as.character（as.Date（data$CRASH.DATE，tryFormats = c（"%m/%d/%Y"），optional = FALSE））	将表格中 CRASH.DATE 的变量类型改为字符
sqlSave（con，data，'usny_traffic_accidents'，rownames = F）	导入到数据库，表名为 usny_traffic_accidents
dataair=read.csv（'E：/MDB/us-traffic-accidents/Air_Quality.csv'，stringsAsFactors = F）	读取空气污染的表格
dataair$startdate_normal=as.character（as.Date（dataair$Start_Date，tryFormats = c（"%m/%d/%Y"），optional = FALSE））	将表格中 Start_Date 的变量类型改为字符
sqlSave（con，dataair，'usny_dataair'，rownames = F）	导入到数据库，表名为 usny_dataair

2．导入完成后，回到 SQLServer，输入下列语句并执行，具体步骤说明见下表 10-5。

表 10-5　在 SQLServer 中操作说明

语法	解释
SELECT [CRASHDATEU]	选择交通事故表中的日期
，COUNT（*）account FROM [zzhy_newproject]．[dbo]．[usny_traffic_accidents] GROUP BY [CRASHDATEU]	构建一个新的变量，记录按照日期统计的事故数量，并赋值 account
SELECT A.*，'--' AS colsep，B.* FROM (SELECT [CRASHDATEU] ，COUNT（*）account FROM [zzhy_newproject]．[dbo]．[usny_traffic_accidents] GROUP BY [CRASHDATEU] ）A	将按照上述方式从交通事故表中提取出的日期和事故数量，组成一个新表，记录为 A 将天气的表记录为 B，取出 A 和 B 的所有数据，并在两表间生成一列新变量 colesp，赋值为‘- -’，用于分隔 AB 两表
LEFT JOIN [zzhy_newproject]．[dbo]．[usny_dataair] B ON A.［CRASHDATEU］=B.startdate_normal WHERE B.startdate_normal is not null	使用 LEFT JOIN 将两表关联，ON 表示将 A 中 CRASHDATEU 和 B 中 startdate_normal 相同的值进行关联，即按照相同的日期关联，where 表示仅关联 B 中日期不为空的
ORDER BY [CRASHDATEU]	关联后的结果按照日期排序

3．关联后的结果如图 10-22 所示。

1	CRASHDATEU	account	colsep	UniqueID	IndicatorID	Name	Measure	Measurel	GeoTypeN	GeoJoinID	GeoPlaceName
2	2012/12/1	480	--	165984	375	Nitrogen Dioxide (NO2)	Mean	ppb	CD	110	Central Harlem (CD10
3	2012/12/1	480	--	165985	375	Nitrogen Dioxide (NO2)	Mean	ppb	CD	111	East Harlem (CD11)
4	2012/12/1	480	--	165986	375	Nitrogen Dioxide (NO2)	Mean	ppb	CD	112	Washington Heights a
5	2012/12/1	480	--	165987	375	Nitrogen Dioxide (NO2)	Mean	ppb	CD	201	Mott Haven and Melrc
6	2012/12/1	480	--	165988	375	Nitrogen Dioxide (NO2)	Mean	ppb	CD	202	Hunts Point and Longv
7	2012/12/1	480	--	165989	375	Nitrogen Dioxide (NO2)	Mean	ppb	CD	203	Morrisania and Crotor
8	2012/12/1	480	--	165990	375	Nitrogen Dioxide (NO2)	Mean	ppb	CD	204	Highbridge and Conc
9	2012/12/1	480	--	165991	375	Nitrogen Dioxide (NO2)	Mean	ppb	CD	205	Fordham and Universi
10	2012/12/1	480	--	165992	375	Nitrogen Dioxide (NO2)	Mean	ppb	CD	206	Belmont and East Trer

图 10-22　SQL Server 中操作结果展示界面

七、利用全文检索生成新变量

在数据库应用中，在表中的字符类内容较短且数据记录数也较少的情况下，利用如下类似的 SQL 字符串查询：select * from diag_table where discharge_summary like '% 糖尿病 %' 就可以解决大部分问题。但对于一些文本内容较长，且表数据记录量较大的情形，则建议使用 SQL Server 提供的全文索引功能。以下是在我们所建立的数据库表 aidtexttable 中，字符型列 narrtext 上的全文检索，narrtext 存储了来自 PUBMED 数据库中大约 100 多万篇研究论文的摘要内容。图 10-23 所示给出了如何在 SQL Server 中创建全文索引、如何基于全文索引进行查询。

```
USE MedicalDB;
GO
CREATE UNIQUE INDEX ui_aidtext ON dbo.aidtexttable(id_num)
CREATE FULLTEXT CATALOG ft AS DEFAULT;
CREATE FULLTEXT INDEX ON dbo.aidtexttable(narrtext)
   KEY INDEX ui_aidtext
   WITH STOPLIST = SYSTEM;
GO

SELECT narrtext
FROM aidtexttable
WHERE CONTAINS(narrtext,'DSM NEAR chromosome');
```

图 10-23　SQL Server 中创建全文索引、基于全文索引进行查询

图 10-23 中，以下三条语句完成了在表 aidtexttable 的 narrtext 列上创建全文索引的操作：

```
CREATE UNIQUE INDEX ui_aidtext ON dbo.aidtexttable(id_num)
CREATE FULLTEXT CATALOG ft AS DEFAULT;
CREATE FULLTEXT INDEX ON dbo.aidtexttable(narrtext)
   KEY INDEX ui_aidtext
   WITH STOPLIST = SYSTEM;
```

接下来的查询语句：

```
SELECT narrtext
FROM aidtexttable
WHERE CONTAINS(narrtext,'DSM NEAR chromosome');
```

基于全文索引，在 narrtext 中用函数 CONTAINS 查询满足全文查询表达式 'DSM NEAR chromosome' 的记录，表达式中，NEAR 是全文查询谓词，表示同时包含 DSM 和 hromosome 的所有记录（行）。

八、视图定义及应用

在很多应用中，一些查询需要反复执行，但这些查询所依据的基础数据表又处于持续变化

的状态。当查询较复杂的情形下，如果能将查询存储起来（注意只是存储查询）并给查询一个命名，我们称之为视图。视图的查询和表查询的形式完全相同，不同之处在于对视图的查询是每次重新执行查询时都能确保从视图所依据的来源表中获取最新的数据。

视图创建：下面给出一个示例说明视图的创建。首先给出两张数据表示例，表 10-6 和表 10-7。

表 10-6　PUBMED 文献的 Mesh Headings 信息表

PMID	MeshTerms	MeshTermsUI	MeshQualifier	MeshQualifierUI
1	Aldehyde Oxidoreductases	D000445	metabolism	Q000378
1	Animals	D000818	NULL	NULL
1	……	……	……	……
1	Pseudomonas	D011549	enzymology	Q000201
2	Fourier Analysis	D005583	NULL	NULL
2	Models，Molecular	D008958	NULL	NULL
……	……	……	……	……

表 10-7　PUBMED 文献的标题、摘要以及发表日期信息表

PMID	ArticleTitle	Abstract	PubDateYear	PubDateMonth
1	Formate assay in body fluids：application in methanol poisoning.	NULL	1975	Jun
2	Delineation of the intimate details of the backbone conformation…	NULL	1975	Oct
……	……	……	……	……
21	[Biochemical studies on camomile components/III. In vitro …	(--)-alpha-Bisabolol has a primary antipeptic action depending on dosage, which is not caused by	1975	Sep
22	[Demonstration of tumor inhibiting properties of a strongly …	A report is given on the …	1975	Sep
……	……	……	……	……

解决方案：我们在已有数据库表的基础上，建立视图，步骤如下：

1．打开数据库 pubmed2022xml，包含上述提到的两张信息表 meshterms 和 paperTiAbs，见下图 10-24。

2．选"视图"，"新建视图"，见图 10-25。

3．在弹出窗口中，选择表 meshterms 和表 paperTiAbs 进行"添加"，见图 10-26。

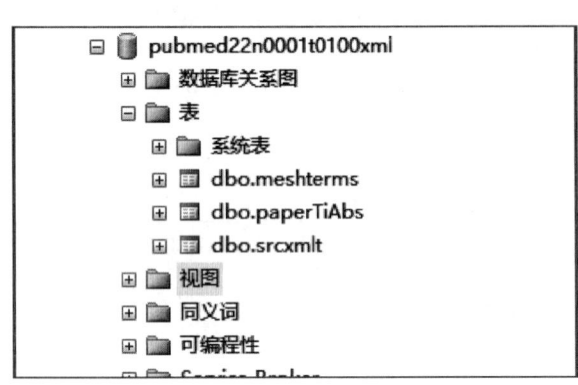

图 10-24　SQL Server 中数据列表界面

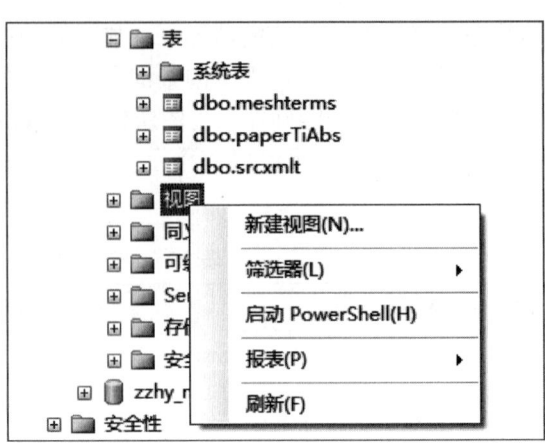

图 10-25　SQL Server 中新建视图

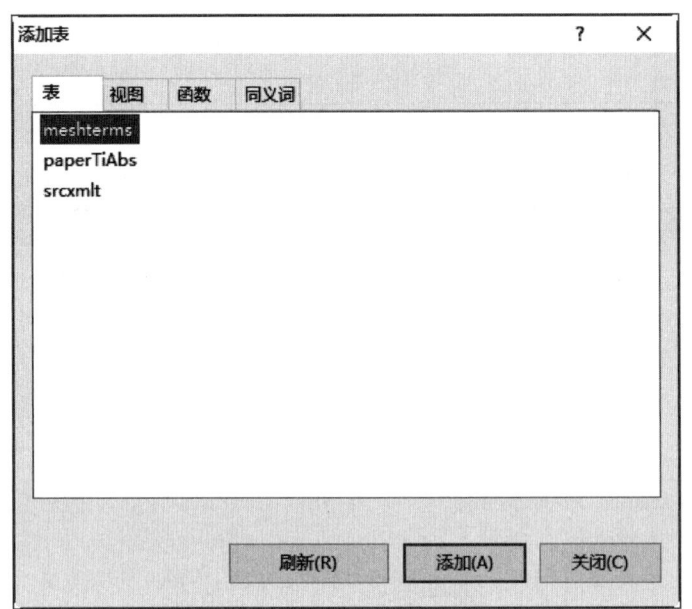

图 10-26　SQL Server 中新建视图

4．在随后出现的设计界面上，选中 meshterms 表的 PMID 字段并拖拽到 PaperTiAbs 表的 PMID 字段上，然后分别选中 meshterms 表的所有字段、PaperTiAbs 表除 PMID 之外的所有字段。最后生成的视图结果其实就是一条查询语句，见图 10-27。

5．保存视图为 paperTiAbsMeshs，见图 10-28，接下来就可以在视图上进行简单查询。

九、XML 数据存储和查询

XML 所具备的自说明、可自定义标签，以及复杂数据结构有效表达等特点，使得 XML 格式的数据目前在各个领域都有较广泛的应用。在医学领域，应用广泛的 PUBMED 文献数据库就在 pubmed central 上提供了全文的 XML 格式下载。SQL Server 数据库管理系统实现 XML 格式数据的存储、管理和查询处理过程见图 10-29。

第十章 综合练习

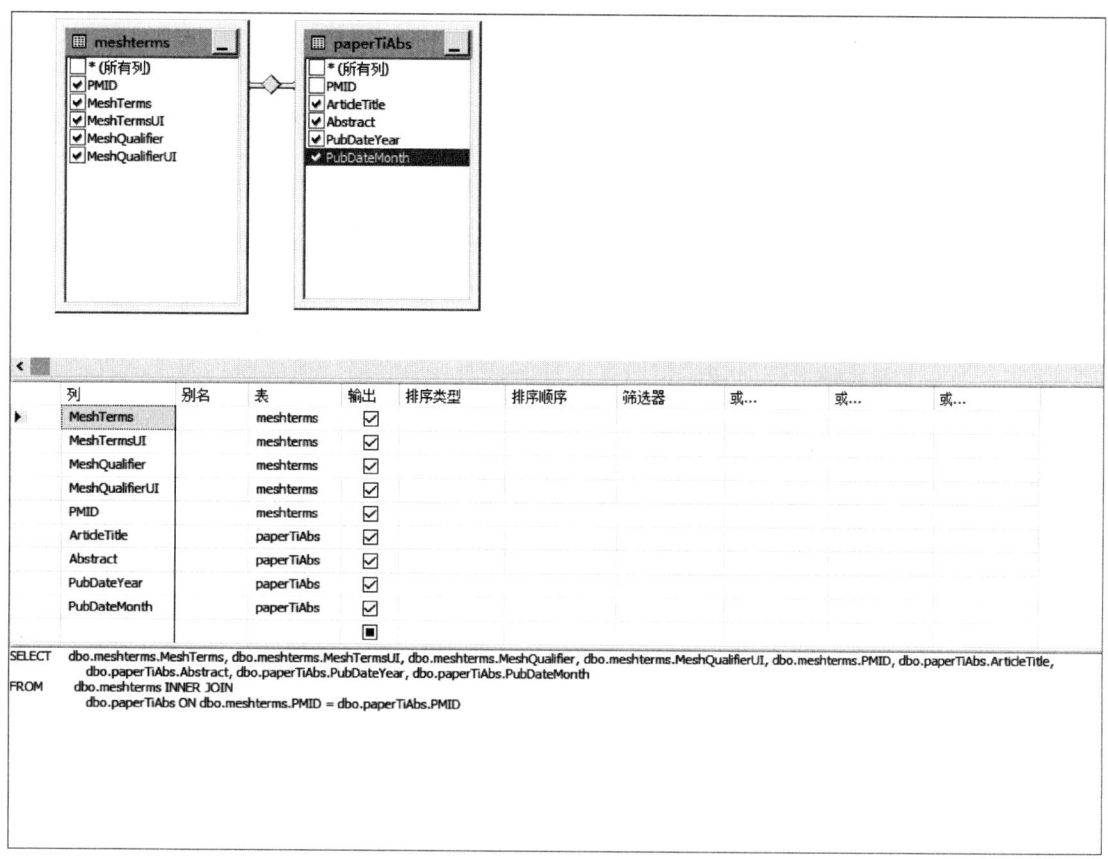

图 10-27　SQL Server 中新建视图

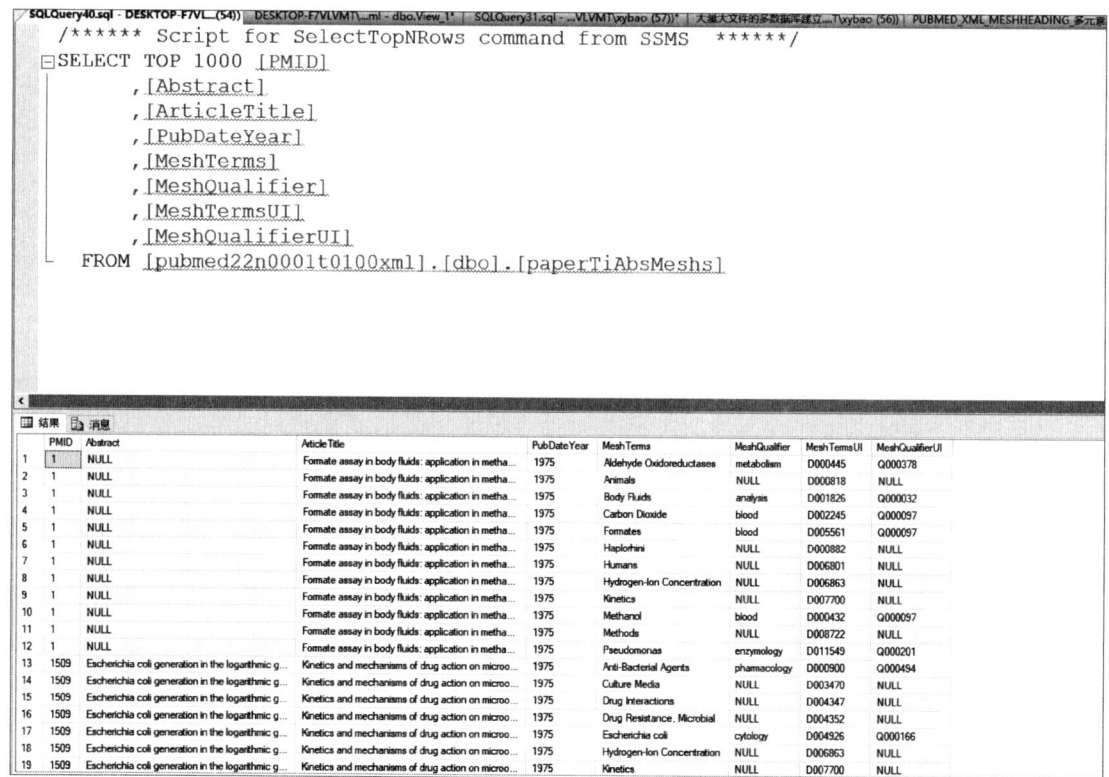

图 10-28　SQL Server 中查询新建视图

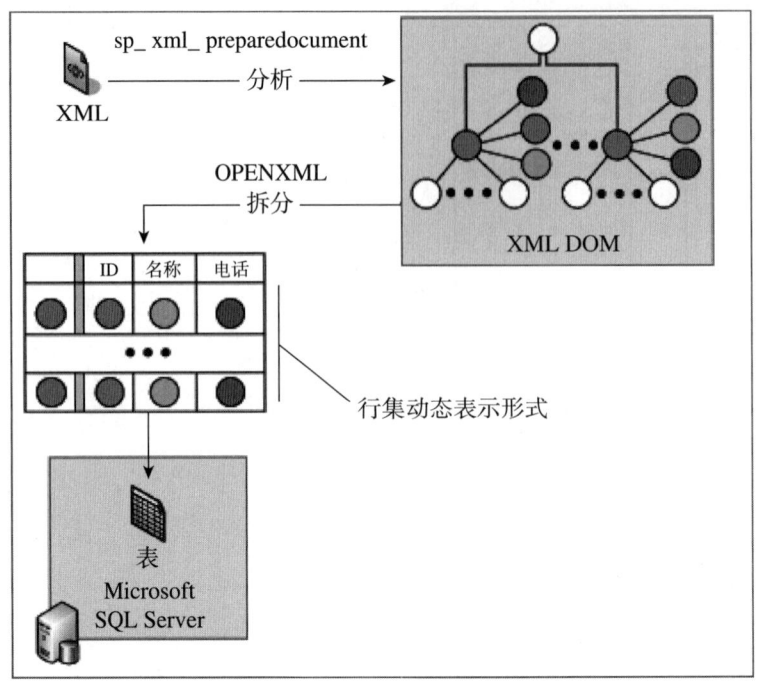

图 10-29 SQL Server 实现 XML 存储、管理和查询示意图

本章提供的数据库 pubxmldb 附加到 SQL Server 后，可以通过如图 10-30 所示的 T-SQL 脚本，实现在表 T 中 XML 列 XmlCol 上的 XPath 查询。

```
-- Declare the cursor
DECLARE pubmed_cursor CURSOR
FORWARD_ONLY READ_ONLY
FOR SELECT XmlCol
FROM pubxmldb.dbo.T

OPEN pubmed_cursor
-- Retrieve one row at a time from the cursor
DECLARE @xmld xml
FETCH NEXT
FROM pubmed_cursor
INTO @xmld

DECLARE @idoc int
EXEC sp_xml_preparedocument @idoc OUTPUT,@xmld
-- SELECT stmt using OPENXML rowset provider
--EXEC sp_xml_preparedocument @idoc OUTPUT,@doc
-- Execute a SELECT statement that uses the OPENXML rowset provider.
SELECT    *
--into tempdb..tsub
FROM   OPENXML(@idoc,'/PubmedArticleSet/PubmedArticle',2)
       WITH(PMID   varchar(30)'MedlineCitation/PMID',
  ArticleTitle varchar(max)'MedlineCitation/Article/ArticleTitle',
```

图 10-30 在表 pubxmldb.dbo.T 中 XML 类型列 XmlCol 上实现 XPath 查询

```
        Abstract varchar(max)'MedlineCitation/Article/Abstract',
        PubDateYear varchar(10)'MedlineCitation/Article//PubDate/Year',
        ubDateMonth varchar(10)'MedlineCitation/Article//PubDate/Month'
                    )
    CLOSE pubmed_cursor
    -- Deallocate the cursor
    DEALLOCATE pubmed_cursor
```

图 10-30（续） 在表 pubxmldb.dbo.T 中 XML 类型列 XmlCol 上实现 XPath 查询

图 10-31 给出在 pubxmldb 中建立表 T（含 XML 列 XmlCol）、导入 XML 数据文件 pubmed 21n0001ndtd.xml，以及在 XmlCol 上进行简单 XQuery 查询的示例。

```
    USE pubxmldb
    CREATE TABLE T(IntCol int,XmlCol xml)
    GO
    INSERT INTO T(XmlCol)
    SELECT * FROM OPENROWSET(
        BULK 'E:\MDB\pubmed21n0001.xml\pubmed21n0001ndtd.xml',
        SINGLE_BLOB)AS x
    --
    SELECT XmlCol.query('//PubmedArticle/MedlineCitation/Article/ArticleTitle')as Result
    FROM  pubxmldb..T

    SELECT XmlCol.query('//ArticleTitle')as Result
    FROM  pubxmldb..T
```

图 10-31 数据库 pubxmldb 中创建含 XML 数据类型列的表、简单 XQuery 查询

十、XML 数据发布

很多应用中，为了进行数据交换，或者为了适配一些分析或处理工具的要求，输入数据应为 XML 格式，因此需要将关系表发布为符合要求的 XML 格式。下面我们给出如何在 SQL Server 中利用其 XML 功能发布关系数据为 XML 格式的应用实例。

基于上一节中的数据表，查询前两条数据并生成 XML 格式的结果。图 10-32 给出了字段作为 XML 属性的发布语句，图 10-33 为发布结果取样。注意 for xml auto 选项发布结果的每行以 <row>…</row> 为行标记。

```
    SELECT TOP 2 [PMID]
        ,[ArticleTitle]
        ,[Abstract]
        ,[PubDateYear]
        ,[PubDateMonth]
    FROM [pubmed22n0001t0100xml].[dbo].[paperTiAbs]
    for xml auto
```

图 10-32 发布表数据为 row 元素的属性

```
<pubmed22n0001t0100xml.dbo.paperTiAbs PMID="1" ArticleTitle="Formate assay in body
fluids: application in methanol poisoning." PubDateYear="1975" PubDateMonth="Jun" />
    <pubmed22n0001t0100xml.dbo.paperTiAbs PMID="2" ArticleTitle="Delineation of the
intimate details of the backbone conformation of pyridine nucleotide coenzymes in
aqueous solution." PubDateYear="1975" PubDateMonth="Oct" />
```

图 10-33　表数据发布为 XML 元素属性的结果示例

除此之外，也可以选择将字段发布为元素，利用 for xml raw, elements 查询选项即可，查询及结果见图 10-34 和图 10-35。

```
SELECT TOP 2 [PMID]
    ,[ArticleTitle]
    ,[Abstract]
    ,[PubDateYear]
    ,[PubDateMonth]
 FROM [pubmed22n0001t0100xml].[dbo].[paperTiAbs]
 for xml raw,elements
```

图 10-34　发布表数据为 row 元素的子元素

```
<row>
  <PMID>1</PMID>
  <ArticleTitle>Formate assay in body fluids: application in methanol poisoning.</ArticleTitle>
  <PubDateYear>1975</PubDateYear>
  <PubDateMonth>Jun</PubDateMonth>
</row>
<row>
  <PMID>2</PMID>
  <ArticleTitle>Delineation of the intimate details of the backbone conformation
of pyridine nucleotide coenzymes in aqueous solution.</ArticleTitle>
  <PubDateYear>1975</PubDateYear>
  <PubDateMonth>Oct</PubDateMonth>
</row>
```

图 10-35　表数据发布为 XML 元素的结果示例

如果需要定制自己的根元素，则利用根元素定义 root。图 10-36 和图 10-37 是自行定义根元素的查询及其输出 XML 格式的示例。

```
SELECT TOP 2 [PMID]
    ,[ArticleTitle]
    ,[Abstract]
    ,[PubDateYear]
    ,[PubDateMonth]
 FROM [pubmed22n0001t0100xml].[dbo].[paperTiAbs]
 for xml raw,elements,root('pubmedArticles')
```

图 10-36　输出为 XML 结果的根元素定制查询

```xml
<pubmedArticles>
  <row>
    <PMID>1</PMID>
    <ArticleTitle>Formate assay in body fluids: application in methanol poisoning.</ArticleTitle>
    <PubDateYear>1975</PubDateYear>
    <PubDateMonth>Jun</PubDateMonth>
  </row>
  <row>
    <PMID>2</PMID>
    <ArticleTitle>Delineation of the intimate details of the backbone conformation of pyridine nucleotide coenzymes in aqueous solution.</ArticleTitle>
    <PubDateYear>1975</PubDateYear>
    <PubDateMonth>Oct</PubDateMonth>
  </row>
</pubmedArticles>
```

图 10-37 根元素定制的 XML 查询结果示例

上述提供的关系数据发布为 XML 数据的实例，在很多基础的应用场景下基本够用。对于更复杂格式的 XML 数据发布，SQL Server 提供了 Explicit 方式的 XML 发布功能，此处不再赘述。

（包小源　金　梦）

附 录

一、将 PubMed 中的 CSV 检索结果导入到 SQL Server

1. 在 SQL 上创建一个新数据库 pubmed_deeplearning。右键点击数据库，选择任务，点击导入数据。

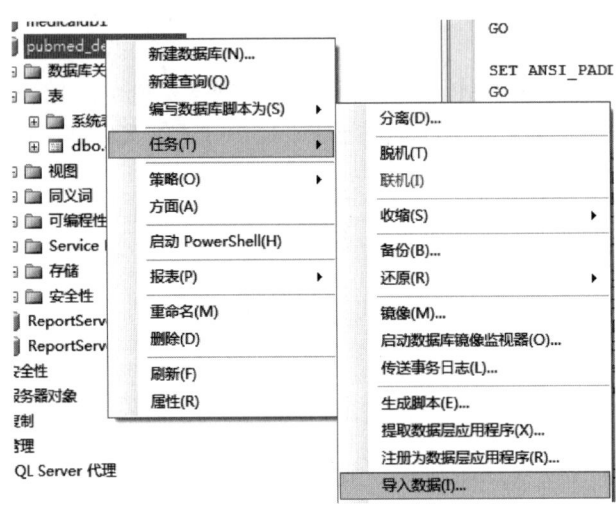

2. 点击下一步。

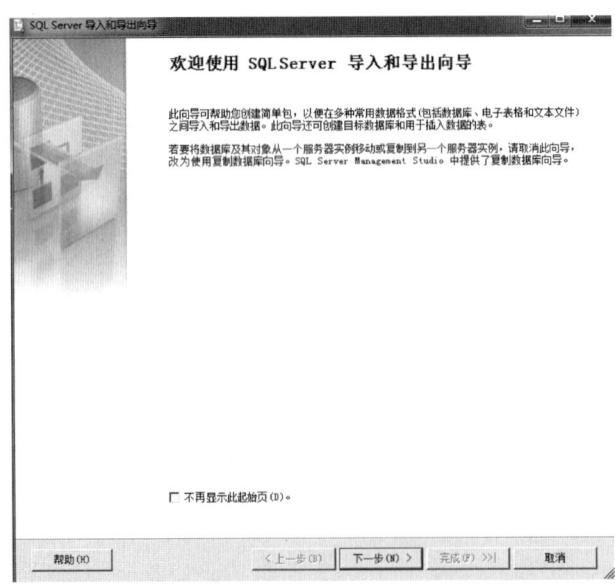

3．数据源选择平面文件源。点击浏览选择所需的文件。根据导入文件的格式需要，格式处选择带分隔符，在第一个数据行显示列名称处打钩，使原文件的列名在 SQL 里仍为列名。

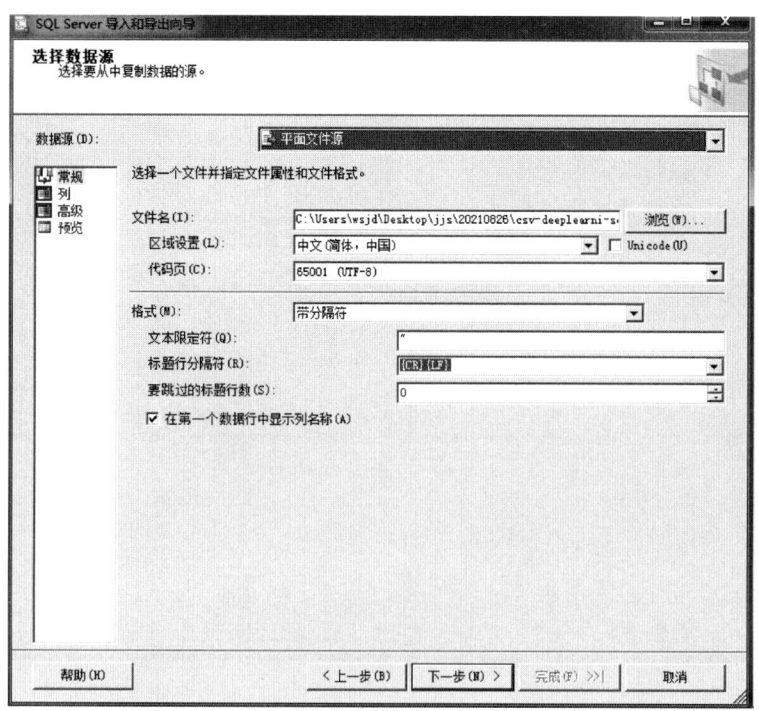

4．点击左侧"列"，行分隔符改为 {LF}。

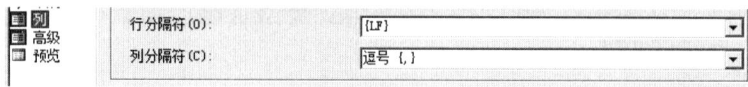

5．点击左侧"高级"，调整各列'OutputColumnWidth'字符宽度数值，防止导入的时候出现截断。设置完成后，点击下一步。

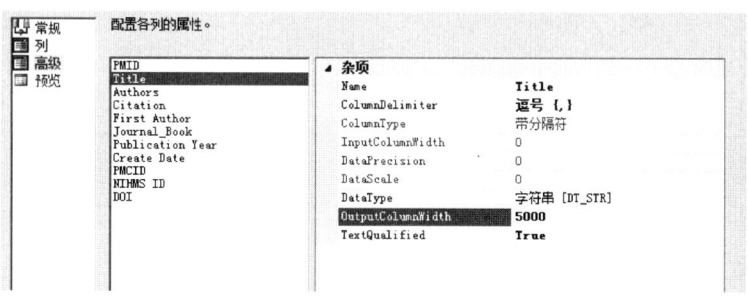

6. 点击下一步。

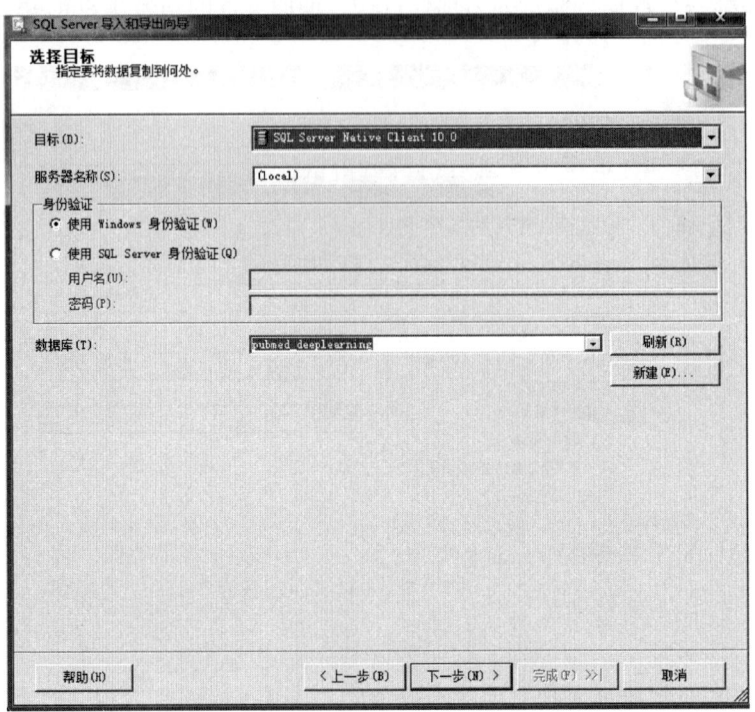

7. 可以点击预览看格式是否出错。点击下一步。

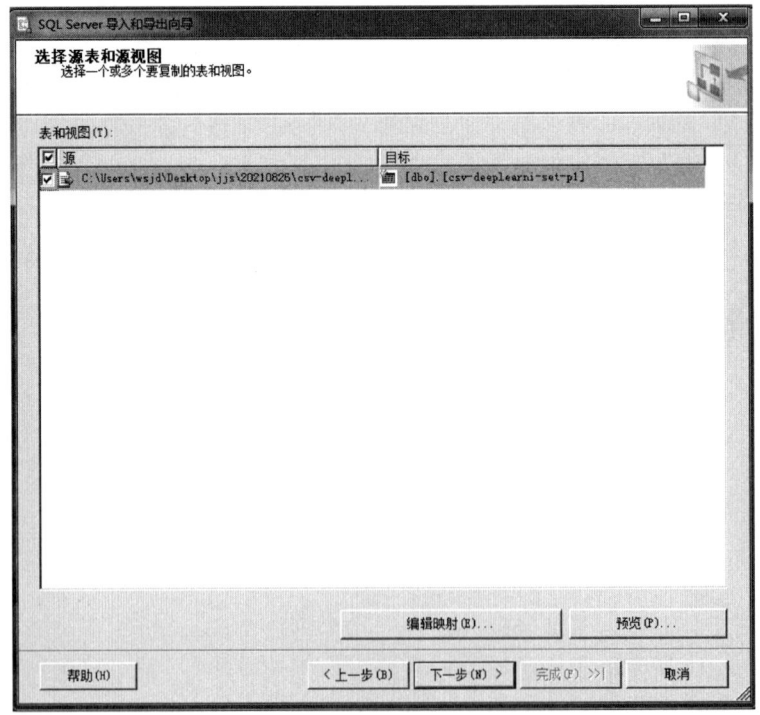

8. 点击下一步。

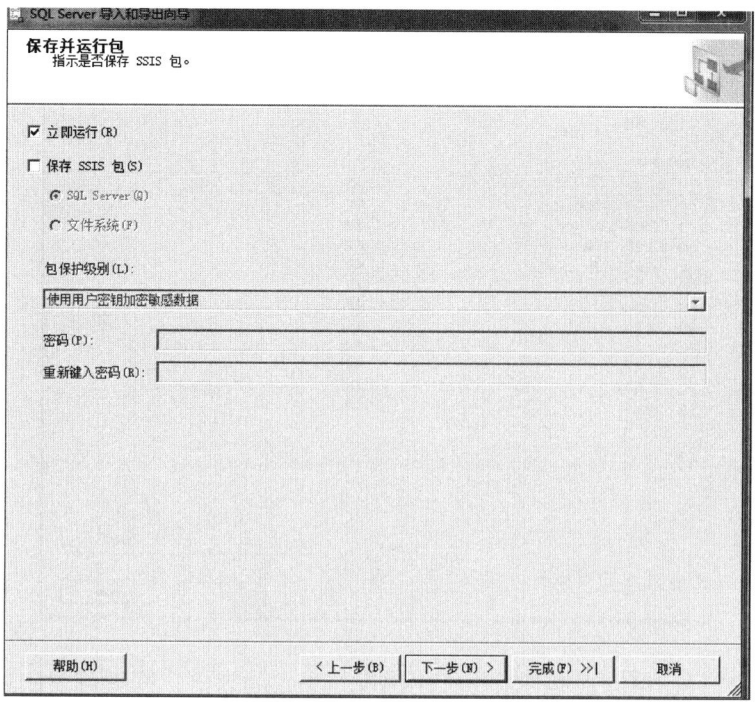

9. 点击完成。

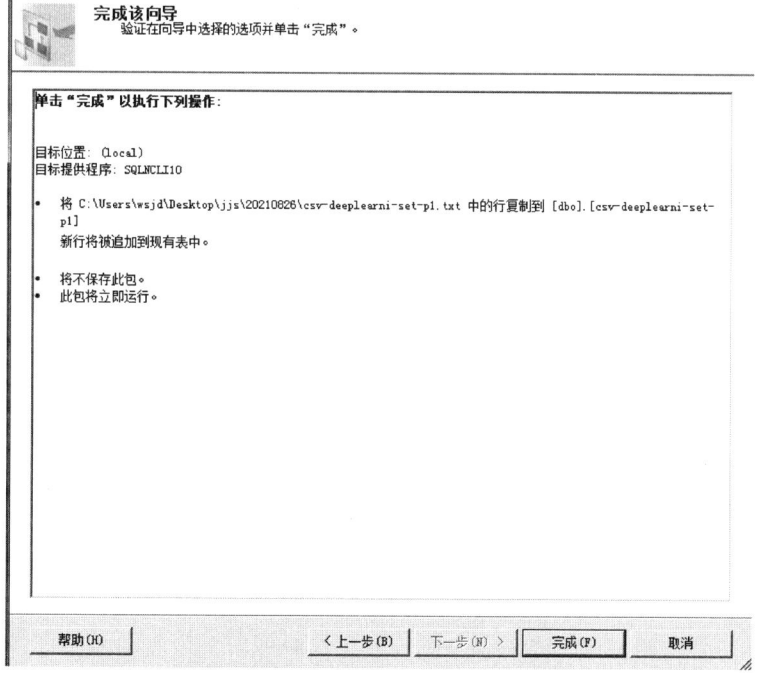

10. 执行成功界面。

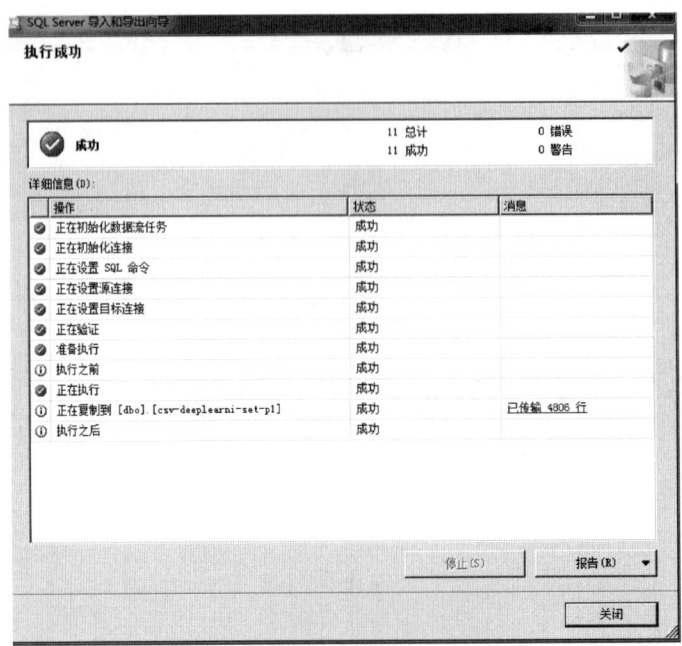

11. 刷新数据库后，可以观察到数据库中出现新导入的表格，这里可重命名表格。

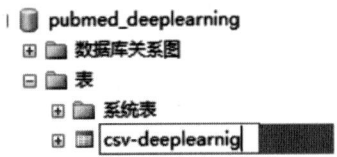

二、将固定宽度的 csv 文件导入 SQL Server

1. 右键点击要导入的库，选择任务，点击导入数据。

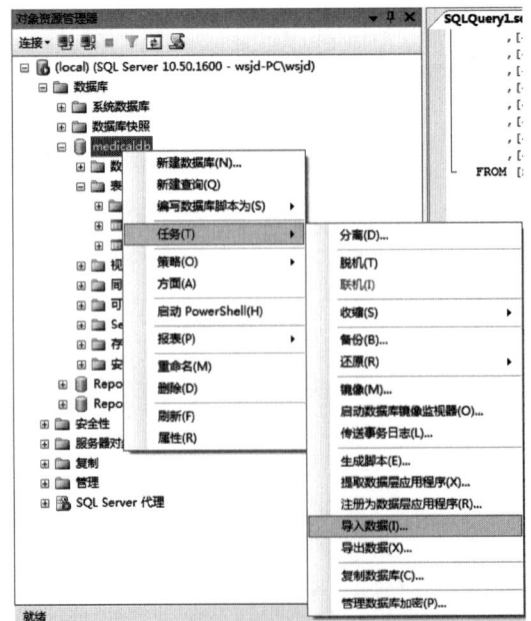

2. 点击下一步。

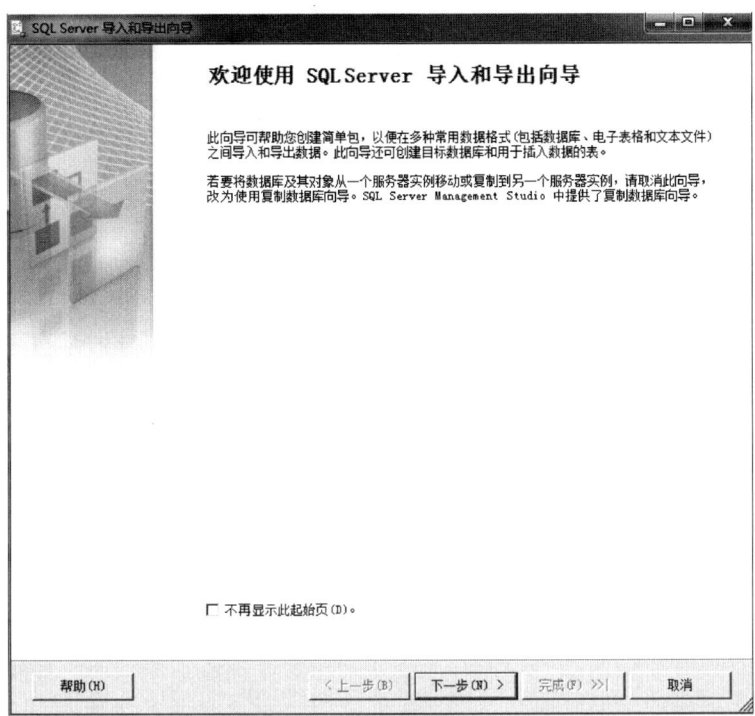

3. 根据要导入的文件类型，选择合适的数据源种类。这里选择平面文件源。

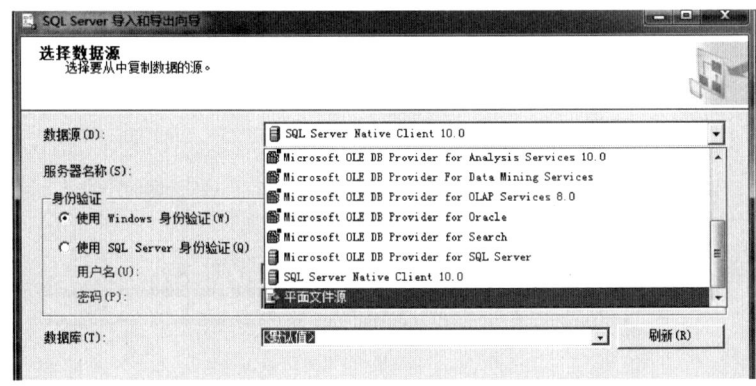

4．点击浏览，选择要导入的文件。然后根据格式需要，选择合适的类型。这里选择固定宽度。

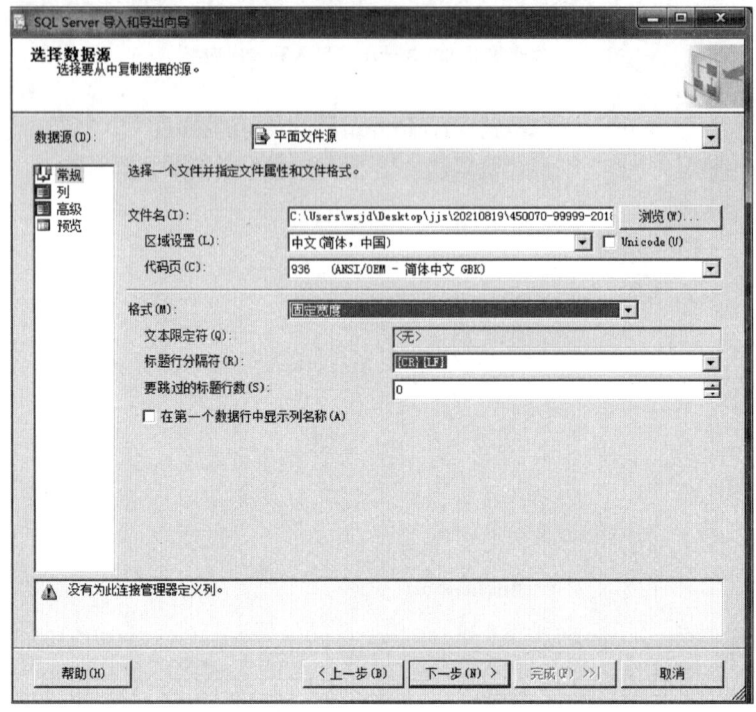

5．点击列，根据原文件的行宽，选择合适的行宽。可以在源数据列下面观看到预览图。这里选择62。

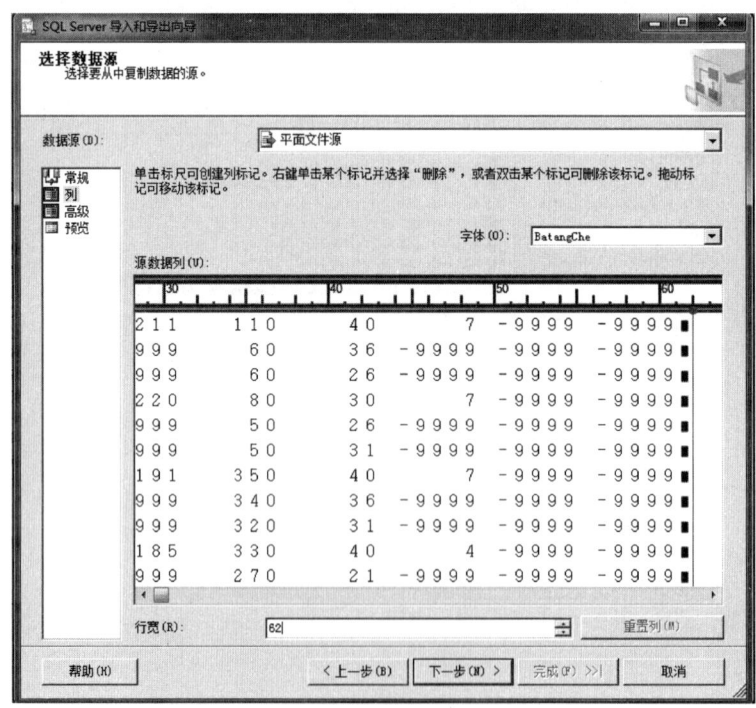

6. 在红点所在的那一行,选择合适的位置,划分不同的列。

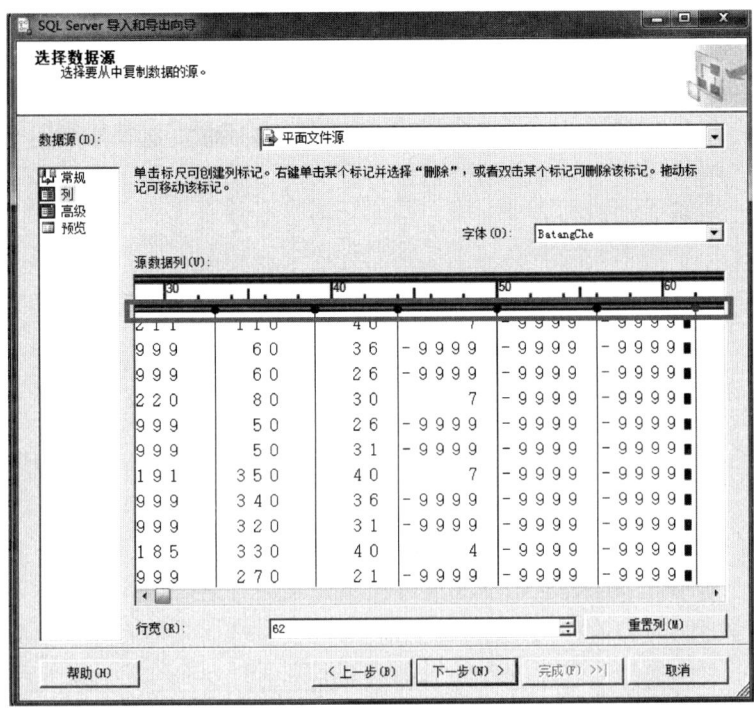

7. 点击预览查看划分后的效果。点击下一步。

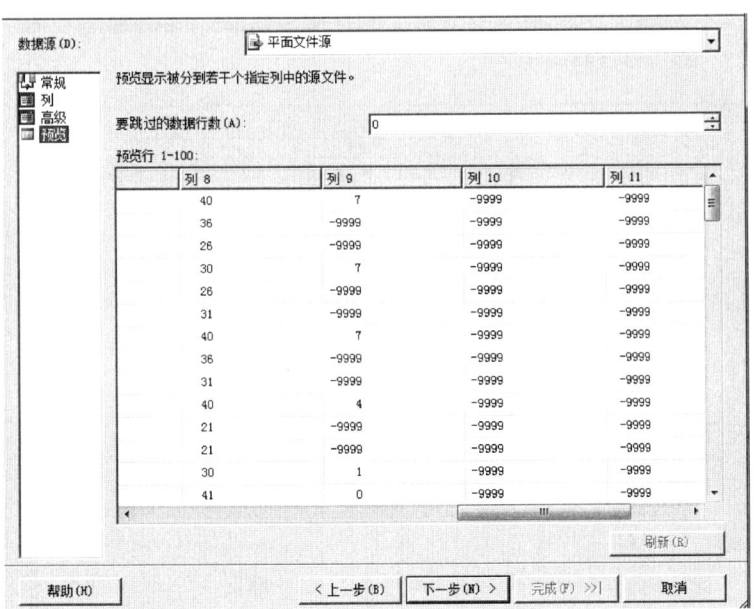

8．点击下一步。

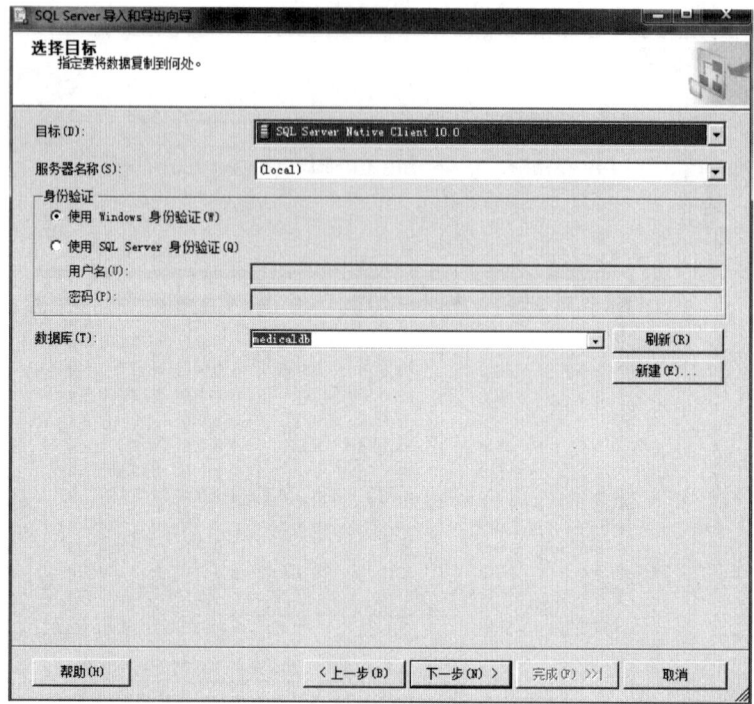

9．点击下一步。

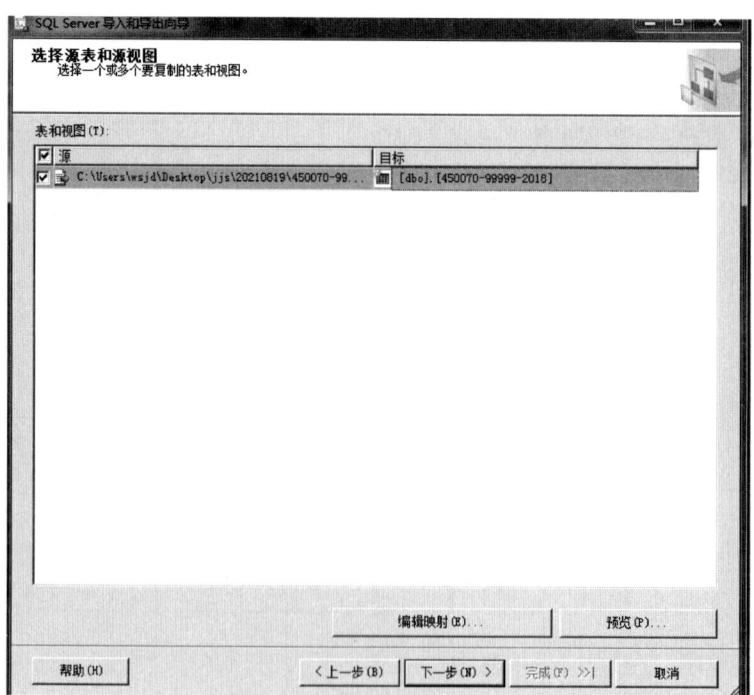

10. 点击下一步。

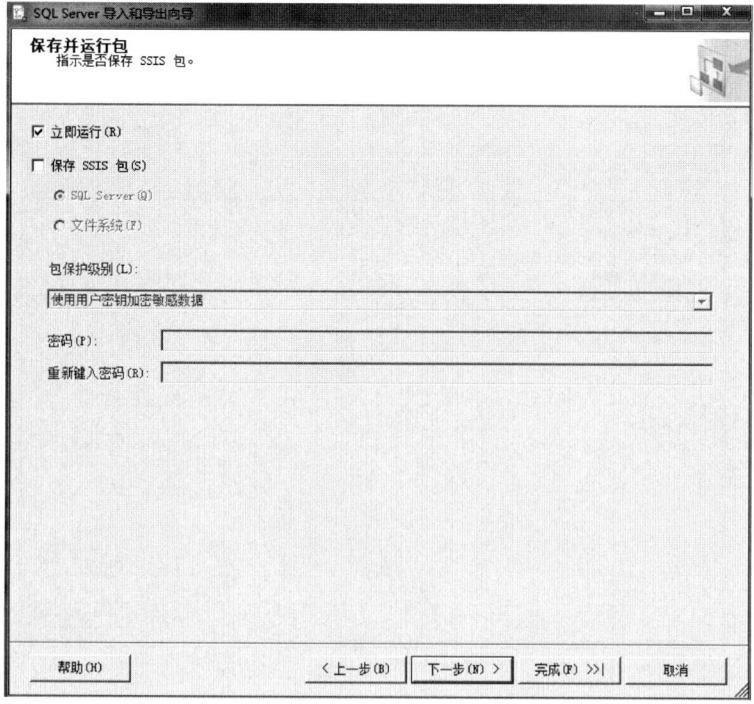

11. 点击完成。

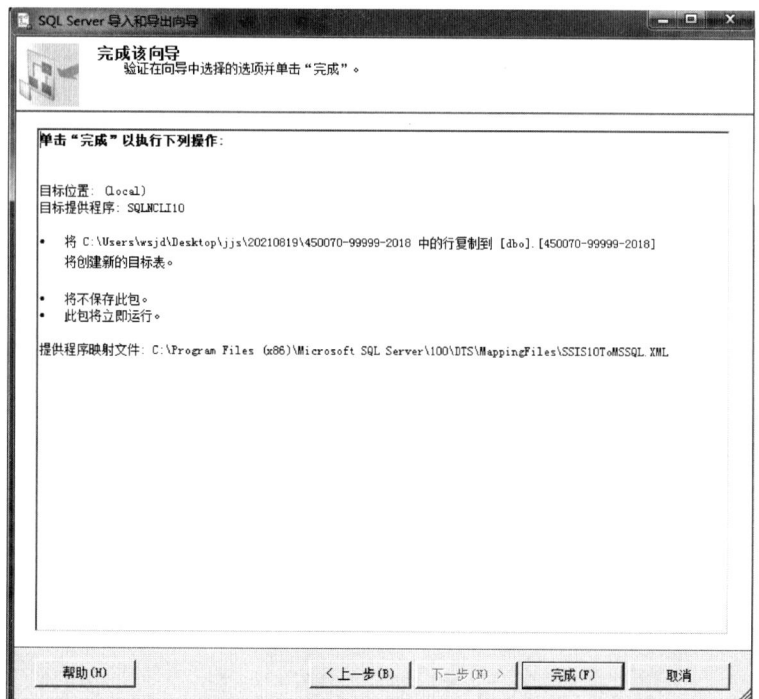

12．执行成功界面如下。

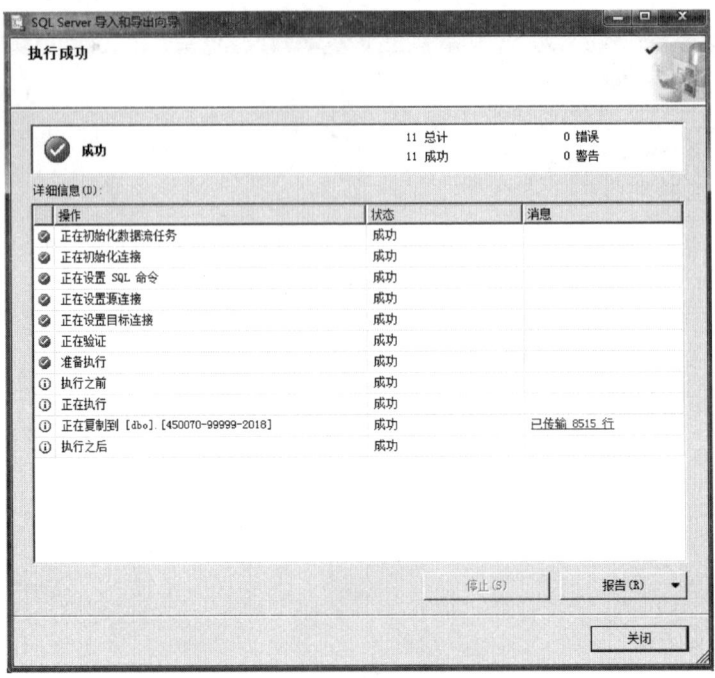

13．刷新库后，可以观察到数据库中出现新表，在新表处点击右键选择前100行，检查表的格式是否合适。

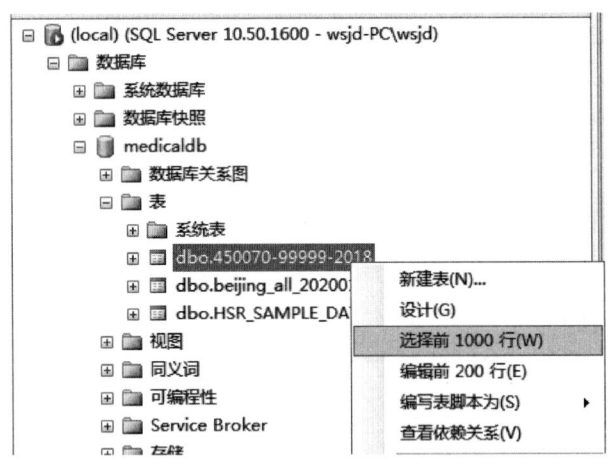

14．结果如下。

三、将知网的 excel 文件导入 SQL Server

1．在 SQL 上创建一个新数据库 pubmed_deeplearning。右键点击数据库，选择任务，点击导入数据。

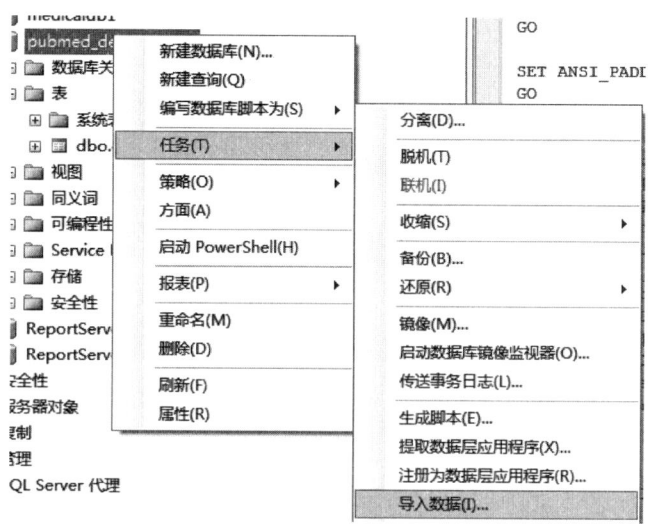

2．点击下一步。

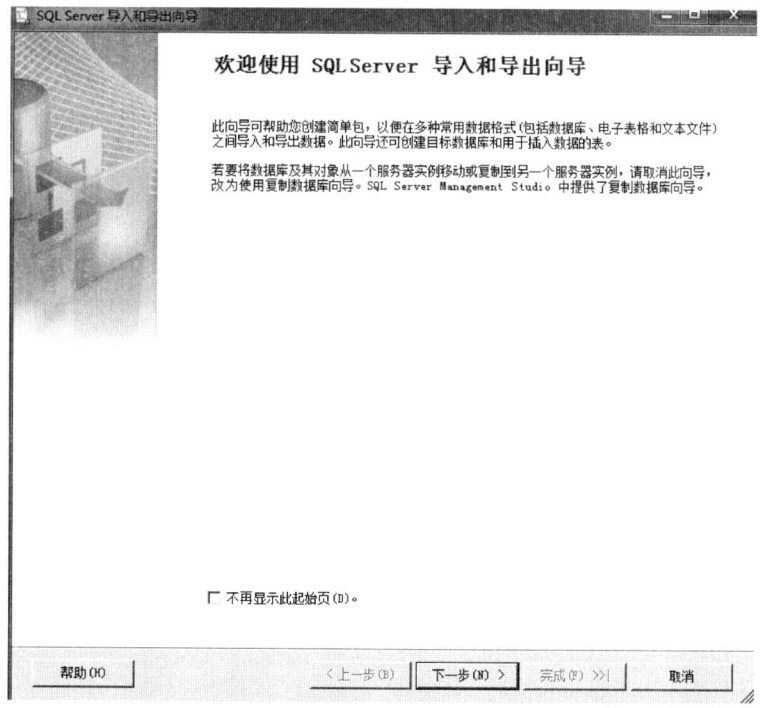

3．数据源选择 Microsoft Excel。点击浏览选择所需的文件。根据导入文件的格式需要，首行包含列名称前的方框打钩。点击下一步。

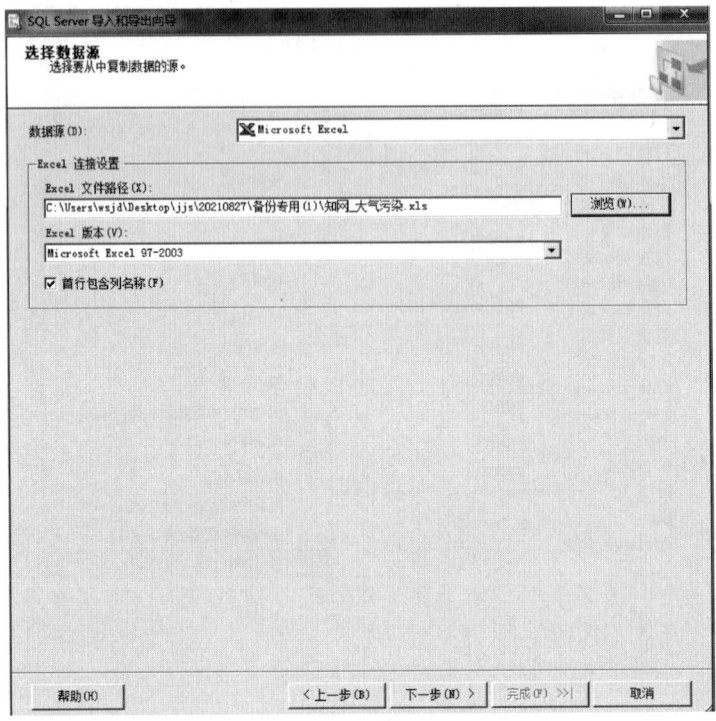

4．如果出现外部表不是预期格式的提示，进行第五步的操作。

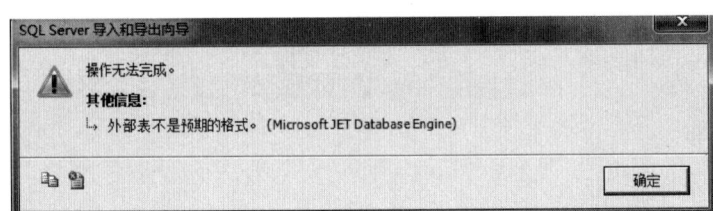

5．打开文件夹里的原文件，在如下的提示后，选择是，直到看到具体的表格。

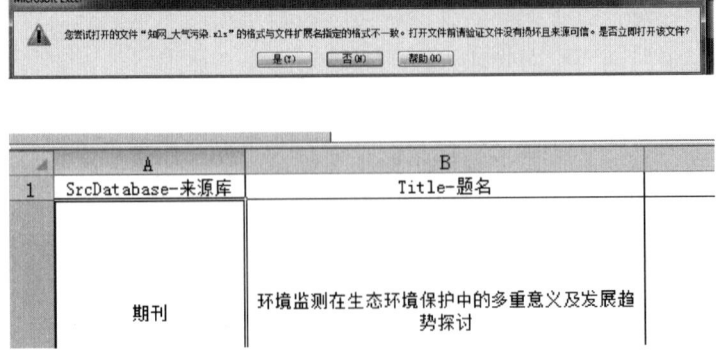

6. 在不关闭 excel 的条件下，回到 SQL 重新点击下一步，可进到下一个页面。继续点击下一步。

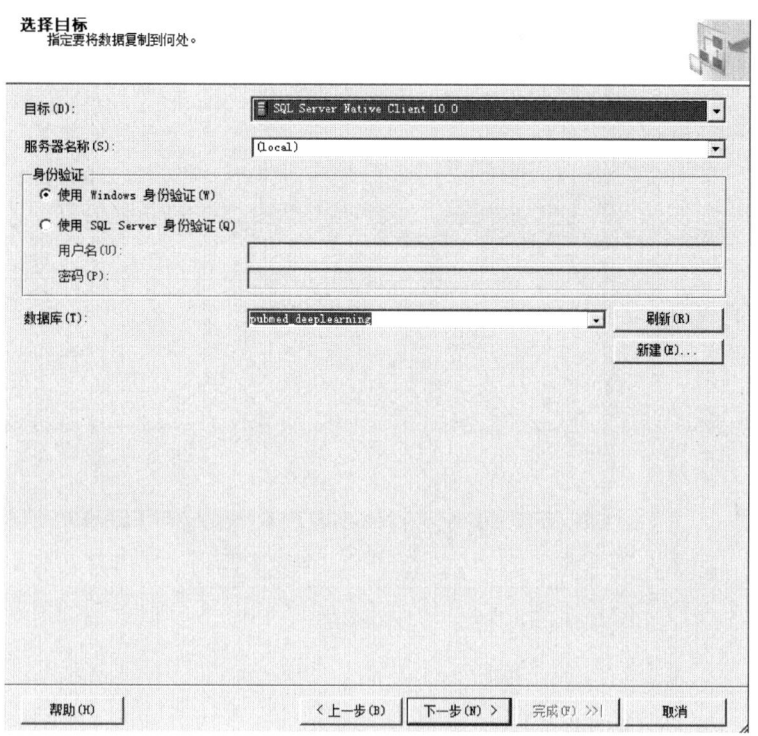

7. 继续点击下一步。

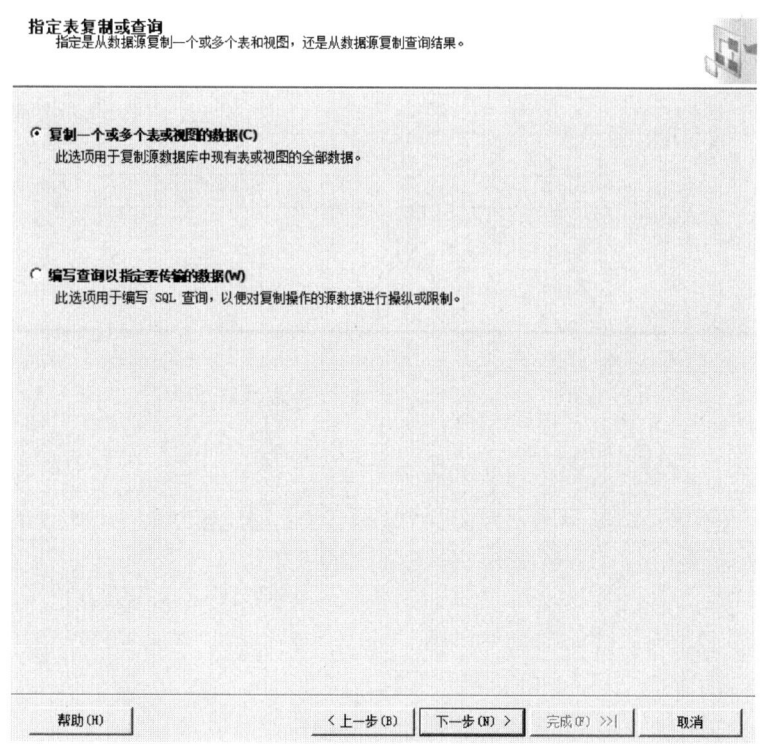

8. 点击预览，可以看到列表的形式。点击编辑映射可以修改变量的大小，如果未来导入时出现截断的错误，可以在编辑映射里，将大小的数值增大。设置完成后，点击下一步。

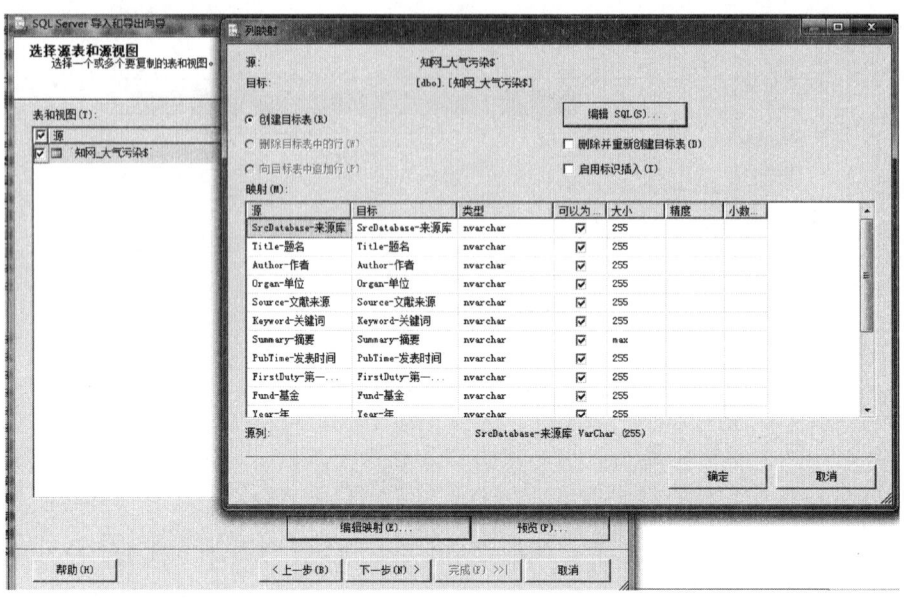

9. 点击下一步。

10. 点击完成。

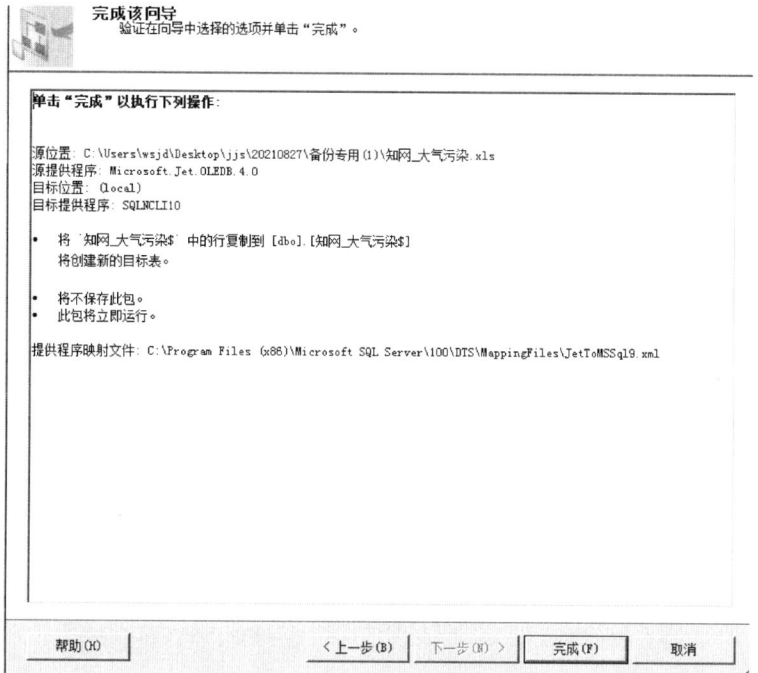

11. 执行成功的界面如下。点击关闭。

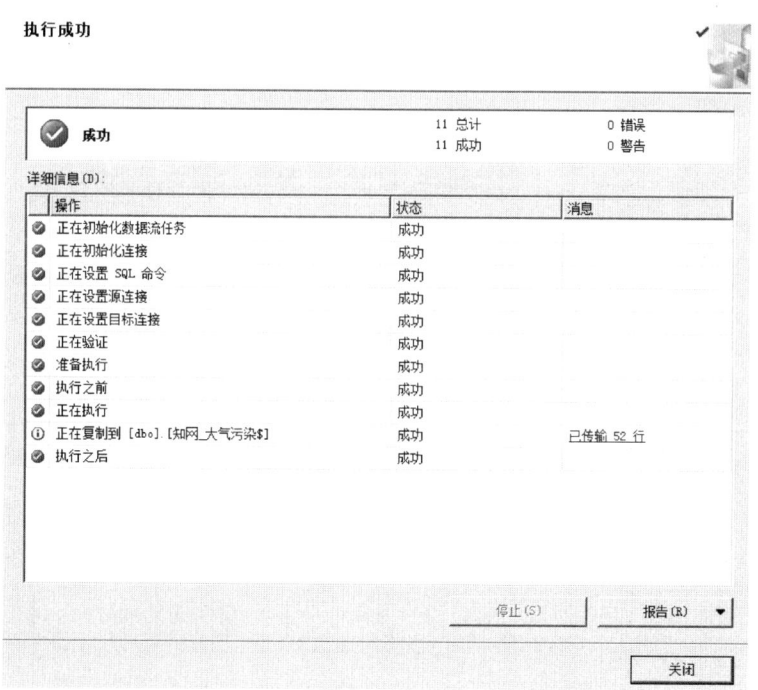

12. 刷新数据库后，可以看到数据库中出现所需要的新表。

四、将 SQL Server 中的表格以带分隔符的 csv 的形式导出

1. 右键选择要导出的数据库，选择任务，点击导出数据。

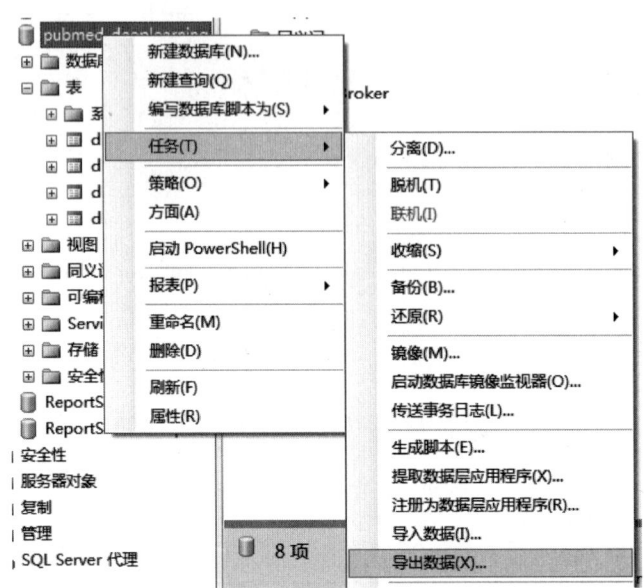

2. 点击下一步。

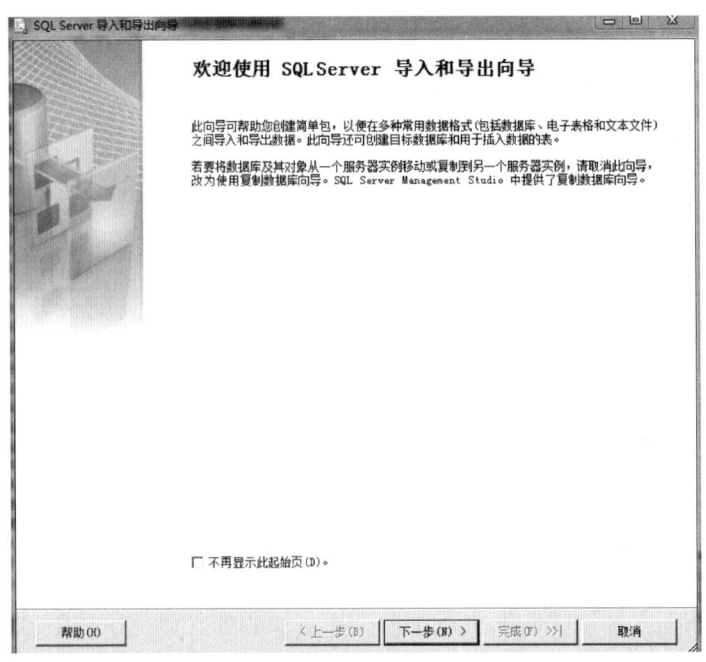

3．点击下一步。

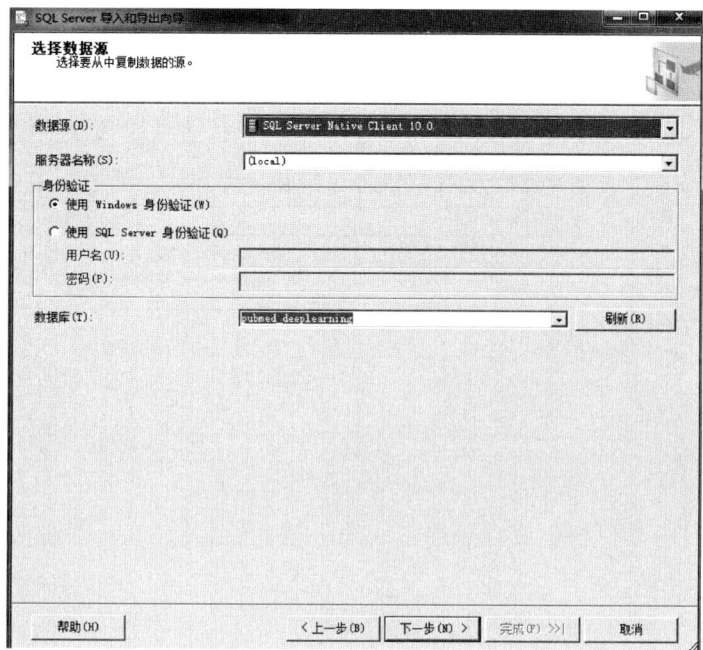

4．目标选择平面文件目标。

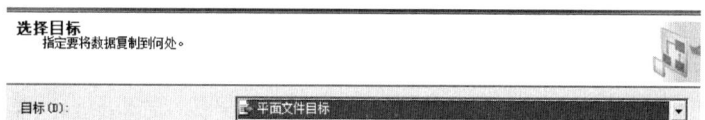

5．点击浏览，选择要保存的文件路径以及保存的文件名。填写完毕后点击打开。

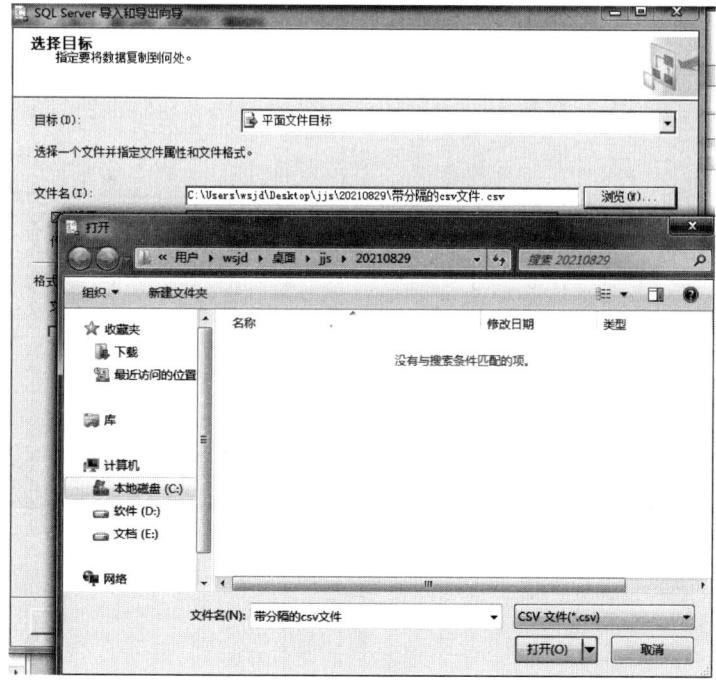

6. 格式选择带分隔符。如果需要首行包括列名称，则在对应处勾选。点击下一步。

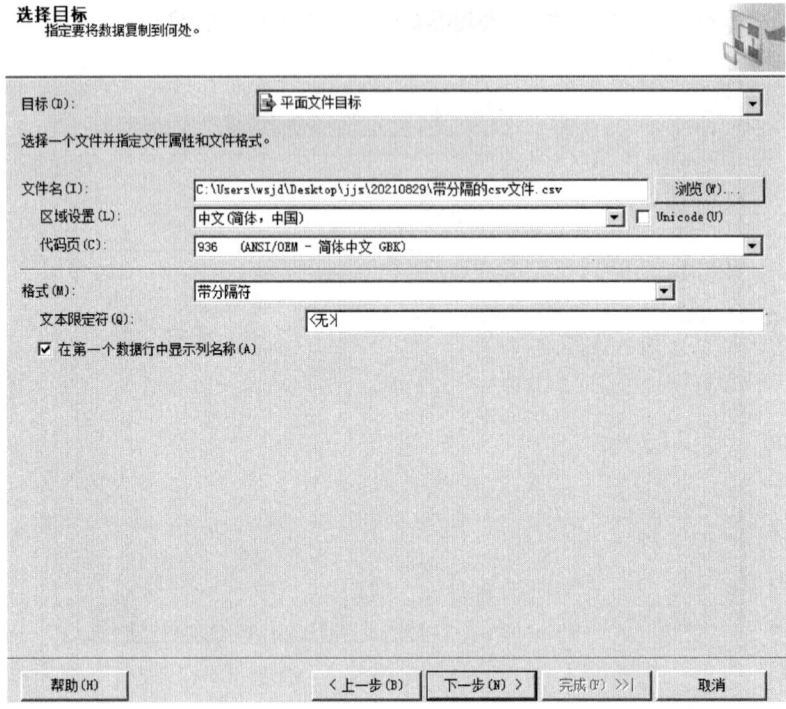

7. 点击下一步。

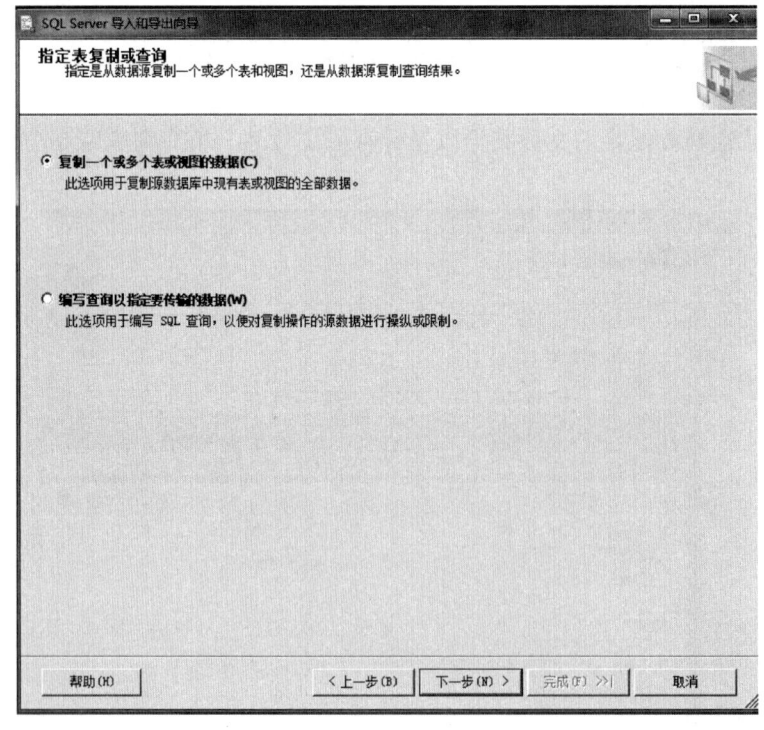

8. 在源表或源视图处选择要导出的文件，选择合适的行分隔符和列分隔符。点击下一步。

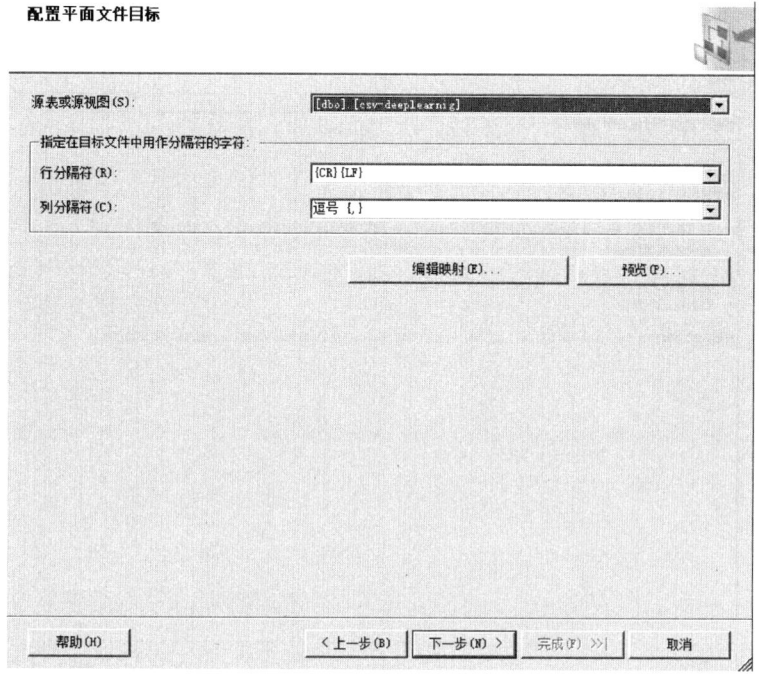

9. 点击下一步。

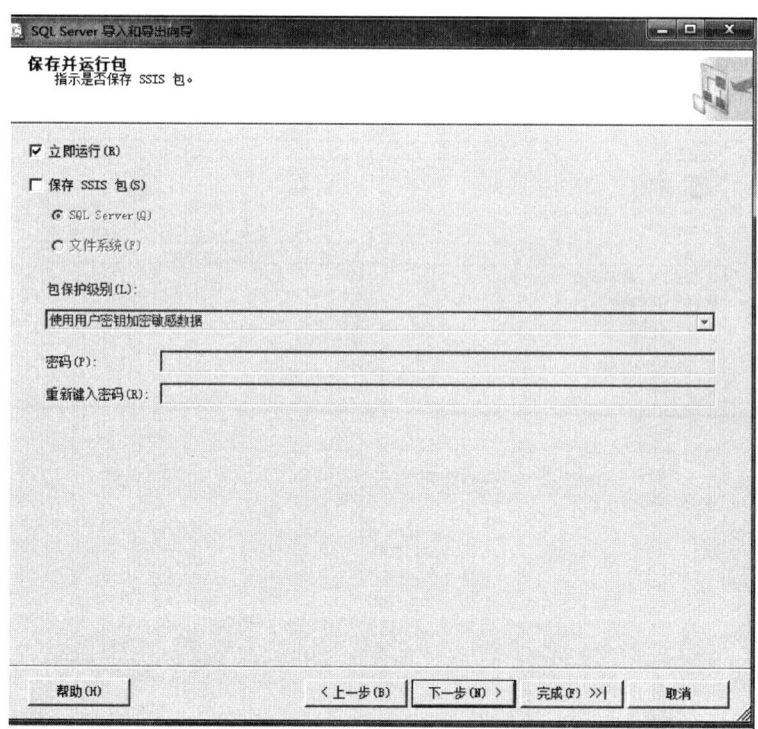

10. 点击完成。

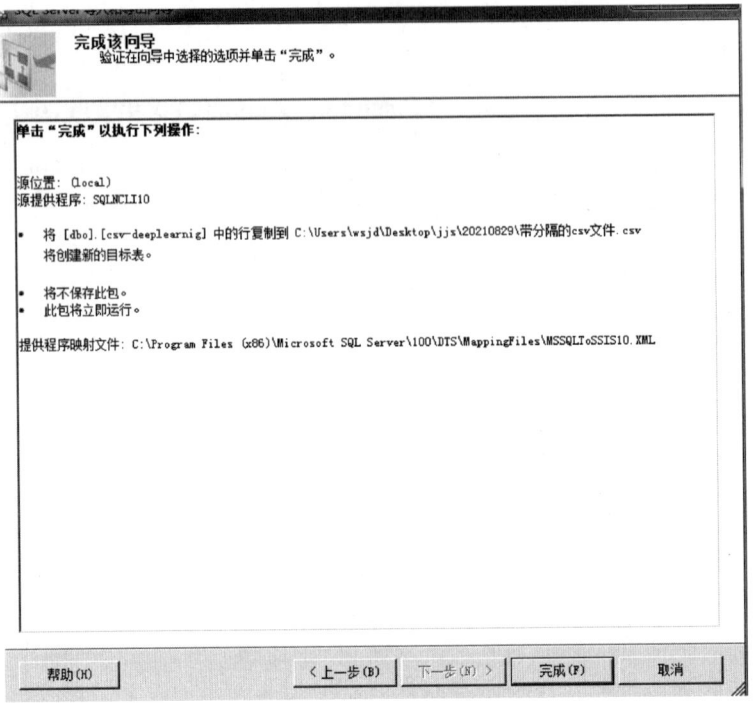

11. 执行成功的界面如下。点击关闭。

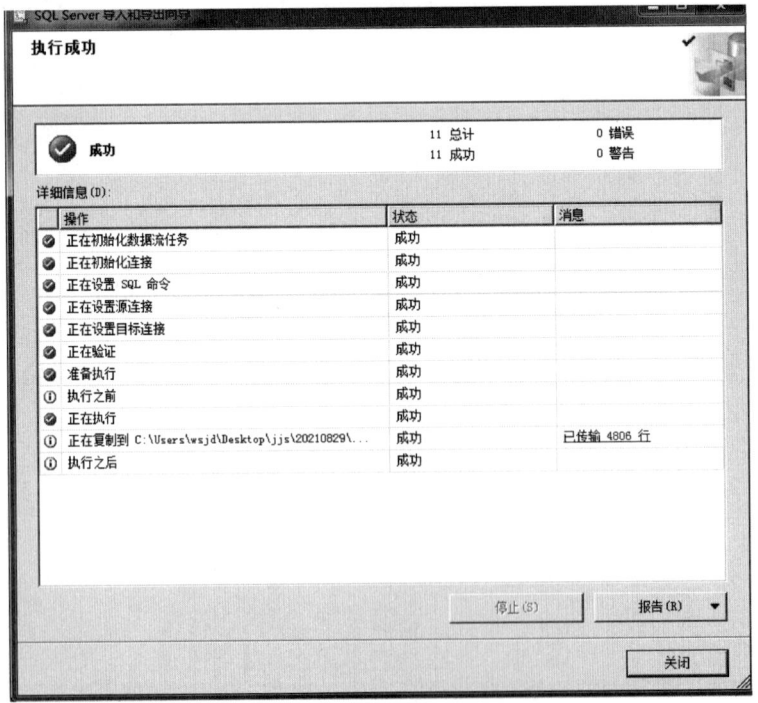

12. 可以在文件夹里找到导出的文件。

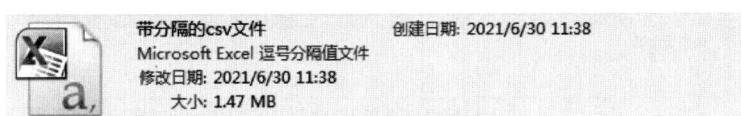

五、将 SQL Server 中的表格以固定宽度的 csv 的形式导出

1. 右键选择要导出的数据库，选择任务，点击导出数据。

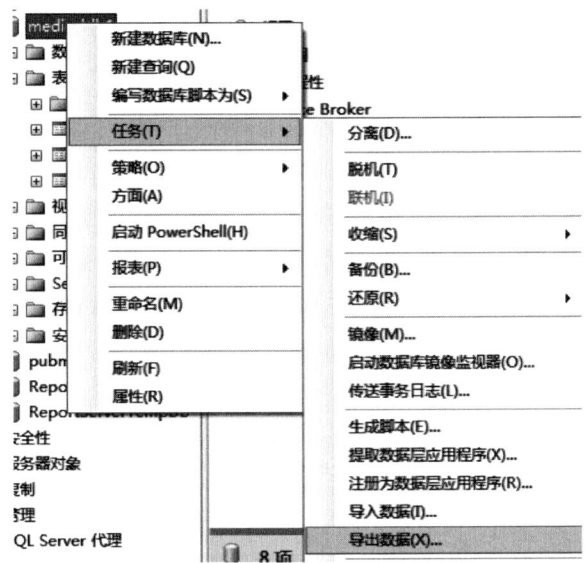

2. 点击下一步。

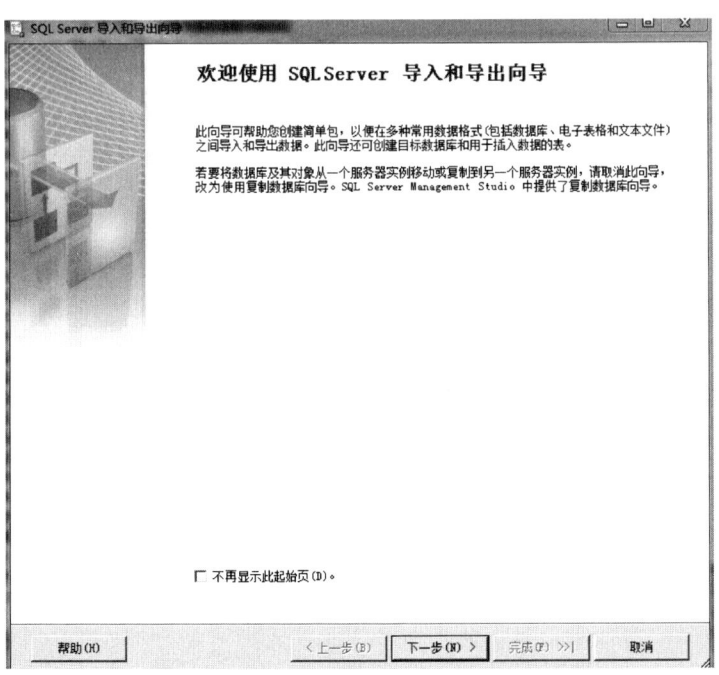

3．点击下一步。

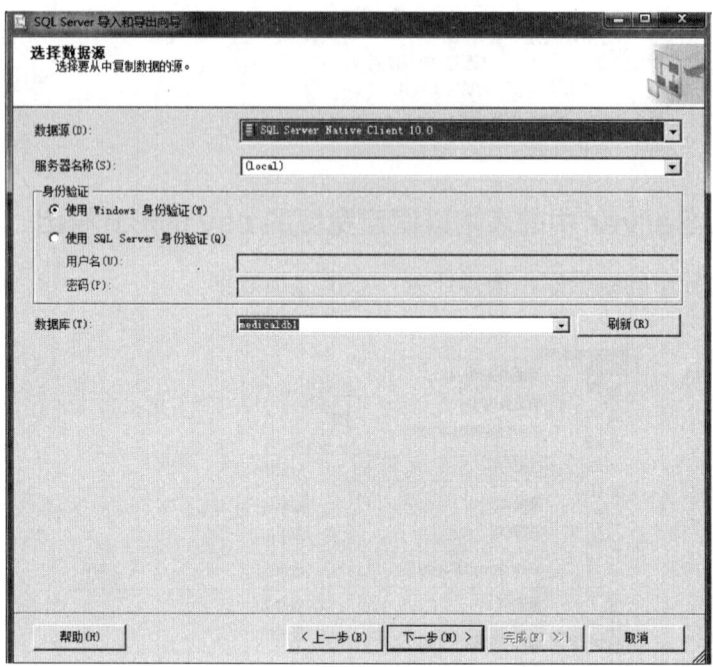

4．目标选择平面文件目标。

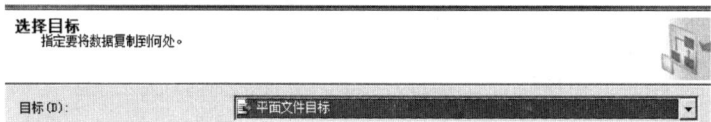

5．点击浏览，选择要保存的文件路径以及保存的文件名。填写完毕后点击打开。

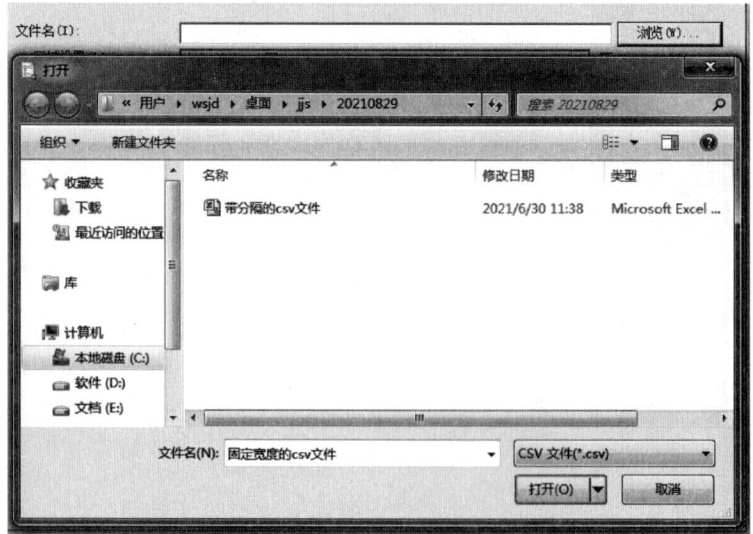

6. 格式选择固定宽度。如果需要首行包括列名称，则在对应处勾选。这里根据表格的情况，不做勾选。点击下一步。

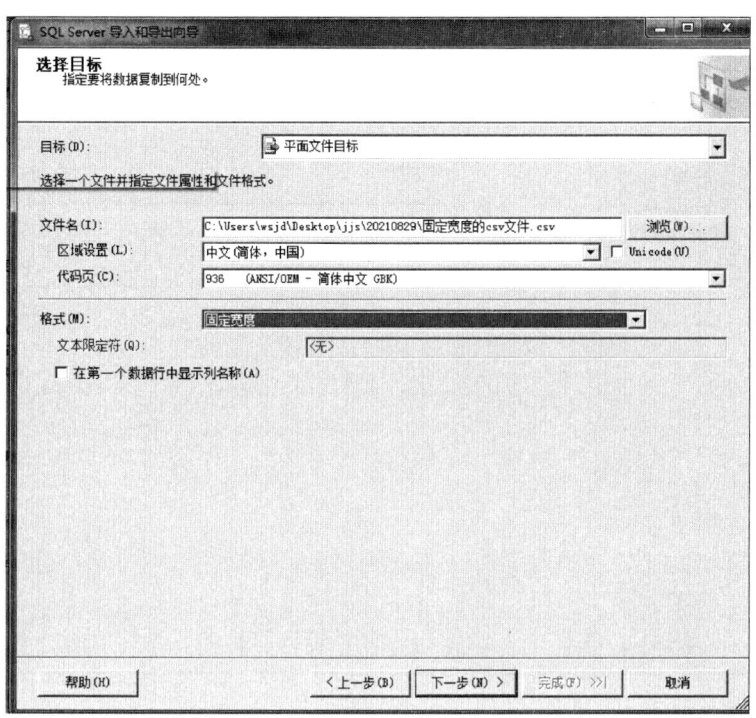

7. 点击下一步。

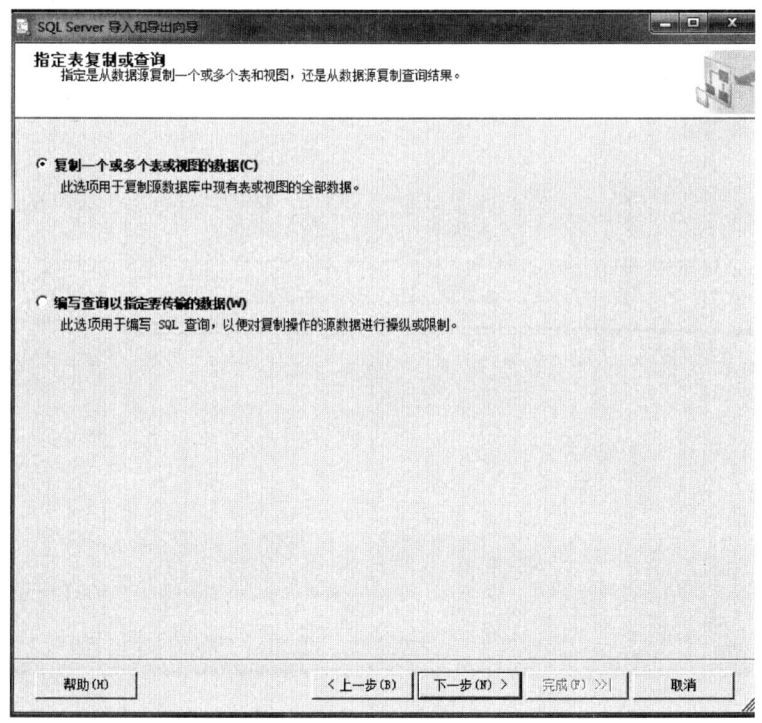

8. 在源表或源视图处选择要导出的文件，选择合适的行分隔符和列分隔符。点击下一步。

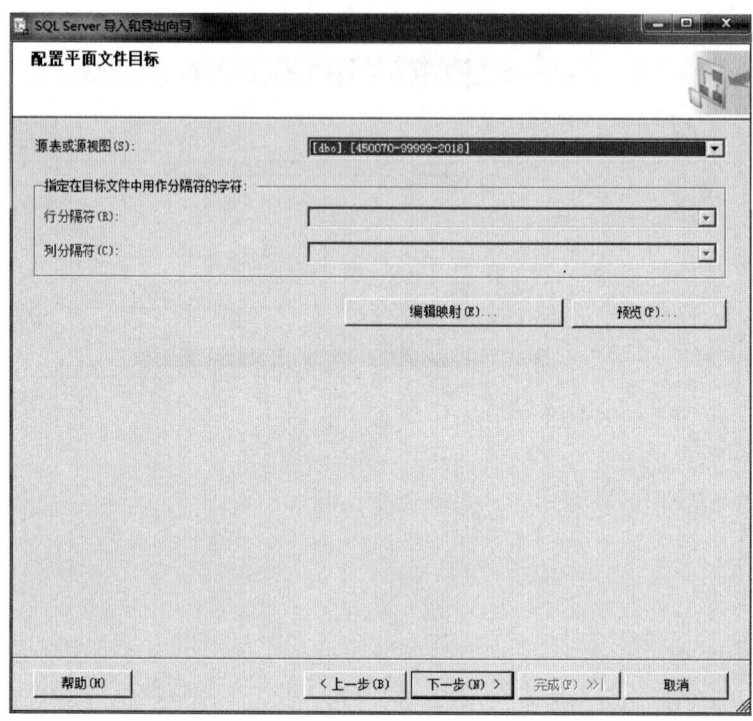

9. 点击下一步。

10. 点击完成。

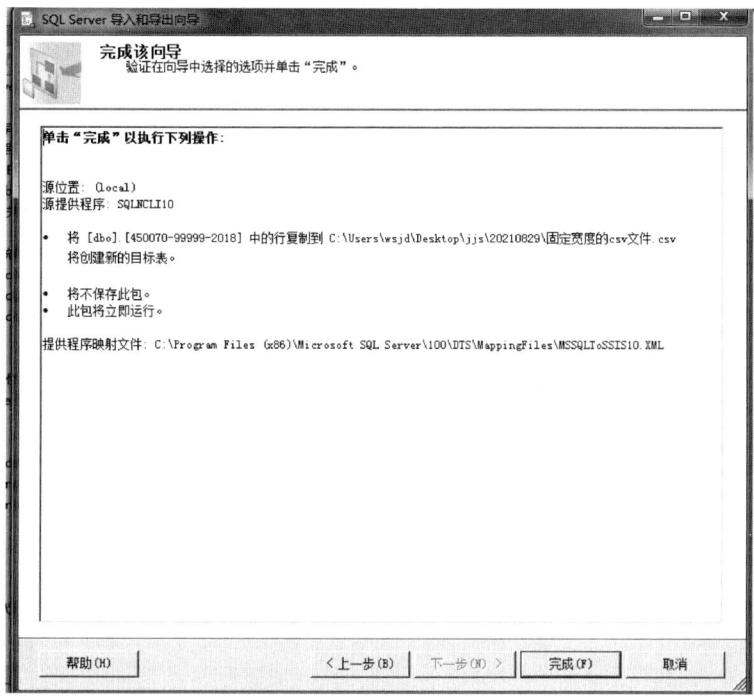

11. 执行成功界面如下。点击关闭。

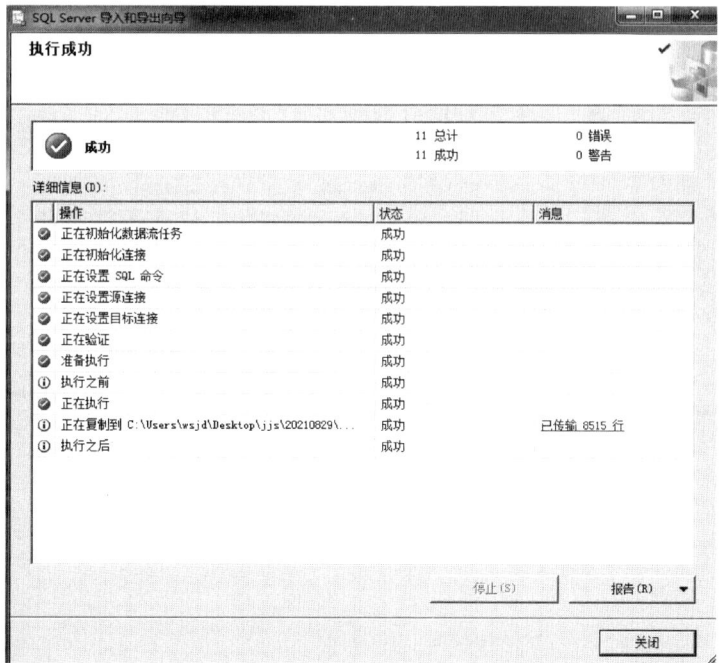

12. 可以在文件夹里找到导出的文件。

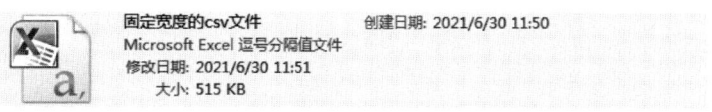

六、将 SQL Server 中的表格以 excel 的形式导出

1. 右键选择要导出的数据库，选择任务，点击导出数据。

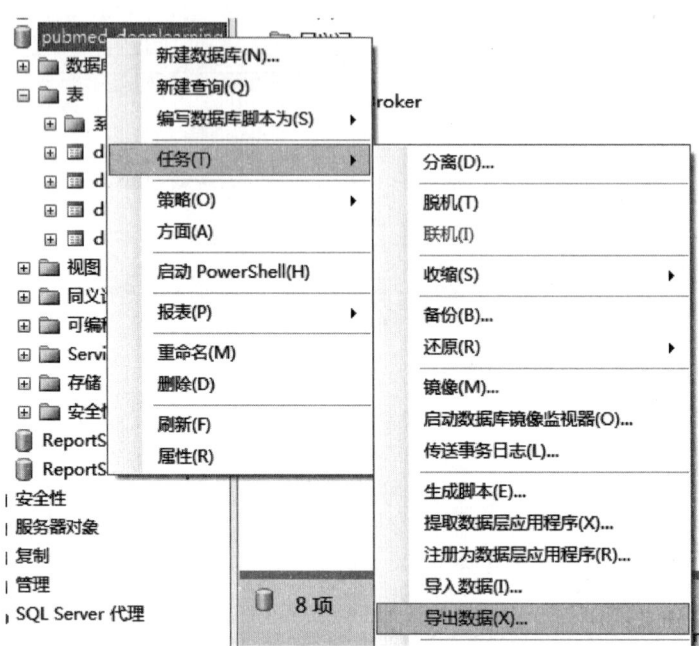

2. 点击下一步。

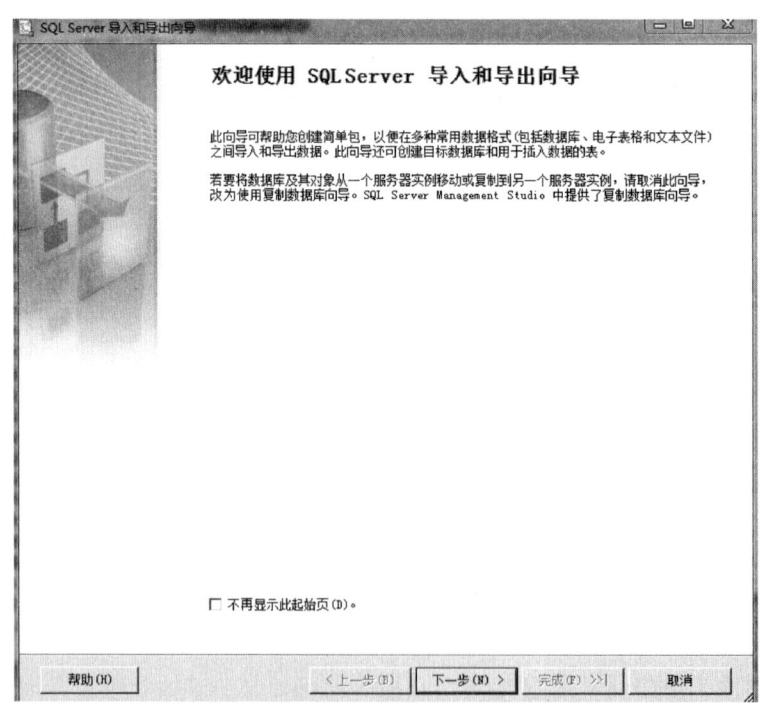

3．点击下一步。

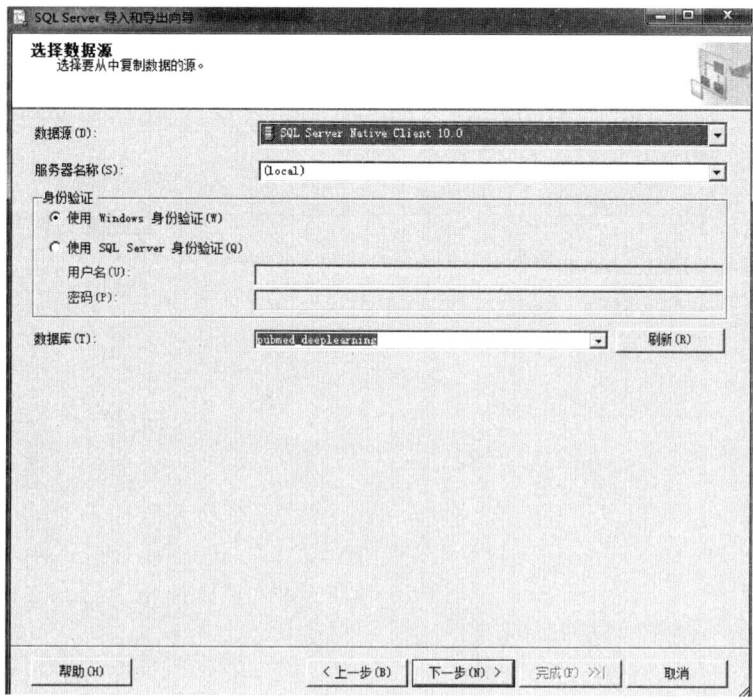

4．目标选择 Microsoft Excel。

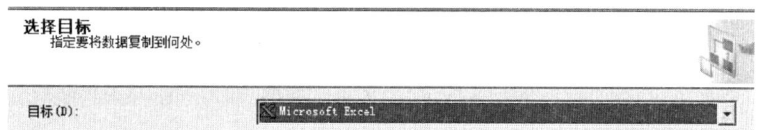

5．点击浏览，选择要保存的文件路径以及保存的文件名。填写完毕后点击打开。

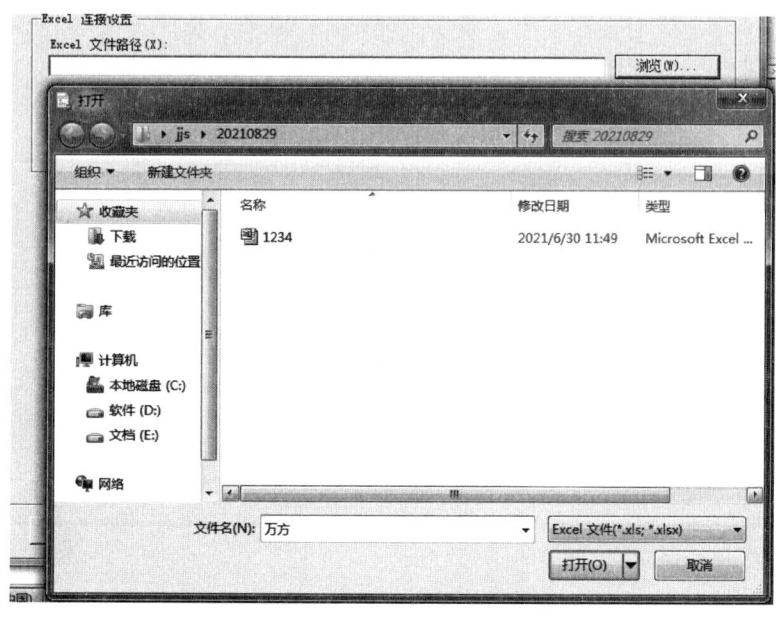

6. 如果需要首行包括列名称，则在对应处勾选。点击下一步。

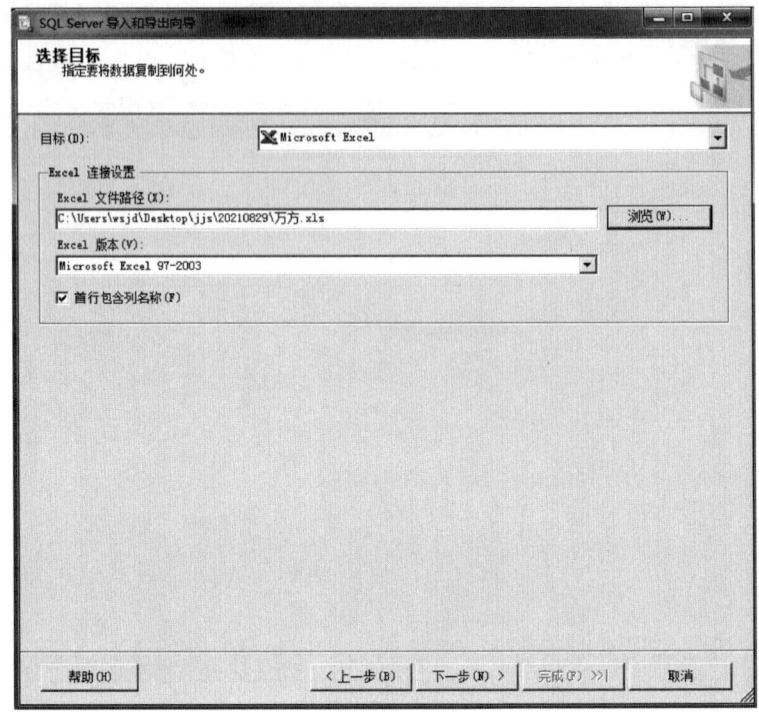

7. 点击下一步。

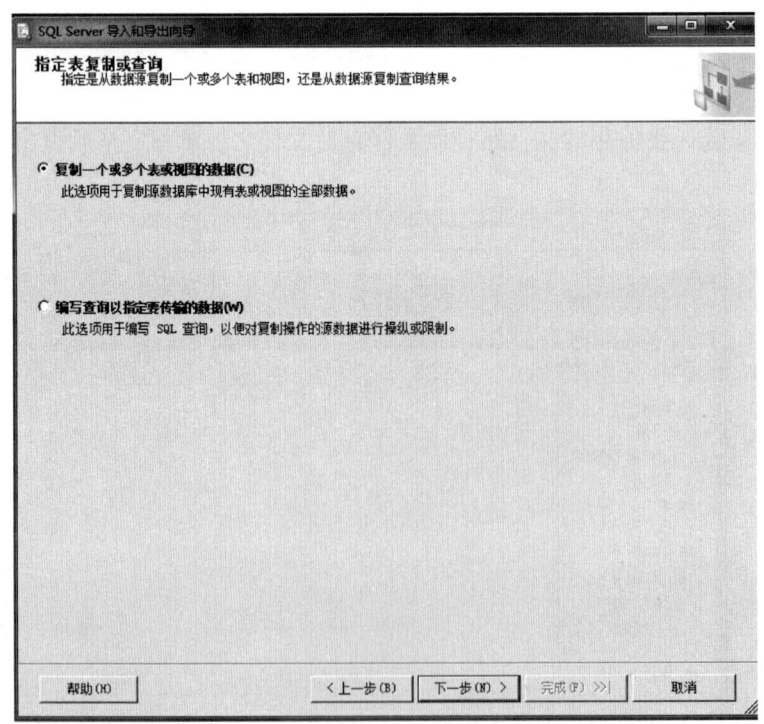

8. 勾选要导出的文件，点击下一步。

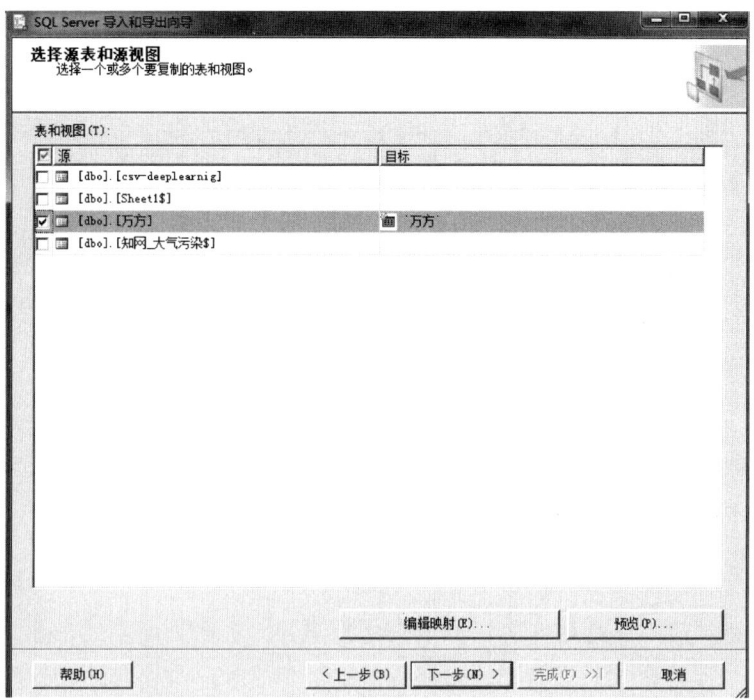

9. 点击下一步。

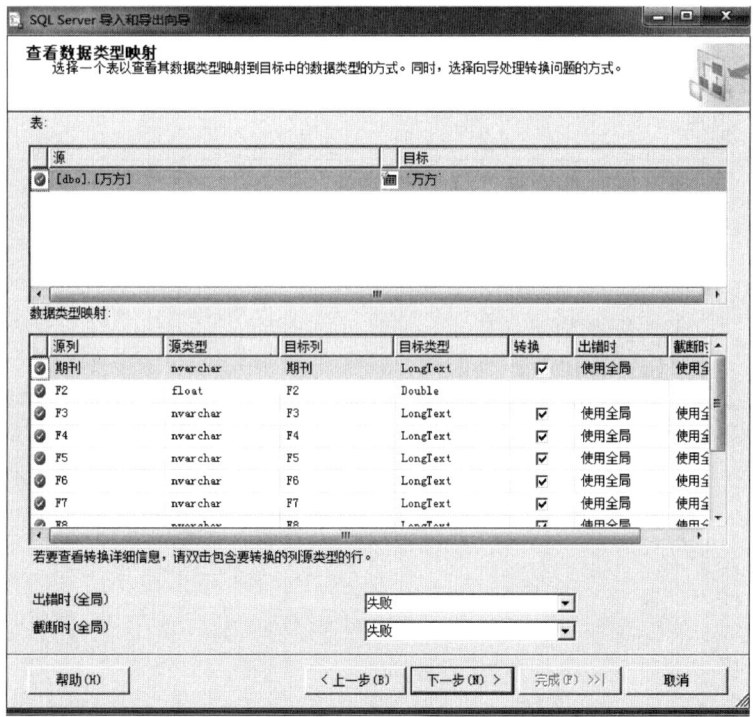

10. 点击下一步。

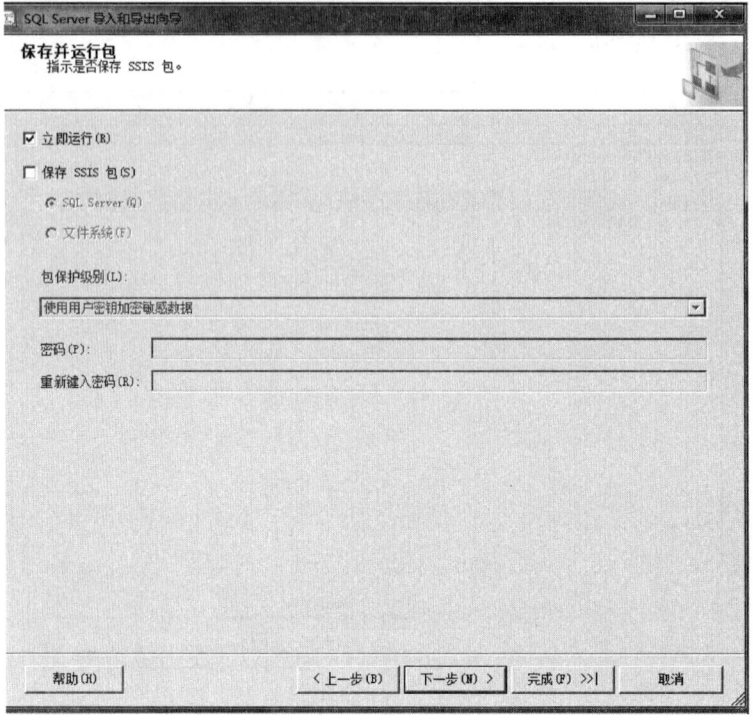

11. 点击完成。

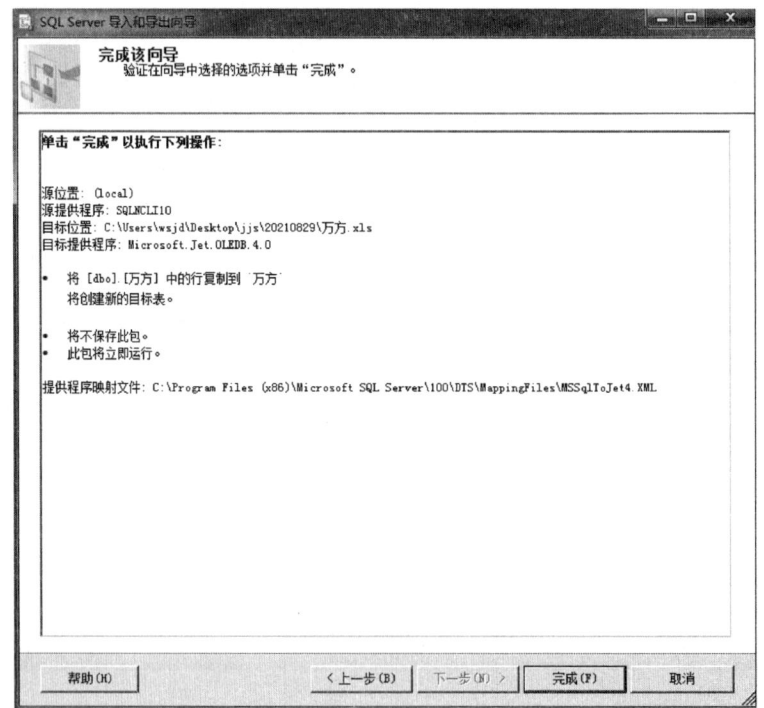

12．执行成功的界面如下。点击关闭。

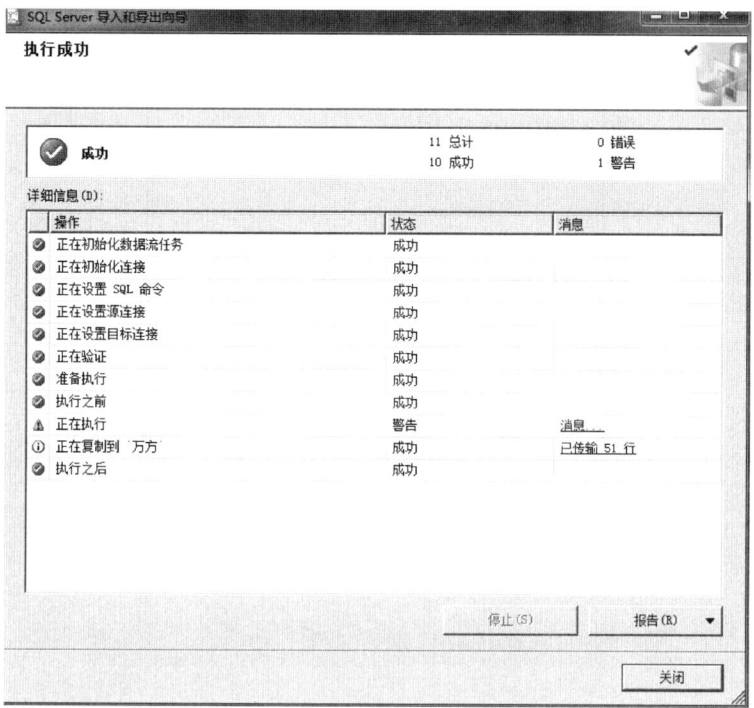

13．可以在文件夹里找到导出的文件。

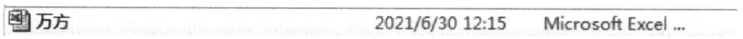

七、PUBMED 使用手册

在 PUBMED 数据库搜索 deep learning

1．在搜索栏中填入检索的主题，这里输入 deep learning。

2．点击 save，在 selection 中选择要保存的结果数量，这里选择 All results，Format 选择 CSV 的格式。点击 Create file，将检索结果以 CSV 的形式导出。

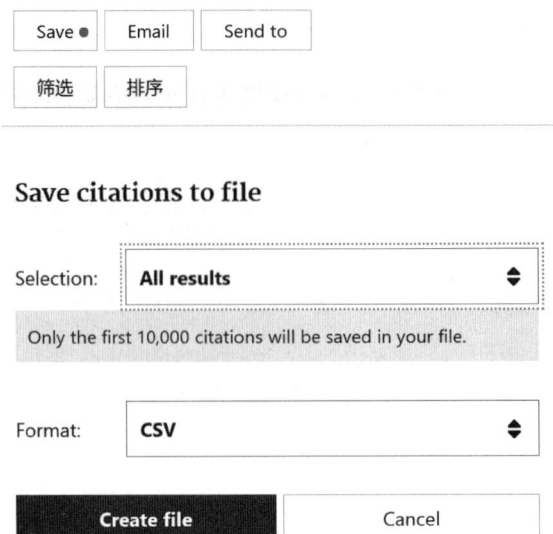

3. 导出结果如下。

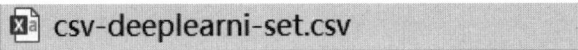

将 PUBMED 的搜索结果导入 EndNote

1. 在搜索栏中填入检索的主题，这里输入 deep learning。

2. 点击 Send to，选择 Citation manager。

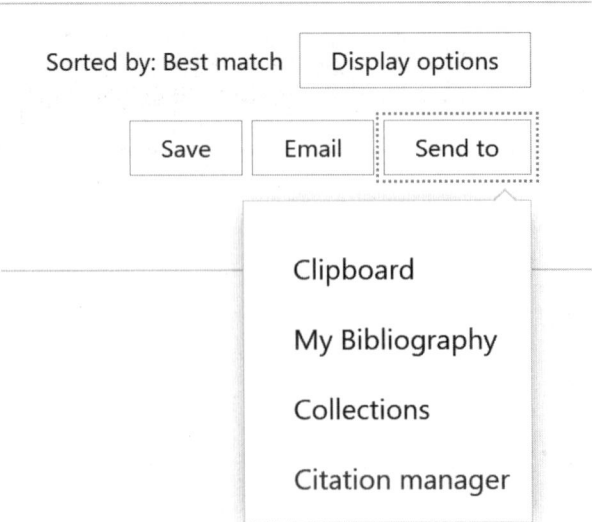

3. 选择所需要的结果，这里选择 All results。点击 create file。

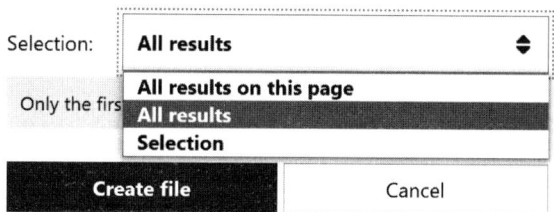

4. 导出结果如下。

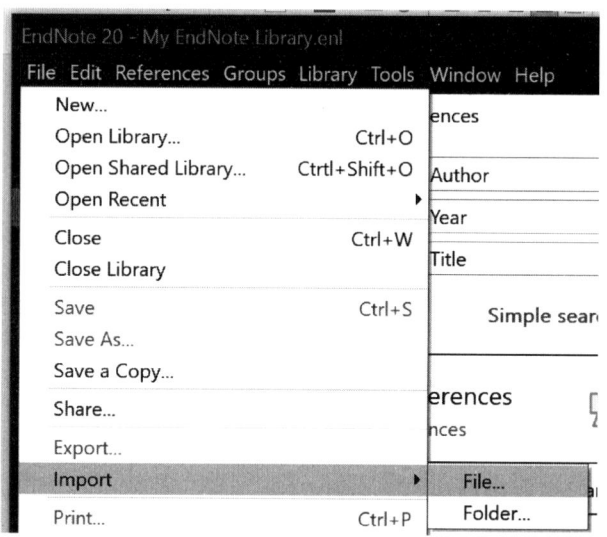

5. 打开 EndNote。点击 File，选择 import 中的 file。

6. 点击 choose 选择要导入的文件。在 import option 中选择合适的导入类型，这里选择 PubMed（NLM），点击 import 导入。

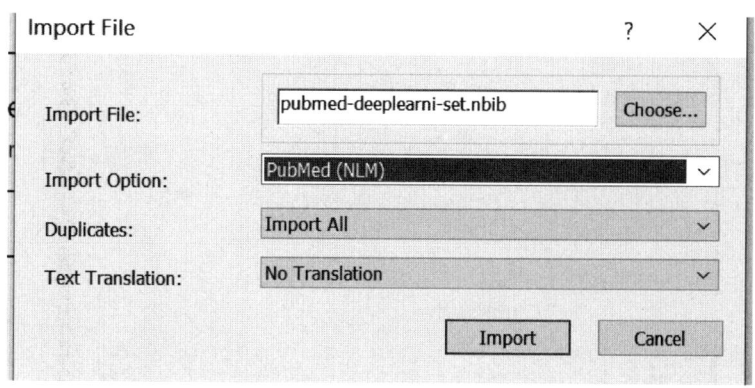

7．可以在 Imported References 里面看到导入的结果。

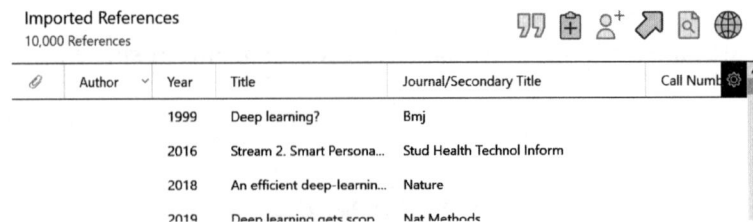

八、将 PubMed 中的 csv 检索结果导入到 SQL Server

1．在 SQL 上创建一个新数据库 pubmed_deeplearning。右键点击数据库，选择任务，点击导入数据。

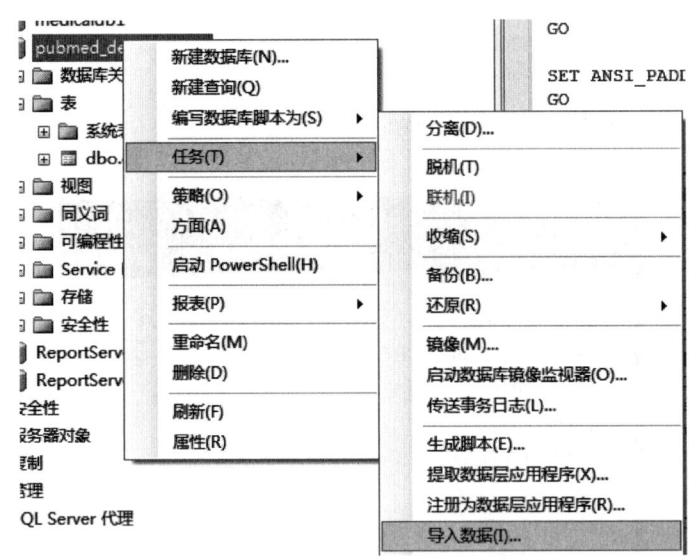

2．点击下一步。

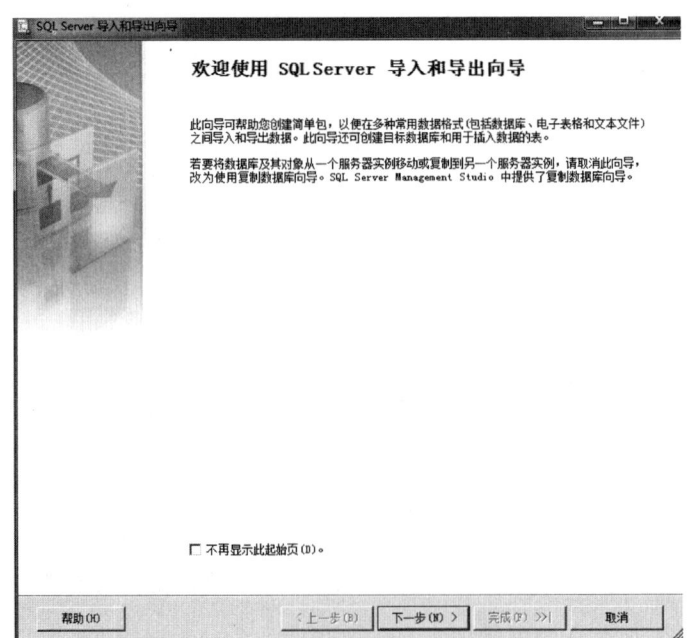

3. 数据源选择平面文件源。点击浏览选择所需的文件。根据导入文件的格式需要，格式处选择带分隔符，在第一个数据行显示列名称处勾选，使原文件的列名在 SQL 里仍为列名。

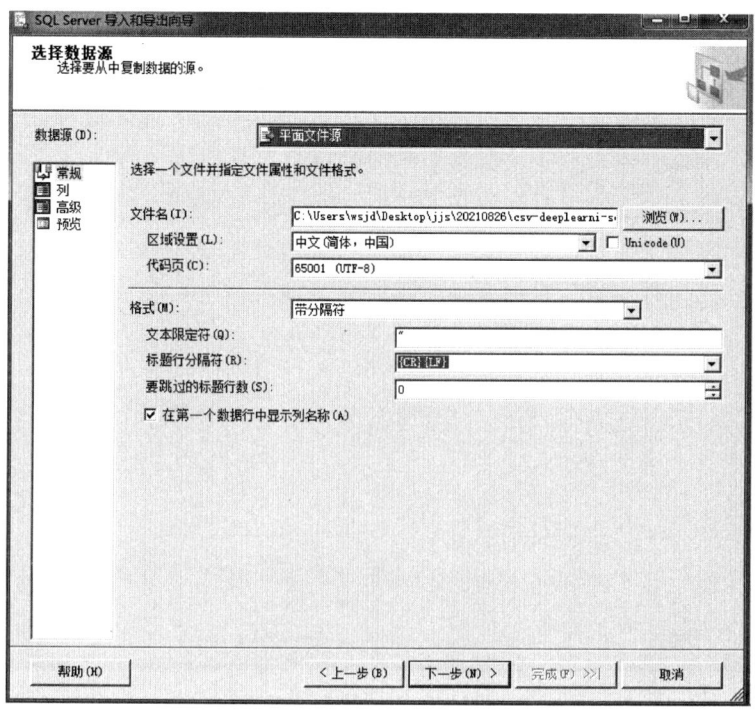

4. 点击左侧"列"，行分隔符改为 {LF}。

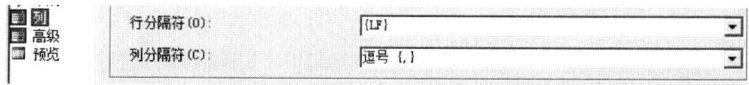

5. 点击左侧"高级"，调整各列'OutputColumnWidth'的数值（字符宽度），防止导入的时候出现截断。设置完成后，点击下一步。

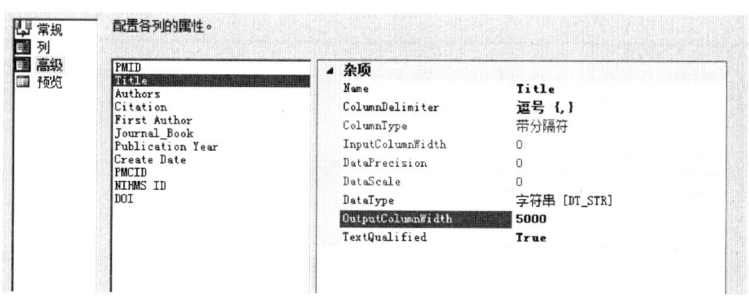

6. 点击下一步。

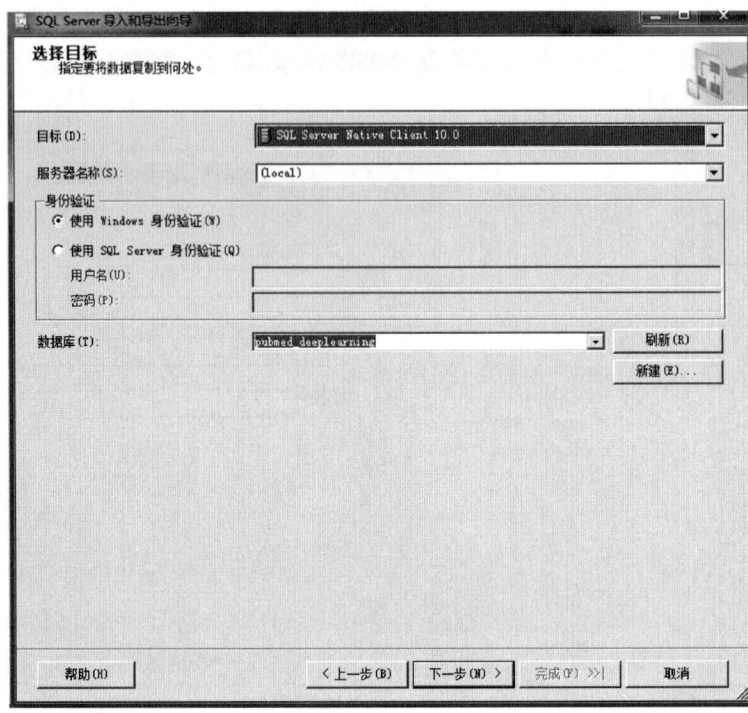

7. 可以点击预览查看格式是否出错。点击下一步。

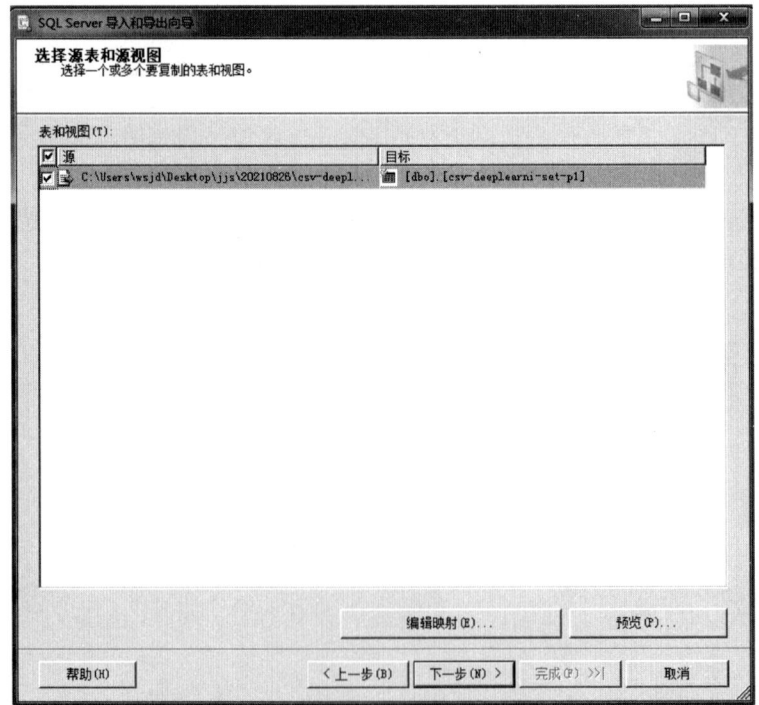

8．点击下一步。

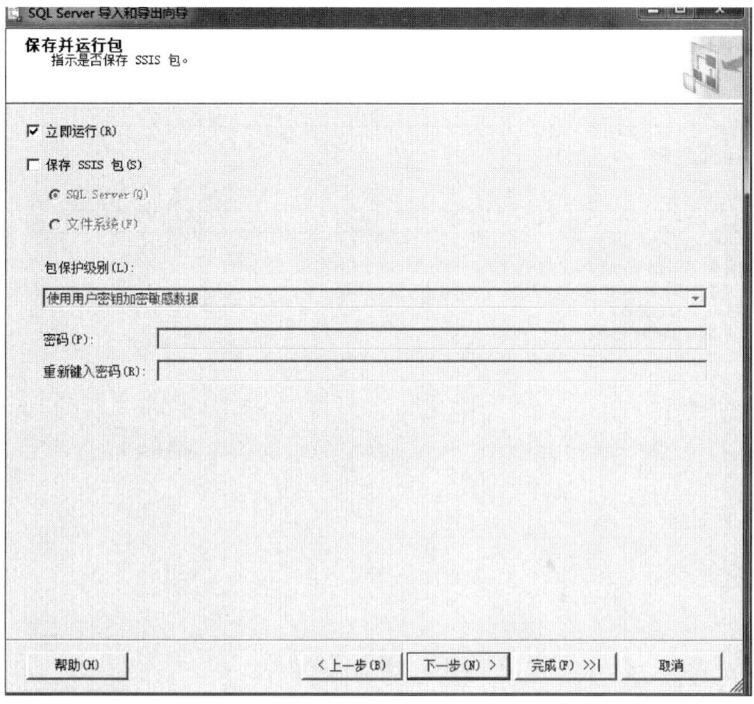

9．点击完成。

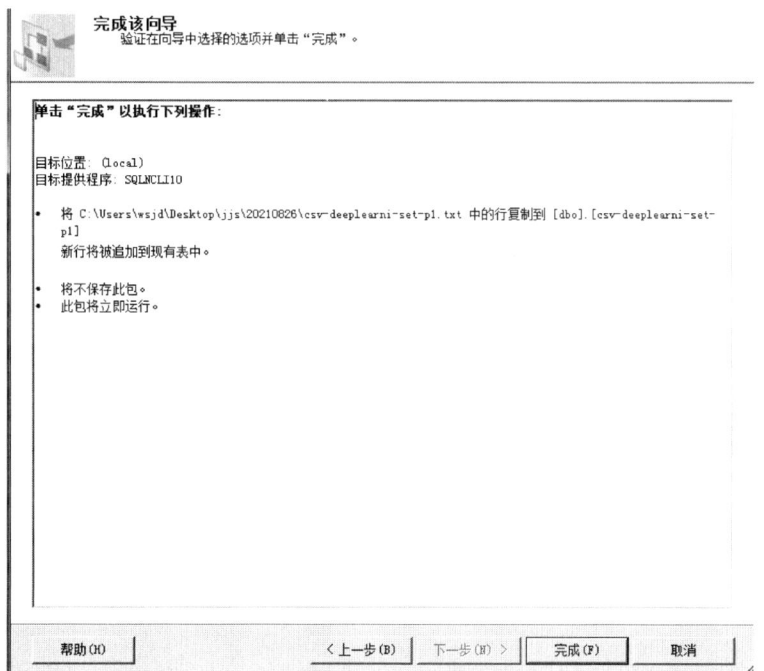

10. 执行成功的界面如下。

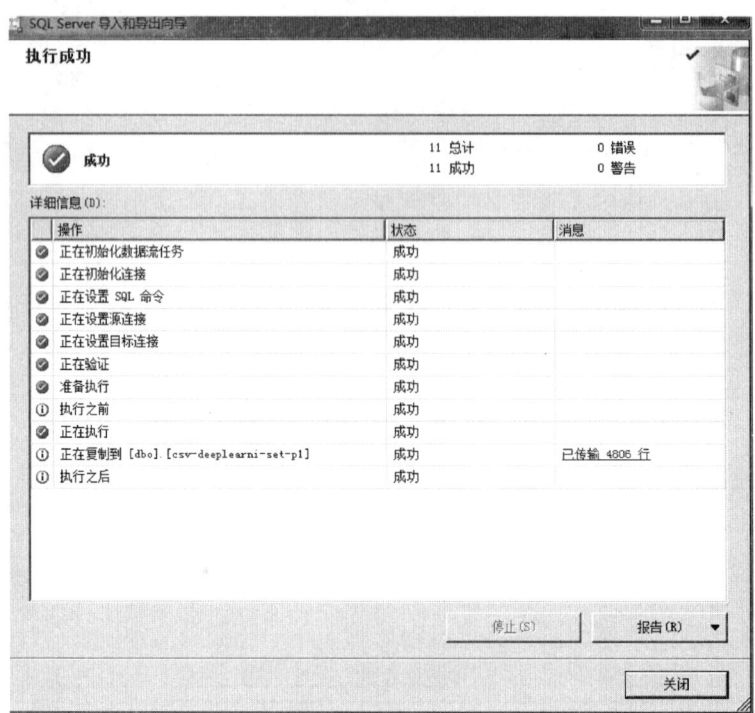

11. 刷新数据库。可以观察到数据库中出现新导入的表格，这里可重命名表格。

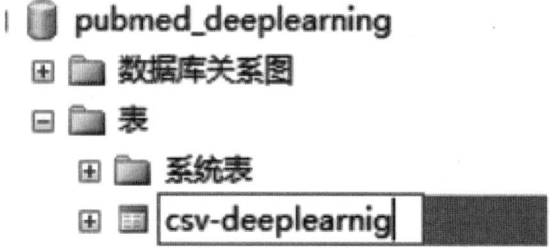

九、将 PubMed 结果文件导入 SAS

1. 打开 SAS。

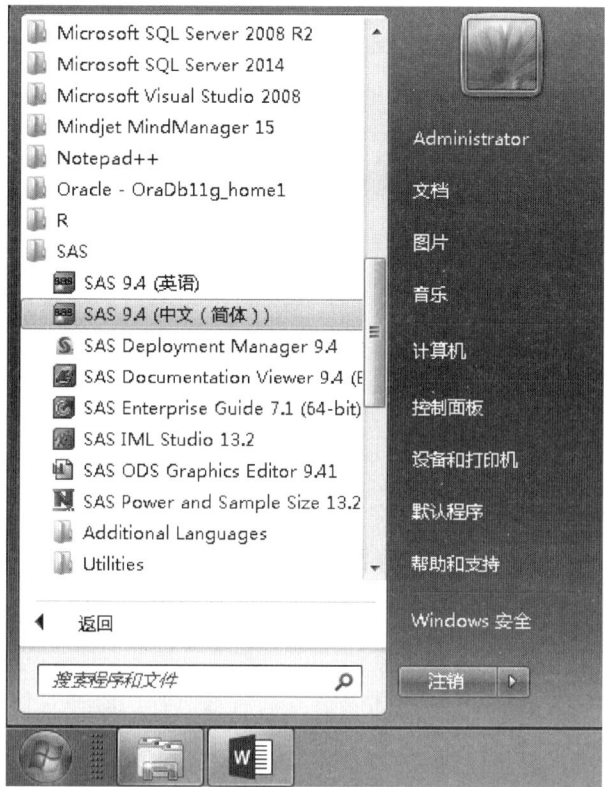

2. SAS 界面如下。

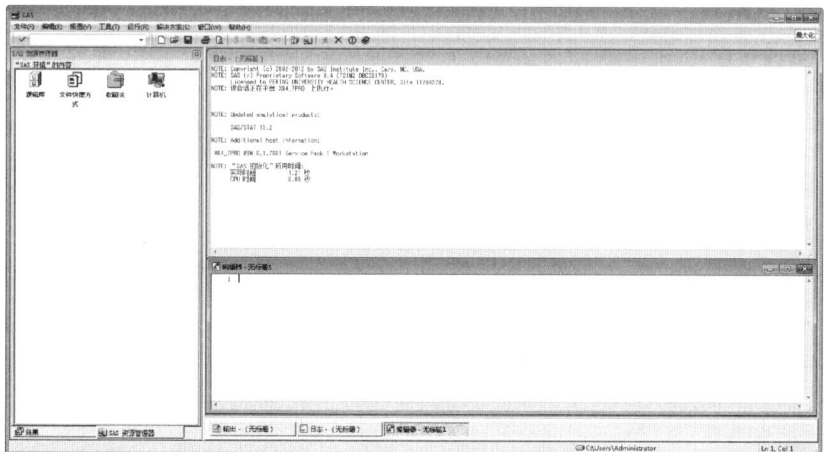

3. 在文件菜单中，选择导入数据。

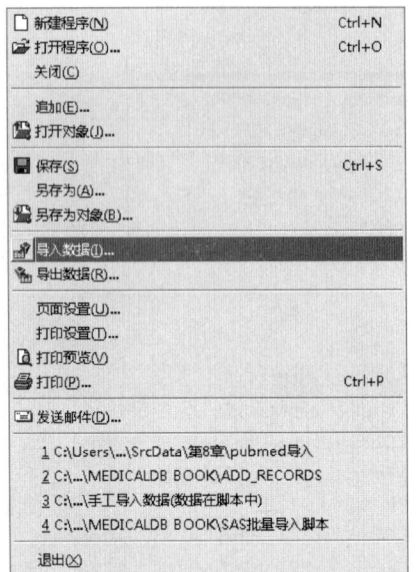

4. 在打开的导入界面中，选择"CSV"格式类型。

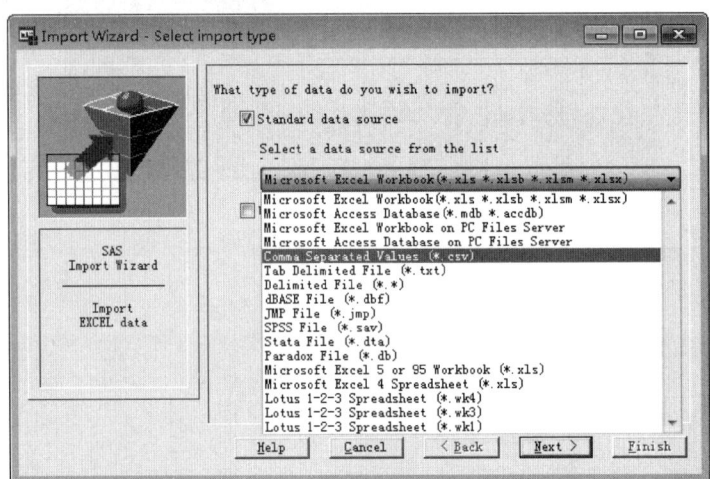

5. 点击"Next"，出现选择文件界面。

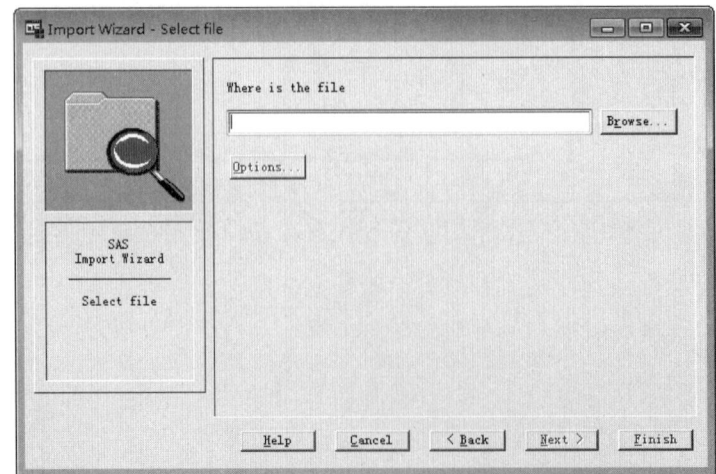

6．点击"Browse"，查找并选中 csv-deep-learning-set.csv 文件。

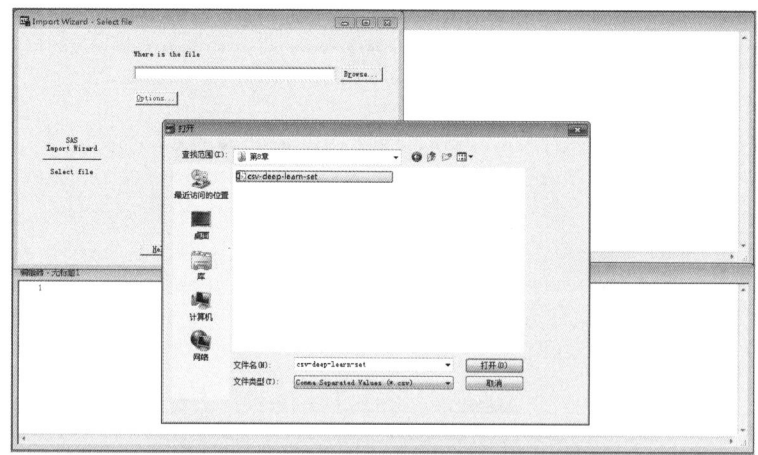

7．选择"打开"后，在出现的界面中，填写表名 csv_deep_learning_set。需要注意，如果不事先进行特别设定，导入 SAS 的表一般默认在 WORK 库中。

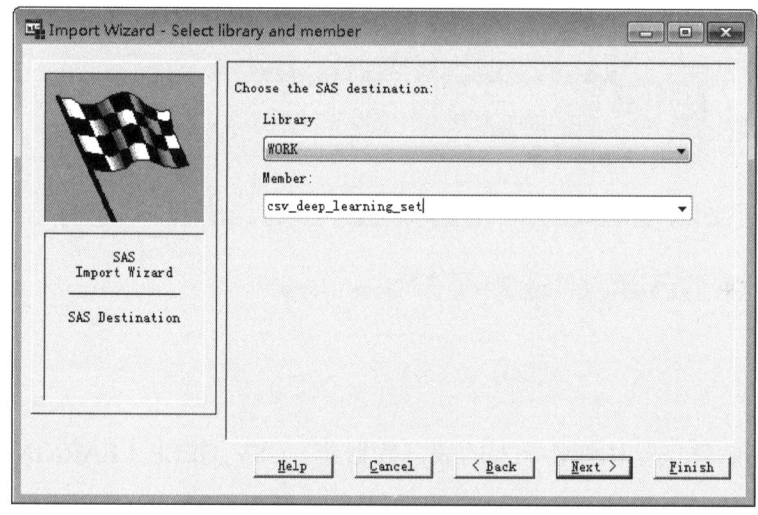

8．点击"Next"，进入导入过程脚本保存界面，这里可以输入名称保存整个导入的脚本到文件中去，也可以不保存，我们选择保存导入脚本到文件"pubmed 导入 .sas"中。注意保存文件路径下方的复选框会提示是否覆盖同名的文件，选中后导入完毕会将刚刚执行的导入脚本存储到该文件中去，原来的内容被完全覆盖，所以在选中该选项之前要确认是否覆盖再继续，因为覆盖后之前的内容无法恢复。

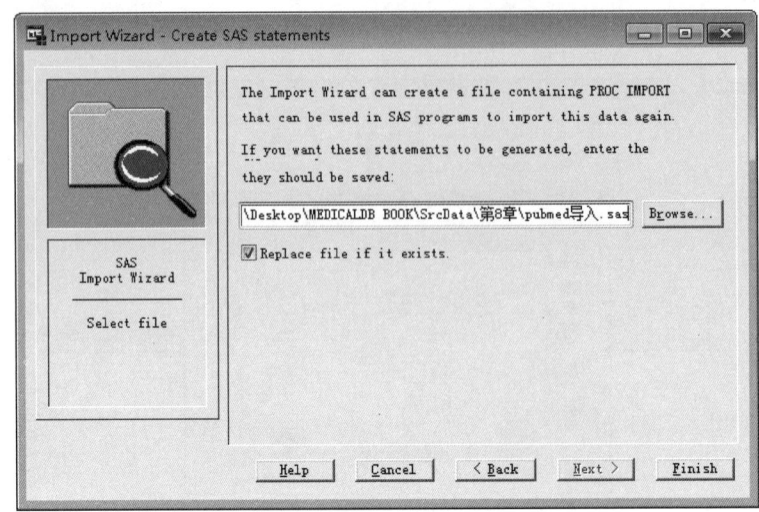

9. 选中"Finish",完成导入,导入后 SAS 日志窗口提示内容如下。

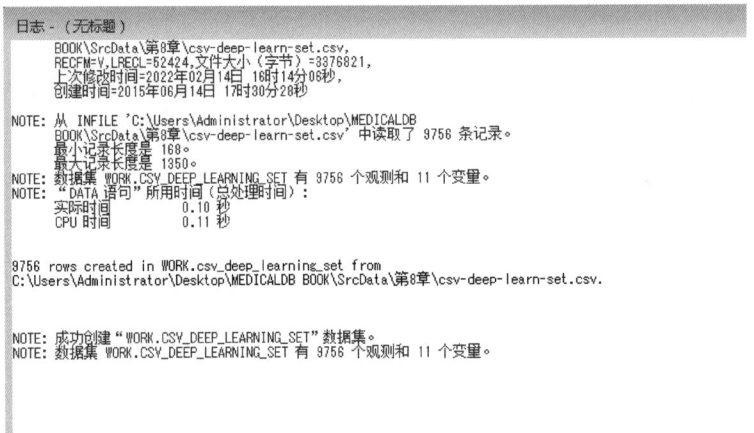

10. 打开 Work 库,选中刚刚导入的表(数据集)CSV_DEEP_LEARNING_SET,如下图,全部导入完成。

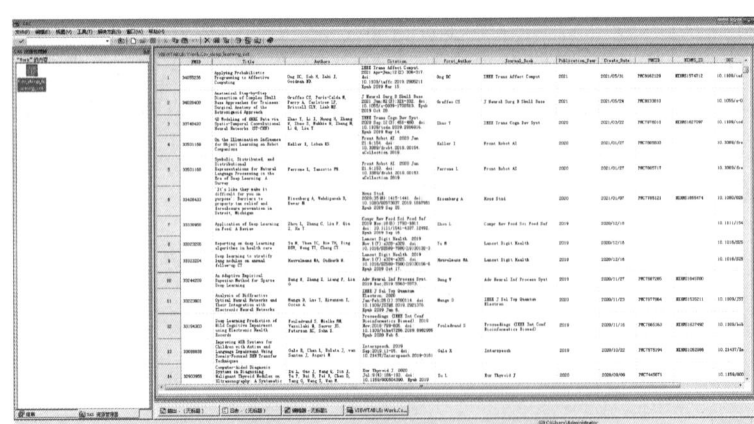

附 录

11．打开刚才保存的脚本文件，内容如下。

十、Web of Science 数据库使用手册

1．打开下面链接进入 web of science 页面，并登录账号：
https://www.webofscience.com/wos/woscc/basic-search

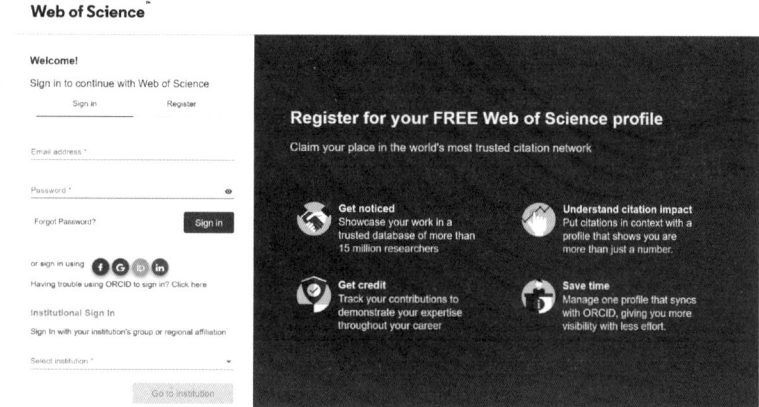

2．在搜索栏输入所需的主题。这里输入'covid-19'，筛选框选择默认的 Topic。

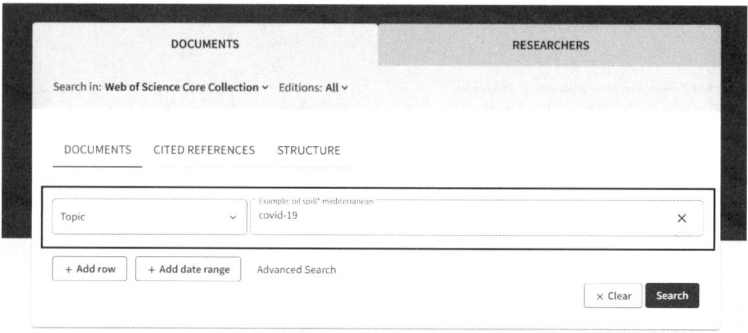

如果需要添加时间限定，点击 add date range。在新出现的栏目中，点击"Publication Date"选择 Custom，然后输入限定时间。点击搜索（search）。

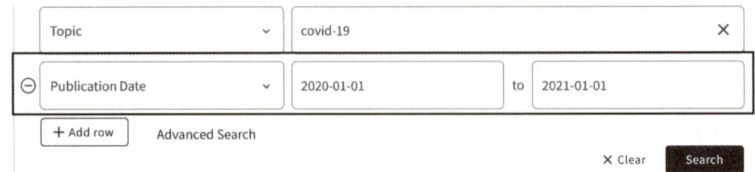

3．搜索结果的页面。

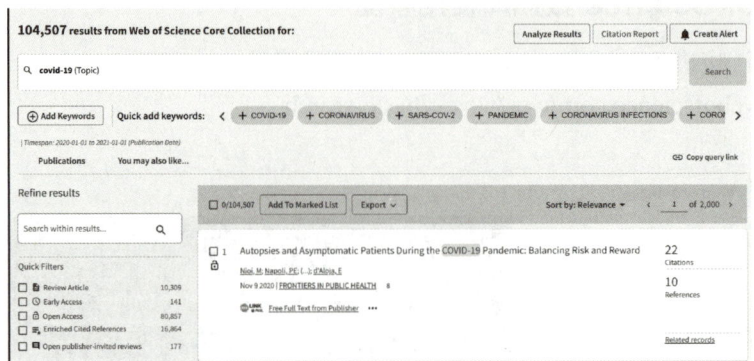

将页面调整到最下方可以选择每页显示的文献数量。

下图中红框可以调整文献的排列顺序，例如按照相关度、添加时间等方法排序；蓝框可以调整页面；绿框可以对结果进行二次筛选，例如利用关键词、出版年、文献类型等方法进行筛选。

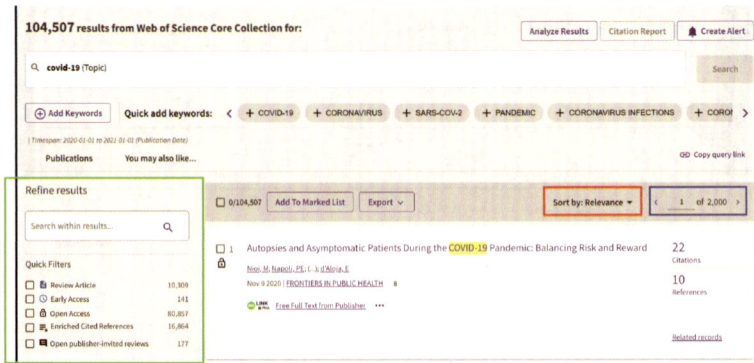

勾选文献前面的方框（红框）即可选中想要导出的文献，蓝框里可以勾选当前页面的所有文献，一次最多只能导出 1000 个结果。

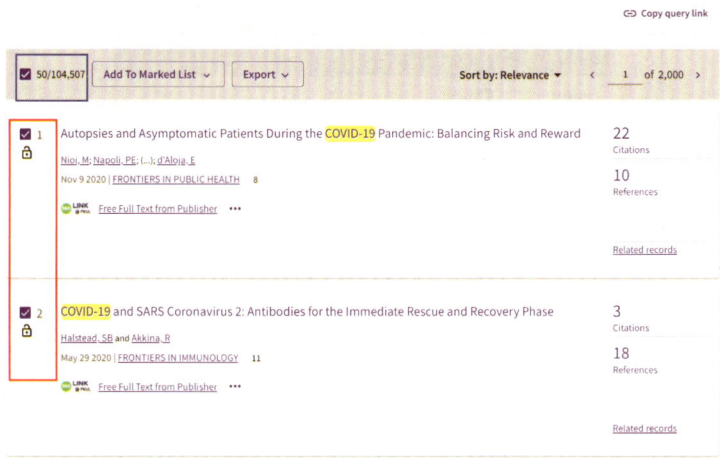

4．在勾选所需文献后，点击 export，导出检索结果。导出形式选择 excel。

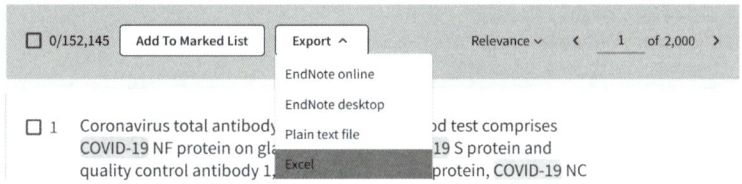

5．选择导出检索结果的数量，既可以选择导出所勾选的文献，也可以选择当前页面所有记录，还可以选择指定范围内的文献。由于一次最多只能导出 1000 个结果，所以如果结果超过 1000，需要多次导出。

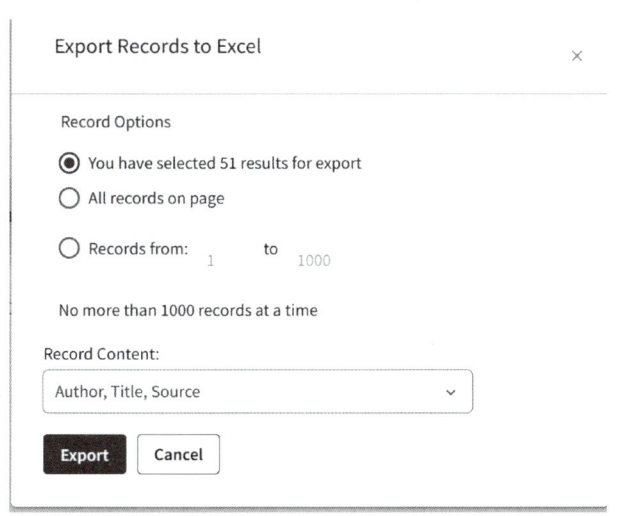

6. Record content 可以选择导出的内容形式。点击 export 导出。

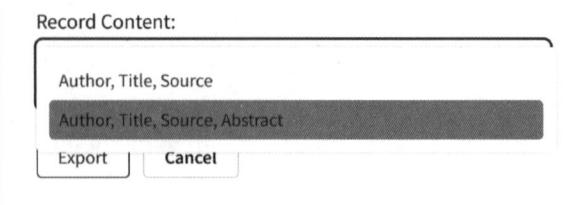

7. 导出结果如下。

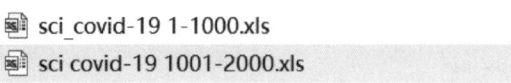

十一、WOS 中的 excel 检索结果导入到 SQL Server

1. 选择数据库导入数据功能

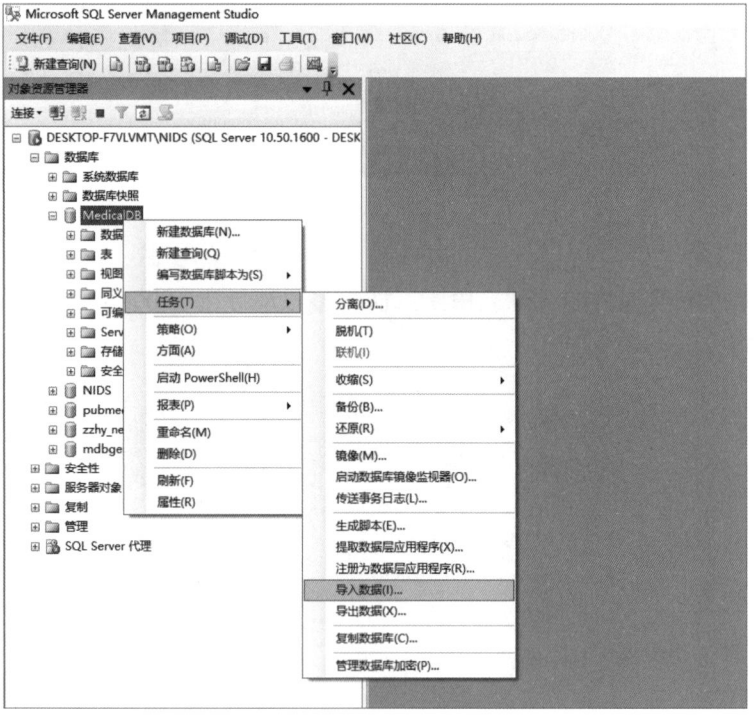

2. 数据源选择"Microsoft Excel",点击"浏览"选择要导入的文件 sci_covid-19 1-1000.xls

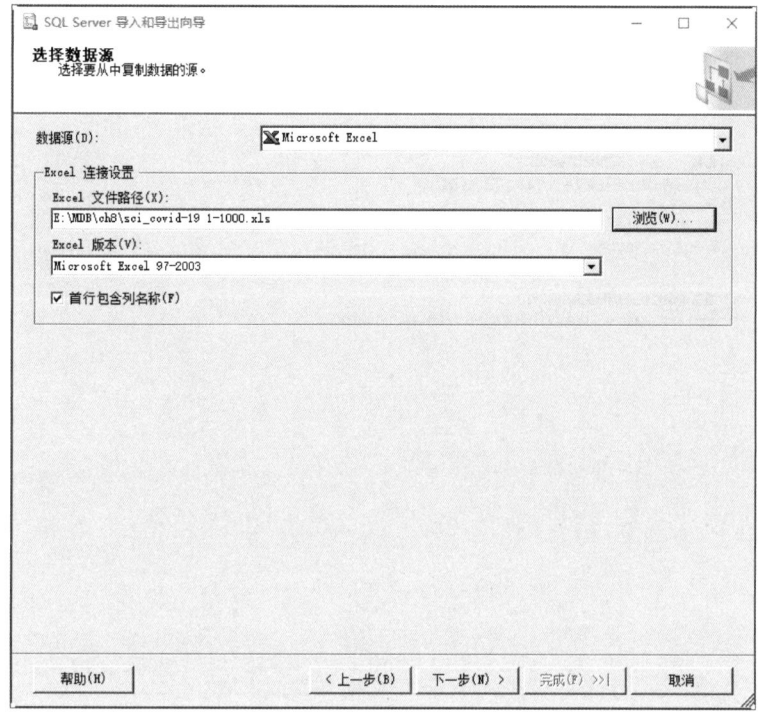

3. 点击"下一步",出现目标界面,不做任何改动。

4. 点击"下一步",在下图界面上选中"复制一个或多个表或视图的数据(C)"选项。

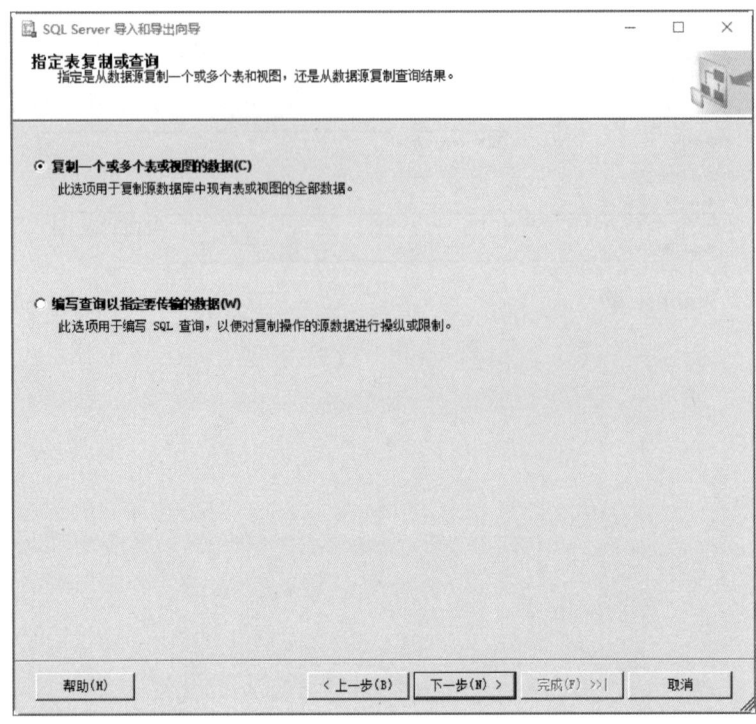

5. 点击"下一步",在下图界面上点击"编辑映射",然后在配置界面进行输入 EXCEL 和目标数据表的字段对应,完毕后点击下一步,选择下面的出错处理为"忽略"。

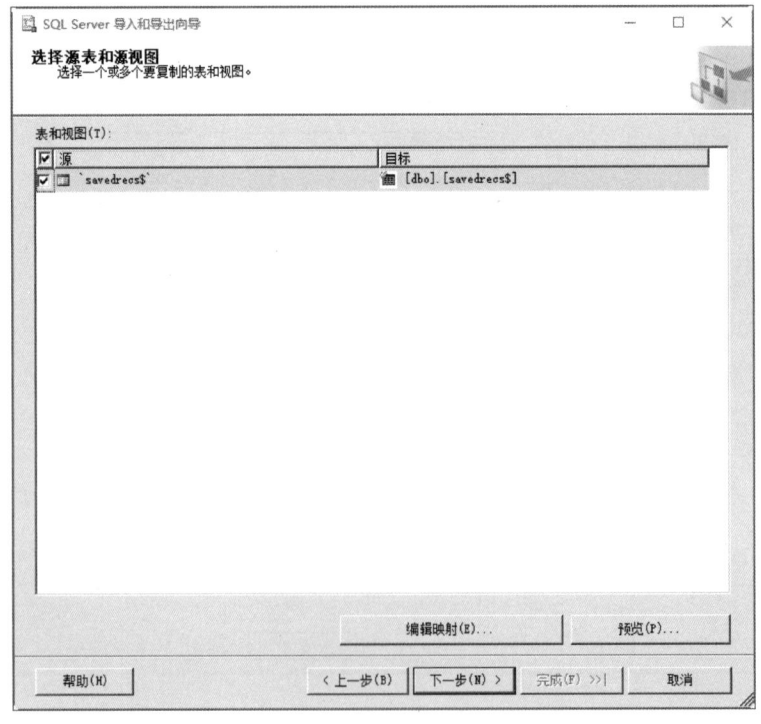

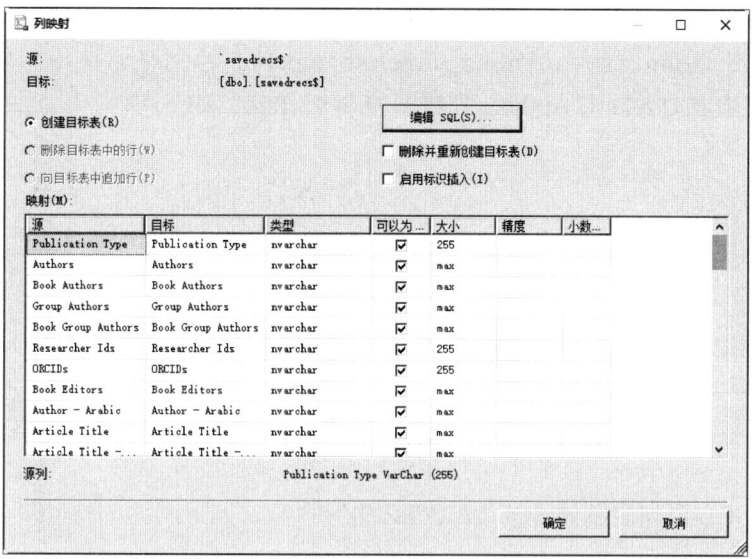

6. 逐页点击"下一步",最后一页点击"完成"实现数据导入,如下图。

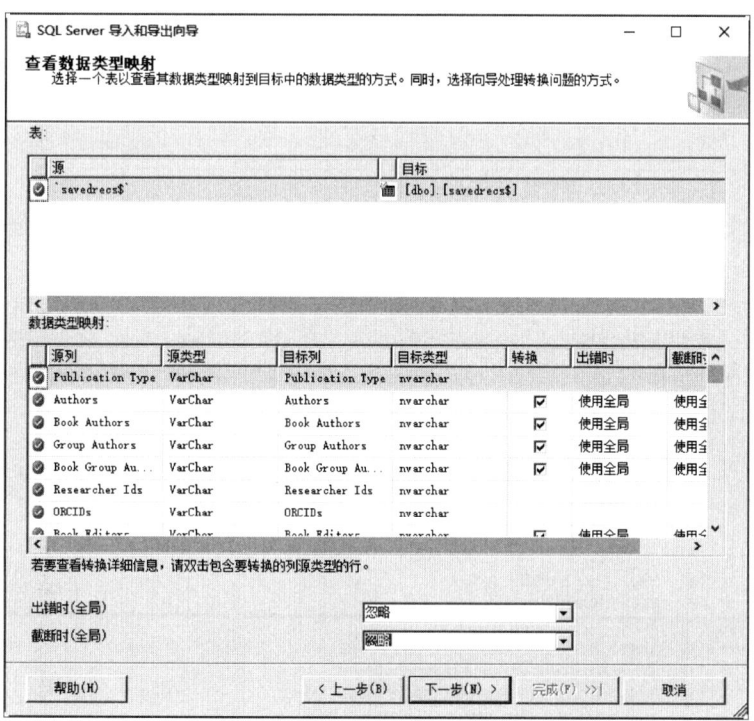

7. 就上述导入过程而言,会提示 Authors,ORCIDs,Abstracts 等列出错(截断或编码匹配错误),我们分别将 Authors,ORCIDs,Abstract 从原始 EXCEL 中剪切并复制到新建的 sheet 中,直到所有这样出错的列都被剪切并复制到新建的 Sheet 中之后,先将所有其他仍然保留在原始 sheet 中的列导入数据库(见步骤6),表名依然为 savedrecs$,称其为基础表。

8. 接下来,首先在数据库中新建一张表 Authors,然后利用在 Sheet 名为 Authors 的 Excel 中生成插入语句,将所生成的插入语句在 SQL SERVER 中执行完成 Authors 列插入。

8.1 新建表 Authors(数据库表名均在前面加上 wos_ 前缀,方便区分):

```
create table [MedicalDB].[dbo].[wos_authors]
  (snid int identity,authors varchar(max));
```

8.2 在 excel 中生成向表插入 Authors 列数据的 SQL 语句,如下图。

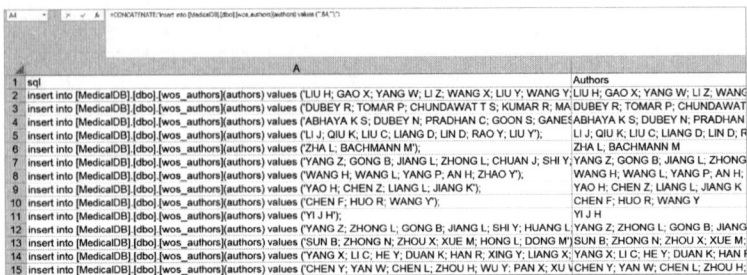

8.3 将生成的 SQL 语句复制到 SQL SERVER 中并执行,如下图。

8.4 插入结果表内容示例。

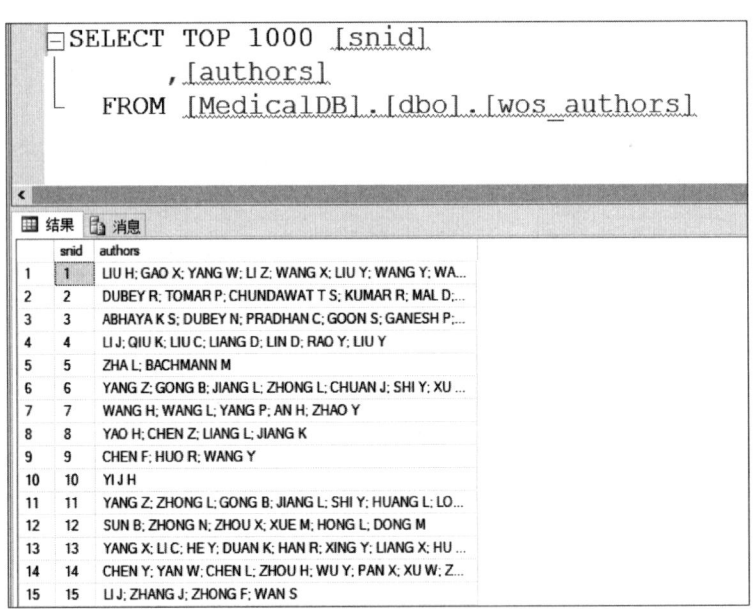

9. 上述实现 Authors 列的导入,即针对每列先建存储一列数据的表,然后生成插入此表数据的 SQL 语句后进行导入操作,重复执行,分别针对被剪切的 ORCIDs, Abstract 等,导入到对应的 ORCIDs 表、Abstract 表等,完成所有被剪切列的导入。

10. 按照 snid 将所有导入的表关联,生成最终的导入表。下面给出基础表与 Authors 表、ORCIDs 表合并的查询及其结果示例。其余列的合并,按照相同方法导入后,在合并查询最后加 inner join 语句,在 select 部分对应位置增加表列即可。主要步骤如下所示:

10.1 生成含行号的基础表，建新表 wos_main 查询如下：
```
SELECT IDENTITY(int, 1,1) AS snid,
       t.*
INTO [MedicalDB].[dbo].[wos_main]
FROM [MedicalDB].[dbo].[savedrecs$] t
```
10.2 合并 wos_main 和 wos_authors 表、表 wos_orcids，合并新表 wos_all 查询如下：
```
select [Publication Type]
      ,s.authors Authors
      ,[Book Authors]
      ,[Group Authors]
      ,[Book Group Authors]
      ,orc.[ORCID] as ORCIDs
      ,[Book Editors]
      ,[Author - Arabic]
      ,[Article Title]
      ,[Article Title - SciELO]
      ,[Article Title - SciELO1]
      ,[Article Title - Chinese]
      ,[Article Title - Russian]
      ,[Patent Number]
      ,[Patent Assignee]
      ,[Source Title - Arabic]
      ,[Source Title]
      ,[Source Title - Korean]
      ,[Book Series Title]
      ,[Book Series Subtitle]
      ,[Volume]
      ,[Issue]
      ,[Special Issue]
      ,[Meeting Abstract]
      ,[Start Page]
      ,[End Page]
      ,[Article Number]
      ,[DOI]
      ,[Book DOI]
      ,[Early Access Date]
      ,[Supplement]
      ,[Publication Date]
      ,[Publication Year]
      ,[Abstract - Foreign]
      ,[Abstract - English Transliteration ]
      ,[Conference Title]
      ,[Conference Date]
```

```
            ,[Conference Sponsor]
            ,[Conference Location]
            ,[Times Cited, WoS Core]
            ,[Times Cited, CSCD ]
            ,[Times Cited, RSCI]
            ,[Times Cited, ARCI]
            ,[Times Cited, BCI]
            ,[Times Cited, SCIELO]
            ,[Times Cited, All Databases]
            ,[180 Day Usage Count]
            ,[Since 2013 Usage Count]
            ,[ISSN]
            ,[eISSN]
            ,[ISBN]
            ,[UT (Unique ID)]
            ,[Pubmed Id]
            ,[NoName]
into[MedicalDB].[dbo].[wos_all]
from [MedicalDB].[dbo].[wos_main] m
inner join [MedicalDB].[dbo].[wos_authors] s
        on m.snid=s.snid
inner join [MedicalDB].[dbo].[wos_orcid] orc
        on m.snid=orc.snid
```

10.3 上述合并结果如下示例：

十二、在知网中检索大气污染相关文献

1. 在搜索栏，输入要检索的主题。这里输入大气污染后点击搜索。

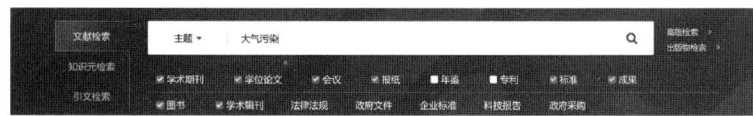

2. 在左上角的总库处，点击中文限制搜索文献的语言。

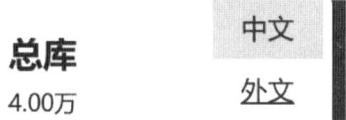

3. 可选择每页显示的结果。

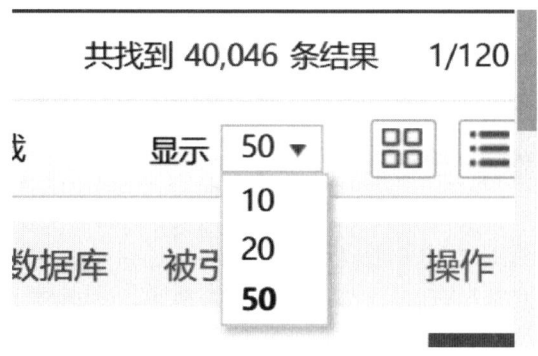

4. 点击全选，选择检索的结果，翻页继续选择其他结果。知网一次最多只能导出500条结果，如果要导出超过500条结果，需要先导出该500条，然后点击清除，继续选择剩余的结果。

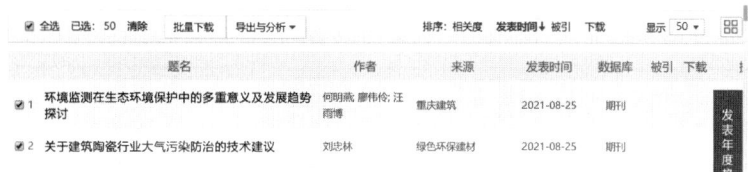

5. 点击导出与分析，选择导出文献中的自定义。

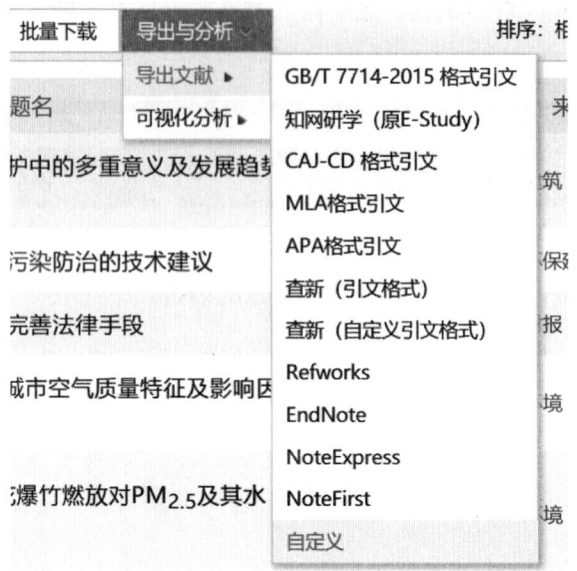

6. 选择所需要导出的项目，点击 xls 导出。

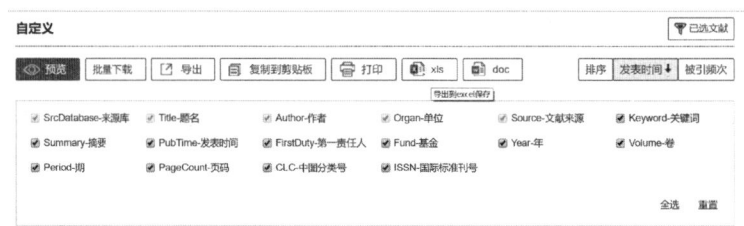

7. 导出的结果如下。

　　　　知网_大气污染.xls

十三、将知网中的 excel 检索结果导入到 SQL Server

1. 在 SQL 上创建一个新数据库 airpolldb。右键点击数据库，选择任务，点击导入数据。

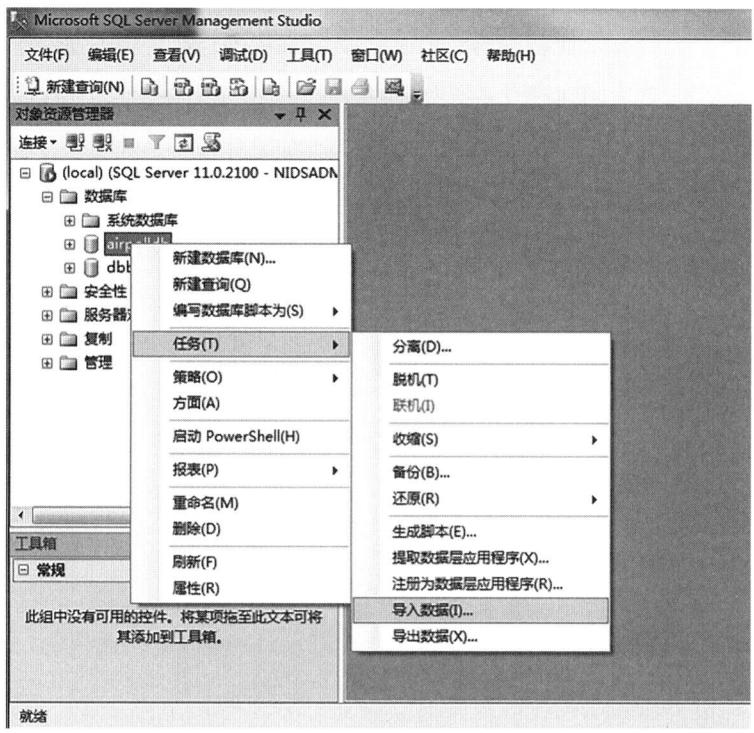

2. 点击下一步。

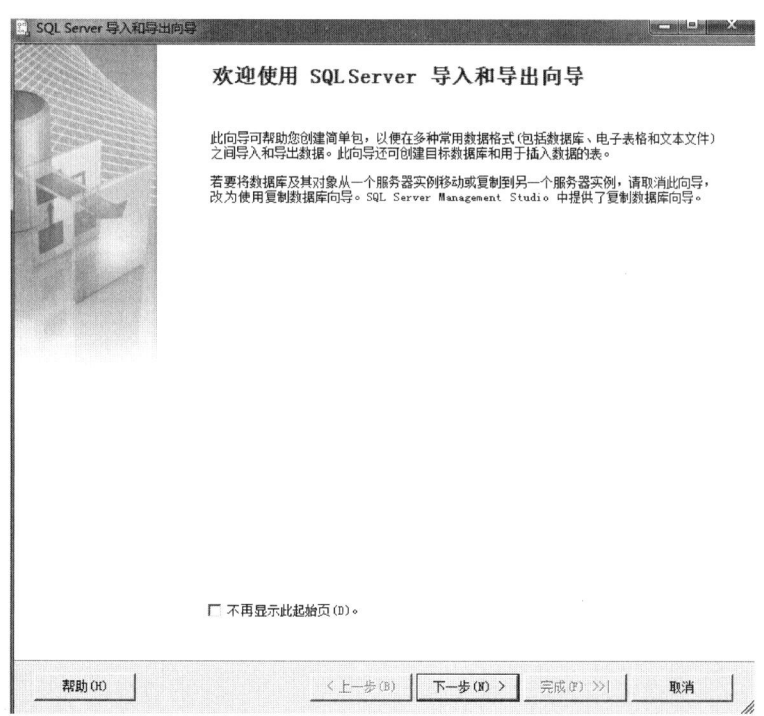

3．数据源选择 Microsoft Excel。点击浏览选择所需的文件。根据导入文件的格式需要，勾选首行包含列名称，点击下一步。

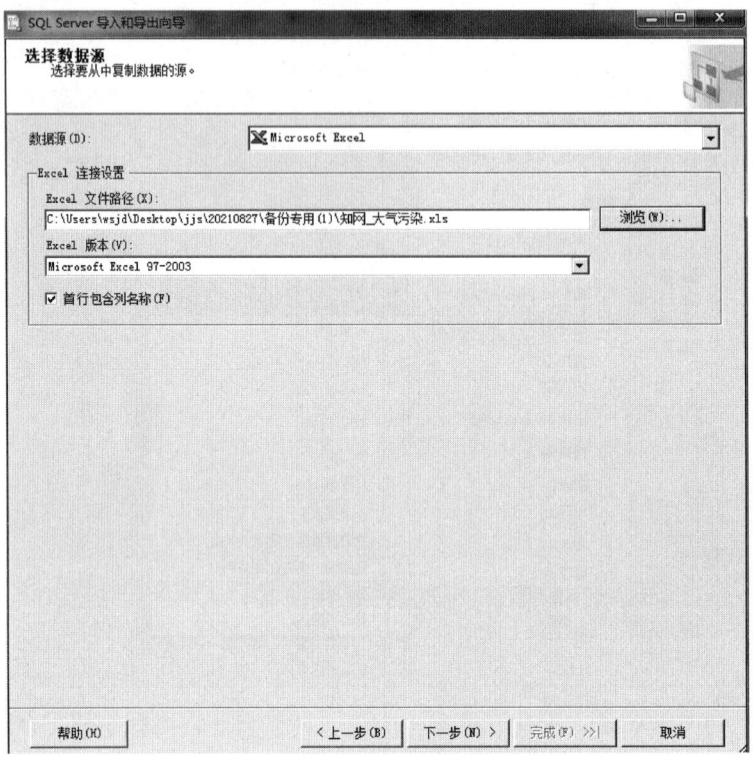

4．如果出现外部表不是预期格式的提示，进行第 5 步的操作。

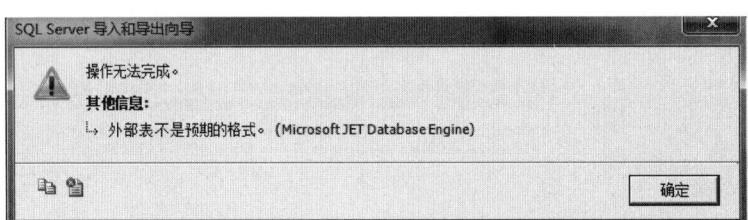

5．打开文件夹里的原文件，在如下的提示后，选择"是"，直到看到具体的表格。

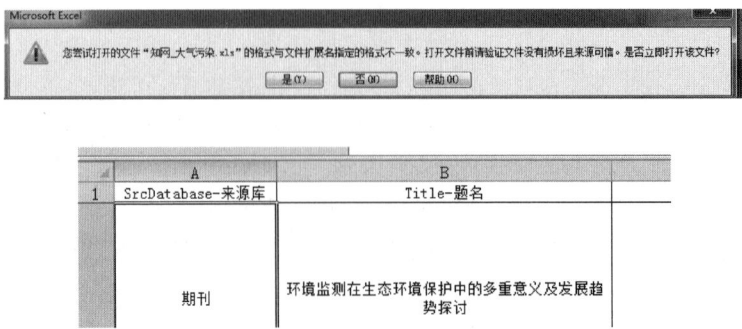

6. 在不关闭 excel 的条件下，回到 SQL 重新点击下一步，可以进入下一个页面。继续下一步。

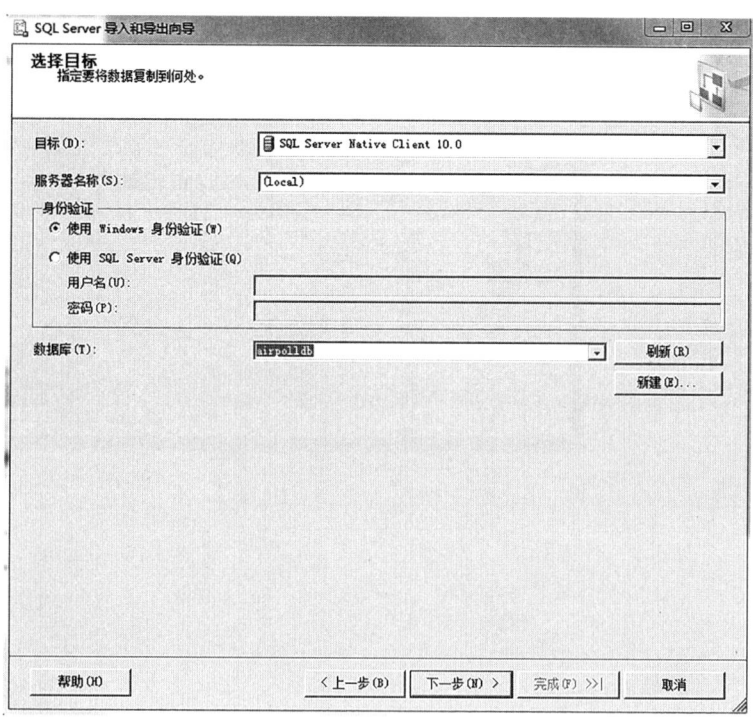

7. 继续点击下一步。

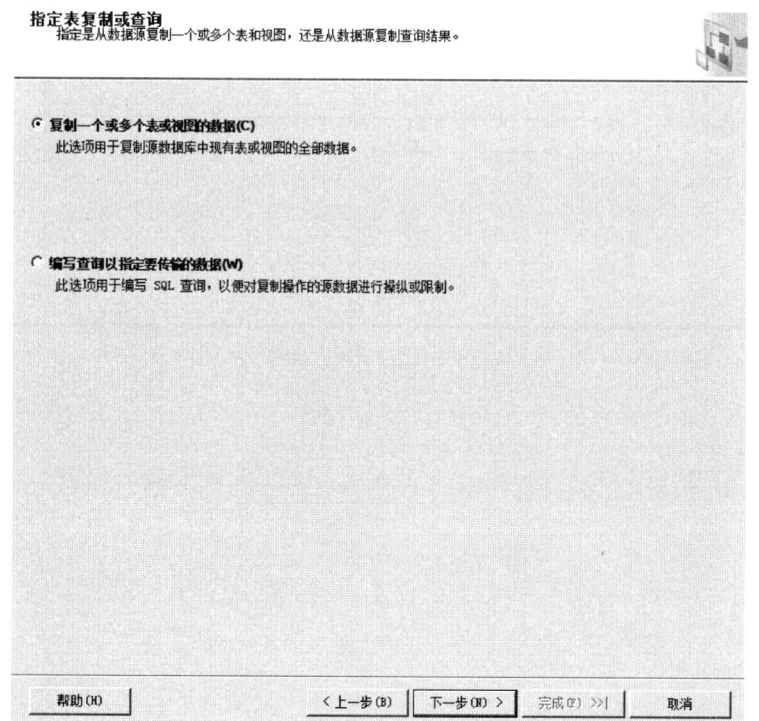

8．点击预览，可以看到列表的形式。点击编辑映射可以修改变量的大小，如果未来导入时出现截断的错误，可以在编辑映射里，将大小的数值增大。设置完成后，点击下一步。

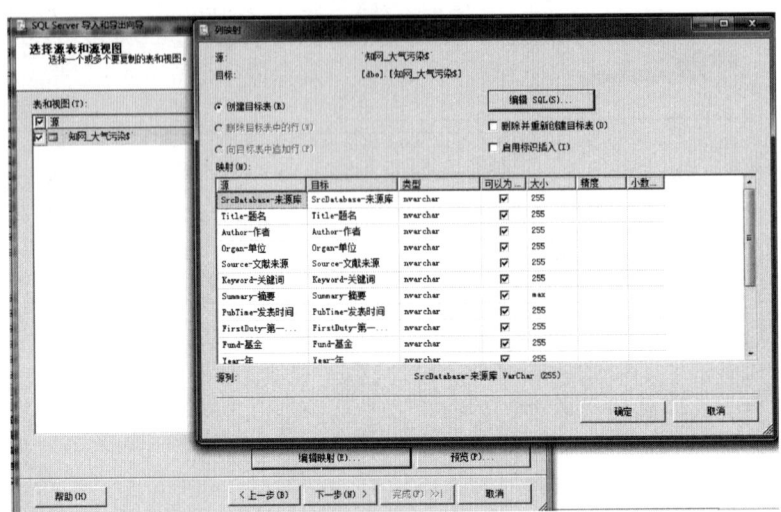

9．点击下一步。

10. 点击完成。

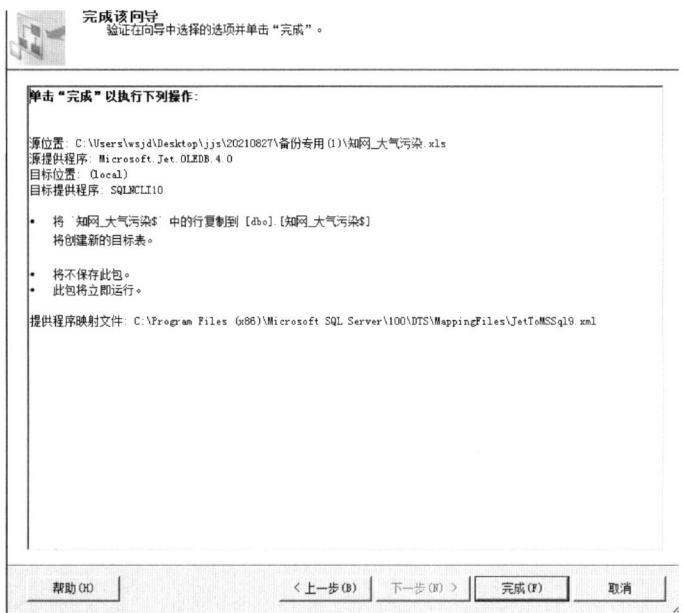

11. 执行成功的界面如下。点击关闭。

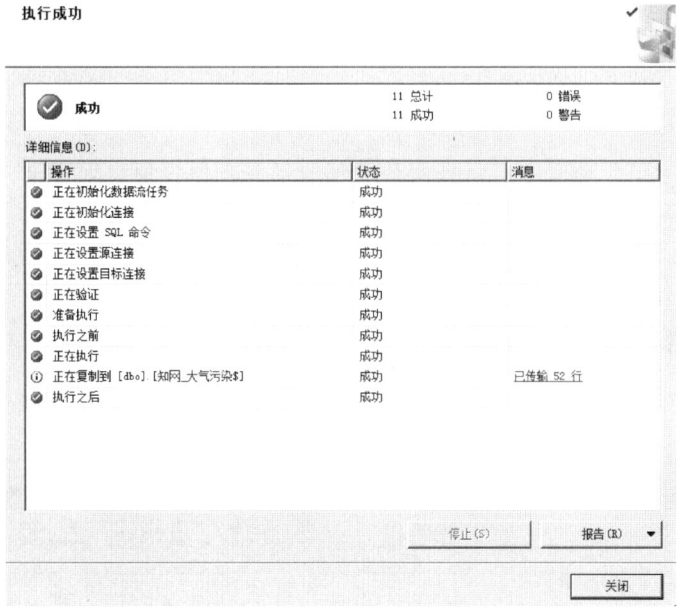

12. 刷新数据库后，可以看到数据库中出现所需要的新表。

十四、在万方中检索蛛网膜下腔出血并发症相关文献

1．在搜索栏输入要检索的主题，这里输入蛛网膜下腔出血并发症。点击检索。

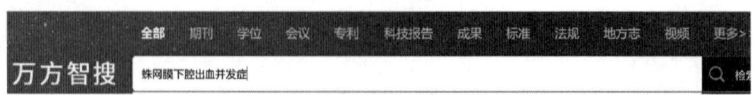

2．选择所需要导出的文件。右上方可以改变每页显示的范围，点击批量选择可以把该页面的结果全选。选择完毕后，点击导出。

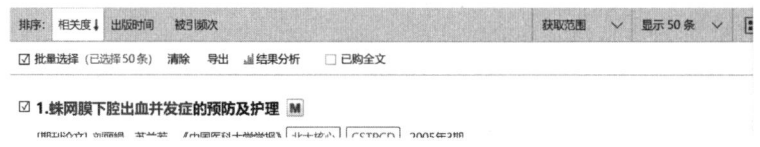

3．左侧选择自定义格式，然后选择导出的字段，最后点击导出到 excel。

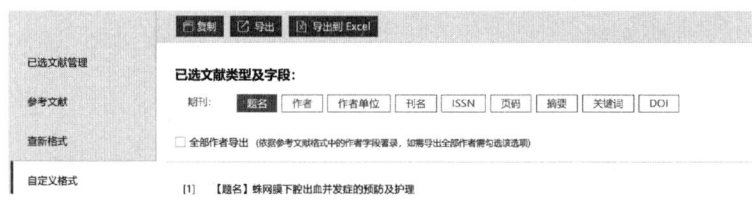

4．导出的结果如下。

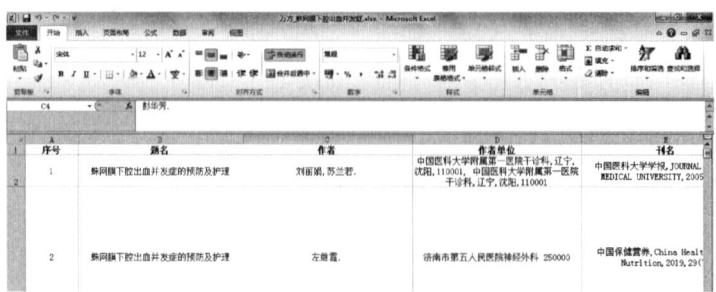

十五、将万方中的 excel 检索结果导入到 SQL Server

1．首先确保要导入的 excel 文件第一行是变量名，之后的行才是文献数据。

2．在 SQL 上创建一个新数据库 wanfang。右键点击数据库，选择任务，点击导入数据。

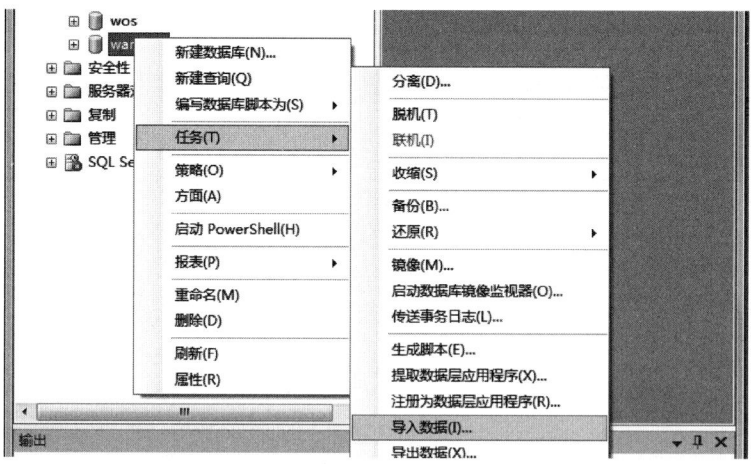

3．点击下一步。

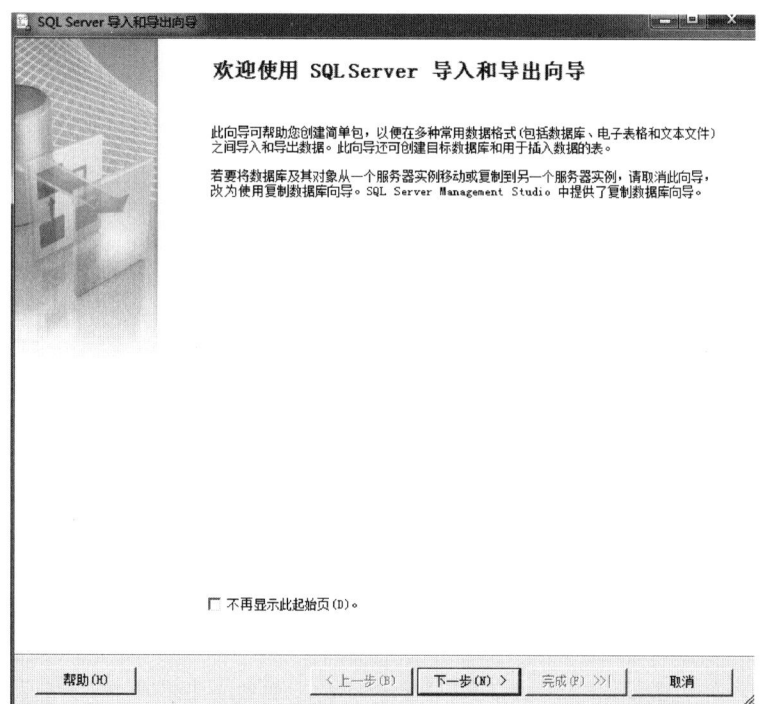

4. 数据源选择 Microsoft Excel。点击浏览选择所需的文件。根据导入文件的格式需要，勾选首行包含列名称，点击下一步。

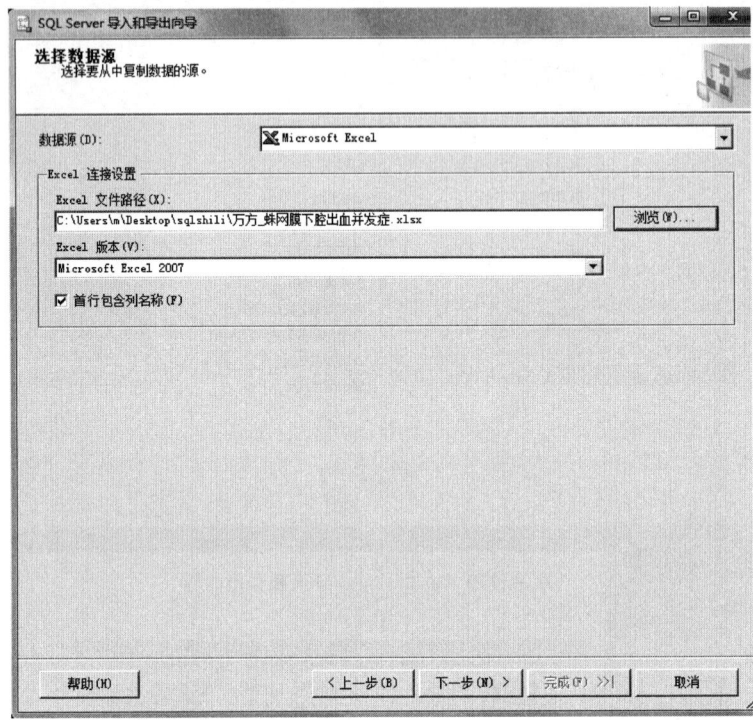

5. 如果出现外部表不是预期格式的提示，点击确认，进行第 5 步的操作。

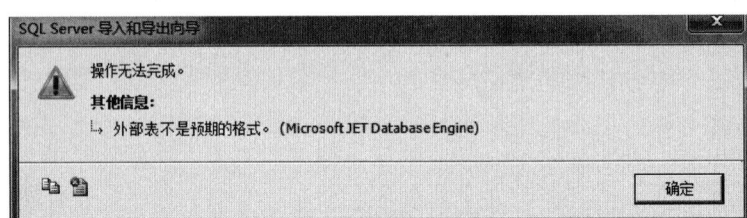

6. 打开文件夹里的原文件，在如下的提示后，选择是，直到看到具体的表格。

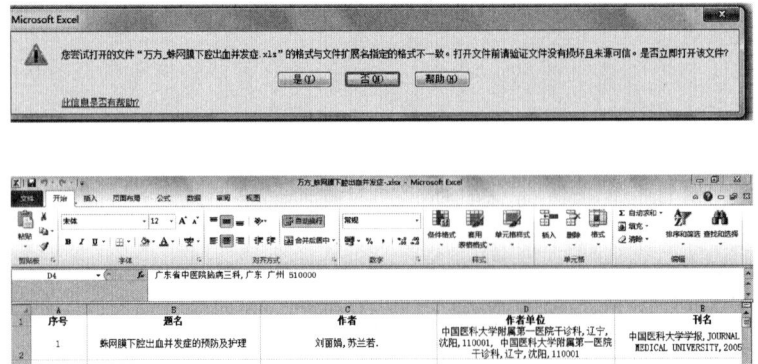

7. 在不关闭 excel 的条件下，回到 SQL 重新点击下一步，进到下一个页面。继续点下一步。

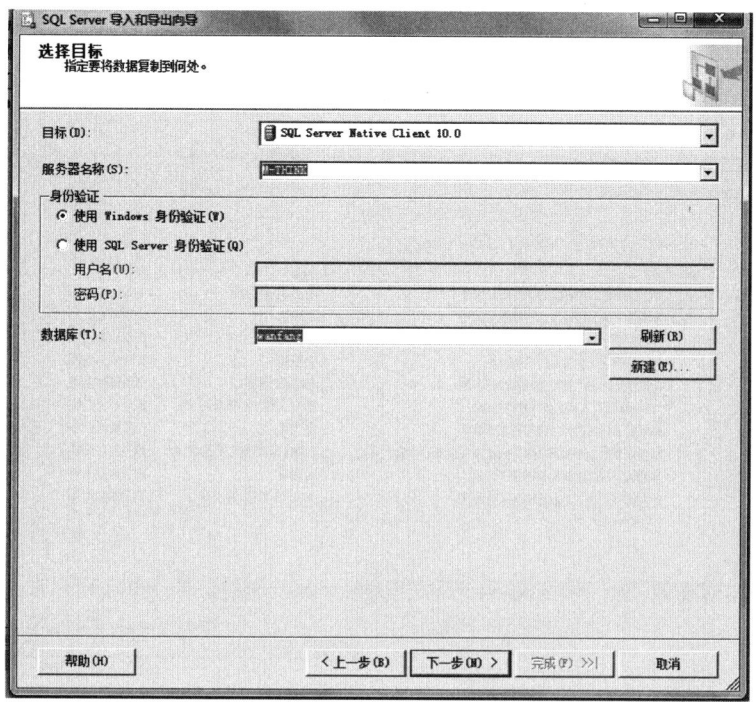

8. 继续点击下一步。

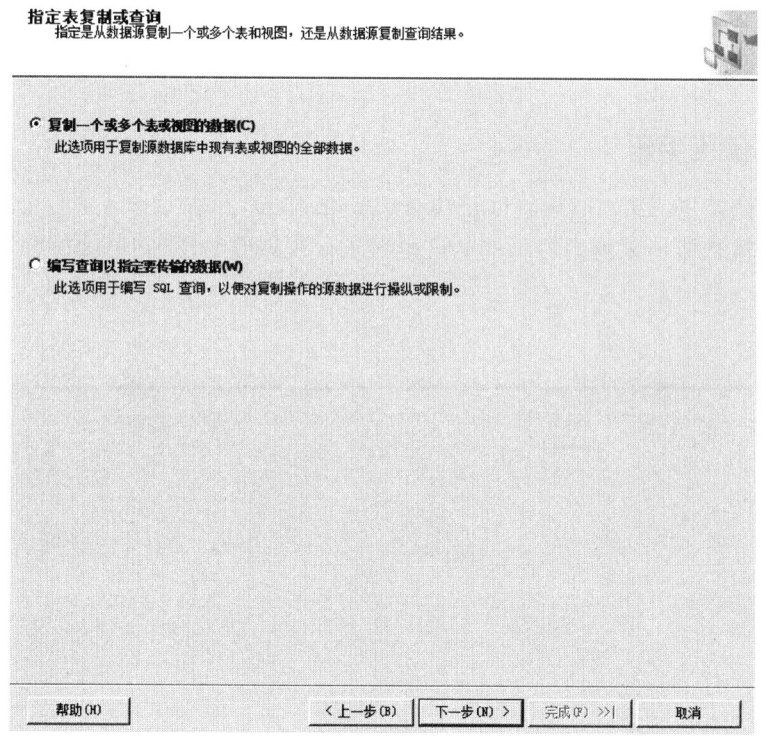

9. 点击预览，可以看到列表的形式。

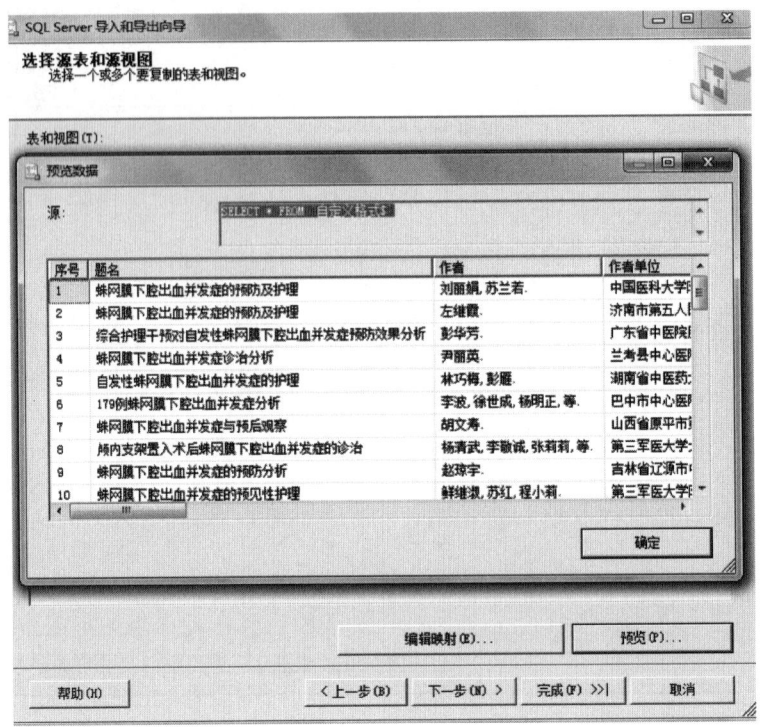

10. 点击编辑映射可以修改变量的大小，如果未来导入时出现截断的错误，可以在编辑映射里，将发生错误的变量的大小的数值增大。设置完成后，点击下一步，直到最后完成操作。后续操作和前述一致，这里不逐一截图展示。

十六、维普使用手册

1. 登录以下链接进入维普官网：http://www.cqvip.com/
2. 在搜索栏输入要检索的内容，例如这里输入"视网膜脱落"，前面的筛选框可以选择默认的"文献搜索"。点击检索。

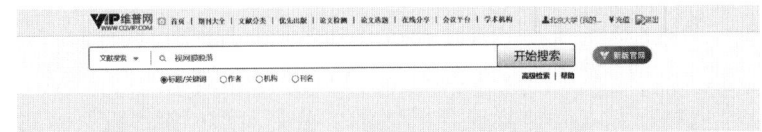

3．待检索完成可以显示下面的结果。

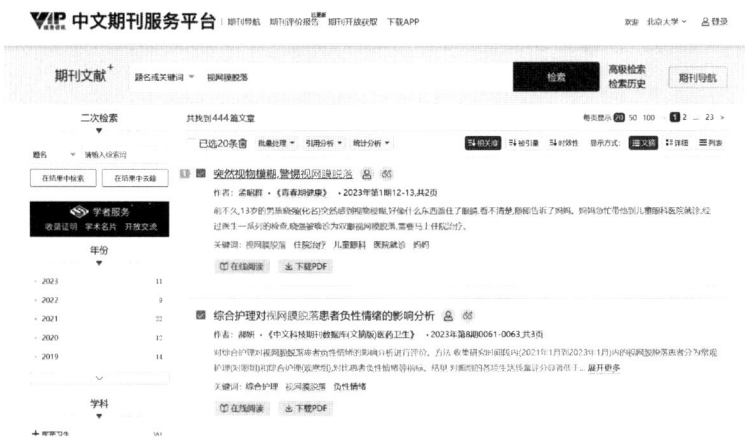

右侧矩形框中可以改变每页显示的结果量。

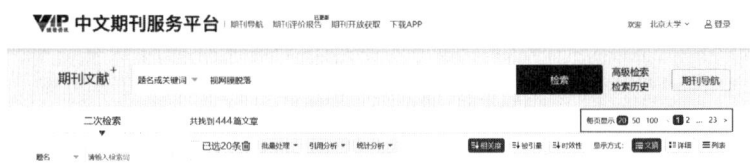

该图矩形框中的 3 个选项，可以分别使检索结果按照相关度、被引量、时效性排序。

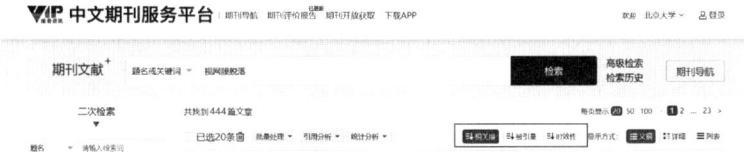

该图矩形框中的三个选项，可以分别使检索结果按照文摘（含题目、作者、期刊、部分摘要、关键词）、被引量（题目、作者、期刊、摘要、关键词、分类号）、列表（以表格的形式展示题目、作者、期刊、年份、被引量）3 种形式呈现。

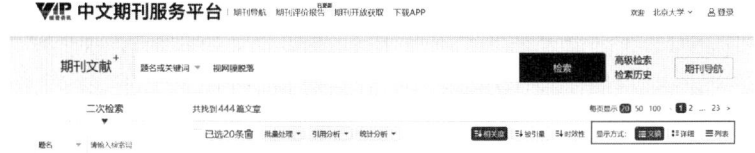

文摘模式

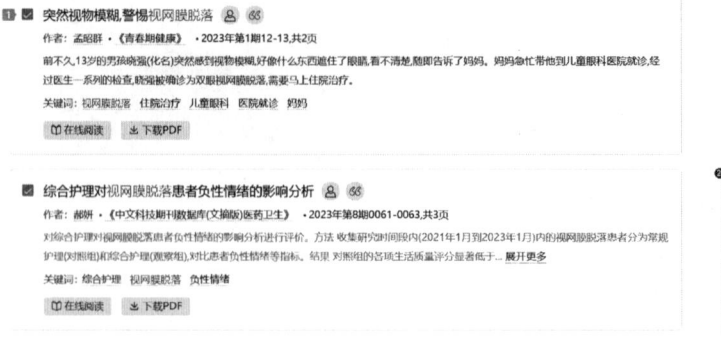

详细模式

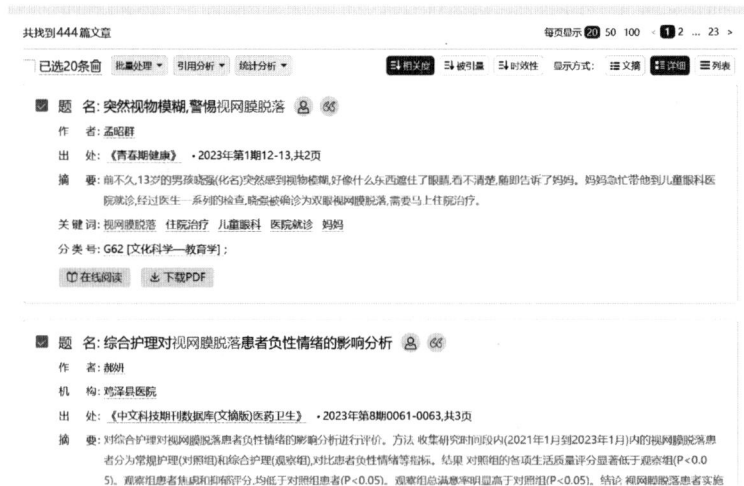

列表模式

如有需要，可以在左侧二次检索处，在已检索的结果中用检索词、年份、学科、期刊、主题、作者、机构等信息做进一步筛选。

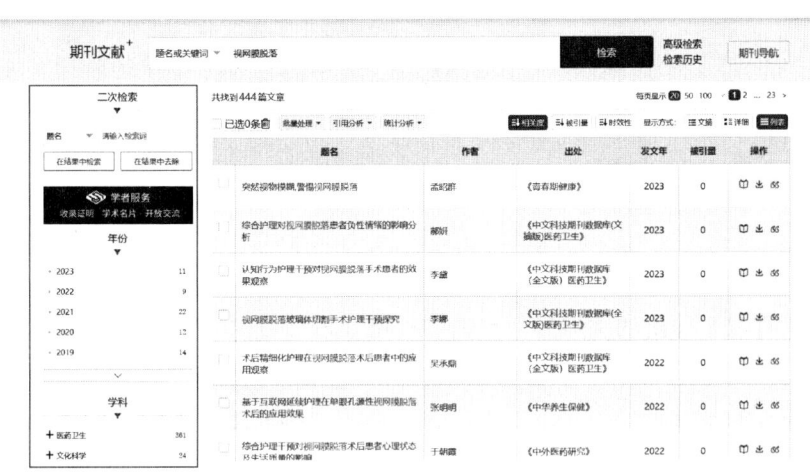

4．勾选想要导出的文献。

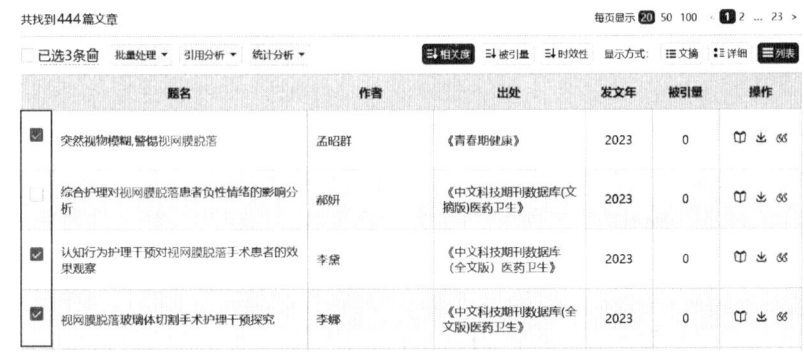

如果想要将当前页面的内容全选，勾选左上角矩形框中选项，即可实现全选。该框里同时显示已经勾选的条数。

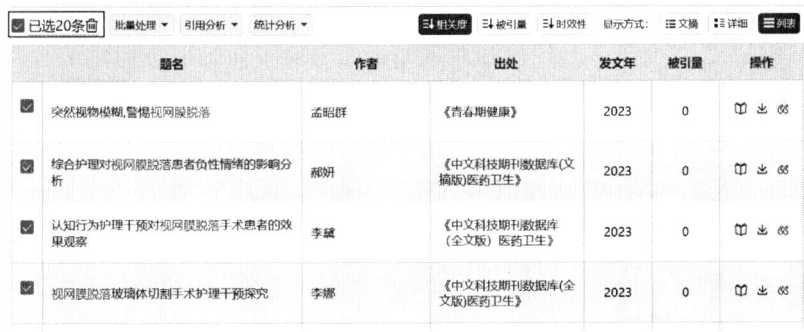

如果想要继续选择下一页的内容，进入下一页，勾选所需要的内容，可以看到选中的条数在不断地累加。维普一次最多只能导出500条。

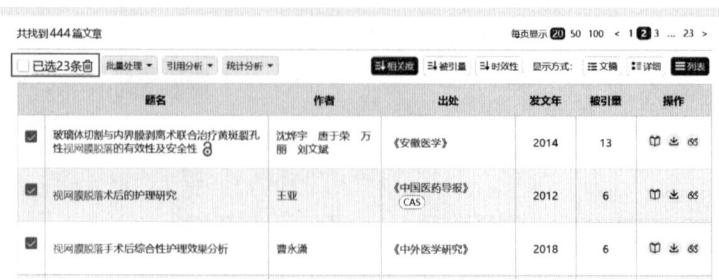

5. 在勾选所有想要导出的文献后，点击"批量处理"，选择"导出题录"。

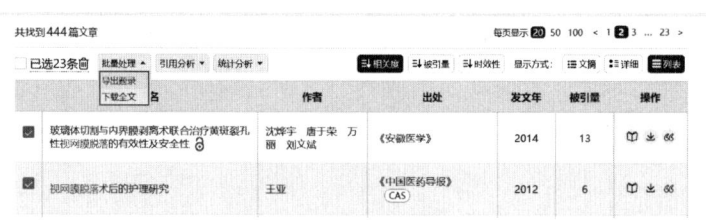

进入如下页面。

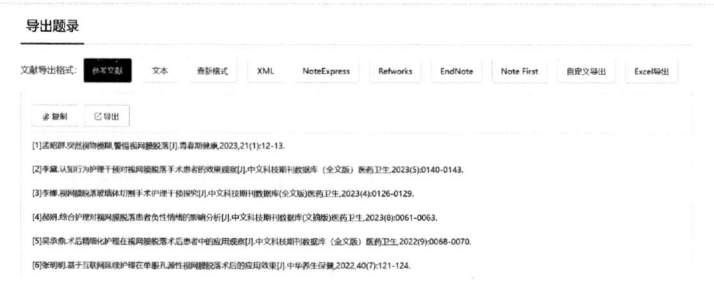

6. 点击excel格式导出，会自动弹出下载的页面，点击下载导出所需要的文献。

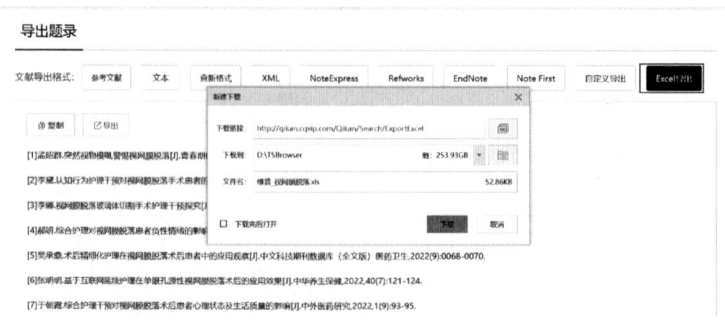

4．导出结果如下。

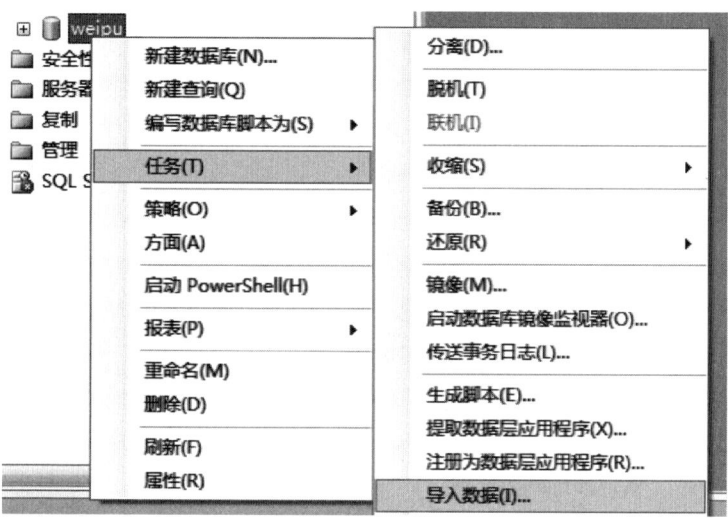

十七、将维普中的 excel 检索结果导入到 SQL Server

1．在 SQL 上创建一个新数据库 weipu。右键点击数据库，选择任务，点击导入数据。

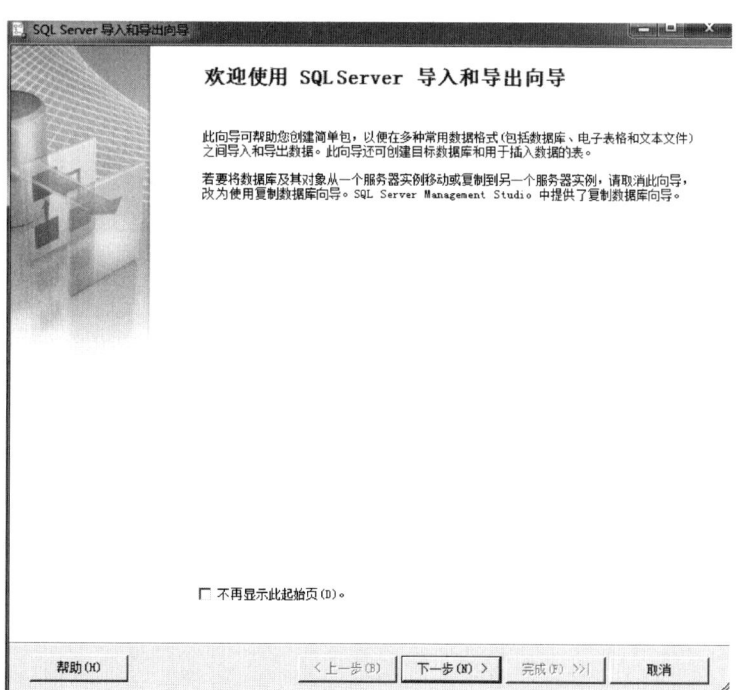

2．点击下一步。

3. 数据源选择 Microsoft Excel。点击浏览选择所需的文件。根据导入文件的格式需要，勾选首行包含列名称，点击下一步。

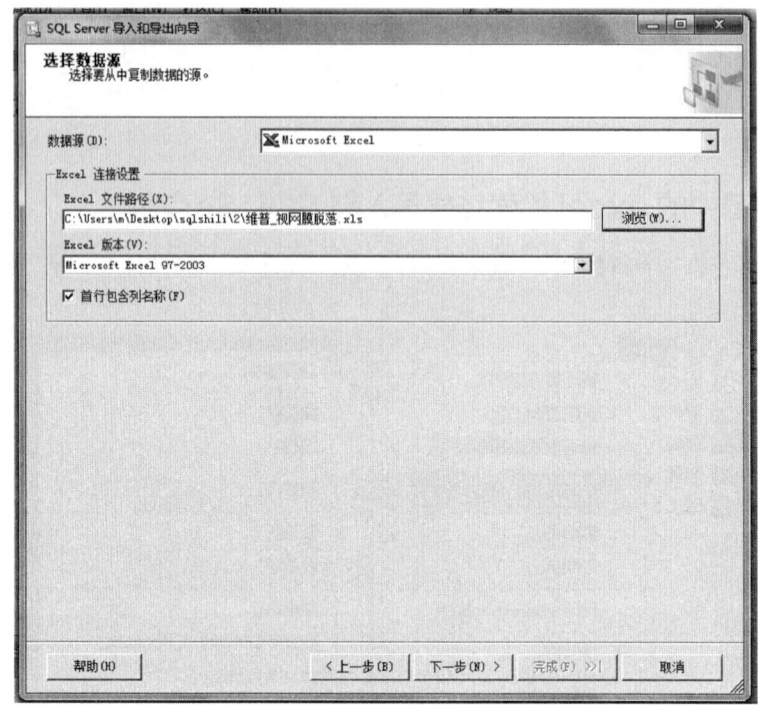

4. 如果出现外部表不是预期格式的提示，点击确认，进行第 5 步的操作。

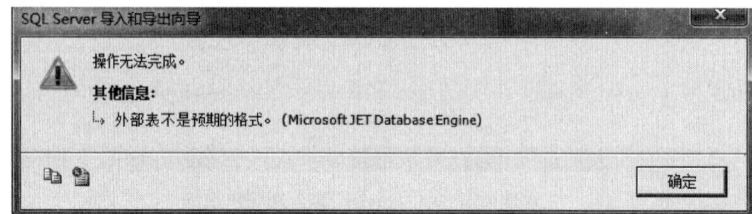

5. 打开文件夹里的原文件，在如下的提示后，选择是，直到看到具体的表格。

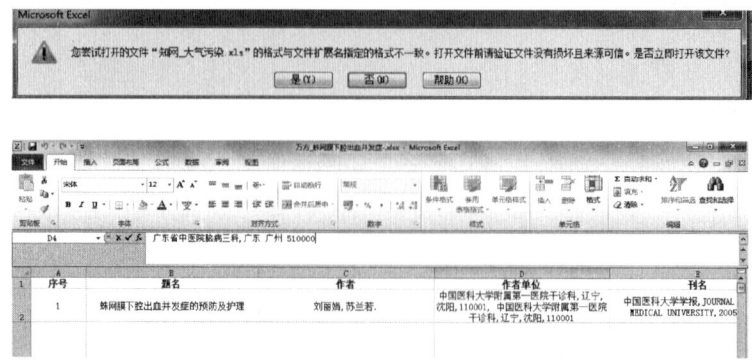

6. 在不关闭 excel 的条件下，回到 SQL 重新点击下一步，进到下一个页面。继续下一步。

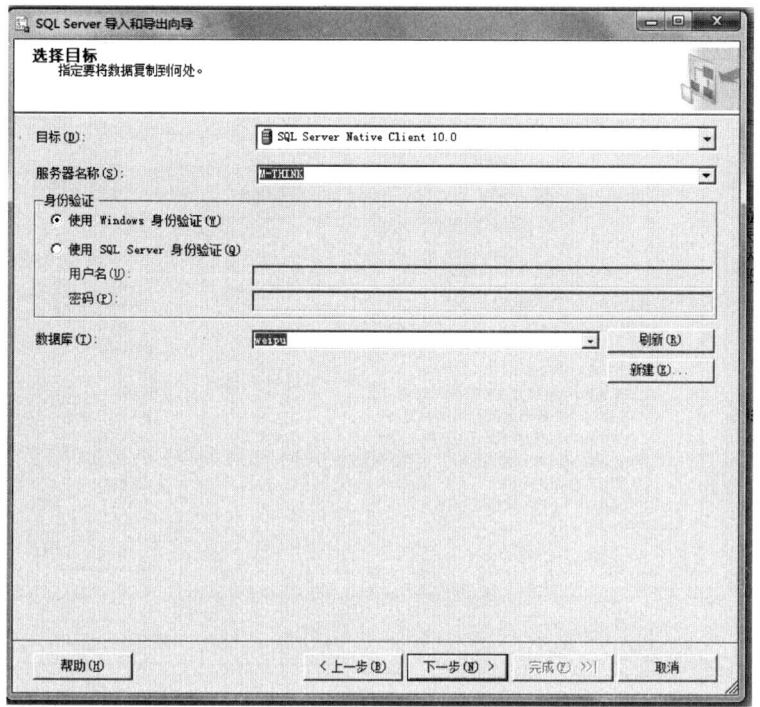

7. 继续点击下一步。

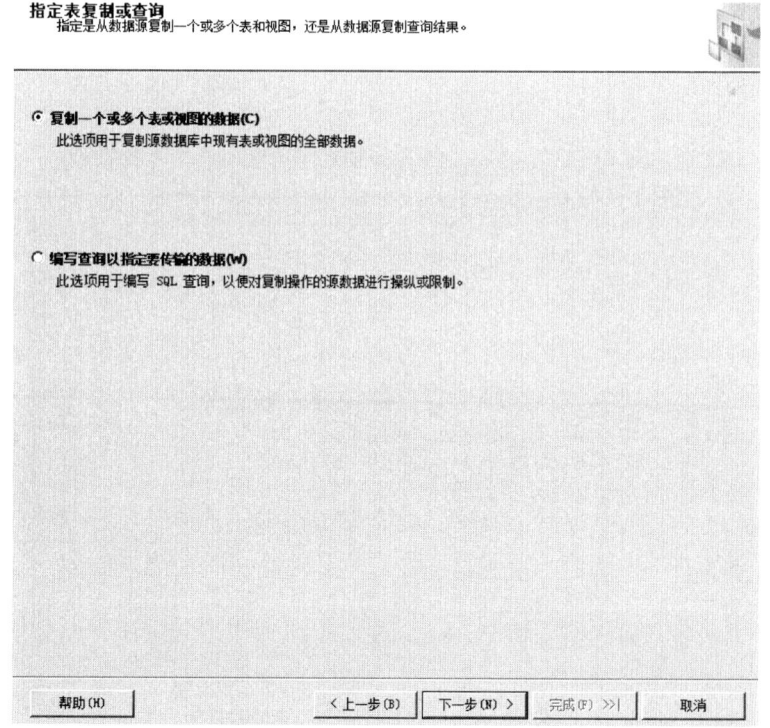

8. 点击预览，可以看到列表的形式。

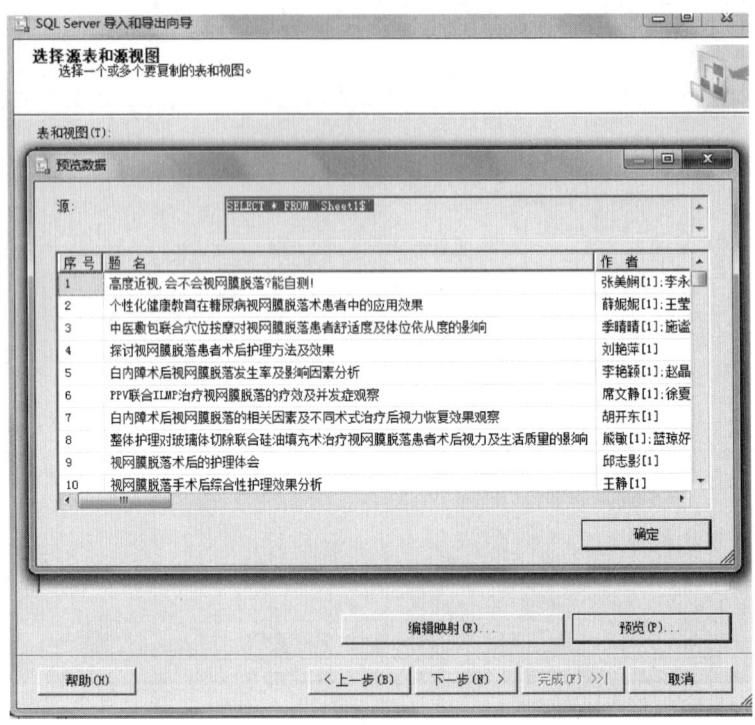

9. 点击编辑映射可以修改变量的大小，如果未来导入时出现截断的错误，可以在编辑映射里，将发生错误的变量的大小的数值增大。设置完成后，点击下一步，直到最后完成操作。后续操作和前述一致，这里不逐一截图展示。

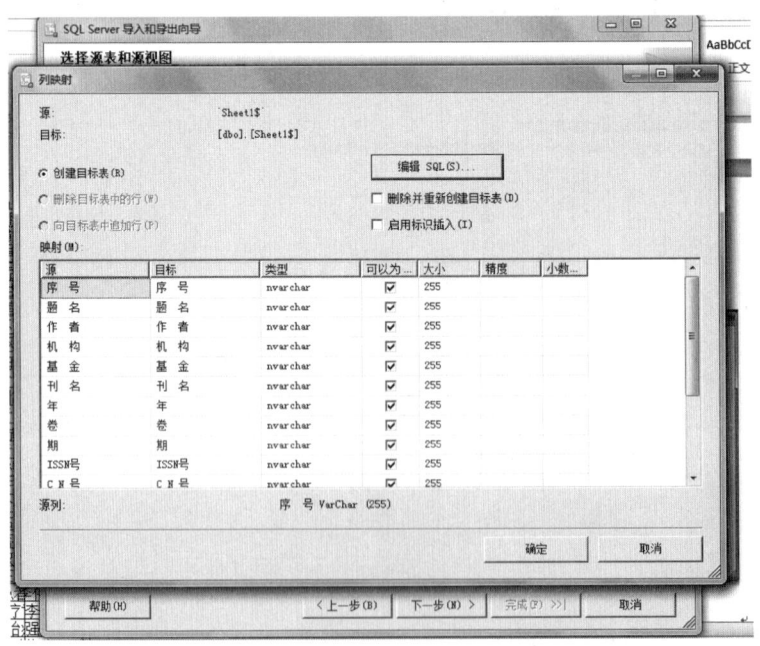

参考文献

[1] 司富强, 丁国武, 韦当, 等. 四种循证医学数据库比较分析[J]. 中国循证医学杂志, 2013, 13(5):612-615.

[2] KROENKE D. DATABASE Concepts[J]. IBM Systems Journal, 2010, 20(1):23-40.

[3] 龚著琳. 生物医学数据挖掘[M]. 2版. 上海；上海科学技术出版社, 2011.

[4] 周怡, 王世伟. 医学数据挖掘：SQL Server 2005案例分析[M]. 北京：中国铁道出版社, 2008.

[5] 杨帅. 面向组学大数据的生物信息学研究[D]. 北京：中国人民解放军军事医学科学院, 2016.

[6] 庞元捷, 吕筠, 余灿清, 等. 多组学在慢性病病因学研究中的应用及其进展[J]. 中华流行病学杂志, 2021, 42(1):1-9.

[7] DENNY J C, COLLINS F S. Precision medicine in 2030-seven ways to transform healthcare. Cell, 2021, 184(6):1415-1419.

[8] LIN S, LIN Y, NERY J R, et al. Comparison of the transcriptional landscapes between human and mouse tissues. Proc Natl Acad Sci U S A, 2014, 111(48):17224-17229.

[9] NEW F N, BRITO I L. What Is Metagenomics Teaching Us, and What Is Missed[J]? Annu Rev Microbiol, 2020, 74:117-135.

[10] CHEN K, SUN J, ZHAO H, et al. Non-invasive lung cancer diagnosis and prognosis based on multi-analyte liquid biopsy[J]. Mol Cancer, 2021, 20(1):23.

[11] 王雯, 高培, 吴晶, 等. 构建基于既有健康医疗数据的研究型数据库技术规范[J]. 中国循证医学杂志, 2019, 19(7):763-770.

[12] 詹思延, 叶冬青, 谭红专. 流行病学[M]. 8版. 北京：人民卫生出版社, 2017.

[13] 李立明, 吕筠, 郭彧, 等. 中国慢性病前瞻性研究：研究方法和调查对象的基线特征[J]. 中华流行病学杂志, 2012, 33(3):249-255.

[14] UK Biobank. Protocol for a large-scale prospective epidemiological resource[EB/OL]. https://www.ukbiobank.ac.uk/media/gnkeyh2q/study-rationale.pdf.

[15] National Health and Nutrition Examination Survey:Plan and Operations, 1999-2010. https://www.cdc.gov/nchs/data/series/sr_01/sr01_056.pdf.

[16] NEIDEEN T. Monitoring devices in the intensive care unit[J]. Surg Clin North Am, 2012, 92(6):1387-1402.

[17] 胡广书, 汪梦蝶. 生物医学信号处理研究综述[J]. 数据采集与处理, 2015, 30(5):915-932.

[18] SAPRA A, MALIK A, BHANDARI P.Vital sign assessment[M]. StatPearls.Treasure Island (FL)；StatPearls Publishing. 2021.

[19] 中国高血压联盟《动态血压监测指南》委员会. 2020中国动态血压监测指南[J]. 中国循环杂志, 2021, 36(4):313-328.

[20] AROCKIA P S, VARNEKHA S S, KATHRINE A V.The 17 V's of Big Data[J].IRJET, 2017, 4:329-333.

[21] 齐霜, 毛智, 胡新, 等. 基于专科信息系统建立的重症医学数据库：大型三甲医院重症医学数据库的模式[J].

中华危重病急救医学, 2020, 32(6):743-749.

[22] GüIZA F, VAN EYCK J, MEYFROIDT G.Predictive data mining on monitoring data from the intensive care unit[J]. J Clin Monit Comput, 2013, 27(4):449-453.

[23] BANAEE H, AHMED M U, LOUTFI A. Data mining for wearable sensors in health monitoring systems:a review of recent trends and challenges[J].Sensors(Basel, Switzerland), 2013, 13(12):17472-17500.

[24] BELLINGER C, MOHOMED J M S, ZAïANE O, et al.A systematic review of data mining and machine learning for air pollution epidemiology[J].BMC Public Health, 2017, 17(1):907.

[25] STELLPFLUG C, PIERSON L, ROLOFF D, et al.Continuous physiological monitoring improves patient outcomes[J]. Am J Nurs, 2021, 121(4):40-46.

[26] 钟流举, 郑君瑜, 雷国强, 等.空气质量监测网络发展现状与趋势分析[J]. 中国环境监测, 2007, 23(2):113-118.

[27] 郭凤梅, 邱海波, 杨毅.加速建设重症医学科大学科体系：预警—救治—长期预后[J]. 中华内科杂志, 2020, (06):409-411.

[28] VARON J, MARIK P E.Clinical information systems and the electronic medical record in the intensive care unit[J]. Curr Opin Crit Care, 2002, 8(6):616-624.

[29] GARDNER R M, SHABOT M M.Patient-Monitoring Systems[M]//SHORTLIFFE E H, CIMINO J J.Biomedical informatics:computer applications in health care and biomedicine.New York:Springer, 2006.

[30] EHTESHAMI A, SADOUGHI F, AHMADI M, et al.Intensive care information system impacts[J].Acta Inform Med, 2013, 21(3):185-191.

[31] SAEED M, VILLARROEL M, REISNER A T, et al.Multiparameter intelligent monitoring in intensive care II:a public-access intensive care unit database[J].Crit Care Med, 2011, 39(5):952-960.

[32] HARRISON D A, BRADY A R, ROWAN K.Case mix, outcome and length of stay for admissions to adult, general critical care units in England, Wales and Northern Ireland: the Intensive Care National Audit & Research Centre Case Mix Programme Database[J].Crit Care, 2004, 8(2):R99-111.

[33] STOW P J, HART G K, HIGLETT T, et al.Development and implementation of a high-quality clinical database:the Australian and New Zealand intensive care society adult patient database[J].J Crit Care, 2006, 21(2):133-141.

[34] NICK, VAN, DE, et al.Data resource profile:the Dutch national intensive care evaluation(NICE)registry of admissions to adult intensive care units[J].Int J Epidemiol.2015, 44(6):1850-1850h.

[35] ZENG X, YU G, LU Y, et al.PIC, a paediatric-specific intensive care database[J].Sci Data, 2020, 7(1):14.

[36] SUN Y, GUO F, KAFFASHI F, et al.INSMA:An integrated system for multimodal data acquisition and analysis in the intensive care unit[J].J Biomed Inform, 2020, 106:103434.

[37] VINCENT J L, SINGER M.Critical care:advances and future perspectives[J].Lancet, 2010, 376(9749):1354-1361.

[38] JOHNSON A E, POLLARD T J, SHEN L, et al.MIMIC-III, a freely accessible critical care database[J].Sci Data, 2016, 3:160035.

[39] JOHNSON A, BULGARELLI L, POLLARD T, et al.MIMIC-IV(version 1.0)[EB/OL].(2021-03-16)[2022-03-30]. https://physionet.org/content/mimiciv/1.0/.

[40] POLLARD T J, JOHNSON A E W, RAFFA J D, et al.The eICU collaborative research database, a freely available multi-center database for critical care research[J].Sci Data, 2018, 5:180178.

[41] FALTYS M, ZIMMERMANN M, LYU X, et al.HiRID, a high time-resolution ICU dataset(version 1.1.1)[EB/OL]. (2021-02-18)[2022-02-27].https://physionet.org/content/hirid/1.1.1/.

[42] ELBERS P, THORAL P. AmsterdamUMCdb:the first freely accessible european intensive care database from the ESICM data sharing initiative[EB/OL].(2020-03-06)[2021-11-06].https://github.com/xiguigui/AmsterdamUMCdb.

[43] HARRIS S, SHI S, BREALEY D, et al.Critical care health informatics collaborative (CCHIC):data, tools and

methods for reproducible research:a multi-centre UK intensive care database[J].Int J Med Inform, 2018, 112:82-89.

[44] CHRISTIANSEN C F, MøLLER M H, NIELSEN H, et al.The danish intensive care database[J].Clin Epidemiol, 2016, 8:525-530.

[45] ZAMPIERI F G, SOARES M, BORGES L P, et al.The epimed monitor ICU database(R):a cloud-based national registry for adult intensive care unit patients in Brazil[J].Rev Bras Ter Intensiva, 2017, 29(4):418-426.

[46] IRIE H, OKAMOTO H, UCHINO S, et al.The Japanese intensive care patient database (JIPAD): A national intensive care unit registry in Japan[J].J Crit Care, 2020, 55:86-94.

[47] DATA M I T C, MARK R.The Story of MIMIC[M].Secondary analysis of electronic health records.Cham(CH)：Springer, 2016:43-49.

[48] 郭晓娟，田国祥，闫小妮，等 .eICU 合作研究数据库申请及数据提取流程 [J]. 中国循证心血管医学杂志，2019, 11(1):6-9.

[49] GIZA C C, MINK R B, MADIKIANS A.Pediatric traumatic brain injury:not just little adults[J].Curr Opin Crit Care, 2007, 13(2):143-152.

[50] CZAJA A S.Children are not just little adults[J].Pediatr Crit Care Med, 2016, 17(2):178-180.

[51] 黄韬，王新宇，冯敖梓，等 .PIC 数据库的搭建及数据提取、研究的基本方法 [J]. 中国循证心血管医学杂志，2020, 12(10):1156-1160.

[52] COOKE C R, IWASHYNA T J.Using existing data to address important clinical questions in critical care[J].Crit Care Med, 2013, 41(3):886-896.

[53] LEHMAN L W H, ADAMS R P, MAYAUD L, et al.A Physiological time series dynamics-based approach to patient monitoring and outcome prediction[J].IEEE J BIOMED HEALTH, 2015, 19(3):1068-1076.

[54] HARUTYUNYAN H, KHACHATRIAN H, KALE D C, et al.Multitask learning and benchmarking with clinical time series data[J].Sci Data, 2019, 6(1):96.

[55] FENG M, MCSPARRON J I, KIEN D T, et al.Transthoracic echocardiography and mortality in sepsis: analysis of the MIMIC-III database[J].Intensive Care Med, 2018, 44(6):884-892.

[56] 奚旦立 . 环境监测 [M].5 版 . 北京：高等教育出版社，2019.

[57] World Health Organization.WHO global strategy on health, environment and climate change:the transformation needed to improve lives and well-being sustainably through healthy environments[M].Geneva:World Health Organization, 2020.

[58] 万本太 . 国内外环境监测工作现状及其发展趋势 [J]. 中国环境监测，1995, 11(6):4.

[59] GORMAN H S, CONWAY E M.Monitoring the environment:taking a historical perspective[J].ENVIRON MONIT ASSESS, 2005, 106(1):1-10.

[60] Department for Environment Food & Rural Affairs.Brief history[EB/OL].[2021-04-08].https://uk-air.defra.gov.uk/networks/brief-history.

[61] Office of air quality planning and standards.SLAMS/ NAMS /PAMS network review guidance[R].Research Triangle Park, NC:USEPA,1998.

[62] United States Environmental Protection Agency.Ambient monitoring technology information center(AMTIC)[EB/OL].[2021-04-08].https://www.epa.gov/amtic.

[63] 陈善荣 . 我国生态环境监测的 40 年发展回顾与展望 [J]. 环境保护，2018, 46(20):5.

[64] 席俊清，吴怀民，蒋火华，等 . 我国环境监测能力建设的现状及建议 [J]. 环境监测管理与技术，2001, (6):1-3.

[65] 吴季友，陈传忠，蒋睿晓，等 . 我国生态环境监测网络建设成效与展望 [J]. 中国环境监测，2021, 37(02):1-7.

[66] National aeronautics and space administration.Earth observation data[EB/OL].(2021-03-11)[2022-03-01].https://earthdata.nasa.gov/earth-observation-data.

[67] Copernicus.Access to data[EB/OL]. [2022-03-01]. https://www.copernicus.eu/en/access-data.

[68] 国家气象科学数据中心. 中国气象数据网 [EB/OL].[2021-04-08].http://data.cma.cn/site/index.html.

[69] FREW J E, DOZIER J.Environmental informatics[J].ANNU REV ENV RESOUR, 2012, 37(1):449-472.

[70] TIAN Y, LIU H, WU Y, et al.Association between ambient fine particulate pollution and hospital admissions for cause specific cardiovascular disease: time series study in 184 major Chinese cities[J].BMJ, 2019, 367:l6572.

[71] 张志强, 张强, 陈东辉, 等. 基于混合云架构的气象数据服务平台研发及应用 [J]. 中国科技成果, 2018, 19(17):55-56.

[72] 肖悦, 田永中, 许文轩, 等. 近 10 年中国空气质量时空分布特征 [J]. 生态环境学报, 2017, 26(2):243-252.

[73] 肖悦, 田永中, 许文轩, 等. 中国城市大气污染特征及社会经济影响分析 [J]. 生态环境学报, 2018, 27(3):518-526.

[74] 牟敬锋, 赵星, 樊静洁, 等. 基于 ARIMA 模型的深圳市空气质量指数时间序列预测研究 [J]. 环境卫生学杂志, 2017(2):7.

[75] 郭飞, 谢立勇. 基于气象因素和改进支持向量机的空气质量指数预测 [J]. 环境工程, 2017, 35(10):151-155.

[76] WATTS N, ADGER W N, AGNOLUCCI P, et al.Health and climate change: policy responses to protect public health[J].Lancet, 2015, 386(10006):1861-1914.

[77] HU Y, XU Z, JIANG F, et al.Relative impact of meteorological factors and air pollutants on childhood allergic diseases in Shanghai, China[J].Sci Total Environ, 2020, 706:135975.

[78] LI T, ZHANG Y, WANG J, et al.All-cause mortality risk associated with long-term exposure to ambient PM2.5 in China:a cohort study[J].Lancet Public Health, 2018, 3(10):e470-e477.

[79] LU L, ZHANG J, XIE Y, et al.Wearable health devices in health care:narrative systematic review[J].JMIR Mhealth Uhealth, 2020, 8(11):e18907.

[80] 魏奕星, 邓朝华. 可穿戴医疗设备在医疗健康领域的应用综述 [J]. 中国数字医学, 2019, 14(12):22-25.

[81] DINH-LE C, CHUANG R, CHOKSHI S, et al.Wearable health technology and electronic health record integration:scoping review and future directions[J].JMIR Mhealth Uhealth, 2019, 7(9):e12861.

[82] 詹思延. 流行病学 [M].8 版. 北京 : 人民卫生出版社, 2017.

[83] 王学燕. 国内外法定传染病监测报告管理现状 [J]. 应用预防医学, 2011, 17(1):59-62.

[84] 金水高, 姜韬, 马家奇. 中国传染病监测报告信息系统简介 [J]. 中国数字医学, 2006, 1(1):20-22.

[85] 高慧, 仲委, 李莉, 等. 新形势下我国传染病监测系统发展的思考与建议 [J]. 中国医院管理, 2020, 40(07):54-55.

[86] 金音子, 谢铮, 赵春山, 等. 国际关注的突发公共卫生事件下中国参与全球卫生治理的挑战及对策 [J]. 北京大学学报 (医学版) 2020, 52(5):799-802.

[87] 何节义, 肖旺欣, 严俊霞, 等. 新型冠状病毒肺炎疫情对重大传染病疫情防控信息采集的启示 [J]. 中华疾病控制杂志, 2020, 24(6):5.

[88] JOHNSON A E, GHASSEMI M M, NEMATI S, et al.Machine learning and decision support in critical care[J]. P IEEE, 2016, 104(2):444-466.

[89] PENG R D, DOMINICI F.Statistical methods for environmental epidemiology with R:a case study in air pollution and health[M].New York:Springer, 2008.